Kohlhammer

Der Autor

Prof. Dr. Dr. h.c. Andreas Kruse, geboren 1955, verheiratet, zwei Kinder und zwei Enkelkinder. Studium der Psychologie, Philosophie, Psychopathologie und Musik an den Universitäten Aachen und Bonn sowie an der Musikhochschule Köln. Promotion im Fach Psychologie mit der Note »Summa cum laude et egregia« an der Universität Bonn, Habilitation im Fach Psychologie an der Universität Heidelberg. 1993–1997 Gründungsdirektor und -professor des Instituts für Psychologie der Universität Greifswald, seit 1997 Direktor des Instituts für Gerontologie der Universität Heidelberg. Zahlreiche internationale und nationale Auszeichnungen, darunter 1st Presidential Award of the International Association of Gerontology. Bundesverdienstkreuz, persönlich verliehen durch den Bundespräsidenten Prof. Köhler für die Beiträge zur Generationenforschung und zur internationalen und nationalen Politikberatung. 1999–2002 Mitglied der vom ehemaligen Generalsekretär der Vereinten Nationen, Kofi Annan, einberufenen Kommission zur Erstellung des International Plan of Action on Aging, 2010–2012 Koordinator im Zukunftsdialog der Bundeskanzlerin der Bundesrepublik Deutschland, seit 2003 Vorsitzender der Altersberichtskommission der Bundesregierung, seit 2016 Mitglied des Deutschen Ethikrates. Ehrendoktorwürde der Universität Osnabrück im Jahre 2010.

Andreas Kruse

Vom Leben und Sterben im Alter

Wie wir das Lebensende gestalten können

Verlag W. Kohlhammer

1. Auflage 2021

Alle Rechte vorbehalten
© W. Kohlhammer GmbH, Stuttgart
Gesamtherstellung: W. Kohlhammer GmbH, Stuttgart

Print:
ISBN 978-3-17-040586-8

E-Book-Formate:
pdf: ISBN 978-3-17-040587-5
epub: ISBN 978-3-17-040588-2
mobi: ISBN 978-3-17-040589-9

Inhalt

Vorwort

Das vorliegende Buch möchte dazu anregen, über die Gestaltung des Lebensendes nachzudenken – und zwar aus fachlicher, aus ethischer und aus persönlicher Sicht. Dabei ließ ich mich von der Annahme leiten, dass das Lebensende als eine Zeitspanne zu verstehen ist, in der das Leben zu einem vom sterbenden Menschen bewusst angenommenen Abschluss gelangen kann – *kann und nicht muss*, weil ein derartiger Abschluss an zahlreiche innere und äußere Bedingungen geknüpft ist, die in diesem Buch ausführlich erörtert werden. Sie zeigen in ihrer Gesamtheit, wie sehr die Entwicklung und Verwirklichung einer Abschiedskultur sowohl als Aufgabe des Individuums und seines Nahumfeldes als auch als Aufgabe der Gesellschaft zu begreifen ist. Der Gesellschaft kommt hier die Verpflichtung zu, Ressourcen bereitzustellen, die sicherstellen, dass *alle* Menschen (unabhängig von ihrem Stande) einen Ort und eine Art fachlicher und menschlicher Begleitung finden, die sie in die Lage versetzen, sich auf das eigene Sterben einzustellen und ihr Leben auch am Lebensende zu gestalten. Und auch dann, wenn es Menschen nicht vergönnt ist, ihr Leben am Lebensende bewusst zu gestalten, sind sie auf einen Ort sowie auf eine Begleitung angewiesen, an dem und in der sie *tiefen Respekt* vor ihrer Existenz sowie ein hohes Maß an *Solidarität* erfahren. Dies bedeutet, dass die gesellschaftliche und kulturelle Auseinandersetzung mit Verletzlichkeit, Endlichkeit und Vergänglichkeit von Aufrichtigkeit und Ernsthaftigkeit bestimmt sind – eine Forderung, die in ihren Konsequenzen die Identität der an der Versorgung beteiligten Disziplinen berührt: Eine gute Versorgung bedeutet eben nicht nur die Wiederherstellung von körperlicher und seelischer Gesundheit, sondern mit Blick auf unser Thema auch, den Menschen am Ausgang seines Lebens würdevoll und engagiert zu begleiten, diesen Ausgang fachlich und ethisch verantwortungsvoll zu gestalten; sich dabei nicht allein an fachlichen Standards, sondern immer auch an individuellen Kriterien einer »guten Behandlung« orientierend. Inwieweit ist also sichergestellt, dass sich das Individuum auch in seiner größten Verletzlichkeit vollumfänglich geachtet fühlt?

Dieses Thema einer hochgradig individuellen Versorgung am Lebensende wird in Zukunft noch deutlich an Gewicht gewinnen – schon allein deswegen, weil schwerkranke und sterbende Menschen in vielen Fällen nicht mehr auf jenes Ausmaß an familiärer Unterstützung zurückgreifen können, wie dies heute noch der Regelfall ist. Zudem führt uns die wachsende Anzahl hochbetagter Menschen einmalmehr die Vergänglichkeit der menschlichen Existenz vor Augen: denn trotz aller seelisch-geistigen Entwicklungsschritte, die Menschen auch im hohen Alter tun können, sind die körperlichen, nicht selten auch die kognitiven Grenzen in dieser Lebensphase unübersehbar. Besonders sichtbar werden Verletzlichkeit und Vergänglichkeit im Falle der Demenz. Diese stellt den Kranken selbst, sein Nahumfeld, schließlich unsere Gesellschaft und Kultur vor besondere Anforderungen. Ich widme diesem Thema ein eigenes Kapitel, weil die Begleitung demenzkranker Menschen nicht nur erweiterte fachliche Anforderungen an die Palliativversorgung stellt, sondern auch besondere ethische Reflexionen erfordert. Zugleich gibt uns die Betrachtung demenzkranker Menschen einen Impuls, über unser Verständnis von »Person« nachzudenken und für die Zeichen der Personalität »im Anderen« auch dann empfänglich zu sein, wenn diese nur noch in Ansätzen erkennbar oder spürbar sind. Wie wichtig ist es, dass wir gerade in diesen Situationen einen Resonanzboden für das Erleben und Verhalten demenzkranker Menschen bilden!

Wie wichtig ist aber auch eine Anthropologie, deren Ausgangspunkt *der bzw. die Andere* bildet, eine Anthropologie also, die sich vom Antlitz der bzw. des Anderen berühren lässt, um hier mit Emmanuel Lévinas zu sprechen, dessen Philosophie vielen Stellen dieses Buches als Rahmen dient.

Eine Ethik, die mich persönlich leitet und in dem Buch ausführlich zu Wort kommt, verdankt sich Albert Schweitzer. Seine Ethik der Ehrfurcht vor dem Leben ist für mich essenziell, wenn ich *zu* dem (und nicht *auf* den) schwerkranken und sterbenden Menschen blicke. Um hier aber nicht falsch verstanden zu werden: Ich wäre der Letzte, der die Entscheidung eines Schwerkranken oder Sterbenden, mit Hilfe eines anderen Menschen seinem Leben ein Ende zu setzen, verurteilen würde; wer dies tut, hat von der Not, in der eine solche Entscheidung vielfach getroffen wird, nichts verstanden. Doch begreife ich mich selbst als einen Menschen, der sich angesichts dieser Not zuerst und vor allem vor die Frage gestellt sieht: Wie können wir diese lindern? Welche Aufgabe richtet diese Not *an mich*? Ich versuche – symbolisch gesprochen – mit einer *Störfrage* an den Anderen, an die Andere zu gelangen: Lassen sich nicht doch Lebensbindungen finden und im täglichen Leben verwirklichen, die dazu motivieren, trotz aller als unabänderlich erlebten Grenzen »Ja« zum Leben zu sagen? An verschiedenen Stellen des Buches gehe ich wiederholt auf das Changieren des Individuums zwischen Grenzen einerseits, Möglichkeitsräumen andererseits ein.

Ich habe Dank zu sagen.

Zunächst den Teilnehmerinnen und Teilnehmern mehrerer empirischer Untersuchungen, die ich begleitend oder verantwortlich zur »inneren« Verarbeitung und »äußeren« Bewältigung schwerer körperlicher oder neurokognitiver Erkrankungen, schließlich zur Auseinandersetzung mit dem herannahenden Tod ausrichten durfte. Vielfach habe ich mich in der Situation eines »Lernenden« befunden, der in den Interviews nicht nur fachliche, sondern auch menschliche Bereicherung erfahren hat. Was mir oft deutlich wurde: die Psyche (oder in neuerer Terminologie: das Selbst) zeigt auch in solchen Grenzsituationen erhebliche schöpferische Kräfte. Diese konnte ich genauso wahrnehmen wie die nicht zu leugnenden Grenzen der Verarbeitung und Bewältigung.

Der Dank gilt weiterhin Kolleginnen und Kollegen – des Instituts für Gerontologie der Universität Heidelberg, aber auch anderer Einrichtungen – für die vielen Formen der Bereicherung im Hinblick auf ein vertieftes Verständnis des Lebens in den Grenzsituationen schwerer Erkrankung und des Sterbens. Besonders mein Kollege Prof. Dr. Eric Schmitt hat sich viel Zeit genommen, um mit mir die einzelnen Kapitel ausführlich zu erörtern; seine wertvollen Anregungen mündeten in neue Analyseperspektiven und neue thematische Aspekte. Ebenso danke ich meinen Kollegen Prof. Dr. Bartelmann, Dr. Matthias Mettner und Prof. Dr. Remmers für das Gegenlesen und konstruktive, ermutigende Kommentieren des Textes sowie Herrn Dr. Poensgen vom Kohlhammer Verlag für seine fundierte und von großem Verständnis bestimmte Beratung in der Endphase der Manuskripterstellung.

Mein besonderer Dank gilt meiner Frau, die in ihrem Beruf über Jahrzehnte auch schwerkranke und sterbende Menschen betreut und mir immer wieder die Möglichkeit gegeben hat, an ihren Erfahrungen und Erkenntnissen zu partizipieren: diese haben mich fachlich, ethisch und persönlich geprägt.

Heidelberg, im Oktober 2020

1

Sterbensängste, Todesängste: Welche Antworten können wir auf diese geben?

Aus der Perspektive chronisch kranker Patientinnen und Patienten beschreibt das Lebensende meist den Übergang von einer chronisch-progredienten Krankheit in ein präfinales und schließlich in ein finales Stadium. Gerade wenn wir auf das hohe Alter blicken, lassen sich derartige Übergänge beobachten, die mit einer *kontinuierlich zunehmenden* Schwächung der körperlichen, nicht selten auch der kognitiven Kräfte, mit einer immer weiter abnehmenden Selbstständigkeit, mit zunehmender körperlicher, vielfach auch emotionaler Erschöpfung, bisweilen mit Angst und Niedergeschlagenheit verbunden sind. Hinzu können Schmerzsymptome und zahlreiche weitere Körpersymptome treten, die ihrerseits die emotionale Verletzlichkeit noch einmal erhöhen. Das Lebensende ist für viele Patientinnen und Patienten, deren Bezugspersonen sowie Mitarbeiterinnen und Mitarbeiter des medizinisch-pflegerischen Versorgungssystems mit hohen Anforderungen verbunden – körperlichen, seelischen, sozialen, existenziellen. Diese Anforderungen nehmen möglicherweise noch einmal zu, wenn alte Menschen an einer der verschiedenen Demenzformen leiden oder im Vorfeld des Todes akute Zustände der Desorientierung, wenn nicht sogar der Verwirrtheit zeigen. Die hier in Kürze zusammengefassten, in diesem Buch ausführlich darzustellenden und zu erörternden Prozesse befürchten Menschen, wenn sie sagen, sie schrecke nicht der Tod, sie schrecke allein die Vorstellung, qualvoll sterben zu müssen.

Hier sei betont: Stationäre und ambulante Palliativmedizin, Palliativpflege und Hospizarbeit haben sich in den vergangenen Jahrzehnten in einem Maße entwickelt, dass es Ärzten, Pflegefachpersonen, Physiotherapeuten, Logopäden, Psychologen, Sozialarbeitern, Seelsorgern – um hier die wichtigsten Disziplinen in einem interdisziplinären palliativen Versorgungsteam zu nennen – zunehmend besser gelingt, die körperlichen und kognitiven Symptome erkennbar zu lindern, den Symptomverlauf zu kontrollieren, Ängste und Depressionen zu mildern, Phasen der Desorientierung und der Verwirrtheit ganz zu vermeiden oder wenigstens erheblich zu verkürzen und zudem in ihrer Symptomtiefe erkennbar zu verringern[1]. Dies sind große fachliche Erfolge, die sich in hohem Maße auch der Courage und dem Engagement von Menschen verdanken, die den Mut haben, sich auf das Sterben von Patientinnen und Patienten einzulassen (was ohne persönliches Berührt-Sein gar nicht möglich ist), ja, dabei auch dem Tod in die Augen zu schauen (Bausewein, 2015). Der weitere Ausbau stationärer und ambulanter palliativmedizinischer und -pflegerischer Versorgungsstrukturen wie auch stationärer und ambulanter Hospize ist in meinen Augen eine der wichtigsten Aufgaben, die sich unserem Gesundheitssystem stellen. Dies übrigens auch vor dem Hintergrund der Tatsache, dass die familiäre Pflege alter Menschen in unserem Land – wie auch in unseren Nachbarländern – mehr und mehr zurückgehen wird: Der demografische Wandel mit einem veränderten Altersaufbau der Bevölkerung wie auch die deutlich erhöhte räumliche Mobilität der mittleren Generation sind bedeutende Ursachen für die zurückgehenden familiären Pflegeressourcen.

Mit den großen Erfolgen, die Palliativmedizin und Palliativpflege wie auch Hospizarbeit heute vorweisen können, ist aber nicht nur eine signifi-

---

1 Aus der umfangreichen Literatur seien stellvertretend nur einige multidisziplinär konzipierte Monografien angeführt, die in ihrer Gesamtheit einen ausgezeichneten Überblick über den theoretisch-konzeptionellen, empirischen und praktischen Erkenntnisstand geben und auf die ich mich – neben anderen – in den weiteren Kapiteln wiederholt beziehen werde: Aulbert, Nauck & Radbruch, 2011; Anderheiden & Eckart, 2012; Maio, Bozzaro & Eichinger, 2015; Neuenschwander & Cina, 2015a; Husebø & Mathis, 2017; Schärer-Santschi, Steffen-Bürgi, Staudacher & Monteverde, 2017; Bausewein, Roller & Voltz, 2018; Kreutzer, Oetting-Roß & Schwermann, 2019; Mitscherlich-Schönherr, 2019b; Schnell & Schulz-Quach, 2019.

kante Linderung von körperlichen und psychischen Symptomen verbunden. Es kommt etwas hinzu, was in meinen Augen in den heutigen Diskussionen bisweilen vernachlässigt wird: Durch Symptomlinderung und -kontrolle kann dazu beigetragen werden, dass sich Patientinnen und Patienten sehr vielmehr *auf das eigene Sterben einstellen*, mithin die persönliche Situation sowie ihr soziales Nahumfeld – wenn auch nur eingeschränkt – *mitgestalten* können.

Damit ist eine psychologische und existenzielle Dimension des Sterbens angedeutet, die in diesem Buch besonders hervorgehoben werden soll. Das Sterben wird als natürlicher und für die Gesamtgestalt des Lebens bedeutsamer Prozess verstanden. Vielleicht ist das Sterben ein *Übergang*, wobei wir nicht wissen, auch nicht in Ansätzen angeben können, *wohin* dieser Übergang führt, mit welchen inneren Prozessen dieser verbunden ist.

Alles ist nur Übergang. Merke wohl die ernsten Worte:
Von der Stunde, von dem Orte treibt Dich eingepflanzter Drang.
Tod ist Leben, Sterben Pforte. Alles ist nur Übergang.
(Alte Brückeninschrift in Wien. Verfasser: unbekannt)

In diesem Buch möchte ich darlegen, wie wichtig es ist, dass Palliativmedizin, Palliativpflege und Hospizarbeit alles dafür tun, damit Menschen am Lebensende in die Lage versetzt werden, sich auf den herannahenden Tod innerlich einzustellen, diesem gefasst entgegenzugehen. Dieses Sich-Einstellen auf den Tod, dieses gefasste Entgegengehen ist dann unmöglich, wenn Patientinnen und Patienten an starken Schmerzen leiden und weitere Symptome zeigen, die sie als qualvoll erleben. In dem Maße, in dem Symptomlinderung und -kontrolle gelingen, wird die Grundlage für diese konzentrierte und gefasste Haltung gegenüber dem herannahenden Tod geschaffen. Diese Aussage treffe ich vor dem Hintergrund einer eigenen Studie zur hausärztlichen Sterbebegleitung, von der in diesem Buch noch ausführlich die Rede sein wird, vor allem aber vor dem Hintergrund zahlreicher Arbeiten auf dem Gebiet der Palliativmedizin, der Palliativpflege und der Hospizarbeit, auf die an späterer Stelle ausführlich Bezug genommen wird.

Es ist zu bedenken, dass man bei der Versorgung und Begleitung eines schwerkranken oder sterbenden Menschen wenigstens eine gewisse persönliche Vorstellung davon haben sollte, was im Prozess der schweren Krankheit und des Sterbens psychologisch und existenziell geschieht (von Scheliha, 2010; Roser, 2019): Nicht, um Patientinnen und Patienten Überzeugungen aufzudrängen, sondern um selbst eine Orientierung, einen Kompass zu besitzen, der das eigene psychologische und existenzielle Erleben und Handeln leitet, ohne dabei die Offenheit für alle Zeichen, Aussagen und Deutungen, die von den Patientinnen und Patienten ausgehen, zu verlieren. Es sei hier betont: Den Dreh- und Angelpunkt der Versorgung und Begleitung bilden neben fachlichen Standards die Werte, Überzeugungen und Bedürfnisse der Patientin bzw. des Patienten (Caspari, Lohne, Rehnsfeldt et al., 2014; Remmers, 2019).

Wenn Symptome gelindert und kontrolliert, wenn Werte, Überzeugungen und Bedürfnisse schwerkranker und sterbender Menschen verstanden und ausdrücklich aufgegriffen werden: Sind dann alle Ängste genommen? Hier möchte ich vor vorschnellen Annahmen und Vereinfachungen warnen. Nicht wenige Menschen neigen ja dazu, die Aussage zu treffen, sie hätten vor dem Sterben Angst, nicht aber vor dem Tod. Vielfach ist zu hören, dass man mit dem Tod »keine Probleme« habe – schließlich erlebe man diesen ja nicht an sich selbst –, wohl aber mit dem Sterben, da man Angst vor einem qualvollen Sterben habe. Ich stehe dieser Aussage skeptisch gegenüber. Das Leben aufzugeben, die engsten persönlichen Bezugspersonen zurückzulassen, von der Welt Abschied zu nehmen: Dies fällt zumindest jenem Menschen, der gerne lebt, der in und an der Welt Freude empfindet, der sich in der Welt und für die Welt engagiert, schwer. Es ist ein endgültiger Abschied. Diesen Abschied mag man Jahre vor dem Tod in seiner persönlichen Bedeutung diminuieren – der Abschiedsschmerz wird größer und größer, wenn man unmittelbar mit dem herannahenden Tod konfrontiert ist. Dies heißt nun nicht, dass der Mensch mitten im Leben niedergeschlagen oder verzweifelt sein und jegliche Initiative zur Selbst- und Weltgestaltung aufgeben müsste. Es heißt vielmehr, dass der Mensch »lernen« muss, sich auf das Faktum des eigenen Todes rechtzeitig einzustellen, dass er lernen muss, »anzusterben«, wie dies Michelangelo Buonarroti (1475–1564) in einem seiner 42 Sonette ausgedrückt hat.

Des Todes sicher, nicht der Stunde, wann.
Das Leben kurz, und wenig komm ich weiter;
den Sinnen zwar scheint diese Wohnung heiter,
der Seele nicht, sie bittet mich: stirb an.
Die Welt ist blind, auch Beispiel kam empor,
dem bessere Gebräuche unterlagen;
das Licht verlosch und mit ihm alles Wagen;
das Falsche frohlockt, Wahrheit dringt nicht vor.
Ach, wann, Herr, gibst du das, was die erhoffen,
die dir vertraun? Mehr Zögern ist verderblich,
es knickt die Hoffnung, macht die Seele sterblich.
Was hast du ihnen so viel Licht verheißen,

wenn doch der Tod kommt, um sie hinzureißen
in jenem Stand, in dem er sie betroffen.

(aus: Michelangelo Buonarroti, 2002, »Zweiundvierzig Sonette«;
übersetzt von Rainer Maria Rilke)

In diesem Sonett kommt die Bereitschaft zum Ausdruck, bereits viele Jahre vor Eintritt des Todes »anzusterben«, dies heißt, sich allmählich von der Welt zu lösen. Damit wird zum Ausdruck gebracht, dass wir weder die uns umgebende Welt noch unser Leben als »unseren Besitz« auffassen dürfen. Im Gegenteil: Wir sind dazu aufgerufen, uns in das Loslassen und Hergeben einzuüben und damit die Welt und unser Leben im Sinne von Gegebenem, das wir irgendwann zurückgeben müssen, zu deuten[2]. Mit der Loslösung von der Welt – und dies heißt in den Worten Michelangelos: mit dem »Ansterben« – stellt sich der Mensch auf den eigenen Tod ein.

Auch die von Notker Poeta (deutsch: Notker der Dichter, Notker der Stammler) (ca. 840–912) stammende Antiphon: »Media in vita in morte sumus« (dt.: Mitten im Leben sind wir vom Tode umfangen) erinnert uns daran, *rechtzeitig* mit der Vorbereitung auf unseren Tod zu beginnen, uns in die *abschiedliche Existenz* einzuüben – was nicht bedeutet, dass sich der Mensch aus dem Leben zurückzöge, seine Möglichkeiten zur Selbstgestaltung und Weltgestaltung ungenutzt ließe.

Zurück zum Titel des Buches: »Vom Leben und Sterben im Alter«. Dieser Titel dient als Metapher für das herannahende Lebensende, welches hier aus der Perspektive des chronisch erkrankten Menschen betrachtet wird, vor allem aus der Perspektive des alten Menschen. Mit diesem Titel wird der Übergang von einer schweren chronischen Erkrankung zu einem präfinalen und finalen Zustand überschrieben – ein Übergang, der in aller Regel kontinuierlich zunehmend (progredient) verläuft, was sich nicht nur mit Blick auf die physische, sondern auch mit Blick auf die psychische, die soziale und die existenzielle Situation von Patientinnen und Patienten zeigt.

---

2 Siehe dazu auch die Schrift von Erich Fromm (1900-1980): »Haben oder Sein« (1976), in der diese Aussage ein zentrales Motiv bildet.

1.1 Die verschiedenen Bereiche der Person im Prozess des Sterbens

Der körperliche Bereich

Im körperlichen Bereich dominiert ein stetiger Rückgang der Widerstandsfähigkeit (gegen interne und äußere Stressoren) und der Restitutionsfähigkeit: Infektionen können immer schlechter abgewehrt werden, nach einer akuten Verschlechterung der Gesundheit wird deren Wiederherstellung immer unwahrscheinlicher, das nach optimaler Therapie und Rehabilitation erreichte Leistungsniveau unterschreitet jenes, das vor der akuten Verschlechterung der Gesundheit bestanden hat. Da akute Krankheitsepisoden mehr und mehr zunehmen, bedeutet dies langfristig einen deutlichen Rückgang der Leistungsfähigkeit des Organismus; möglicherweise bis hin zu einer *vita minima*. Eingetretene Einbußen in einzelnen Organfunktionen lassen sich immer weniger kompensieren. Diese Veränderungen münden schließlich in einem deutlich erhöhten Auftreten von körperlichen (und in deren Folge: von kognitiven) Symptomen und in einer verringerten Selbstständigkeit, die bis hin zu einer ausgeprägten Hilfsbedürftigkeit oder sogar Pflegebedürftigkeit führt (Burkhardt, 2019). Die Patientinnen und Patienten zeigen nicht selten stark ausgeprägte Erschöpfungssymptome, die auch die Teilnahme an aktivierenden oder rehabilitativen Maßnahmen erschweren.

Die längsschnittliche Abbildung dieses kontinuierlich zurückgehenden körperlichen Leistungsniveaus lässt sich mit dem in der Geriatrie entwickelten *Frailty-Konzept* vornehmen, das auch als eine phänotypische Annäherung an die zunehmende körperliche Verletzlichkeit des Menschen verstanden werden kann. Nach Linda Fried, auf die dieses Konzept zurückgeht, ist den folgenden fünf klinischen Merkmalen – die in ihrer Gesamtheit das Frailty-Konzept konstituieren – besondere Beachtung zu schenken (Fried et al. 2001):

1. dem ungewollten Gewichtsverlust (über fünf Kilogramm im vergangenen Jahr),
2. der subjektiv erlebten körperlichen Erschöpfung,
3. der körperlichen Schwäche (bestimmt mit der Messung der Handkraft),
4. dem verlangsamten Gang,
5. der geringen physischen Aktivität.

Wenn mindestens drei dieser klinischen Merkmale vorliegen, wird von Frailty gesprochen. Nun ist Frailty aber nicht *per se* mit der stark ausgeprägten Verletzlichkeit – man könnte in diesem Krankheitsstadium auch sagen: Gebrechlichkeit – des Menschen am Ende seines Lebens gleichzusetzen; vielmehr ist die Gebrechlichkeit eine stark ausgeprägte Form von Frailty. Und doch eignet sich das Frailty-Konzept auch zur Charakterisierung des organismischen Zustandes des Menschen am Ende seines Lebens, denn in *allen* (und eben nicht nur einzelnen) Merkmalen, die unter Frailty subsumiert werden, zeigen sich so stark ausgeprägte Leistungseinbußen und Restitutionsdefizite, dass deutlich wird: die verbliebenen physischen Ressourcen werden ausschließlich für die Aufrechterhaltung grundlegender Lebensfunktionen benötigt (Clegg et al., 2013). Dies aber gelingt dem Individuum immer weniger, sodass wiederholt abrupte Verschlechterungen des allgemeinen Gesundheitszustandes auftreten, die sich immer weniger kompensieren lassen. Daraus resultiert – betrachtet man den gesamten Krankheitsverlauf in der letzten Lebensphase – eine zunehmend geringere physiologische Leistungs- und Restitutionskapazität, die schließlich in einen Finalzustand mündet. Der Altersmediziner Cornel Sieber (2005) versteht Frailty als Folge von Einbußen in mehreren physiologischen Merkmalen, die gerade aufgrund ihrer Häufung ein »ausbalanciertes System gefährden« können; im Falle von Einbußen in zahlreichen physiologischen Merkmalen, so kann gefolgert werden, ist dieses ausbalancierte System nicht nur gefährdet, sondern bricht zusammen (»Desorganisation«) und kann zunächst nur noch in Ansätzen, bald aber gar nicht mehr wiederhergestellt werden.

Zur stark ausgeprägten Frailty tritt häufig die *Sarkopenie* (Abnahme von Muskelmasse und Muskelkraft) hinzu, die von alten Menschen als besondere körperliche und emotionale Belastung erfahren wird (Cruz-Jentoft, Bahat, Bauer et al., 2019). Die Sarkopenie lässt sich bei über 30 Prozent der ab 80-jährigen Frauen und Männer beobachten (Buess & Kressig, 2013). Der Gewichtsverlust ist dabei mit einem erhöhten Morbiditäts- und Mortalitätsrisiko verbunden (Sieber, 2014). Gerade bei schwerkranken oder sterbenden alten Menschen bildet die Sarkopenie – neben einer stark ausgeprägten Frailty – ein häufig anzutreffendes Syndrom, das in dieser Gruppe durchaus auch als ein Leitsyndrom eingestuft werden kann.

Was folgt aus diesen Aussagen?
Diese zeigen uns, dass sich im hohen Alter der gesundheitliche Zustand nicht plötzlich, abrupt, sondern vielmehr *kontinuierlich fortschreitend* verschlechtert, was sich auch mit dem subjektiven Empfinden von Patientin-

nen und Patienten deckt, die häufig davon sprechen, dass es immer weniger werde, dass sie sich einer letzten Grenze näherten, dass die Phasen der Erschöpfung in immer kürzeren Abständen aufträten und dabei immer länger anhielten. Patientinnen und Patienten erfahren unmittelbar das *Leben zum Tode* hin, ein Leben, das Möglichkeiten der Selbstgestaltung und Weltgestaltung immer weiter verringert. Damit machen auch die für die Denomination der Palliativmedizin und Palliativpflege konstitutiven Begriffe »Pallium« (Mantel) bzw. »palliare« (den Mantel umlegen) einmal mehr Sinn. Denn es geht ja in der Tat darum, körperlich hochgradig geschwächte Patientinnen und Patienten zu schützen – vor bestimmten Symptombildungen ebenso wie vor weiteren Erkrankungen.

In einer für die medizinisch-pflegerische Versorgung am Lebensende wichtigen Studie wurde zwischen drei Krankheitsverläufen (»trajectories«) in der letzten Lebensphase differenziert (Murray, Kendall, Boyd et al., 2005):

1. Tumorerkrankungen: diese sind zunächst durch eine relativ lange Zeit mit vergleichsweise geringen Einschränkungen im Alltag charakterisiert; innerhalb weniger Monate treten körperlicher Abbau, Funktionsverlust und Tod ein;
2. Herz-, Lungen- oder Nierenerkrankungen: diese erstrecken sich über mehrere Jahre mit mehr oder minder stark ausgeprägten Einschränkungen im Alltag; gelegentlich treten akute Verschlechterungen ein, die einen Krankenhausaufenthalt notwendig machen; die sich anschließende Erholung erreicht das frühere Funktions- und Leistungsniveau nicht mehr;
3. Frailty: vielfach assoziiert mit kognitiven Störungen und einem über mehrere Jahre bestehenden, kontinuierlich steigenden Niveau der Hilfsbedürftigkeit oder Pflegebedürftigkeit.

Wie die Autoren dieser Studie hervorheben, sind für den Tod alter Menschen nur in geringem Maße die Tumorerkrankungen verantwortlich und in sehr viel stärkerem Maße Herz-, Lungen- und Nierenerkrankungen oder eine stark ausgeprägte Frailty, verbunden mit Sarkopenie.

Dies zeigt noch einmal, wie wichtig das vertiefte Verständnis eines kontinuierlichen Übergangs von einer chronisch progredienten Erkrankung zu einem präfinalen und schließlich einem finalen Zustand für die fachlich und ethisch überzeugende therapeutische und pflegerische, aber auch für die psychologische, soziale und seelsorgerische Begleitung ist. Denn es geht um die Frage, wann therapeutisch-rehabilitative Ziele und Schritte zugunsten palliativer Ziele und Schritte verringert und schließlich ganz aufgegeben werden sollten. Darüber hinaus ist es bei vielen Patientinnen und Patienten geboten, trotz Einleitung palliativmedizinischer und -pflegerischer Schritte therapeutische Ziele aufrechtzuerhalten, wenn nämlich zu der – zum Tode führenden – Grunderkrankung weitere akute Erkrankungen hinzutreten. Und schließlich kann es geboten sein, trotz einer primär palliativen Orientierung Elemente einer Rehabilitation oder einer rehabilitativen Pflege in den medizinisch-pflegerischen Versorgungsansatz zu integrieren, um die Selbstständigkeit und Mobilität, zudem kognitive Funktionen der Patientinnen und Patienten zu fördern, womit man dazu beiträgt, dass ein weitgehend oder zumindest in Teilen *selbstgestaltetes Sterben* möglich wird. Dabei sei konzediert: Ein weitgehend oder zumindest in Teilen selbstgestaltetes Sterben beschreibt einen Idealzustand, der nur bei einem Teil der Patientinnen und Patienten – und zudem nur über einen begrenzten Zeitraum – verwirklicht werden kann. Und doch wäre es ein Fehler, würde man von vornherein eine rehabilitative bzw. eine rehabilitativ-pflegerische Komponente aus dem palliativen Versorgungskonzept ausschließen. Denn dies bedeutete, dem Streben der Patientinnen und Patienten nach Erhaltung eines ihren Ressourcen entsprechenden Grades an Selbstständigkeit, Selbstverantwortung und sozialer Teilhabe nur noch eine untergeordnete Bedeutung beizumessen und damit deren *Werthierarchie* zu übergehen.

Im Kontext einer solchen Diskussion erweist sich das Frailty-Konzept als wertvoll, weil mit diesem ausdrücklich Rehabilitationspotenziale angesprochen sind: Inwieweit können durch eine vorsichtige, an den Ressourcen der Patientinnen und Patienten orientierte Aktivierung Verbesserungen in einzelnen körperlichen Merkmalen erzielt werden, die sich positiv auf die allgemeine Leistungsfähigkeit des Organismus wie auch auf die Selbstständigkeit, Selbstverantwortung und soziale Teilhabe auswirken?

Der psychische Bereich

Im psychischen Bereich finden sich eine Abnahme der kognitiven Leistungsfähigkeit (in der Literatur mit dem Begriff des *terminalen Rückgangs* umschrieben: Hülür, Wolf, Riese et al., 2019; Wilson, Yu, Leurgans et al., 2020), bisweilen auch eine emotionale Erschöpfung (die sich vor allem in einem Interessenrückgang sowie in Niedergeschlagenheit äußert) sowie ein phasenweise auftretender Rückzug von anderen Menschen (Stolberg, 2017). Doch unterscheiden sich schwerkranke und sterbende Menschen erheblich in der Art und Weise, wie sie im präfinalen und finalen Stadium die Erkrankung und den herannahenden Tod erleben und diesen innerlich zu verarbeiten versuchen (in der Literatur mit dem Begriff *coping* umschrieben); diese stark ausgeprägten Unterschiede machen eine einheitliche Charakterisierung des Verarbeitungsprozesses unmöglich. Die Forschung konzentriert sich deshalb auf die Analyse der verschiedenartigen Verarbeitungsprozesse, wie sie sich in der Gruppe schwerkranker oder sterbender Menschen finden lassen. Sie geht nicht von einer für alle schwerkranken oder sterbenden Menschen charakteristischen Form und Entwicklung der Verarbeitung aus, sondern untersucht gezielt die interindividuellen und intraindividuellen Unterschiede in der Art der Verarbeitung sowie jene (körperlichen, psychischen, sozialen und kulturellen) Merkmale, die Einfluss auf die Art der Verarbeitung nehmen (Maxfield & Bevan, 2019). Dabei wird auch der Qualität sowohl der medizinischen als auch der pflegerischen Versorgung, zudem der Qualität der psychologischen, der sozialen und der seelsorgerischen Begleitung große Bedeutung beigemessen.

Die Verarbeitung der schweren Krankheit bzw. des herannahenden Todes ist zudem als ein *Prozess* zu begreifen, in dem sich erhebliche Veränderungen im Erleben und Verhalten des schwerkranken oder sterbenden Menschen ergeben können. In diesem Prozess lassen sich bei der einen Person Entwicklungs- und Reifungsprozesse (im Sinne einer gelungenen Auseinandersetzung) beobachten, bei der anderen hingegen ein immer deutlicher hervortretendes Scheitern der Verarbeitung. Das bekannteste »Phasenmodell« der Verarbeitung eigener Endlichkeit verdanken wir der Allgemeinmedizinerin und Psychiaterin Elisabeth Kübler-Ross, die in ihrem 1969 erschienenen Buch »On death and dying« (deutsch, 1971: »Interviews mit Sterbenden«) zwischen fünf aufeinander folgenden Phasen unterscheidet (1. Nicht-wahrhaben-Wollen; 2. Zorn und Ärger; 3. Verhandeln; 4. Depression; 5. Akzeptieren). Ich werde an späterer Stelle ausführlich auf dieses Phasenmodell eingehen. Es sei schon hier festgestellt, dass bei allem Wert der Arbeit von Elisabeth Kübler-Ross für die Entwicklung einer fachlich wie ethisch überzeugenden, interdisziplinären Sterbebegleitung deren Annahme einer allgemeingültigen Sequenz von Verarbeitungsphasen (ob diese bis zur fünften Phase durchlaufen wird oder nicht) empirisch nicht gestützt werden konnte; wird dieser unkritisch gefolgt, so kann sie die praktische Arbeit mit Schwerkranken und Sterbenden in Teilen sogar erschweren.

Weitere Merkmale des psychischen Bereichs, denen für das Verständnis des Erlebens und Verhaltens schwerkranker und sterbender Menschen große Bedeutung zukommt, sind Lebensbewertung und Lebensrückblick – zwei

Merkmale, denen ich mich in dem Buch en detail widmen werde. Mit Blick auf die Lebensbewertung sind Arbeiten des US-amerikanischen Altersforschers M. Powell Lawton wichtig, der auf umfassender empirischer Basis den Nachweis erbringen konnte, dass sich in der aktuellen Lebensbewertung (»valuation of life«) auch persönliche Lebensbindungen widerspiegeln, die basaler (sensorischer, alltagspraktischer) wie auch ideeller (geistiger) Natur sein können (Lawton, Moss, Winter et al., 2002; Gitlin, Parisi, Huang et al., 2016; Lang & Rupprecht, 2019). Solche Bindungen bilden ihrerseits das Ergebnis seelisch-geistiger Ordnungen des Menschen, die sich im Lebenslauf ausgebildet haben und bis zum Lebensende fortwirken, ja, vielleicht gerade in der Grenzsituation einer schweren oder zum Tode führenden Erkrankung bewusst (»thematisch«) werden.

Die große Bedeutung des Lebensrückblicks für das Lebensgefühl von Menschen, die im hohen Alter stehen oder die mit dem herannahenden Tod konfrontiert sind, wurde vor allem von dem US-amerikanischen Psychiater Robert Butler (1927–2010) herausgearbeitet. Der erste Beitrag, den dieser im Jahre 1963 in der Zeitschrift *Psychiatry* zum Thema »Lebensrückblick« veröffentlicht hat (Butler, 1963), beeinflusst die Diskussionen in Gerontologie und Psychotherapie bis heute. Da in diesem Buch noch ausführlich auf den Lebensrückblick und die Beiträge von Robert Butler eingegangen werden wird, seien hier nur einige wenige Aussagen aus dem genannten Beitrag angeführt. Den Lebensrückblick im Alter wie auch im Falle der Konfrontation mit dem herannahenden Tod versteht Robert Butler als einen *natürlichen*, als einen *universellen* (das heißt, prinzipiell bei allen Menschen auftretenden) Prozess. Dieser zeichnet sich durch zunehmende Bewusstwerdung früherer Erlebnisse und Erfahrungen, vor allem aber durch das Thematisch-Werden ungelöster Konflikte aus. Dabei ist bei dem weit überwiegenden Teil der Menschen von der Fähigkeit und Bereitschaft auszugehen, die wiederauflebenden Erinnerungen wie auch die Konflikte zu bearbeiten und – so eine Formulierung von Robert Butler – *in die Persönlichkeit zu integrieren* (Butler, 1980). Probleme mit dem Lebensrückblick stellen sich vor allem bei jenen Menschen ein, die aufgrund einer eher narzisstischen Grundhaltung nicht fähig sind, persönliche Schuld oder Reue im Hinblick auf jene Stationen der persönlichen Biografie zu empfinden, in denen man anderen Menschen geschadet oder eigene Entwicklungsmöglichkeiten ungenutzt gelassen hat. Hier übrigens weist das Konzept des Lebensrückblicks Schnittmengen mit jenem der *Ich-Integrität* auf, das Joan und Erik Homburger Erikson in ihre Entwicklungstheorie integriert haben (Erikson, Erikson & Kivnick, 1986): die Herstellung von Ich-Integrität bildet danach eine zentrale psychologische Aufgabe des höheren und hohen Alters. Sie beinhaltet auch den Rückblick auf das Leben und die Fähigkeit, das eigene Leben nicht nur im Lichte positiv bewerteter, sondern auch negativ bewerteter, konfliktbesetzter Erlebnisse und Erfahrungen anzunehmen (Hendricks, 2019; Jeffers, Hill, Krumholz et al., 2020; van der Kaap-Deeder, Soenens, van Petegem et al., 2020).

Der Lebensrückblick, der im Prozess des Sterbens einmal mehr an Bedeutung gewinnt, wurde von Bronnie Ware, einer australischen Palliativpflegerin, in zwei Büchern anschaulich dargestellt; diese Bücher haben auch in Deutschland weite Verbreitung gefunden. Das erste Buch mit dem Titel »Fünf Dinge, die Sterbende am meisten bereuen: Einsichten, die Ihr Leben verändern werden« (Ware, 2012/2013), gründet auf zahlreichen Gesprächen von Bronnie Ware mit sterbenden Menschen, die zu Hause gepflegt wurden. Sie legt dar, wie wichtig die Reue und das Bedauern im Erleben vieler sterbender Menschen sind. Fünf Themen, um die sich die Reue und das Bedauern zentrierten, wurden von Bronnie Ware angeführt: »Ich wünschte, ich hätte den Mut gehabt, mir selbst treu zu bleiben, statt so zu leben, wie andere es von mir erwarteten.« – »Ich wünschte, ich hätte nicht so viel gearbeitet.« – »Ich wünschte, ich hätte den Mut gehabt, meinen Gefühlen Ausdruck zu verleihen.« – »Ich wünschte, ich hätte den Kontakt zu meinen Freunden gehalten.« – »Ich wünschte, ich hätte mir mehr Freude gegönnt.« In dem zweiten Buch mit dem Titel »Leben ohne Reue. 52 Impulse, die uns daran erinnern, was wirklich wichtig ist« (Ware, 2014) leitet die Autorin aus dem von den Sterbenden vorgenommenen Lebensrückblick und den Inhalten der Reue sowie des Bedauerns Anregungen für ein persönlich sinnerfülltes, stimmiges Leben ab: Die Umsetzung dieser Anregungen soll letztlich dazu führen, am Ende des Lebens gelassen auf dieses zurückblicken und ohne Reue aus diesem gehen zu können. Unter den Anregungen (*Impulsen*) finden sich solche wie: »Veränderungen annehmen«, »flexibel sein«, »Freiheit«, »Dankbarkeit«, »Mut zur Aufrichtigkeit«, »Entscheidung zum Glücklichsein«, »vom richtigen Zeitpunkt«, »auf die Worte achten«. Die Arbeiten von Bronnie Ware mögen zwar in der Hinsicht kritisch betrachtet werden, dass in ihnen die persönliche – wenn auch auf zahlreichen Gesprächen beruhende – Sichtweise der Autorin dominiert; und entsprechende kritische Anmerkungen sind auch verschiedentlich vorgebracht worden. Doch wird in diesen Arbeiten, und dies macht sie aus meiner Sicht so wertvoll, auch ein *Perspektivenwechsel* sichtbar, der von nicht wenigen schwerkranken und sterbenden Menschen vorgenommen wird, wenn im Gespräch mit ihnen Fragen adressiert werden, die einen derartigen Perspektivenwechsel nahelegen. Was ist hier gemeint? Bronnie Ware hat Schwerkranke und Sterbende zu verschiedenen Aspekten des Lebensrückblicks befragt (Reue und Bedauern mit Blick auf das eigene Verhalten und Handeln im Lebenslauf sind dabei zwei bedeutsame Aspekte) und dies mit dem Hinweis darauf, von ihnen lernen, an ihren Erfahrungen teilhaben zu wollen. Wie sie an mehreren Stellen ihrer beiden Bücher hervorhebt, hätten die befragten Frauen und Männer keinerlei Probleme gehabt, auf entsprechende Fragen zu antworten. Im Gegenteil: Sie hätten in diesen Fragen Anstöße zur (kritischen) Selbstreflexion gesehen und weiterhin eine Möglichkeit, einen anderen Menschen zu bereichern. Die Bereicherung des anderen Menschen liegt ja eben darin, dass man diesem Hinweise darauf gibt, welche Dinge er in seinem Leben besonders beachten sollte, um am Ende des Lebens relativ frei von Reue und Bedauern zu sein.

In diesem Perspektivenwechsel kommt das *mitverantwortliche Leben* zum Ausdruck, das ich als durch das Bedürfnis geprägt verstehe, sich vom anderen Menschen berühren zu lassen, sich mitverantwortlich für dessen aktuelle Lebenssituation oder dessen Lebensweg zu fühlen, sich als Teil von Gemeinschaften zu begreifen, die man durch das eigene Engagement fördern möchte, wie auch als Teil der Gesellschaft und der Schöpfung, für deren weitere Entwicklung man Mitverantwortung trägt (Kruse, 2016). In der altgriechischen Dichtung findet sich ein eindrucksvolles Beispiel für diesen Perspektivenwechsel, für diese mitverantwortliche Lebensführung: Die auf den Geschichtsschreiber Herodot von Halikarnassos (ca. 490/480–430/420 v. Chr.) zurückgehende Aussage: »Leiden sind Lehren« (griechisch: pathemata mathemata) wurden von Dionysios von Halikarnassos (ca. 54–7 v. Chr.) wie folgt weitergeführt: »Meine Leiden werden zu Lehren werden für die anderen« (griechisch: pathemata paideumata genesetai tois allois). Damit wird die potenzielle Vorbildfunktion von Menschen, die in der Grenzsituation schwerer oder zum Tode führender Krankheit stehen, umschrieben.

Es sei noch ein weiteres Thema angesprochen, das mit Blick auf die psychische Situation im Prozess des Sterbens große Bedeutung gewinnt: Es ist dies die Erfahrung eigener Verletzlichkeit (Vulnerabilität) im Prozess einer schweren Erkrankung und des Sterbens, die im positiven Falle in der Erfahrung aufgehen kann, Teil eines umfassenden Ganzen zu sein, das über die materielle Existenz hinausgeht, diese aber hält oder trägt (Kruse, 2017). Die bereits genannten Autoren Joan und Erik Homburger Erikson charakterisieren diesen Prozess als Integration von Verletzlichkeits- und Transzendenzerfahrungen (Erikson, 1998; Tornstam, 2011; Jeffers, Hill, Krumholz et al., 2020). Die gelungene Verarbeitung der gerade im hohen Alter zunehmenden Verletzlichkeit gründet vor allem auf der *Ausbildung eines neuartigen Vertrauens*: und zwar sowohl in die eigenen Kräfte als auch in die (persönlichen und fachlichen) Bezugspersonen. Die in den ersten Lebensjahren dominierenden Aufgaben – nämlich Vertrauen in die engsten Bezugspersonen (»Urvertrauen«) sowie in die eigenen Kräfte (»Autonomie«) auszubilden, stellen sich auch am Ende des Lebens, wenn die körperliche und kognitive Verletzlichkeit subjektiv immer deutlicher erfahrbar werden.

Was folgt aus diesen Aussagen?
Die Erfassung der psychischen Situation eines schwerkranken oder sterbenden Menschen ist ebenso komplex wie die Erfassung der körperlichen Situation. Der Blick ist auf zahlreiche Merkmale zu richten, zu denen vor allem die verschiedenen Bereiche der kognitiven Leistungsfähigkeit, das Erleben der aktuellen Situation, die Versuche zur Verarbeitung der Grenzsituation, die Motivlage und Werthierarchie, schließlich die Lebensbewertung, die Lebensbindung und der Lebensrückblick gehören. Hinzu tritt die Analyse der Fähigkeit, der Bereitschaft und des Verlangens, *mögliche Perspektivenwechsel* vorzunehmen, so zum Beispiel von der eigenen Person auf nahestehende Menschen, von der aktuellen Situation auf die Vergangenheit und Zukunft, von der körperlichen Dimension auf die seelisch-geistige, von der irdischen Dimension auf eine kosmische.

Dabei ist es notwendig, die psychische genauso wie die körperliche Situation als einen *Prozess*, also als Ergebnis früherer und als Ausgangspunkt weiterer Veränderungen, zu begreifen und dies heißt: sich auf mögliche Veränderungen (intraindividuelle Variabilität) in den einzelnen Merkmalen einzustellen und mögliche (innere wie äußere) Einflüsse auf diesen Veränderungsprozess zu erfassen (Diehl & Wahl, 2020). Veränderungen können dabei eine Abnahme von Leistungsfähigkeit und Lebenszufriedenheit, eine Zunahme von Belastungen und Konflikten ebenso beschreiben wie eine Zunahme an Reflexionsfähigkeit und -bereitschaft, auch eine Zunahme an Widerstandsfähigkeit (Resilienz) oder eine Zunahme an bewusster innerer Auseinandersetzung mit der bestehenden Grenzsituation, verbunden mit einer Zunahme an Lebenswissen (Wettstein, Wahl, Siebert et al., 2019; Potter, Drewelies, Wagner et al., 2020; Staudinger, 2020). Und schließlich können sich in diesem Prozess die oben genannten Perspektiven verändern: So kann zum Beispiel eine zunehmende Abkehr von anderen Menschen ebenso eintreten wie eine zunehmende Anteilnahme an deren Lebenssituation. Erst eine derart differenzierte, prozessorientierte Betrachtung des psychischen Bereichs versetzt Mitglieder des Versorgungsteams in die Lage, schwerkranke oder sterbende Menschen mitfühlend, anteilnehmend, unterstützend, verstärkend und motivierend zu begleiten.

Der soziale Bereich

Mit dem sozialen Bereich sind zunächst Autonomie, soziale Integration und soziale Teilhabe des schwerkranken oder sterbenden Menschen angesprochen: Inwieweit ist in den verschiedenen Phasen der Krankheit – bis hin zum eintretenden Tod – sichergestellt, dass Patientinnen und Patienten in ihrer Autonomie (Willensfreiheit und Selbstverantwortung) respektiert und nicht beschnitten werden? Inwieweit ist gewährleistet, dass sich die Bezugspersonen (die persönlichen wie die fachlichen) intensiv und nach bestem Wissen und Gewissen darum bemühen, die Werthierarchie, die Motive, die Bedürfnisse und Präferenzen schwerkranker oder sterbender Menschen auch dann zu erfassen, wenn die Artikulation von Werten, Motiven, Bedürfnissen und Präferenzen erschwert oder gar nicht mehr möglich ist? In diesem Falle gewinnt die mimische und gestische Ausdrucksanalyse mehr und mehr an Bedeutung; dies ist zum Beispiel bei einer weit fortgeschrittenen Demenz der Fall. Inwieweit sind die persönlichen wie fachlichen Bezugspersonen bereit, durch ihr Verhalten, Entscheiden und Handeln den Patientinnen und Patienten Sicherheit zu geben, angenommen und geachtet zu sein, nicht alleine gelassen zu werden, Verständnis in Bezug auf die hohe Fluktuation von Kontaktwünschen (zum Beispiel im Sinne eines Wechsels von stärkerem Rückzug nach innen und vermehrter Öffnung nach außen) zu finden, Anregungen und Hilfen in Bezug auf eine persönlich sinnerfüllte und stimmige Tagesgestaltung zu erhalten, schließlich jene medizinische und pflegerische Versorgung, jene psychologische, soziale und seelsorgerische Begleitung zu erhalten, die im individuellen Falle geboten sind und von ihnen gewünscht werden?

Schon diese Fragen veranschaulichen, wie wichtig es ist, sich bei der gedanklichen und emotionalen Vorwegnahme der persönlichen Lebenssituation in schwerer Krankheit oder im Prozess des Sterbens mit dem Thema zu beschäftigen, in welchem sozialen Umfeld man versorgt, unterstützt und begleitet werden will, wie die *Sorgestrukturen* beschaffen sein sollten, wenn aufgrund schwerer Erkrankung oder des herannahenden Todes eine umfassende Angewiesenheit auf Betreuung besteht. In öffentlichen Diskussionen neigen wir dazu, mit der Begleitung in schwerer Krankheit oder im Prozess des Sterbens primär das Thema der Selbstbestimmung zu assoziieren, hingegen weniger oder gar nicht das Thema der *sorgenden Gemeinschaft*, in der wir leben, mit der wir uns austauschen, von der wir begleitet werden möchten (Heller & Wegleitner, 2017; Klie, 2015). Dies ist eine bedeutsame Aufgabe der gedanklichen und emotionalen Vorbereitung auf die persönliche Lebenssituation in schwerer Erkrankung oder im Prozess des

Sterbens: Nämlich bewusst der Frage nachzugehen, mit wem man zusammenleben, von wem man begleitet und betreut, von wem man gepflegt (bzw. nicht gepflegt) werden möchte (Dörner, 2007; Gronemeyer & Heller, 2014; Keil & Scherf, 2016). *Allein* die Beschäftigung mit der Frage, wie man in diesen gesundheitlichen Grenzsituationen die eigene Autonomie bewahren und was man schon heute tun kann, um dieses Ziel zu erreichen, erscheint entsprechend *zu eng*.

Mit dem sozialen Bereich ist weiterhin die soziale Lebenslage des Menschen angesprochen, die dessen Handlungsspielraum, das heißt, die objektiv gegebenen Möglichkeiten und Grenzen der Situationsgestaltung, auch im Krankheits- und Sterbensprozess mitbestimmt. Die soziale Lebenslage umfasst Merkmale wie Bildungsstand, Einkommen, Wohnqualität, Versorgungs- und Dienstleistungsangebot im näheren Wohnumfeld, Größe und Zusammenhalt des sozialen Netzwerks. Auch die Zugänglichkeit einer anspruchsvollen medizinischen und pflegerischen Versorgung ist als bedeutendes Merkmal der sozialen Lebenslage zu werten, da diese in hohem Maße von den materiellen Ressourcen und Bildungsressourcen eines Menschen bestimmt ist. Vor diesem Hintergrund wird deutlich, dass die innere Verarbeitung des herannahenden Todes nicht allein als ein *individuelles* Geschehen begriffen werden darf, sondern auch als ein *soziales* Geschehen verstanden werden muss, oder anders ausgedrückt: Nicht allein die körperliche und die seelisch-geistige Verfassung bestimmen mit, wie die eigene Endlichkeit erlebt und innerlich zu verarbeiten versucht wird, sondern auch die sozialen Bedingungen, unter denen die Person lebt – wobei die sozialen Bedingungen auch die Dienst- und Versorgungsleistungen mitdefinieren, die der schwerkranke oder sterbende Mensch erwarten kann und schließlich in Anspruch nimmt. Angehörige mittlerer, vor allem oberer Sozialschichten können auf ein ganz anderes Spektrum palliativmedizinischer und -pflegerischer Maßnahmen zurückgreifen als Menschen aus unteren Sozialschichten. Und es kommt hinzu: Die soziale Lebenslage bestimmt langfristig das *Anspruchsniveau* eines Menschen, das heißt, dessen Erwartungen (und Hoffnungen) mit Blick auf den Umfang und die Qualität der medizinisch-pflegerischen Versorgung mit. Patientinnen und Patienten, die sich schon in vorangegangenen Lebensphasen mit einem kleinen Spektrum an medizinischen und pflegerischen Leistungen begnügt haben, werden dies mit hoher Wahrscheinlichkeit auch dann tun, wenn sie mit einer schweren oder zum Tode führenden Erkrankung konfrontiert sind.

Die große Bedeutung der sozialen Lebenslage für die Lebensqualität eines sterbenden Menschen hat der Heidelberger Internist Herbert Plügge – der auf einen großen palliativmedizinischen Erfahrungsschatz blicken konnte –

schon zu Beginn der 1960er Jahre deutlich hervorgehoben. Er gab zu bedenken, dass sich auch im Prozess des Sterbens soziale Ungleichheiten widerspiegeln, die – je nach Richtung – die psychische Entwicklung unterstützen oder erschweren können. Eine in dieser Hinsicht wichtige Aussage von Herbert Plügge, die bis heute nichts an Aktualität eingebüßt hat, lautet:

»Vergleichsweise sanft (...) ist tatsächlich weitgehend identisch mit privilegiert. *Sanft* ist also von unzähligen Fällen von soziologischen Gegebenheiten abhängig. Abhängig vom Vermögen, das in die Lage versetzt, sich ein Einzelzimmer zu leisten, von der nur für die eine Kranke zur Verfügung stehenden Privatschwester, von der Häufigkeit der ärztlichen Visite, von individuell abgestimmter Besuchserlaubnis, vom häufigen Wechsel der Wäsche – das heißt von den Anderen, von dem Milieu, das die Anderen dem Kranken schaffen können. Abhängig von der Hilfserwartung, die die Anderen dem Schwerkranken vermitteln können. ›Sanft‹ ist also weniger gebunden an die Art des Verlaufs der Krankheit, als man gemeinhin glauben möchte und glaubt, sondern oft genug gewährleistet durch den Komfort, den materiellen und fürsorgerischen Komfort, den Angehörige mit ihren Mitteln zur Verfügung stellen.« (Plügge, 1960, S. 241)

Mit dem sozialen Bereich sind schließlich die kollektiven Bilder von Sterben und Tod, die kollektiven Praktiken des »Umgangs« mit schwerkranken und sterbenden Menschen, die Antworten, die unsere Gesellschaft und Kultur auf das Faktum der Verletzlichkeit, Vergänglichkeit und Endlichkeit des Menschen geben, angesprochen. In diesem Buch soll auch dieser Frage Raum gegeben werden. Als ein in dieser Hinsicht bedeutendes Werk ist die von dem deutsch-jüdischen Soziologen, Philosophen und Psychologen Norbert Elias (1897–1990) veröffentlichte Schrift »Über die Einsamkeit der Sterbenden in unseren Tagen« (Elias, 1983) zu werten, die auch heute noch hohe Aktualität beanspruchen darf. Wie Norbert Elias in diesem Buch hervorhebt, lassen sich moderne Gesellschaften dadurch kennzeichnen, dass einerseits überlieferte Konventionen des Umgangs mit Sterben und Tod nicht mehr angemessen erscheinen, dass andererseits neue Rituale, an denen Menschen ihr Verhalten gegenüber Sterbenden orientieren könnten, noch nicht entwickelt wurden. Damit stelle sich im Kontakt mit sterbenden Menschen mehr und mehr eine Sprachlosigkeit ein, da die persönlichen wie auch die fachlichen Bezugspersonen nicht mehr wüssten, *wie* sie mit dem Sterbenden kommunizieren sollten, *wie* ein Gespräch geführt werden sollte, das den Sterbenden *tiefgehend berührt*. Das Faktum der eigenen Endlichkeit erscheine, so Norbert Elias, im Selbstverständnis des modernen Menschen als *Bedrohung*. Entsprechend bestehe die Tendenz, Sterben und

Tod aus dem gesellschaftlich-geselligen Leben zu verdrängen. Das Sterben des Anderen erscheine als mahnende Erinnerung an den eigenen Tod, löse entsprechend Unsicherheit aus und trage so dazu bei, dass die Menschen in modernen Gesellschaften nicht mehr in der Lage seien, Sterbenden das zu geben, was diese bräuchten. In seinem Hauptwerk »Über den Prozess der Zivilisation« (1976) hebt Norbert Elias hervor, dass im Zentrum der soziologischen Analyse die Beziehungen zwischen den Menschen stehen müssten; denn erst diese Beziehungen führten zu gesellschaftlichen Verflechtungen. Eine Aussage aus diesem Werk ist hier besonders wichtig, gibt sie doch die Analyseperspektive, die Norbert Elias einnimmt, sehr anschaulich wieder: »Die ›Umstände‹, die sich ändern, sind nichts, was gleichsam von ›außen‹ an den Menschen herankommt; die ›Umstände‹, die sich ändern, sind die Beziehungen zwischen den Menschen selbst.« (1976, S. 412) Eine dynamische Gesellschaftstheorie, wie Norbert Elias sie vertritt, setzt an den »Figurationen« an: Diese beschreiben die Beziehungen der Menschen untereinander, darüber hinaus die Beziehung zwischen Individuum und Gesellschaft. Vor dem Hintergrund dieser »Figurationssoziologie« gewinnen die Aussagen von Norbert Elias zum Umgang unserer Gesellschaft mit sterbenden Menschen einmalmehr an Bedeutung: Weisen diese doch zum einen darauf hin, dass sich zwischen Sterbenden und ihren Bezugspersonen bestimmte Figurationen ergeben, nämlich dergestalt, dass Sterbende mehr und mehr aus Beziehungen ausgeschlossen, mehr und mehr an den Rand gedrängt werden, mithin nicht mehr im Zentrum von Beziehungen stehen – was zur Folge hat, dass sich die Kommunikation immer weiter »ausdünnt«. Zum anderen machen diese Aussagen deutlich, dass der Umgang mit Sterbenden einen bestimmten Entwicklungsstand unserer Gesellschaft (innerhalb eines dynamischen Entwicklungsprozesses) beschreibt. Die Art und Weise, wie unsere Gesellschaft mit Sterbenden umgeht (»Beziehung zwischen Individuum und Gesellschaft«), sagt viel über ihren aktuellen Entwicklungsstand aus: Dieser lässt sich auch in der Hinsicht charakterisieren, dass Zeichen der Vergänglichkeit und Endlichkeit aus dem öffentlichen Raum, zudem aus Beziehungen zwischen den Menschen untereinander immer weiter »ausgeklammert«, »unsichtbar« gemacht werden – zum Beispiel dadurch, dass hochvulnerable Menschen bevorzugt in die Obhut von Institutionen gegeben werden.

Trotz aller individuellen Bemühungen, der fachlich und ethisch anspruchsvollen Begleitung schwerkranker und sterbender Menschen den gebührenden Ort in unserer Gesellschaft zuzuweisen, schwerkranke und sterbende Menschen in die »Mitte der Gesellschaft« zu holen, beobachten wir auch heute noch eine *ausgeprägte emotionale Reserviertheit gegenüber Men-*

schen, die uns an unsere eigene Vergänglichkeit und Endlichkeit erinnern. Wir beobachten auch heute noch die Sprachlosigkeit, das Fehlen von überzeugenden, emotional berührenden Ritualen im Kontakt mit schwerkranken und sterbenden Menschen. In dieser Hinsicht ist unsere Gesellschaft in ihrer Entwicklung über die verschiedenen Epochen tatsächlich *ärmer* geworden.

Und doch darf nicht übersehen werden, dass Palliativmedizin, Palliativpflege und Hospizarbeit wachsendes Interesse auf sich ziehen, in unserer Gesellschaft mehr und mehr eine *erinnernde* und *mahnende* Funktion einnehmen: Erinnernd in der Hinsicht, als sie uns an unsere eigene Vergänglichkeit und Endlichkeit erinnern, mahnend in der Hinsicht, als sie uns ermahnen, rechtzeitig in einen innerpsychischen wie auch in einen sozialkommunikativen Prozess einzutreten, in dem unser Umgang mit der Ordnung des Todes seinen Platz und seinen Ausdruck findet. Neben allen großen, beeindruckenden fachlichen und menschlichen Hilfen, die Palliativmedizin, Palliativpflege und Hospizarbeit geben, sind auch die gesellschaftlichen und kulturellen Impulse, die von entsprechenden Initiativen ausgehen, zu würdigen. Diese können (und sollten!) mehr und mehr Einfluss auf den gesellschaftlichen Entwicklungsprozess nehmen.

Eine weitere soziologische Theorie, nämlich jene von der »Geschwätzigkeit des Todes« (Nassehi, 2004; Nassehi & Saake, 2005; Esser, 2019), sei hier angesprochen, weil sie eine andere, gleichfalls bedeutsame Sicht auf den gesellschaftlichen Umgang mit Endlichkeit entfaltet. Eine Todesverdrängung im Sinne eines psychologischen Prozesses wird in der von dem Soziologen Armin Nassehi entwickelten Theorie nicht postuliert. Vielmehr stimuliert gerade das Nicht-Fassbare des Todes, über den Tod zu reden. Somit entwickeln Gesellschaften vielfältige Vorstellungen, Bilder und Gedankengebäude, mit denen sie sich dem Nicht-Fassbaren nähern können. Diese vielfältigen Vorstellungen, Bilder, Gedankengebäude begründen die *Geschwätzigkeit des Todes.* Geschwätzigkeit meint nicht die tiefgreifende persönliche Auseinandersetzung mit der eigenen Vergänglichkeit und Endlichkeit, meint nicht die unmittelbar gefühlte, uns berührende Verarbeitung dieses zentralen Merkmals der Conditio humana, sondern ist eher ein unverbindliches Nachdenken und Reden über das Faktum des Todes, bedingt durch die Tatsache, dass sich der Tod unserer unmittelbaren Erfahrung entzieht. Menschen äußern, entsprechend ihrer familiären und kulturellen Herkunft, entsprechend ihrer beruflichen Herkunft, entsprechend ihrer biografischen Erfahrungen ganz unterschiedliche Gedanken zum Tod. Damit geht eine *Vielfalt* an Vorstellungen und Meinungen, die im öffentlichen Raum ausgetauscht werden, einher: Vielfach, dies sei noch einmal betont, sind diese *unverbindlich.* Damit erfährt der Begriff der »Todesverdrängung« eine besondere Konturierung, wie der Gerontologe Eric Schmitt – auf Armin Nassehi Bezug nehmend – in einem Beitrag zur »Soziologie des Todes« aufzeigt (Schmitt, 2012): Von einer Verdrängung *des* Todes, so Eric Schmitt, kann eigentlich nicht gesprochen werden, sondern nur von einer Überlagerung des Faktums *eigener* Endlichkeit durch Geschwätzigkeit.

Vor dem Hintergrund der Theorie von der »Geschwätzigkeit des Todes« stellt sich einmalmehr die Frage: Gibt es nicht doch einzelne Situationen oder Erlebnisse, in denen wir uns in einem Maße berührt sehen, dass wir in einer offenen, wahrhaftigen Art und Weise über *unsere eigene* Vergänglichkeit und Endlichkeit sprechen? Mit dieser Frage stehen wir im Zentrum des existenziellen Bereichs.

Der existenzielle Bereich

Wenn von einem existenziellen Bereich gesprochen wird, dann ist es zunächst notwendig, eine Aussage darüber zu treffen, warum dieser von dem psychologischen Bereich abgegrenzt und als ein *eigenständiger* Analysebereich verstanden wird. Dabei ist zu konzedieren, dass die psychologische und die existenzielle Analyse bedeutsame Schnittmengen aufweisen (Coleman, Schröder-Butterfill & Spreadbury, 2016; Kruse & Schmitt, 2018; Schweda, Coors & Bozzaro, 2020). Diese liegen vor allem darin, dass sich Menschen in subjektiv bedeutsamen Situationen immer auch von *Werten* leiten lassen, die sowohl psychologische als auch existenzielle Bezüge aufweisen. Die psychologischen Bezüge liegen darin, dass Werte immer eine kognitive (erkennende), motivationale (Verhaltensziele setzende), emotionale (Gefühle auslösende) und verhaltens- oder handlungsbezogene (sich in den Reaktionen und Aktionen des Menschen widerspiegelnde) Komponente aufweisen – und diese vier genannten Komponenten bilden zentrale Gegenstandsbereiche der Psychologie. Zugleich sind mit Werten Ideen angesprochen, die den Kern unserer Existenz berühren. Wenn wir in einer Situation stehen, die tiefgreifende sittlich-moralische Bezüge aufweist, in der wir uns sittlich-moralisch herausgefordert fühlen, in der unser Gewissen angesprochen ist, dann geht dies, um begriffliche Anleihe an der »Philosophie« (1932/1973) des Heidelberger Philosophen und Psychiaters Karl Jaspers (1883–1969) zu nehmen, »auf das Ganze unserer Existenz«. Damit ist gemeint, dass wir uns in einer solchen Situation überhaupt erst vollumfänglich unserer Existenz bewusst werden und Erfahrungen mit uns selbst wie auch mit dem uns Umgreifenden machen, die sich nicht ausreichend mit einer wert-, persönlichkeits- und handlungspsychologischen Analyse abbilden lassen. Diese Erfahrungen lassen sich auch nicht immer sprachlich differenziert ausdrücken. Zudem sind sie eher punktueller Natur, sie treten in spezifischen Situationen – in denen unsere Werte zutiefst berührt und damit auch unsere Existenz angesprochen bzw. herausgefordert ist – auf.

Die Differenzierung zwischen einem psychologischen und einem existenziellen Bereich – bei Anerkennung der Schnittmengen zwischen diesen Bereichen – findet sich zum Beispiel in den Arbeiten des Wiener Psychiaters und Neurologen Viktor Frankl (1905–1997). Dieser belegte die von ihm begründete »Dritte Schule der Wiener Psychotherapie« mit den Begriffen »Logotherapie« und »Existenzanalyse« und entfaltete in seinen Schriften – so zum Beispiel in dem Buch »Der Wille zum Sinn« (1972/2016) – sowohl eine existenzphilosophische als auch eine existenzpsychologische Sicht auf den Menschen als ein wertverwirklichendes Wesen (auf zentrale Aussagen dieser Theorie werde ich an späterer Stelle des Buches zurückkommen). Die existenzphilosophische Sicht konzentriert sich dabei auf das *Wesen* des Menschen; es wird dargelegt, dass die menschliche Existenz ohne die Offenheit für Werte, ohne das Wertfühlen, ohne die Wertverwirklichung gar nicht gedacht werden kann. Weiterhin wendet sie sich den grundlegenden Aufgaben zu, die der menschlichen Existenz gestellt sind, wie auch der Freiheit und den mit der Freiheit gegebenen Gestaltungsmöglichkeiten, die sich dem Menschen bieten. Die existenzpsychologische Sicht zeigt auf, welche Bedeutung die Wertverwirklichung für die persönliche Sinnerfahrung, für das Gefühl der Stimmigkeit in der aktuell gegebenen Situation, schließlich für das gelingende Leben besitzt.

Wenn in diesem Buch vom existenziellen Bereich – oder existenziellen Erfahrungen – gesprochen wird, dann ist damit gemeint: a) das Individuum, das sich *im Kern seiner Existenz* angesprochen und herausgefordert sieht (hier ist auch der Begriff der »Erschütterung« wichtig), b) das Individuum, das sich mehr und mehr der Grenzen der eigenen Existenz bewusst wird und sich damit als in besonderem Maße auf sich selbst zurückgeworfen erlebt, c) das Individuum, das sich in diesem grundlegenden Angesprochen- und Herausgefordert-Sein wie auch in der Erfahrung der Grenzen zur Selbsttranszendenz aufgefordert sieht, das heißt zu einem Überschreiten früherer Arten und Weisen des Deutens einer Situation, des Umgangs mit dieser Situation.

Der existenzielle Bereich ist, folgen wir der bereits genannten Schrift »Philosophie« (1932/1973) des Philosophen und Psychiaters Karl Jaspers, vor allem in *Grenzsituationen* des menschlichen Lebens angesprochen, zu denen die Konfrontation mit eigener Vergänglichkeit und Endlichkeit gehört. Grenzsituationen versteht Karl Jaspers als Grundsituationen der Existenz, das heißt, als Situationen, die »mit dem Dasein selbst sind«. Sie zeichnen sich durch Endgültigkeit aus, oder in den Worten von Karl Jaspers: »Sie sind durch uns nicht zu verändern, sondern nur zur Klarheit zu bringen, ohne sie aus einem anderen erklären und ableiten zu können.« (Jaspers, 1973, Bd. II, S. 203) Das heißt, dass Grenzsituationen eine tiefgreifende Veränderung des Menschen erfordern, und zwar nicht nur in seiner Lebensgestaltung, sondern auch und vor allem in seiner Lebenshaltung oder Lebenseinstellung: »Auf Grenzsituationen reagieren wir nicht sinnvoll durch Plan und Berechnung, um sie zu überwinden, sondern durch eine ganz andere Aktivität, das Werden der in uns möglichen Existenz; wir werden wir selbst, indem wir in die Grenzsituationen offenen Auges eintreten.« (ebd., S. 204) Die von dem Philosophen Thomas Rentsch verwendete Charakterisierung des Alterns als »Werden zu sich selbst« (Rentsch, 2012; 2020) weist Ähnlichkeiten mit der hier angeführten Aussage von Karl Jaspers auf. Thomas Rentsch sieht in dem Altern des Menschen zunächst eine »Erfüllungsgestalt des Lebens«, in deren Verlauf sich dieser mehr und mehr der Einmaligkeit (Unverwechselbarkeit) seiner Existenz bewusst wird. Dabei werden aber die Grenzen der Selbst- und Weltgestaltung, mit denen der Alternsprozess in zunehmendem Maße konfrontiert, nicht geleugnet. Im Gegenteil, in diesen Grenzen wird der Mensch mehr und mehr auf sich zurückgeworfen, was auch bedeutet: Er bzw. sie spürt mehr und mehr, dass *er*, dass *sie* es ist, der bzw. die hier herausgefordert ist (Coors, 2020). Ähnlich wie Karl Jaspers sieht auch Thomas Rentsch in der *wahrhaftigen Kommunikation* eine zentrale Größe für einen reifungsorientierten Umgang mit Grenzen bzw. Grenzsituationen. Hier nähern wir uns wieder den kritischen Aussagen von Norbert Elias, dieses Mal aber in umgekehrter Weise: Wenn es nämlich gelingt, an die Stelle des Ausschlusses von schwerkranken oder sterbenden Menschen aus wahrhaftig geführter Kommunikation einen Einschluss in diese Art der Kommunikation treten zu lassen, dann können Menschen möglicherweise sogar im Prozess der Krankheit, ja sogar im Prozess des Sterbens Reifungsschritte tun.

In einer im Jahre 2017 erschienenen Schrift des Soziologen und Philosophen Hans Joas mit dem Titel »Die Macht des Heiligen. Eine Alternative zur Geschichte von der Entzauberung« werden existenzielle Erfahrungen als »Erschütterungen der symbolischen Grenzziehungen, die das Selbst ausmachen«, gedeutet, wobei Hans Joas für Erschütterungen – sowohl im positiven als auch im negativen Fall – den Begriff der »Selbsttranszendenz« verwendet. Die damit verbundenen Herausforderungen des Selbst sind »nicht aktivisch«, wie dies Hans Joas nennt, zu bewältigen (siehe hier die

Übereinstimmung mit der von Karl Jaspers vorgenommenen Charakterisierung des Umgangs mit Grenzsituationen). Es geht, so Hans Joas, »vielmehr um Erfahrungen, die eine fundamental passive Dimension aufweisen – um Erfahrungen nicht des Ergreifens von Handlungsmöglichkeiten, sondern des Ergriffenwerdens etwa durch Personen oder Ideale.« (2017, S. 431) Entsprechende Erfahrungen der Selbsttranszendenz können wir in der Liebe, im gelingenden Dialog ebenso wie im erschütternden Mitleid gewinnen. Auch religiöse Erfahrungen, von Hans Joas mit dem Begriff »sakrale Erfahrungen« umschrieben, sind hier anzuführen. Schließlich sind jene Erfahrungen zu nennen, die in diesem Buch im Zentrum stehen, nämlich »Erfahrungen der Angst, in denen ein Mensch sich seiner tiefen Verletzlichkeit und Endlichkeit bewusst wird durch eigene Krankheit und Todesangst oder durch das Leiden geliebter Menschen und deren Verlust; Erfahrungen, in denen die Welt für uns ihren Handlungsreiz verliert und wir in die Depression der Sinnlosigkeit unserer Existenz hineinfallen.« (ebd., S. 433).

1.2 Sterbensängste, Todesängste: Ein erstes Fazit

Zunächst wurde – mit Blick auf die Ängste des Menschen – eine Unterscheidung zwischen Sterben und Tod vorgenommen. Diese Unterscheidung wurde aber nicht in der Hinsicht getroffen, dass die von vielen Menschen getätigte Aussage, nämlich mit Sorgen auf ein qualvolles Sterben zu blicken, hingegen dem eigenen Tod eher gelassen gegenüberzustehen, bestätigt worden wäre. Zumindest für jenen Menschen, der mit Freude gelebt hat, ist auch der Tod selbst eine große Herausforderung, bedeutet er doch, endgültig Abschied zu nehmen von einer Welt, in der man sich zu Hause gefühlt hat. Sorgen vor einem qualvollen Sterben können – aufgrund der erkennbaren Erfolge von Palliativmedizin, Palliativpflege und Hospizarbeit – in vielen Fällen genommen werden. Nur ist es wichtig, dass diese Versorgungsbereiche institutionell deutlich ausgebaut werden. Ohne hier Intensivmedizin und Palliativmedizin gegeneinander ausspielen zu wollen: Es sollte auch von politischen Entscheidungsträgern zur Kenntnis genommen werden, dass für den Ausbau der Intensivmedizin ein Vielfaches der Mittel bereitgestellt wird, die in den Ausbau der Palliativmedizin und Palliativpflege fließen. Dabei werden diese – einschließlich der Hospizarbeit – in Zukunft noch wichtiger werden, als sie heute schon sind, gehen doch die familiären Pflegeressourcen mehr und mehr zurück.

Wenn über Sterben gesprochen wird, so bedeutet dies zumindest im hohen Lebensalter vielfach einen Übergang von einer chronisch-progredienten Erkrankung in einen präfinalen und schließlich in einen finalen Zustand; zum Teil verlaufen diese Übergänge diskret, von Patientinnen und Patienten wie auch von ihren persönlichen und fachlichen Bezugspersonen kaum bemerkt. Damit wird zum einen deutlich, dass die Palliativmedizin und Palliativpflege – ebenso wie die Hospizarbeit – sich nicht allein auf sterbende Menschen konzentrieren (sollten), sondern ausdrücklich auch Angebote für schwerkranke Menschen bereithalten (sollten). Die Differenzierung zwischen einer Palliative Care und einer End of Life Care (Remmers & Kruse, 2014) trägt der Tatsache Rechnung, dass im Kontext palliativmedizinischer und palliativpflegerischer Versorgung auch auf die Bedürfnisse schwerkranker Menschen zu achten ist, die noch nicht unmittelbar mit der eigenen Endlichkeit konfrontiert sind. Mit den diskreten Übergängen wird aber auch noch etwas Anderes deutlich, nämlich die zum Teil viele Monate, wenn nicht sogar mehrere Jahre andauernde Konfrontation des schwerkranken und sterbenden alten Menschen mit der eigenen Vergänglichkeit. Der kontinuierlich zunehmende Verlust der körperlichen und kognitiven Leistungsfähigkeit, die kontinuierlich wachsende Symptomvielfalt, Symptomtiefe und Symptomschwere, die kontinuierlich zunehmende Angewiesenheit auf umfassende Hilfe oder Pflege: Dies sind Prozesse, die dem Menschen mehr und mehr vor Augen führen, dass er verletzlich, dass er vergänglich ist (Bozzaro, Boldt & Schweda, 2018; Rüegger, 2020). Für die Psyche, für die innere Verarbeitungskapazität des Individuums sind damit hohe, zum Teil außerordentlich hohe Anforderungen verbunden. Hier gibt es nichts zu verklären oder schön zu reden. Hier ist vielmehr festzustellen und zu konstatieren.

Aber es ist schon ein großer Gewinn, wenn wir begreifen, dass am Ende des Lebens die Psyche besonderen Anforderungen ausgesetzt ist, dass diese in der Tat »Großes« leisten und eine hohe Anpassungsfähigkeit unter Beweis stellen muss, wenn die innere Verarbeitung der Verletzlichkeit und Vergänglichkeit gelingen soll. Dass diese gelingen kann, wurde unter dem Rubrum »psychischer Bereich« ausdrücklich festgestellt. Diese kann aber nicht gelingen, dies sei ebenfalls betont, wenn das Individuum mit seinen Krankheiten, Symptomen, Ängsten alleine gelassen wird und keine fachlich überzeugende medizinisch-pflegerische, psychologische, soziale und seelsorgerische Hilfe erhält. Wenn diese Hilfe sichergestellt ist und gegeben wird, kann es dem Individuum durchaus gelingen, sich bewusst auf den herannahenden Tod einzustellen und möglicherweise in diesem Verarbeitungsprozess seelisch-geistige Reifungsschritte zu tun. Zahlreiche Beiträge aus

Palliativmedizin, Palliativpflege und Hospizarbeit zeigen uns, dass solche Reifungsschritte nicht nur Wunsch, sondern auch Wirklichkeit sind.

Palliativmedizin, Palliativpflege und Hospizarbeit sind deswegen so wichtig, weil sie Menschen eine bedeutsame Hilfe dabei sind, das Sterben innerlich zu »überstehen«, im Prozess des Sterbens nicht die personale Integrität zu verlieren, das eigene Leben wie auch das soziale Nahumfeld auch im Sterben wenigstens in Ansätzen gestalten zu können. Diese Angebote sind eben auch für die Psyche des schwerkranken und sterbenden Menschen wie auch für die Psyche seiner Bezugspersonen von größter Bedeutung.

Und in diesem Kontext ist es wichtig, dass wir auch über gesellschaftliche und kulturelle Aspekte des Sterbens nachdenken, wie dies unter dem Rubrum »sozialer Bereich« versucht wurde. Dieses Nachdenken, aus dem gesellschaftliches und politisches Handeln erwachsen muss, ist deswegen so wichtig, weil es dazu beitragen kann, dass wir die Verletzlichkeit und Vergänglichkeit in die Mitte des öffentlichen Raumes holen, dass wir Schwerkranken und Sterbenden eine lebendige, wahrhaftige Kommunikation nicht vorenthalten. Und umgekehrt kann davon ausgegangen werden, dass die Entwicklung der Palliativmedizin und Palliativpflege, dass die Entwicklung der Hospizarbeit mit dazu beiträgt, dass sich ein überzeugender kultureller Umgang mit schwerer Krankheit und Sterben durchzusetzen beginnt.

Dieses erste und einführende Kapitel abschließend, möchte ich aus der ersten Auflage des von Stein Husebø und Eberhard Klaschik (1997a) herausgegebenen Buches »Palliativmedizin« die beiden Vorworte zitieren, eines von den Herausgebern selbst, eines von Cicely Saunders, der Nestorin der Palliativmedizin. In diesen beiden Vorworten werden die fachlichen, anthropologischen und ethischen Grundlagen angedeutet, die den Ausgangspunkt der Forschung und Praxis auf den Gebieten der Palliativmedizin, der Palliativpflege und der Hospizarbeit bildeten und die bis heute nichts von ihrer Aktualität verloren haben. Diese Grundlagen leiten auch die Überlegungen, die in den nachfolgenden Kapiteln vorgetragen und entfaltet werden.

»Die Patientengruppe, um die es hier geht, weist drei besondere Merkmale auf: Erstens ist sie die größte aller Patientengruppen (jeder Mensch muss sterben). Zweitens konnte in einer Reihe von Untersuchungen gezeigt werden, dass es kaum ein wichtigeres Thema für den einzelnen Menschen gibt als ein menschenwürdiges Sterben. Drittens gibt es keine Gruppe von Patienten, die schwächer und verletzbarer ist als die der Schwerkranken und Sterbenden; sie haben keine Kraft mehr, sich zur Wehr zu setzen. Gute Palliativmedizin und Hospizarbeit sind nicht möglich ohne menschliche und fachliche Kompetenz und ohne eine multidisziplinäre Zusammenarbeit der einzelnen Berufsgruppen. Diese Patienten brauchen fast täglich ärztliche Präsenz und Behandlung, sie brauchen Pflege, Verständnis, physische und psychische Stimulanz, Seelsorge, Nähe wie Distanz.« (Husebø & Klaschik, 1997b, S. XI f)

»Jeder Patient benötigt über den gesamten Verlauf der Erkrankung eine angemessene und individualisierte Behandlung. Nicht alle können geheilt werden und alle werden irgendwann sterben. Wie dies geschieht, ist nicht nur für ihre Würde als Individuum wichtig, sondern auch für sie als Mitglied eines Familiennetzwerks. Einem Leben, das mit viel unvollendetem Geschäft oder unkontrolliertem Leiden endete, wurde nicht mit gebührendem Respekt begegnet; dieses hinterlässt keine guten Erinnerungen. Zu akzeptieren, dass das Leben endet, kann Wert, Freiheit und Hoffnung vermitteln. Offenheit und eine von Respekt bestimmte Vermittlung ›schlechter Nachrichten‹ können zu Kreativität und zur Heilung von Beziehungen führen. Diejenigen von uns, die viele Menschen am Ende ihres Lebens begleitet haben, konnten nicht nur Ausdauer und Mut erleben, sondern auch viel Wachstum durch Verlust. All dies erfordert große Kompetenz in der Analyse und Entlastung der unterschiedlichen Formen des Leidens, die zusammen den gesamten Schmerz (›total pain‹) einer unheilbaren Krankheit ausmachen.« (Saunders, 1997, S. XV)

2

Die Vorbereitung des Menschen auf seinen Tod

In einer Schrift zum Leben und Sterben im Alter sind auch Aussagen zur inneren Vorbereitung des alten Menschen auf den eigenen Tod zu treffen. Die Art und Weise nämlich, wie Menschen eine schwere, zum Tode führende Erkrankung zu verarbeiten versuchen, ist nicht losgelöst von deren grundlegender Einstellung und Haltung zum eigenen Tod zu betrachten. In dieser spiegelt sich auch das Ausmaß, in dem sich Menschen auf den Tod vorbereiten, diesen also bewusst in ihr Leben hineingenommen haben, wider.

Die Analyse der Einstellung und Haltung zum eigenen Tod nehme ich zunächst vor dem Hintergrund von drei theoretischen Perspektiven vor, die von der Annahme ausgehen, dass die Art und Weise, wie Menschen den herannahenden Tod erleben und bewerten, in hohem Maße davon beeinflusst ist, welche Einstellung und Haltung sie zu ihrer Biografie ausgebildet haben, wie ihr Lebensrückblick ausfällt und inwieweit sie in der Lage sind, zu einer Neuorientierung zu finden – und zwar in der Hinsicht, dass es ihnen gelingt, über ihre irdische Existenz hinauszublicken und diese in umfassendere, »kosmische« Bezüge einzuordnen. Die drei theoretischen Perspektiven, die in diesem Kapitel erörtert werden sollen, lassen sich überschreiben mit »Lebensrückblick«, »Ich-Integrität«, »Verletzlichkeit und Reife in Sorgebeziehungen«. Diese Erörterung lässt uns besser verstehen, *wie* sich Einstellung und Haltung zur Biografie entwickeln und *wie* diese wiederum die Einstellung und Haltung zum Tod beeinflussen. In letzter Konsequenz bedeutet dies: Wie wir auf den herannahenden Tod blicken, inwieweit wir in der Lage sind, uns bewusst mit unserer eigenen Endlichkeit auseinanderzusetzen, entscheidet sich keinesfalls erst im letzten Lebensjahr oder in den letzten Lebensmonaten. Nein, schon in früheren Lebensabschnitten, vor allem aber im höheren und hohen Alter können wir seelisch-geistige Entwicklungsschritte vollziehen, die uns in die Lage versetzen, die eigene Endlichkeit gedanklich und emotional klarer vorwegzunehmen und – trotz allen Schmerzes, mit dem der Abschied von der Welt verbunden ist, trotz aller Ängste, die der bevorstehende Abschied in uns auslöst – eine bewusste Auseinandersetzung mit der eigenen Endlichkeit zu leisten.

Bei der Analyse der Einstellung zum eigenen Tod möchte ich mich jedoch nicht allein auf theoretische Perspektiven konzentrieren, sondern die Sicht noch einmal weiten: Es sollen auch Beiträge aus der Lyrik zu Wort kommen, die sich besonders dafür eignen, die in den theoretischen Perspektiven angesprochenen seelisch-geistigen Prozesse wie auch Entwicklungsmechanismen, die diesen zugrunde liegen, zu veranschaulichen und aus einer individuell-existenziellen Sicht zu beschreiben. Natürlich lässt sich einwenden, dass hier zwei unterschiedliche Ebenen angesprochen werden, die sich nicht unmittelbar aufeinander beziehen lassen, handelt es sich doch das eine Mal um eine Forschungsebene, das andere Mal um eine literarische Ebene. Diesem Einwand möchte ich entgegenhalten, dass letztere ebenfalls seelisch-geistige Prozesse beschreibt, die verwandt sind mit jenen, die die psychologische Analyse in den Blick nimmt und differenziert untersucht. Zudem gibt die literarische Ebene Auskunft über das innere Erleben der Verfasserin bzw. des Verfassers wie auch über die Art und Weise, in der diese bzw. dieser selbst auf die Grenzsituation der schweren Erkrankung oder des Sterbens blickt. Es sei nur eine sehr kleine Auswahl an literarischen Dokumenten getroffen, denn mir geht es hier ja vor allem um die Veranschaulichung psychologischer Prozesse sowie um die Abbildung der existenziellen Perspektive. Und hier treffen wir wieder auf das Individuum, das ja auch in den theoretischen Perspektiven Dreh- und Angelpunkt der Analyse bildet. Dabei soll deutlich werden, wie sehr sich Lyrik eignet, seelisch-geistige Vorgänge anschaulich zu beschreiben. Somit ergibt sich hier ein wertvolles Ergänzungsverhältnis.

2.1 Die erste theoretische Perspektive: »Lebensrückblick«

Robert Butler (1927–2010), US-amerikanischer Psychiater und Altersforscher, Gründer des National Institute on Aging, ist im Jahre 1963 mit einer Arbeit über den Lebensrückblick (life review) an die Öffentlichkeit getreten, die auch heute noch als richtungsweisend für ein tiefes psychologisches Verständnis des Lebensrückblicks gewertet wird (Butler, 1963; siehe auch Haight, Pierce, Elliott et al., 2018). Wie definiert Robert Butler den Lebensrückblick? Als einen natürlichen, universellen seelisch-geistigen Prozess, der sich im Sinne eines zunehmend stärkeren Bewusstseins vergangener Erfahrungen deuten lässt, wobei vor allem ungelöste Konflikte mehr und mehr an Bedeutung gewinnen. Bei den meisten Menschen ist das Potenzial erkennbar, diese Erfahrungen und Konflikte rückblickend besser zu verstehen und in die subjektiv erlebte Biografie zu integrieren. Der Lebensrückblick wird dabei durch zwei grundlegende Erfahrungen angestoßen: Zum einen durch die Bewusstwerdung des herannahenden Todes und der mit diesem verbundenen Auflösung der irdischen Existenz, zum anderen durch die mit dieser Bewusstwerdung verbundene Unmöglichkeit, die Vorstellung persönlicher Unverletzlichkeit (oder Unverwundbarkeit) aufrechtzuerhalten. Die Aussage, dass es sich bei dem Lebensrückblick um einen natürlichen, universellen seelisch-geistigen Prozess handelt, ist auch in der Hinsicht zu verstehen, dass diese eine charakteristische Entwicklungsaufgabe des hohen Alters beschreibt. Dies bedeutet, dass der Lebensrückblick im Leben *aller* alten Menschen zunehmend an Bedeutung gewinnt, wobei Robert Butler hinzufügt: Eher bewusst oder eher unbewusst. Alte Menschen können somit den Lebensrückblick ganz bewusst und innerlich engagiert vornehmen; es kann aber auch genauso gut vorkommen, dass sich der Lebensrückblick eher unbewusst einstellt und gegebenenfalls zu Veränderungen im Erleben und Verhalten führt, deren Ursprünge dem Individuum (zumindest zunächst) verborgen bleiben. Die von Robert Butler getroffene Aussage, wonach der herannahende Tod wie auch die Antizipation oder die Erfahrung eigener Verletzlichkeit Prozesse des Lebensrückblicks anstoßen, führt uns einmalmehr vor Augen, dass die »Ordnung des Lebens« und die »Ordnung des Todes« miteinander verschränkt sind. Das Bewusstwerden des herannahenden Todes bleibt nicht ohne Folgen für die Einstellung und Haltung zum Leben; vielmehr wird im Angesicht eigener Verletzlichkeit und Endlichkeit eine umfassende Betrachtung und Bewertung der eigenen Biografie vorgenommen (Butler, 1980). Erst diese *umfassende* Betrachtung und Bewertung – in ihrem bewussten und unbewussten (zum Teil nur in Träumen erfahrbaren) Anteil – verdient die Charakterisierung als »Lebensrückblick«. Wenn der Lebensrückblick in seiner Gesamtheit eher positiv ausfällt, dann ist das Individuum auch eher in der Lage, die eigene Verletzlichkeit und Endlichkeit, den herannahenden Tod anzunehmen oder zumindest als etwas Unvermeidliches hinzunehmen. Erneut wird die Verschränkung der beiden Ordnungen – jener des Lebens, jener des Todes – erkennbar; dieses Mal aber in einer umgekehrten Richtung: Die Einstellung und Haltung zum Leben bestimmen die Einstellung und Haltung zum Tod mit.

Folgen wir Robert Butler, dann hat der Lebensrückblick eine bedeutsame Funktion für die Persönlichkeitsentwicklung des Individuums in den späten Phasen des Lebens: Denn durch diesen wird die Integration der Persönlichkeit gefördert, wobei »Integration« zum einen zu verstehen ist im Sinne der Lösung von bislang ungelösten Konflikten, zum anderen im Sinne von Differenzierung und Harmonie; letztere kann dabei durch erstere gefördert werden. Der Lebensrückblick stellt also mit Blick auf die Persönlichkeitsentwicklung eine Entwicklungschance dar. Hier übrigens weist der Ansatz eine bemerkenswerte Nähe zu dem Konzept der Individuation auf, von der der Analytische Psychologe Carl Gustav Jung (1972) spricht. Nach C. G. Jung ist von einem lebenslang bestehenden Entwicklungspotenzial auszugehen, dessen Verwirklichung auch im Sinne einer kontinuierlich fortschreitenden Individuation zu begreifen ist: Das Individuum wird in wachsendem Maße »einzigartig« (im Sinne von »unverwechselbar«), indem es mehr und mehr Seiten seiner Persönlichkeit integriert und damit lebendig werden lässt, die bis dahin unbewusst gewesen sind.

Robert Butler nimmt übrigens an, dass sich Menschen gerade im hohen Alter mehr und mehr von gesellschaftlichen Verpflichtungen zurückziehen und damit mehr Zeit für die Selbstreflexion besitzen, die ihrerseits zu persönlich wie auch kollektiv bedeutsamen Einsichten und Erkenntnissen über das Leben führen kann. Die These des gesellschaftlichen Rückzugs würde man heute in dieser Verallgemeinerung nicht mehr aufstellen, denn zahlreiche Befunde sprechen dafür, dass das Motiv der Teilhabe auch bei dem deutlich größeren Anteil alter Menschen erkennbar, wenn nicht sogar stark ausgeprägt ist (Ramia & Voicu, 2020). Allerdings tritt im hohen Alter die Vielzahl an Beziehungen zugunsten der Konzentration auf wenige Beziehungen zurück, in denen ein intensiver emotionaler und geistiger Austausch erfahren wird; zur Umschreibung dieser Konzentration wird treffend von »sozioemotionaler Selektivität« gesprochen (Carstensen & Lang, 2007). Und gerade im vertieften Engagement oder in emotional und geistig vertieften Beziehungen liegt ein bedeutsames Potenzial für die Kommunikation subjektiv bedeutsamer Einsichten und Erkenntnisse, wobei diese Kommunikation durchaus auch im Sinne der Selbstvergewisserung zu verstehen ist. Nicht selten werden einzelne Erinnerungen (im Sinne der Reminiszenz) mit anderen Menschen ausgetauscht, und in diesem Austausch kann durchaus eine Anregung zu einem umfassenderen, bewusst geführten Lebensrückblick gesehen werden.

Es lässt sich also feststellen: Der Lebensrückblick ist eine bedeutsame Entwicklungsaufgabe des hohen Alters, er ist das Ergebnis der zunehmenden Bewusstwerdung eigener Endlichkeit und Verletzlichkeit, er ist die Antwort des Lebens auf den immer näher rückenden Tod. Das Ausweichen vor einem Lebensrückblick wäre mit Blick auf die weitere Persönlichkeitsentwicklung, aber auch mit Blick auf die Annahme oder Hinnahme des Todes geradezu dysfunktional. Der intensiver betriebene Lebensrückblick und damit auch die Offenheit für neue Erlebnisse, Erfahrungen und Erkenntnisse sind mit Blick auf die Persönlichkeitsentwicklung sowie mit Blick auf die Annahme oder Hinnahme des Todes dagegen hochfunktional. Robert Butler begreift somit den Lebensrückblick auch als eine Form der Vorbereitung auf den Tod.

Auch wenn sich die Entwicklungsaufgabe des Lebensrückblicks jedem alten Menschen stellt, so zeigt sich doch eine beachtliche Variation in den *konkreten Formen* dieses Rückblicks. Er kann, so Robert Butler, eine diskrete Form zeigen, das heißt, allein in der Auseinandersetzung des Individuums mit sich selbst erfolgen. Er kann aber auch Thema des Gesprächs mit anderen Menschen sein. Er kann eher bewusst oder eher unbewusst von statten gehen. Oftmals bildet er auch Thema von Träumen. Und schließlich, dies wurde ja eben schon angedeutet, kann das Gespräch mit anderen Menschen über spezifische, umgrenzte Themen mehr und mehr in einen umfassenderen Lebensrückblick münden (Butler, 1980).

Der Lebensrückblick bietet neben dem potenziellen Gewinn für die Persönlichkeitsentwicklung zwei weitere Gewinne. Zunächst ist die potenzielle therapeutische Wirkung zu nennen: Der Lebensrückblick konfrontiert das

Individuum mit der Aufgabe, bislang nicht ausreichend reflektierte Lebensthemen, bislang nicht gelöste Konflikte zu bearbeiten; damit ist durchaus eine heilsame, therapeutische Wirkung angesprochen (Westerhof & Slatman, 2019). Zudem ist mit dem Lebensrückblick das Potenzial einer Botschaft an die nachfolgenden Generationen verbunden (Zimmermann & Forstmeier, 2020): Die aus dem Lebensrückblick hervorgehenden Erfahrungen und Erkenntnisse werden nämlich nicht selten im Sinne eines *Vermächtnisses* verstanden. Hier sei ein Beispiel aus der Palliativ- und Hospizarbeit genannt: Persönliche Erlebnisse, Erfahrungen, Erkenntnisse und Einsichten werden auch mit dem Ziel thematisiert, Angehörige nachfolgender Generationen am eigenen Lebenswissen teilhaben zu lassen und ihnen etwas für ihr Leben mit auf den Weg zu geben. In dem Maße, in dem die Adressaten offen für diese Botschaft sind und dies auch entsprechend kommunizieren, helfen sie dem Schwerkranken oder Sterbenden, die Grenzsituation der Krankheit oder des Sterbens anzunehmen.

Der Lebensrückblick kann mit Grenzen konfrontieren. Das Individuum erkennt in diesem Rückblick, dass es in seinem Leben Situationen gab, in denen es moralisch nicht korrekt gehandelt, in denen es anderen Menschen vielleicht sogar Schaden zugefügt hat (Stevens, 2019). Es realisiert, dass diese Schuld in der verbleibenden Zeit nicht mehr abgetragen werden kann. Möglicherweise erkennt es, dass bestimmte Entwicklungsmöglichkeiten, aber auch bestimmte Werte nicht (ausreichend) verwirklicht wurden; und vor diesem Hintergrund wird das Leben vielleicht als ein Misserfolg, wenn nicht sogar als ein Versagen empfunden. In solchen Fällen können mit dem Lebensrückblick durchaus psychische Störungen und psychopathologische Symptome einhergehen, wie zum Beispiel Depressionen oder stark ausgeprägte und anhaltende Angstzustände. Die Beschäftigung mit der Vergangenheit kann gerade unter solchen interpretativen Bedingungen obsessiven Charakter annehmen: Die Vergangenheit verdrängt die Gegenwart und Zukunft aus dem Bewusstsein; damit stagniert jede Entwicklung, jede reife Auseinandersetzung mit neuen Aufgaben. Und schließlich kann die Erfahrung des herannahenden Todes – wie auch das Erleben einer schweren, mit Funktionseinbußen einhergehenden Erkrankung – eine narzisstische Kränkung gerade für jenen Menschen bedeuten, bei dem eine stärker ausgeprägte narzisstische Haltung (im Sinne einer übermäßigen Beschäftigung mit sich selbst und der Ausblendung von Bedürfnissen anderer Menschen) vorliegt. In allen diesen Fällen wird deutlich: Der Tod gewinnt einmalmehr etwas Bedrohliches. Er konfrontiert den Menschen mit jenen Seiten seines Lebens, die – sei es schicksalsbedingt, sei es durch persönlich ungenutzte Entwicklungsperspektiven – nicht zur Verwirklichung gelangten (Fuchs, 2019). Dies kann zu hoher Unzufriedenheit, zu Schuldgefühlen, zu Neid und Missgunst führen.

Eine wichtige Ergänzung zum Konzept des »Lebensrückblicks« bildet die von dem niederländischen Psychologen und Altersforscher Joep Mathieu Munnichs (1927–2000) vorgelegte Arbeit mit dem Titel »Alter und Endlichkeit« (Munnichs, 1966). In dieser Arbeit berichtet der Autor über eine von ihm durchgeführte Untersuchung, in der 100 Frauen und Männer (Altersbereich: 70 Jahre und älter) intensiv zu ihrer Einstellung und Haltung zum Tod, aber auch zu ihrer biografischen Entwicklung interviewt wurden. Joep M. Munnichs ging dabei der Frage nach, inwieweit die Teilnehmerinnen und Teilnehmer der Studie in ihrer Biografie Endlichkeitserfahrungen gemacht hatten, inwieweit sie mit gesundheitlichen Grenzsituationen konfrontiert waren und welche Einstellung und Haltung sie zu ihrer Biografie zeigten. Gerade im Hinblick auf den von Joep M. Munnichs angenommenen Zusammenhang zwischen der Deutung der Biografie und der Deutung der eigenen Endlichkeit weist diese Untersuchung enge Zusammenhänge mit dem von Robert Butler eingeführten Konzept des Lebensrückblicks auf.

Einstellungen und Haltungen zur Endlichkeit

In der Untersuchung ließen sich fünf unterschiedliche Einstellungen und Haltungen zur eigenen Endlichkeit identifizieren; jede Teilnehmerin bzw. jeder Teilnehmer konnte dabei einer dieser Einstellungsformen zugeordnet werden:

1. Annahme der Endlichkeit;
2. Hinnahme der Endlichkeit;
3. Ausweichen vor der Beschäftigung mit der Endlichkeit;
4. Negierung der Endlichkeit;
5. Flucht vor den Gedanken an die Endlichkeit.

Mit »Annahme der Endlichkeit« wird zum Ausdruck gebracht, dass die Vorstellung, sterben zu müssen, für jene Frauen und Männer, die sich dieser Einstellungsform zuordnen ließen, nichts Schreckendes hatte, dass sie vielmehr in die eigene Endlichkeit ausdrücklich »eingewilligt« hatten, dass sie den Tod als Teil des Lebens deuteten und als solchen antizipierten bzw. erwarteten. Mit »Hinnahme der Endlichkeit« wird eine etwas anders gelagerte Einstellungsform umschrieben: Die Frauen und Männer nahmen den

Tod als etwas hin, was letztlich unvermeidlich ist, sie akzeptierten den Tod nicht, sondern »erduldeten« oder »ertrugen« die Vorstellung, einmal sterben zu müssen, und dies auch vor dem Hintergrund der Tatsache, dass die Endlichkeit ein Teil der Conditio humana ist, dem man sich nicht entziehen, den man nicht abschatten kann. Im Erleben dieser Frauen und Männer waren allerdings auch passager und wiederholt auftretende Unsicherheit und Ängstlichkeit erkennbar (und gerade darin liegt ja der Unterschied zur Annahme der Endlichkeit), die aber immer wieder der Überzeugung wichen, den Tod hinnehmen zu *müssen* und auch hinnehmen zu *können*. Mit »Ausweichen vor der Beschäftigung mit der Endlichkeit« umschreibt Joep M. Munnichs eine Einstellung und Haltung, die von *hoher Rationalität* bestimmt war und Emotionen weitgehend oder völlig ausblendete. Jene Teilnehmerinnen und Teilnehmer, die sich dieser Einstellungsform zuordnen ließen, neigten dazu, sehr sachlich über den Tod (wie auch über das Sterben) zu sprechen und Fragen nach den Gefühlen, die die Vorstellung des eigenen Todes auslöse, auszuweichen. Der Gesprächsteil zum Thema »Endlichkeit« fiel in dieser Gruppe in aller Regel vergleichsweise kurz aus, weil es nach Auffassung dieser Frauen und Männer »nicht viel über Sterben und Tod zu reden« gab. Eine weitere Gruppe von Frauen und Männern, deren Einstellung und Haltung Joep M. Munnichs mit »Ausweichen vor der Beschäftigung mit der Endlichkeit« umschrieb, wollte und konnte nicht an den eigenen Tod denken, geschweige denn über diesen sprechen; dies auch aufgrund der Tatsache, dass das Nachdenken über die Endlichkeit »etwas Lähmendes« habe. Der Tod wurde nicht als Teil des eigenen Lebens betrachtet, sodass es auch nicht als notwendig oder gar als funktional erachtet wurde, über diesen nachzudenken. Diese Einstellungsform darf nicht mit jener der Annahme oder der Hinnahme des Todes verwechselt werden, denn sie trägt ja nichts von Annahme oder Hinnahme in sich; vielmehr wird jede intensivere Beschäftigung mit der eigenen Endlichkeit konsequent gemieden. Die vierte Einstellungsform, mit »Negierung der eigenen Endlichkeit« umschrieben, deutet auf eine noch stärkere Ausblendung oder Abschattung der Endlichkeitsthematik hin, als diese schon in der drittgenannten Einstellungsform sichtbar wurde. In den Interviews wurde die Endlichkeitsthematik in keiner Weise aufgegriffen; vielmehr konzentrierten sich die Teilnehmerinnen und Teilnehmer aus dieser Gruppe ganz auf die Gegenwart und die nahe Zukunft, die dicht mit Plänen und Vorhaben gefüllt waren. Das Thema der letzten Grenze verschwand geradezu hinter dieser Fülle an Plänen und Vorhaben. Die fünfte der von Joep M. Munnichs unterschiedenen Einstellungsformen zeichnet sich gegenüber den anderen Einstellungsformen durch *obsessive* Gedanken an den Tod aus. Die Frauen und Männer fühlten sich vom Tod geradezu verfolgt, sie berichteten über große Schwierigkeiten, Gedanken an den Tod zurückzudrängen, und sahen sich sozusagen auf der Flucht vor diesen Gedanken wie auch vor dem Faktum der eigenen Endlichkeit selbst. Das Thema war für sie hochbelastend, es reduzierte Lebensqualität und Wohlbefinden deutlich. Nicht selten strebten diese Frauen und Männer nach seelischer Entlastung in Gesprächen mit anderen Menschen. Depressionen und Angstzustände waren hier besonders häufig anzutreffen.

Der enge Zusammenhang einzelner Einstellungsformen mit biografischen Erlebnissen wie auch mit der Einstellung und Haltung zur Biografie war in dieser Untersuchung eindeutig nachweisbar (Munnichs, 1995). Vier Ergebnisse erscheinen mir hier wichtig.

Erstens: Jene Frauen und Männer, die in ihrer Biografie Endlichkeitserfahrungen gemacht hatten, waren eher in der Lage, die eigene Endlichkeit anzunehmen oder hinzunehmen. Solche Erfahrungen wurden vor allem durch die Begleitung schwerkranker oder sterbender Menschen, durch den Tod nahestehender Menschen sowie durch eigene Erkrankungen vermittelt. Die Konfrontation mit derartigen Grenzsituationen schien die Menschen auf die eigene Endlichkeit vorzubereiten, sie in Teilen auf diese »einzustimmen«. Ganz ähnlich hat übrigens der Schweizer Kardiologe Frank Nager (1929–2018) in seinem Buch »Gesundheit, Krankheit, Heilung, Tod – Betrachtungen eines Arztes« (Nager, 1999) argumentiert.

Zweitens: Jene Frauen und Männer, die sich bereits in früheren Lebensphasen reflektiert mit den »Unvollkommenheiten und Begrenzungen des eigenen Lebens« auseinandergesetzt und diese angenommen hatten, zeigten mit deutlich höherer Wahrscheinlichkeit eine annehmende oder hinnehmende Einstellung und Haltung zur eigenen Endlichkeit. Auch hier scheint die reflektierte Auseinandersetzung mit erfahrenen Grenzen in der Biografie eine gewisse Einstimmung auf die Auseinandersetzung mit der eigenen Endlichkeit darzustellen.

Drittens: Ein positiver Lebensrückblick, nämlich im Sinne einer bejahenden Einstellung und Haltung zu dem bisher zurückgelegten Leben (auch im Falle erfahrener Rückschläge und Verluste), erwies sich als bedeutsame Grundlage für die Annahme oder Hinnahme des Todes; hier werden die engen Bezüge zur Konzept des »Lebensrückblicks« besonders deutlich sichtbar.

Viertens: Jene Frauen und Männer, für die »Erfolg« und »Ansehen« die entscheidende Kategorie eines »gelingenden Lebens« bildeten, neigten mit deutlich höherer Wahrscheinlichkeit dazu, die eigene Endlichkeit zu negieren oder aber vor den Gedanken an die eigene Endlichkeit zu fliehen. Hier fühlen wir uns erinnert an jene Aussagen, die Robert Butler zur »narzisstischen Kränkung« aufgrund der nicht mehr zu leugnenden Verletzlichkeit wie auch aufgrund der erlebten Endlichkeit getroffen hat – diese Kränkung ist seinen Aussagen zufolge vor allem bei jenen Menschen erkennbar, die eine narzisstische Einstellung und Haltung dem Leben und anderen Menschen gegenüber entwickelt haben.

Die Lebensgeschichte in erzählten Geschichten

Eine weitere bedeutsame Ergänzung der Aussagen Robert Butlers zum »Lebensrückblick« bildet in meinen Augen das »story-Konzept«, das der Schweizer Theologe und Philosoph Dietrich Ritschl (1929–2018) in die Theologie, in die Medizinische Ethik und in die Psychotherapie eingeführt hat (Ritschl, 2004; Ritschl & Jones, 1976). Dietrich Ritschl begreift das Individuum von den einzelnen Geschichten (stories) her, die dieses erzählt. In der Gesamtheit aller Geschichten drückt sich schließlich *die Geschichte* des Individuums, drückt sich die Gesamtsicht seines Lebens aus (Metastory). Anders formuliert: Das Individuum erzählt seine Geschichte, indem es Geschichten erzählt. Diese Geschichten geben Auskunft über verschiedene Aspekte seines Lebens und über die Bedeutung, die es diesen Aspekten zuweist. In den erzählten Geschichten gibt sich das Individuum anderen Menschen gegenüber zu erkennen – und dies auf höchst anschauliche Art und Weise. »Anstatt meine Frau oder meinen Freund zu definieren oder das Wesen der Ehe darzulegen, erzähle ich die story, die wir gemeinsam haben und die zum Teil das ausmacht, was wir sind.« (Ritschl & Jones, 1976, S. 15) »Durch das Erzählen meiner Gesamtstory und der einzelnen stories gebe ich anderen Teil an meinem Leben, durch das Nicht-Erzählen bewahre ich meine Privatheit oder achte die Privatheit anderer.« (Ebd.) – In dem Erzählen von Geschichten gestaltet die Erzählerin bzw. der Erzähler Wirklichkeit. Geschichten beschreiben also nicht nur Wirklichkeit; sie stellen auch Wirklichkeit her (Schwartz, 2009). Die Vielfalt der miteinander verknüpften Geschichten macht dabei das Gesamt der Wirklichkeit aus.

Dabei sind die einzelnen Geschichten schon für sich genommen bedeutungshaltig, verweisen schon für sich genommen auf Aspekte des Lebens, die das Individuum als bedeutsam erachtet. Im Prozess des Erzählens entfalten die einzelnen Geschichten aber auch in der Hinsicht Wirkung, dass sie Aspekte der Identität konstituieren, in ihrer Gesamtheit die Identität, wobei die Identität grundsätzlich Veränderungen unterliegt, die sich wiederum in den erzählten Einzelgeschichten (stories) wie auch in der Gesamtgeschichte (Metastory) niederschlagen.

Die erzählten Geschichten sind als *Rekonstruktion* dessen zu begreifen, was gewesen ist. Sie beschreiben somit eine stilisierte Vergangenheit und treffen mit dem zusammen, was das Individuum erwartet, was das Individuum in Zukunftsstories berichtet (Ebd.). Aus Vergangenheits- und Zukunftsstories bildet sich schließlich die Gesamtstory oder die Gesamtvision des Lebens. Allerdings darf nicht übersehen werden: Diese Gesamtstory, diese Gesamtvision kann nicht wirklich erzählt werden; sie kann im Kern nur aus den Vergangenheits- und Zukunftsstories *erschlossen* werden.

Wir fügen einzelne Geschichten zusammen, wir nehmen in dieser Zusammenfügung bestimmte Akzentuierungen und Präzisierungen vor. Die Zusammenfügung einzelner stories kann und soll uns dazu dienen, etwas auf den Punkt zu bringen, eine zentrale Botschaft über uns zu vermitteln. Die Zusammenfügung und Akzentuierung bedeuten aber immer auch Aufgabe, Verlust von Details. Dies ist eine ganz natürliche Folge und auch nicht weiter zu beklagen. Problematisch wird dieser Prozess dann, wenn die Vielfalt der Einzelstories (und damit der Aspekte der Identität) verlorengeht, wenn das Individuum diese Vielzahl so stark reduziert, dass sich das Leben in den erinnerten und berichteten stories nur noch sehr unvollständig ausdrückt, in seiner Vielfalt nicht mehr zum Ausdruck kommt. In diesem Fall besteht die Gefahr der seelischen Verkümmerung und schließlich der psychischen Störung.

Eine bedeutende Aufgabe der psychotherapeutischen Behandlung ist darin zu sehen, die Offenheit des Menschen für die vielfältigen Einzelstories zu fördern und auf diesem Wege zu einer deutlich lebendigeren, reichhaltigeren Gesamtschau des eigenen Lebens zu gelangen. Da Geschichten ja nicht nur im Sinne von (stilisierten) Beschreibungen der Vergangenheit zu deuten sind, sondern auch im Sinne von Erwartungen und Hoffnungen (Ritschl, 2004), besitzt die psychotherapeutische Intervention auch das Potenzial, über die Förderung von Offenheit für die Vielfalt persönlicher Geschichten auch die lebendige, differenzierte Antizipation der persönlichen Zukunft zu fördern – mit allen positiven Folgen für die Nutzung der Entwicklungsmöglichkeiten, die die Zukunft bietet, wie auch für die Auseinandersetzung mit Grenzen, die in der Zukunft (allmählich) sichtbar werden. Vor allem aber kann die Wiedergewinnung einer lebendigen, reichhaltigen Identität dazu beitragen, dass das Individuum zu einer Neubewertung seines Lebens gelangt und damit die Grundlage für den reiferen Umgang mit der eigenen Endlichkeit schafft.

2.2   Die zweite theoretische Perspektive: »Ich-Integrität«

Die Aussagen zum Lebensrückblick führen vor Augen, wie wichtig die Entwicklung der Persönlichkeit – und zwar über den gesamten Lebenslauf – für die Art und Weise ist, wie Menschen ihre Verletzlichkeit und Endlichkeit, wie sie den Tod deuten. Sie führen weiterhin vor Augen, dass Entwicklung der Persönlichkeit auch meint: Innerpsychische und zwischenmenschliche Konflikte auszuhalten, diese bewusst und verantwortlich auszutragen, sich um deren Lösung zu bemühen. Dabei ist allerdings auch zu bedenken und wurde in den Aussagen zum Lebensrückblick hervorgehoben: Es gibt Konflikte, die das Individuum zum Zeitpunkt ihres Auftretens vielleicht gar nicht bewusst und verantwortlich austragen *konnte*, weil diese als so bedrohlich wahrgenommen wurden, dass ein Ausweichen, ein Fliehen, ein Verleugnen die einzige »Antwort« war, die dem Individuum offenstand. Man denke nur an familiäre Konflikte im Kindes- und Jugendalter oder an große seelische Belastungen, die durch Demütigungen, durch Unterdrückung, durch Vernachlässigung, schließlich durch körperliche oder seelische Gewalt bedingt waren. Das Ausweichen, das Fliehen machen diese Konflikte nicht ungeschehen. Sie führen nicht zu einer Lösung der Konflikte. Vielmehr bestehen diese fort, ohne dass sich das Individuum dessen bewusst sein muss. Es sind zwei Annahmen, die die Aussagen zum Lebensrückblick so bedeutsam machen: Zum einen die Annahme, dass gerade im hohen Alter, bedingt durch die als »bedrängend«, wenn nicht sogar als »bedrohlich« erlebte Verletzlichkeit und Endlichkeit, abgewehrte (und damit ungelöste) Konflikte wieder thematisch werden, das heißt in das Zentrum des Bewusstseins treten; ganz ähnliches gilt für die seelischen Verletzungen, denen das Individuum im Lebenslauf ausgesetzt war und die es zum Zeitpunkt ihres Auftretens nicht innerlich verarbeiten konnte (Radebold, 2015a,b). Zum anderen die Annahme, dass auch im hohen Alter das Potenzial besteht, derartige Konflikte und Verletzungen auch nachträglich zu verarbeiten, diese auch im Rückblick auf das Leben innerlich zu überwinden. In dieser Annahme, die sich auch durch die Psychotherapieforschung eindrucksvoll belegen lässt (Heuft, Kruse & Radebold, 2006; Maercker, 2014), drückt sich die Bedeutung aus, die psychische Prozesse im hohen Alter für die *Gesamtgestalt des Lebens* besitzen. Und wenn ich hier von Gesamtgestalt des Lebens spreche, so meine ich damit auch die Einstellung und Haltung zum Tod: Denn diese bestimmt die Gesamtgestalt des Lebens mit – ob dies dem Individuum bewusst ist oder nicht.

Entwicklung der Persönlichkeit

Wenn es heißt, dass die Entwicklung der Persönlichkeit über den gesamten Lebenslauf für deren Deutung von Verletzlichkeit, Endlichkeit und Tod von zentraler Bedeutung sei, so erwächst daraus eine weiterführende Frage: Was genau ist eigentlich unter *Entwicklung der Persönlichkeit* zu verstehen? Die Psychologie der Lebensspanne kann auf mehrere Modelle der Persönlichkeitsentwicklung blicken, die ausdrücklich auch von Entwicklungspotenzialen im hohen Alter ausgehen (Kessler, Kruse & Wahl, 2014). Aus diesen Modellen sei eines ausgewählt, das für ein tiefes Verständnis der Einstellung und Haltung des Menschen zum Tod besonders fruchtbar ist und dabei in der (Fach-)Öffentlichkeit auf großes Interesse stieß und stößt. Gemeint ist hier das von dem (deutsch-)US-amerikanischen Ehepaar Erik Homburger Erikson (1902–1994) und Joan Mowat Erikson (1903–1997) erarbeitete Entwicklungsmodell (Erikson, 1998; Erikson, Erikson & Kivnick, 1986).

Diesem Modell zufolge durchläuft (oder vielleicht besser: durchlebt) das Individuum in seinem Leben acht psychosoziale Krisen, wobei jeder Lebensphase eine spezifische Krise zuzuordnen ist. Die Tatsache, dass das Ehepaar Erikson von *Krisen* und nicht von Entwicklungsaufgaben spricht (wie dies andere Autorinnen und Autoren tun), weist auf die erste Besonderheit dieses Modells hin. Diese lässt sich dann eher verstehen, wenn man die Herkunft des Wortes »Krise« bedenkt: Dessen Ursprung liegt in dem altgriechischen Wort *krinein* (κρίνειν), was übersetzt bedeutet: scheiden, entscheiden. Das heißt: In den einzelnen Lebensphasen scheiden sich zwei mögliche Entwicklungspfade voneinander, und dem Individuum ist die Aufgabe gestellt, jenen Entwicklungspfad zu beschreiten (man könnte auch sagen: sich für jenen Entwicklungspfad zu »entscheiden«), der eine weitere Differenzierung der eigenen Persönlichkeit beschreibt. Die Umschreibung der acht psychosozialen Krisen ist demnach so angelegt, dass ein positiver, der weiteren Differenzierung der Persönlichkeit förderlicher Entwicklungspfad einem negativen, der weiteren Differenzierung der Persönlichkeit abträglicher Entwicklungspfad gegenübergestellt wird. Die zweite Besonderheit dieses Entwicklungsmodells liegt in der Annahme, dass die Krisen im Lebenslauf immer auch als *psychosoziale* zu verstehen sind. Das heißt, neben den biologisch-genetischen Entwicklungseinflüssen sind auch soziale Einflüsse zu berücksichtigen, wie sich diese in Erziehungs-, Lern- und Bildungsprozessen sowie in gesellschaftlichen Vorstellungen »gelungener Entwicklung« in den einzelnen Lebensphasen niederschlagen. Natürlich liegt hier die Frage nahe, ob ein derartiges Entwicklungsmodell kulturübergreifende Bedeutung beanspruchen kann und zudem unabhängig von den Zeitperioden ist, in denen sich die Entwicklung eines Individuums vollzieht. Doch gehen wir einmal davon aus, dass ein derartiges Entwicklungsmodell für den westlichen Kulturkreis – und sogar noch über diesen hinaus – wie auch für die heutige Zeit Gültigkeit beanspruchen kann (Dunkel & Harbke, 2017), dann ist es sinnvoll, in diesem Modell auch eine bedeutende entwicklungspsychologische und lebensgeschichtliche Rahmung für die Einstellung und Haltung des Individuums zu Verletzlichkeit, Endlichkeit und Tod zu sehen.

Psychosoziale Krisen

Wie lauten nun die acht psychosozialen Krisen mit ihren jeweils zwei entgegengesetzten Polen (die auch unterschiedliche Entwicklungspfade beschreiben) und den ihnen zugeordneten Leitsätzen (in Klammern angefügt)?

1. Urvertrauen *vs.* Urmisstrauen (»Ich bin, was man mir gibt.«);
2. Autonomie *vs.* Scham und Zweifel (»Ich bin, was ich will.«);
3. Initiative *vs.* Schuldgefühl (»Ich bin, was ich mir vorstellen kann zu werden.«);
4. Werksinn *vs.* Minderwertigkeitsgefühl (»Ich bin, was ich lerne.«);
5. Identität *vs.* Identitätsdiffusion (»Ich bin, was ich bin.«);
6. Intimität und Solidarität *vs.* Isolation (»Wir sind, was wir lieben.«);
7. Generativität *vs.* Stagnation (»Ich bin, was ich bereit bin zu geben.«);
8. Integrität *vs.* Verzweiflung (»Ich bin, was ich mir angeeignet habe.«).

Auch wenn die möglichen Entwicklungspfade in jeder psychosozialen Krise jeweils entgegengesetzt sind (aus diesem Grunde ja auch von »Polen« gesprochen wird), so bedeutet dies nicht, dass sie einander ausschlössen. Die beiden Pole, die eine psychosoziale Krise konstituieren (zum Beispiel Ur-Vertrauen *vs.* Ur-Misstrauen, Autonomie *vs.* Scham und Zweifel oder Ich-Integrität *vs.* Verzweiflung), müssen *integriert* werden, das Individuum muss zu einer *Balance* zwischen den beiden Polen finden. Es gibt in jeder Krise Zeiten, in denen sich das Individuum weniger in Richtung auf den entwicklungsförderlichen Pol zubewegt, sondern vielmehr auf den seine Persönlichkeitsentwicklung potenziell blockierenden Pol. Auch wenn es das Ziel ist, dass *zum Abschluss* der einzelnen psychosozialen Krisen der entwicklungsförderliche Pol dominiert (zum Beispiel Ur-Vertrauen, Autonomie, Ich-Integrität), so gehört doch zu einer gelingenden Entwicklung ausdrücklich dazu, dass auch Aspekte des entgegengesetzten Pols in die Persönlichkeit integriert sind. Dass sich also Menschen in allen psychosozialen Krisen immer auch auf jenen Pol zubewegen, der Persönlichkeitsentwicklung potenziell blockiert, ist für sich genommen überhaupt nicht negativ zu bewerten; es drückt vielmehr das Krisenhafte von Entwicklung aus. Entscheidend für die Ausbildung einer »gesunden, voll funktionsfähigen Persönlichkeit« (ein von Erik H. Erikson häufig verwendeter Begriff) ist die Tatsache, dass das Individuum im Verlaufe der einzelnen Krisen zu einer tragfähigen Konfliktlösung, das heißt zu einer Integration der beiden Pole findet, wobei in dieser Integration oder Balance der entwicklungsförderliche Pol dominieren sollte, zugleich aber Aspekte des entgegengesetzten Pols erkennbar sind – und in gewisser Hinsicht auch sein sollten. Um dies an Beispielen zu veranschaulichen: Ein Individuum hat *nicht generell* zu anderen Menschen Vertrauen und sollte dieses auch nicht haben. Eine »gesunde Portion Misstrauen« kann in einzelnen Beziehungen nicht schaden (in Liebes- und Freundschaftsbeziehungen hingegen schon). Aber das Vertrauen und nicht das Misstrauen sollte die dominierende Haltung gegenüber anderen Menschen prägen, ansonsten die weitere Persönlichkeitsentwicklung mit Risiken behaftet, wenn nicht sogar gestört wäre. Und weiter: Ein Individuum erlebt sich nicht in allen Situationen als »autonom«, frei von jeglichem Zweifel – und sollte dies auch nicht, da sich ansonsten eine Überheblichkeit einstellen kann, in der sich zugleich Naivität ausdrückt. Ein »gesunder Selbstzweifel« ist in vielen Situationen angebracht. Aber dieser Selbstzweifel darf eben nicht die Haltung des Individuums dominieren, sonst ist er nicht mehr »gesund«, sondern vielmehr dysfunktional für die weitere Entwicklung. Das Individuum sollte sich generell als autonom, auch als leistungsfähig erleben, dabei aber auch immer für den gesunden Selbstzweifel (wie sich dieser zum Beispiel in der kritischen Selbstreflexion ausdrückt) offen sein. Und schließlich: Das Individuum gelangt »nicht einfach« zur Ich-Integrität, kann »nicht einfach« alle im Rückblick als belastend oder konflikthaft erlebten Erfahrungen, Handlungen und Unterlassungen als notwendig und gut wahrnehmen und annehmen. Es bleiben immer Reue, Trauer, wenn nicht sogar Selbstvorwürfe und Schuld zurück; auch dies ist nichts Besorgniserregendes, sondern etwas ganz Natürliches – solange Reue, Trauer, Selbstvorwürfe nicht zur dominierenden Haltung werden. Mit anderen Worten: Die gelingende Konfliktlösung, die gelingende Integration, die immer wieder aufs Neue hergestellte Balance sind die psychologischen Aspekte, die in dem Modell des Ehepaars Erikson besonders hervorgehoben werden und dieses so wertvoll erscheinen lassen. Für das Konflikt- und Krisenhafte in der Entwicklung zu sensibilisieren und das Individuum darin zu unterstützen, Konflikte zu lösen und Krisen zu bewältigen: Dies ist eine entscheidende Botschaft, die in und mit dem Modell vermittelt wird.

Inwieweit dem Individuum diese Konfliktlösung, diese Krisenbewältigung in den einzelnen psychosozialen Krisen gelingt, ist davon abhängig, inwieweit es in seinem sozialen Nahumfeld Anregung und Unterstützung erhält, inwieweit seine sozialen und materiellen Lebensbedingungen die Fähigkeit und Bereitschaft zur Selbstgestaltung und Weltgestaltung fördern, in welchem Maße die gesellschaftlichen Institutionen Sicherheit vermitteln, inwieweit sich schließlich das Individuum selbst engagiert, Verantwortung für seine eigene Entwicklung wie auch für die Zukunft von Gemeinschaft, Gesellschaft und Welt erlebt und zu verwirklichen versucht.

Wenden wir uns jenen »Konfliktlösungen« (im oben genannten Sinne) zu, die für das mittlere Erwachsenenalter und Alter angenommen werden: Generativität und Ich-Integrität. Eine genauere Betrachtung ebendieser beiden Entwicklungsziele ist für unser Verständnis der Einstellung und Haltung zu Verletzlichkeit, Endlichkeit und Tod wichtig.

Generativität und Ich-Integrität

Generativität beschreibt die Fähigkeit und Bereitschaft des Individuums, Mitverantwortung für die Entwicklung nachfolgender Generationen zu übernehmen, sich für die nachfolgenden Generationen zu engagieren, diesen eigene Erfahrungen und Erkenntnisse, eigenes (Lebens-)Wissen bereitzustellen, um damit einen Beitrag zu deren gelingender Entwicklung zu leisten. Erik H. Erikson ging in vielen Beiträgen von der Annahme aus, dass die Generativität vor allem ein Entwicklungsziel des mittleren Erwachsenenalters darstelle. Doch vor dem Hintergrund umfangreicher Forschung zur Generativität lässt sich konstatieren: Diese bildet ein bedeutendes Thema bis in das höchste Lebensalter. Dies zeigen empirische Studien aus der Arbeitsgruppe des US-amerikanischen Psychologen Dan McAdams (McAdams, 2018; McAdams & St. Aubin, 1992) ebenso wie Arbeiten aus dem Heidelberger Institut für Gerontologie (Kruse & Schmitt, 2016). Mit anderen Worten: Alte Menschen suchen nach Möglichkeiten, die von anderen Menschen empfangene Sorge zu erwidern, sich mithin nicht allein als Sorgeempfangende, sondern auch als Sorgegebende zu erfahren. Diese *Reziprozität* in den Sorgeleistungen ist für das emotionale (und über dieses vermittelt: gesundheitliche) Wohlergehen von großer Bedeutung. Dabei ist auch zu bedenken, und dies ist für die Deutung von Sorge durch alte Menschen selbst wichtig: In der Sorge für und um andere Menschen wird auch die Grundlage für *symbolische Unsterblichkeit* gelegt: Wir leben auch nach unserem Tod in anderen Menschen weiter; was wir in unserem Leben getan haben, bleibt auch nach unserem Tod bestehen. Dies heißt aber auch: Damit sich die Reziprozität in den Sorgeleistungen, damit sich das Gefühl symbolischer Unsterblichkeit einstellen kann, ist es notwendig, dass alte Menschen auf eine soziale Umwelt und eine Kultur treffen, die die seelisch-geistigen Kräfte des Alters erkennt, die Interesse an alten Menschen hat und dieses Interesse auch artikuliert. Hier sind soziale und kulturelle Gelegenheitsstrukturen angesprochen, die eine zentrale Bedingung für die Generativität im Alter bilden.

Ich-Integrität beschreibt die Fähigkeit des Individuums, das eigene Leben, wie es sich im Rückblick darstellt, anzunehmen – und zwar sowohl in seinen Höhen wie auch in seinen Tiefen, in den gelebten wie auch in den nicht gelebten Seiten der Existenz (Fuchs, 2019). Hier ist eine Integration notwendig: Nämlich von Erfolgen und Misserfolgen, von Sinn- und Stimmigkeitserfahrungen wie auch von Sinnkrisen, von Hilfen, die man anderen Menschen zuteilwerden ließ, und von Schuld, die man in der Beziehung zu anderen Menschen auf sich geladen hat. Im Prozess der Ausbildung von Ich-Integrität spielt der Lebensrückblick eine hervorgehobene Rolle; dieser treibt zur Auseinandersetzung mit ungelösten Konflikten an, aber auch zur Herstellung einer inneren Ordnung, in die einzelne biografische Ereignisse und Erlebnisse eingefügt werden. Diese Integrationsleistung wird dadurch gefördert, dass das Individuum zentrale Geschichten (zu verstehen im Sinne des dargestellten story-Konzepts) aufschreibt oder erzählt. Dabei ist es durchaus möglich, dass immer und immer wieder die gleichen Geschichten (stories) erzählt werden. Dies ist erstens als Akt der Selbstvergewisserung zu begreifen, zweitens als Ausdruck der Tatsache, dass das Individuum an einzelnen Lebensthemen und Lebensfragen noch immer »arbeitet«, drittens als Hinweis darauf, dass das Individuum der Mit- und Nachwelt Wichtiges mit auf den Weg geben möchte. Hier bestehen wichtige Parallelen zum Lebensrückblick, wie dieser von Robert Butler (1980) konzeptualisiert wurde.

Transzendenzleistungen

Drei Weiterungen der Ich-Integrität seien an dieser Stelle angesprochen, weil sie den seelisch-geistigen Entwicklungs*prozess*, der mit dem Begriff der Ich-Integrität angesprochen ist, besonders gut verdeutlichen und auch mit der Lebenswirklichkeit alter Menschen sehr gut übereinstimmen. Zudem verdeutlichen sie die Beziehung zwischen der Entwicklung im hohen Alter und der Einstellung und Haltung alter Menschen zu Verletzlichkeit, Endlichkeit und Tod.

Die erste Weiterung verdankt sich den Arbeiten des US-amerikanischen Psychologen Robert Peck (1977), der sich intensiv mit dem Entwicklungsmodell von Erik H. Erikson und Joan Erikson auseinandergesetzt hat und dieses gerade mit Blick auf die Ich-Integrität weiter ausbauen wollte. Für Robert Peck spielt der Aspekt der »Transzendierung« – im Sinne eines Überwindens von Grenzen – eine wichtige Rolle bei seiner Betrachtung des höheren und hohen Alters. Robert Peck zeigt auf, dass das Individuum im höheren und hohen Alter eine dreifache Transzendierung zu leisten hat. Die erste Transzendierung: Es muss lernen, die starke Konzentration auf den Körper aufzugeben und seelisch-geistigen Prozessen eine deutlich größere Stellung einzuräumen. Nicht wenige Menschen, so Robert Peck, identifizieren sich primär mit ihrem Körper, so auch mit ihrer körperlichen Attraktivität, und vernachlässigen darüber möglicherweise ihre seelisch-geistigen Qualitäten. Diese machen sich im höheren und hohen Alter immer mehr als Entwicklungsangebote (zum Beispiel in Träumen) bemerkbar; diese Entwicklungsangebote müssen aufgegriffen und lebendig gehalten werden. Das heißt, dass sich das Individuum auch, wenn nicht sogar primär über seine seelisch-geistigen Qualitäten definiert – eine für die weitere Differenzierung der Identität wichtige Aufgabe. Die zweite Transzendierung: Das Individuum muss lernen, die stark ausgeprägte, wenn nicht sogar einseitige Identifikation mit seinen beruflichen Leistungen (oder Misserfolgen) nach und nach aufzugeben. Dies fällt natürlich in einer Gesellschaft, die ein »Immer-Weiter« propagiert und Menschen vor allem an ihren beruflichen Leistungen misst, nicht leicht. Robert Peck zeigt auf, dass die Psyche (das Selbst) auch nach der Verwirklichung neuer Qualitäten strebt (im Denken, im Handeln, in den Interessen), dass sich gerade im höheren und hohen Alter ein Resonanzboden für seelisch-geistige Qualitäten ausbildet, die über das berufliche Interessenspektrum deutlich hinausweisen. Auf diese neuen Qualitäten als Entwicklungsangebote sollte sich, Robert Peck zufolge, das Individuum sehr viel stärker konzentrieren – damit vermitteln die »zugezählten Jahre« noch einmal ganz neue Stimmigkeits- und Aufbruchserlebnisse. Die dritte Transzendierung: Die starke Konzentration auf das Ich – die sich gar nicht so selten in einer hypochondrischen Haltung ausdrückt – muss im hohen Alter überwunden werden zugunsten einer Einfügung der eigenen Existenz in eine umfassendere, kosmische Ordnung (Verres, 2011): Hier sind vor allem Fragen der Spiritualität und Religiosität angesprochen. In dem Maße, in dem Menschen diese Transzendierung gelingt, wachsen auch die Fähigkeit und Bereitschaft, sich mit der eigenen Verletzlichkeit und Endlichkeit auseinanderzusetzen, diese allmählich an- oder hinzunehmen, ohne zu resignieren.

Es sei eine zweite Weiterung des Konzepts der Ich-Integrität genannt, die von Erik H. Erikson und Joan Erikson selbst stammt. Joan Erikson hat im Nachwort zu einem von Erik H. Erikson (1998) verfassten Buch hervorgehoben, dass sie vor dem Hintergrund der Verletzlichkeit, mit der ihr Mann in den letzten Lebensjahren konfrontiert gewesen war, wie auch vor dem Hintergrund ihrer eigenen Erlebnisse und Erfahrungen im hohen Alter eigentlich eine *neunte* psychosoziale Krise annehmen müsse. Das Alter in den 80er- und 90er-Jahren berge neue Anforderungen, Alltagsprobleme und Belastungen; die damit verbundene Aufgabe der Neubewertung des Lebens könne nur angemessen eingeordnet werden, wenn eine neue, neunte Entwicklungsphase angenommen werde. Joan Erikson hebt hervor, dass in dieser neunten psychosozialen Krise noch einmal Themen bedeutsam werden, die eigentlich am Anfang des Lebens standen: Die Ausbildung von Vertrauen wie auch die Ausbildung eines Autonomiegefühls. Dies habe damit zu tun, dass die Erfahrung von Verletzlichkeit die Frage auslöse, inwieweit man anderen Menschen vertrauen könne – vor allem dann, wenn man auf deren Hilfe und Beistand angewiesen sei – und inwieweit man sich seine Autonomie auch dann bewahren könne, wenn man Einbußen in seiner körperlichen und geistigen Leistungsfähigkeit wahrnehme. Hier ist zu fragen: Gesteht auch die Nahumwelt in solchen Fällen dem Individuum Autonomie zu, unterstützt diese das Individuum in seinem Bemühen um Erhaltung von Autonomie? Die Fähigkeit, im Angesichte eigener Verletzlichkeit einen neuen seelisch-geistigen Entwicklungsschritt zu tun, spricht für die hohe Anpassungsfähigkeit der Psyche auch im hohen Alter. Wobei ich hinzufügen möchte: Es besteht auch eine hohe Anpassungs- und Entwicklungs*notwendigkeit* (Heuft, 2018; Kruse, 2020). Denn ohne die schöpferische Anpassung an die erlebte Verletzlichkeit, ohne die Fähigkeit, auch in dieser Grenzsituation seelisch-geistige Entwicklungsschritte zu tun, ist – um es pointiert auszudrücken – die Psyche, ist das Selbst vom Untergang bedroht.

Ich komme nun zu einer dritten Weiterung, die sich den Arbeiten des Schwedischen Soziologen und Altersforschers Lars Tornstam (2005, 2011) verdankt und von Joan Erikson ausdrücklich aufgegriffen wurde, als sie an der Konzeptualisierung der (oben beschriebenen) neunten psychosozialen Krise arbeitete. Lars Tornstam postuliert in seiner Theorie der Gerotranszendenz (gerotranscendence), dass Transzendenzleistungen im hohen Alter auf drei Ebenen stattfinden: Der kosmischen Ebene, der Ebene des

Selbst, der Ebene sozialer Beziehungen. Mit Blick auf die *kosmische Ebene* geht die Theorie von einem veränderten Weltverständnis aus, das sich in einer stärkeren Integration von Vergangenheit, Gegenwart und Zukunft, in einer als intensiver empfundenen Verbundenheit mit nachfolgenden Generationen, in verminderter Todesfurcht, in größerer Empfänglichkeit für vermeintlich Bedeutungsloses und in einer allgemein erhöhten Akzeptanz der mystischen Dimension des Lebens widerspiegelt. Auf der *Ebene des Selbst* ist, so wird weiter postuliert, eine erhöhte Empfänglichkeit für jene Seiten der Persönlichkeit erkennbar, die bislang nicht wahrgenommen oder ausreichend beachtet wurden, zugleich die wachsende Fähigkeit, Errungenschaften und Versäumnisse im Leben zu integrieren. Es besteht zudem die Tendenz, sich vermehrt den eigenen Wurzeln in Kindheit und Jugend zuzuwenden. Auf der *Ebene der sozialen Beziehungen* nennt Lars Tornstam die stärkere Konzentration alter Menschen auf emotional bedeutsame Beziehungen und das Aufgeben oberflächlicher Beziehungen. Er postuliert weiterhin ein vertieftes Verständnis der Differenz zwischen Selbst und gesellschaftlicher Rolle. Die Einstellung und Haltung zu anderen Menschen ist von einem stärkeren Altruismus bestimmt. – Zur Gerotranszendenz gehören schließlich die Überwindung der Körperlichkeit, die abnehmende Bedeutung materieller Werte, reifere Urteile in Fragen des täglichen Lebens und die Ausbildung einer Zukunftsperspektive, die sich nicht allein auf die eigene Person konzentriert, sondern ausdrücklich auch die Zukunft nachfolgender Generationen, der Gesellschaft, der Kultur mit in den Blick nimmt. Derartige seelisch-geistige Wachstumsprozesse gehen einher mit geringerer Ichorientierung und in Zurückgezogenheit vorgenommener Reflexion. Und es sind gerade diese seelisch-geistigen Wachstumsprozesse, die der Endlichkeit der eigenen Existenz ihren bedrohlichen Charakter nehmen.

Mit Blick auf diese Transzendenzleistungen gilt: Ob sie erbracht werden oder nicht, ist zunächst von der Persönlichkeitsentwicklung im Lebenslauf und hier vor allem von der Offenheit des Individuums für neue Entwicklungsmöglichkeiten abhängig: Entwicklung im Alter vollzieht sich keinesfalls losgelöst von Entwicklungsprozessen in früheren Lebensabschnitten. Die Transzendenzleistungen sind weiterhin von der Einstellung und Haltung bedeutsamer Bezugspersonen zum alten Menschen (wie auch zum hohen Alter allgemein) beeinflusst. Orientieren sich die Bezugspersonen an negativen Stereotypen des Alters, bewerten sie das Bemühen des Menschen um Sinnfindung vorschnell als Ausdruck von Selbstbezogenheit oder übertriebener Vergangenheitsorientierung und gehen sie an dem Bedürfnis des alten Menschen vorbei, über die eigene Entwicklung und über die eigene Zukunft zu reflektieren (dies auch im Sinne der inneren Auseinandersetzung mit der eigenen Endlichkeit), so behindern sie Gerotranszendenz.

Lars Tornstam versteht seine Theorie auch als Neubewertung der Disengagement-Theorie, die zu Beginn der 1960er Jahre erarbeitet wurde (Cumming & Henry, 1961) und die postuliert, dass im hohen Alter ein gegenseitiger Rückzug von Individuum und Gesellschaft erkennbar sei, der deswegen für die weitere Entwicklung »funktional« sei, weil er die Vorbereitung des Individuums auf den eigenen Tod fördere. Die vielfach vorgebrachte Kritik an der Disengagement-Theorie konzentrierte sich vor allem darauf, dass diese das Bedürfnis vieler alter Menschen nach Fortsetzung einer sinnerfüllten, stimmigen Aktivität vernachlässige. Lars Tornstam rückt die Disengagement-Theorie in die Nähe von Transzendenzleistungen: Die Erschließung neuer Seiten der Persönlichkeit, die zunehmende Betonung der Geistigkeit, die Auseinandersetzung mit eigener Endlichkeit *binden* nicht nur seelisch-geistige Kräfte, sondern legen auch eine stärkere Beschäftigung mit sich selbst nahe – wobei diese, wie bereits betont, keinesfalls im Sinne von zunehmender Ichzentrierung verstanden werden darf. Die von Ernst Bloch in seiner Schrift »Prinzip Hoffnung« (1959/1985) getroffene Aussage, wonach alte Menschen »den Lärm meiden« und mehr und mehr »nach Ruhe suchen«, veranschaulicht diesen Rückzug nach Innen sehr gut.

Lars Tornstam hat auf die Implikationen seiner Theorie für die *praktische Arbeit* mit alten Menschen hingewiesen und kann sich dabei auf eigene empirische Befunde stützen. Er hat aufgezeigt, dass dann, wenn Pflegefachpersonen und Sozialarbeitern anschaulich dargelegt wird, dass der phasenweise zu erkennende innere Rückzug alter Menschen nicht Ausdruck von Niedergedrücktheit, Desinteresse oder sogar Aggression ist, sondern vielmehr Ausdruck vermehrter Konzentration auf sich selbst, eine deutlich sensiblere Pflege und Begleitung verwirklicht wird. Diese veränderte Pflege und Begleitung hat dabei nicht nur positive Folgen für die Lebensqualität und das Wohlbefinden alter Menschen, sondern auch für die Zufriedenheit und das Stimmigkeitserleben der Mitarbeiterinnen und Mitarbeiter selbst.

Pflege und Betreuung wie auch Therapie und Rehabilitation sollten sich – folgt man diesen Befunden – auch von der Frage leiten lassen, inwieweit sie dem alten Menschen die Möglichkeit bieten, sich – passager – vermehrt auf sich selbst zurückzuziehen und dabei nicht durch Aktivitäten abgelenkt zu werden, die von außen an ihn herangetragen oder sogar oktroyiert werden. Aber in allen Phasen des Rückzugs sollten die Bezugspersonen immer wieder signalisieren, dass sie für Unterhaltungen, dass sie für gemeinsame Unternehmungen zur Verfügung stehen.

Die sich wandelnde Ich-Identität im Lebenslauf

Auch wenn die Ausbildung von Ich-Identität als eine spezifische Leistung des Jugendalters gedeutet wird, so darf nicht unbeachtet bleiben, dass in der von Erik H. Erikson & Joan Erikson erarbeiteten Theorie die Persönlichkeitsentwicklung *über den gesamten Lebenslauf* unter dem Aspekt der Ich-Identität betrachtet wird: Die einzelnen Entwicklungsphasen sowie die ihnen zugeordneten Entwicklungsziele bilden Varianten der Ich-Identität. Das heißt: Die Identität muss im Laufe des Lebens immer wieder neu erworben werden – und dies vor dem Hintergrund des jeweils neuen Entwicklungsziels, das sich mit Erreichen einer neuen Lebensphase stellt. Diese Aussage ist nun alles andere als trivial. Sie macht in besonderer Weise deutlich, dass in *allen* Phasen unseres Lebens Entwicklungsnotwendigkeiten und Entwicklungsmöglichkeiten bestehen. Vor deren Hintergrund differenziert sich unsere Ich-Identität, werden neue Aspekte der Identität thematisch. Besonders wichtig erscheint mir nun die Tatsache, dass auch im hohen Alter – ebenso wie in früheren Lebensabschnitten – Entwicklungsnotwendigkeiten und Entwicklungspotenziale gegeben sind, dass sich auch im hohen Alter die Aufgabe einer weiteren Differenzierung der Identität stellt: So zum Beispiel in dem Sinne, dass das Individuum über Erfahrungen, Erkenntnisse und Wissen verfügt, die an nachfolgende Generationen weitergegeben werden können und somit über die eigene irdische Existenz hinausweisen – ein zentrales Beispiel für symbolische Unsterblichkeit. So aber auch in dem Sinne, dass die wachsende Bedeutung des Lebensendes einen Lebensrückblick anstößt, in dessen Verlauf bestimmte biografische Ereignisse und Prozesse noch einmal eine neue Bewertung erfahren. So schließlich in dem Sinne, dass neben der Endlichkeit auch die Verletzlichkeit immer deutlicher in das Zentrum des Erlebens tritt und damit auch Wandlungen (im Sinne von Differenzierungen) der Ich-Identität erfordert. Auf diese psychischen Prozesse muss das soziale Nahumfeld, müssen aber auch unsere Gesellschaft (hier vor allem die gesellschaftlichen Institutionen) sowie unsere Kultur sensibel reagieren. Eine sensible Reaktion ist dann *nicht* gegeben, wenn die Annahme vorherrscht, im hohen Alter verändere sich die Persönlichkeit nicht mehr, und wenn: dann nur im Sinne von Verlusten und Defiziten (zum Beispiel in der Anpassungsfähigkeit oder Kreativität). Nein, eine ganz andere Reaktion ist notwendig: Nämlich mit alten Menschen in einer tiefgehenden Art und

Weise darüber zu kommunizieren, welche seelisch-geistigen Prozesse sie an sich selbst wahrnehmen, inwieweit sie bei der Betrachtung des Lebens, aber auch in der Kommunikation mit anderen Menschen zu neuen Einsichten und Erkenntnissen gelangen (Introspektion), inwieweit sie sich – trotz aller Verluste und Einbußen – auch weiterhin an das Leben gebunden fühlen (Lawton, Moss, Hoffman et al., 1999). Diese Art der Kommunikation ist von größter Bedeutung für die notwendige Differenzierung der Identität. Und sie kann letzten Endes auch helfen, Verletzlichkeit, Endlichkeit und Tod als bedeutende Aspekte ebendieser Identität zu begreifen und zu leben. Um es pointiert auszudrücken: Unsere Einstellung und Haltung zum Tod, die Art und Weise, mit welchen Gedanken und Gefühlen wir unsere Verletzlichkeit und Endlichkeit verbinden, ist *auch* (natürlich nicht nur) das Ergebnis der Kommunikation mit anderen Menschen, vor allem mit Menschen, die uns sehr nahestehen, die wir als »Stabilisatoren« (Herbert Plessner) wahrnehmen: In dem Maße, in dem sich diese Kommunikation »wahrhaftig« gestaltet (Karl Jaspers), in dem wir uns in dieser Kommunikation »aus der Hand geben« und uns »in unserer Einzigartigkeit zeigen« können (Hannah Arendt), wird es uns eher gelingen, bewusst auf unser Ende zu blicken und dieses – soweit uns dies vergönnt ist – mitzugestalten.

Bleiben wir noch kurz bei der Ich-Identität stehen. Blicken wir auf das Werk von Erik H. Erikson und Joan Erikson, so werden wir in drei Aspekte von Ich-Identität eingeführt, die wir im Hinblick auf den Umgang des Menschen mit Verletzlichkeit, Endlichkeit und Tod gar nicht hoch genug einschätzen können. Diese drei Aspekte mögen auf den ersten Blick trivial anmuten. Wenn man sie allerdings etwas genauer betrachtet, dann verraten sie uns viel über ein tiefgehendes Verständnis von Entwicklung wie auch über die Bedeutung unseres sozialen und kulturellen Umfeldes für Entwicklung. Um welche Aspekte handelt es sich?

1. Identität ist eine in *allen* Lebensphasen immer wieder neu zu erbringende und deshalb prinzipiell eine immer nur *vorläufige* Integrationsleistung;
2. Identität ist wesentlich von den angenommenen oder tatsächlichen Sichtweisen und Bewertungen anderer Menschen mitgeprägt;
3. Identität hat nicht allein privaten, sondern immer auch gemeinschaftsbezogenen Charakter.

Was ist damit ausgesagt? Bis in das hohe Alter, ja, bis zu unserem Lebensende ist uns die Aufgabe gestellt, an unserer Identität zu arbeiten: Sei dies durch den nach innen gerichteten Blick (Introversion), der in neue Einsichten und Erkenntnisse mündet, sei dies durch den Lebensrückblick, zum Beispiel in Form von Lebensgeschichten, die wir aufschreiben oder anderen Menschen in Gesprächen mitteilen, sei dies durch alte Interessengebiete, die wir neu aufleben lassen, sei dies durch ganz neue Interessengebiete, sei dies durch den intensiven Austausch mit nahestehenden Menschen der eigenen Generation oder nachfolgender Generationen, oder sei dies durch vertraute bzw. neue Formen spiritueller bzw. religiöser Aktivität. Entscheidend ist: Wir sollten das hohe Alter nicht mit einem seelisch-geistigen Stillstand gleichsetzen, dabei auch nicht dem Fehler verfallen, die größere Gelassenheit im Alter mit fehlendem Interesse an anderen Menschen bzw. an der Welt oder mit geringem Engagement für andere Menschen bzw. für die Welt gleichzusetzen. Nichts davon ist richtig. Vielmehr ist die Annahme korrekt, dass sich unsere Psyche (unser Selbst) im hohen Alter in besonderem Maße gefordert und herausgefordert sieht, was auch bedeutet, dass diese (bzw. dieses) ein hohes Maß an seelisch-geistiger Entwicklungsarbeit leisten *muss*. Und leisten *kann*, wenn die entsprechenden kognitiven und emotionalen Ressourcen gegeben sind, wenn das soziale Nahumfeld anregt, unterstützt, erwidert. Und damit ist der zweite Aspekt angesprochen: Nämlich jener der Einstellungen und Haltungen, die wir alten Menschen gegenüber (versteckt oder offen) zeigen: Wenn wir das hohe Alter diskreditieren, wenn wir alte Menschen diskriminieren: Dann fühlen sich diese in der Welt fremd, dann haben sie das Gefühl, »aus der Welt gefallen zu sein« (Else Lasker-Schüler). Sie fühlen sich mit und in ihrer Verletzlichkeit und Endlichkeit alleingelassen. Unter einer solchen Bedingung kann sich die Identität nicht mehr differenzieren, kann sich das Interesse an der Welt nicht mehr erhalten. Und dies bedeutet eben auch einen *Verlust für die Welt*. Hier füge ich meine (in vielen empirischen Untersuchungen gewachsene) Überzeugung an, dass der lebendige, fruchtbare Austausch mit alten Menschen – und dabei auch mit jenen, bei denen die Verletzlichkeit und Endlichkeit nicht nur nach innen fühlbar, sondern auch nach außen hin erkennbar ist – eine wirkliche Bereicherung bedeuten kann. Wenn aber alte Menschen das Interesse an der Welt aufgeben, dann ist damit eine Form der bereichernden Kommunikation dahin. Wir sehen: Die Identität, die Identitätsentwicklung hat immer auch gemeinschaftsbezogenen Charakter: Sie wird von der Gemeinschaft beeinflusst wie sie auch auf die Gemeinschaft einwirkt.

2.3 Die dritte theoretische Perspektive: »Verletzlichkeit und Reife in Sorgebeziehungen«

Die Analyse der persönlichen Einstellung und Haltung zum eigenen Tod kann an der Art und Weise, wie das Individuum versucht, Verletzlichkeitserfahrungen innerlich zu verarbeiten, nicht vorbeigehen. In den Verletzlichkeitserfahrungen – vor allem, wenn diese eine erhebliche Tiefe aufweisen und über lange Zeiträume bestehen oder gar nicht mehr abnehmen – klingen nicht selten Endlichkeitserfahrungen an: Denn das Individuum spürt und realisiert, dass es hier mit Grenzen konfrontiert ist, die es im günstigen Falle innerlich besser ertragen (»verarbeiten«) und äußerlich besser bewältigen (»lindern«), aber nicht mehr gänzlich aufheben kann. Gerade Patientinnen und Patienten, die an schweren Krankheiten leiden, die in Tiefe und Symptomschwere kontinuierlich zunehmen, assoziieren mit diesen Krankheiten Endgültigkeits- und Endlichkeitserfahrungen, sodass die Annahme einer thematischen Nähe zwischen Verletzlichkeit und Tod auch von daher naheliegend ist (siehe Kapitel 3). Dabei ist allerdings auch zu bedenken, dass diese thematische Nähe im Erleben des Individuums vielfach punktueller Natur ist, das heißt, dass nur zu einzelnen Zeitpunkten oder Zeiträumen Verletzlichkeit mit endgültigen Grenzen und über diese mit Tod assoziiert wird. Das heißt: In der inneren Auseinandersetzung (»Verarbeitung«) mit der erfahrenen Verletzlichkeit, in der daraus resultierenden Fähigkeit, diese allmählich *besser ertragen* zu können, findet sich eine seelisch-geistige und existenzielle Grundlage für die gefasste Einstellung und Haltung gegenüber dem eigenen Tod.

Eine derartige Annahme lässt sich zumindest implizit in der von Viktor Frankl erarbeiteten Existenzpsychologie finden, in der ausdrücklich von der Wertform des *homo patiens* gesprochen wird (Frankl, 2016, 2018). Es handelt sich nach Viktor Frankl bei dieser Wertform um einen *Einstellungswert*, dessen Ausbildung auf Prozessen intensiver innerer Auseinandersetzung mit dem eigenen Leben gründet wie auch auf einer Anpassung der Vorstellungen, Erwartungen und Hoffnungen, die an das Leben gerichtet werden, an die gegebene Situation. In einem solchen Prozess der inneren Auseinandersetzung und schöpferischen Anpassung kann sich nach und nach die Einstellung herausschälen, dass ein »Trotzdem!« oder »Gerade jetzt!« notwendig und auch möglich ist. Dem Individuum wächst also die Fähigkeit zu, das eigene Leben trotz endgültiger Grenzen anzunehmen, zu bejahen und auszukosten.

In der Erfahrung eigener Verletzlichkeit kann das Individuum vielleicht sogar deutlich erkennen, welche Interessen, welche Erlebnisse und Erfahrungen, welche Menschen sein Leben bisher getragen haben und auch heute tragen. Früher waren ihm diese als Fundament seines Lebens nicht wirklich, nicht vollumfänglich bewusst. Durch die Erfahrung der Verletzlichkeit aber kann ein derartiger Bewusstwerdungsprozess angestoßen werden (Gadamer, 2000/2010). In einem derartigen Einstellungswandel spiegelt sich die Wertform des *homo patiens* wider. Für Viktor Frankl ist diese die »höchste« der von ihm unterschiedenen drei Wertformen (*homo faber*: der schaffende Mensch; *homo amans*: der liebende und erlebende Mensch; *homo patiens*: der leidende und sein Leiden annehmende Mensch), da sie in besonderer Weise auf psychologischer und existenzieller Arbeit und einer aus dieser Arbeit resultierenden Einstellungs- und Haltungsänderung gründet.

Was aber folgt aus diesen Aussagen? Ich stelle die Annahme auf, dass jene Menschen, die gelernt haben, ihre Verletzlichkeit anzunehmen und in oder trotz der Verletzlichkeitserfahrung ein sinnerfülltes, stimmiges Leben zu führen, auch eine gefasstere Einstellung und Haltung zum Tod zeigen; hier erkenne ich übrigens Gemeinsamkeiten mit der schon ausführlich beschriebenen Studie von Joep M. Munnichs.

Nur stellt sich die Frage: Wie kann es einem Menschen gelingen, seine Verletzlichkeit anzunehmen, *in* und *trotz* ausgeprägter Verletzlichkeit ein sinnerfülltes, stimmiges Leben zu führen? Mit dieser Frage habe ich mich intensiv in dem Buch »Lebensphase hohes Alter – Verletzlichkeit und Reife« beschäftigt (Kruse, 2017). Da die Beantwortung dieser Frage auch für ein tiefes Verständnis der Einstellung und Haltung zum eigenen Tod wichtig ist, sei ihr an dieser Stelle Platz eingeräumt.

Ich differenziere – vor dem theoretisch-konzeptionellen Hintergrund der Gerontologie wie auch auf der Grundlage eigener empirischer Studien zum hohen Alter (Kruse & Schmitt, 2015a, b) – zwischen *vier seelisch-geistigen Entwicklungspotenzialen im hohen Alter*, die in ihrer Gesamtheit ein Entwicklungsniveau ergeben, das mit dem Begriff »Reife« umschrieben werden kann. Der Begriff der Reife dient mir dabei allerdings eher als Metapher, die ausdrücken soll, dass das Individuum in einer geistig konzentrierten, emotional gefestigten, von einem Selbst- und Weltgestaltungswillen bestimmten Art und Weise mit neuen Eindrücken, Herausforderungen und Anforderungen umzugehen vermag. Welche Entwicklungspotenziale aber sind gemeint? Erstens: Die *Introversion mit Introspektion*, die ich im Sinne einer vertieften Auseinandersetzung des Menschen mit sich selbst verstehe. Dabei gehe ich davon aus, dass mit zunehmendem Alter die Tendenz zur seelisch-geistigen

Vertiefung eine immer stärkere Ausprägung erfährt (Introversion) und die vertiefte Auseinandersetzung mit sich selbst zu Erkenntnissen und Einsichten führt, die für die eigene Lebensführung funktional und bedeutsam sind (Introspektion). Zweitens: *Offenheit*, und zwar im Sinne der Empfänglichkeit für neue Eindrücke, Erlebnisse und Erkenntnisse, die aus dem Blick auf sich selbst wie auch aus dem Blick auf die umgebende soziale, natürliche und räumliche Welt erwachsen. Drittens: *Sorge*, und zwar im Sinne der Bereitschaft, *für* andere Menschen zu sorgen, sich *um* die Welt zu sorgen. Viertens: *Wissensweitergabe*, und zwar im Sinne des Motivs, Teil einer Generationenfolge zu sein und durch die Weitergabe von Wissen an nachfolgende Generationen Kontinuität zu erzeugen und Verantwortung zu übernehmen.

Auch hier sei betont: Es handelt sich um Entwicklungs*potenziale*, somit also nicht um Entwicklungsprozesse, die wir bei allen alten Menschen finden können. Vielmehr müssen innere und äußere Rahmenbedingungen gegeben sein, damit (a) überhaupt solche Potenziale im hohen Alter erkennbar sind, damit sich (b) solche Potenziale, wenn sie denn gegeben sind, verwirklichen können.

Um mit (a) zu beginnen: In ihrer Biografie muss die Person entwicklungsförderliche Lebensbedingungen erfahren und genutzt haben, zu denen vor allem der lebendige, von Vertrauen und Nähe bestimmte Austausch mit anderen Menschen gehört, darüber hinaus eine anregende Umwelt sowie Lebensbedingungen, die Initiative, Engagement, Offenheit und Neugierde fördern. Gemeint ist hier nicht, dass die Person vor Belastungen und Konflikten verschont geblieben wäre. Gemeint ist vielmehr, dass sie immer wieder die Möglichkeit gefunden hat, solche Belastungen und Konflikte (innerlich) zu verarbeiten und (äußerlich) zu bewältigen. Und wenn sie mit Grenzsituationen konfrontiert war (zu denen Erfahrungen zu zählen sind, die im Sinne von persönlichen Traumata gewirkt haben), so schließt auch diese Konfrontation eine positive Entwicklung nicht aus, wie vor allem die Resilienzforschung zeigt (Rutter, 2008, 2012; Werner & Smith, 2001): Es geht nun darum, mit emotionaler und geistiger Unterstützung der engsten Bezugspersonen, möglicherweise auch mit therapeutischer Hilfe zur Erkenntnis und Fähigkeit zu gelangen, trotz solcher Traumata eine bejahende, engagierte und couragierte Lebenseinstellung, Lebenshaltung zu entwickeln und über die dafür notwendigen Ressourcen zu verfügen. (Einen Überblick über deren Theorien und Befunde habe ich in dem angesprochenen Buch »Lebensphase hohes Alter – Verletzlichkeit und Reife« [Kruse, 2017] wie auch in dem Buch »Resilienz – Was wir von Johann Sebastian Bach lernen können« [Kruse, 2015] gegeben.) Wenn ich von entwicklungsförderlicher Umwelt, von entwicklungsförderlichen Lebensbedingungen spreche, dann ist damit zugleich der

Hinweis auf Merkmale wie Bildung, materielle Bedingungen, Eingebunden-
sein in soziale Netzwerke, Arbeitsbedingungen, gesundheitliche Versorgung
gegeben. Denn diese Merkmale können in ihrem Einfluss auf die Entwicklung
im Lebenslauf nicht hoch genug gewertet werden.

Um mit (b) fortzusetzen: Im günstigen Falle sind die von mir beschriebenen vier Entwicklungspotenziale im hohen Alter zwar gegeben; aber sie
sind damit noch nicht verwirklicht. Es müssen auch im hohen Alter positive Rahmenbedingungen gegeben sein, damit diese Potenziale tatsächlich
verwirklicht werden. Eine bedeutsame Rahmenbedingung bildet dabei die
seelisch-geistige Gesundheit: Sie ist die conditio sine qua non nicht nur des
Aufbaus von Entwicklungspotenzialen im Lebenslauf, sondern auch ihrer
Verwirklichung im hohen Alter. Aus diesem Grunde ist bei der Thematisierung von Gesundheit und gesundheitlicher Versorgung auf die seelisch-
geistige Gesundheit ganz ähnliches Gewicht zu legen wie auf die körperliche Gesundheit. Als weitere positive Rahmenbedingung ist eine anregende,
teilhabeförderliche Umwelt zu nennen, die die Motivation sowohl für die
Selbstgestaltung als auch für die Weltgestaltung stärkt. Hier nun ist auf einen Aspekt hinzuweisen, den wir in eigenen Studien zur Lebenssituation
von alten Menschen finden konnten: Nämlich der Austausch von gegebener und empfangener Hilfe in Sorgebeziehungen (Kruse, 2017; Kruse &
Schmitt, 2016).

Was ist damit gemeint? Ich erfahre Sorge von anderen Menschen, aber ich
schenke auch anderen Menschen Sorge. Ich habe die Möglichkeit, genauso
Sorge zu empfangen wie Sorge zu geben. Damit ist der Austausch von Sorgeleistungen angesprochen. Sorgebeziehungen, in denen ich nur Sorge
oder Hilfe empfange, sind für mein Wohlbefinden, sind für meine Lebensqualität nicht (unbedingt) funktional oder sogar optimal. Denn in solchen
Beziehungen kann ich mich rasch als »abhängig« erleben, was sich negativ
auf mein Bild von mir selbst auswirkt. Entscheidend ist, dass ich immer
wieder Gelegenheiten finde, die empfangene Sorge und Hilfe zu *erwidern*,
sei es Menschen gegenüber, von denen ich diese Sorge und Hilfe erhalte,
sei es anderen Menschen gegenüber. In unseren Studien konnten wir nun
den Nachweis erbringen, dass alte Menschen vor allem dann Entwicklungspotenziale verwirklichen, dass es ihnen vor allem dann gelingt, in und
trotz der Erfahrung eigener Verletzlichkeit Entwicklungs- oder Reifungsschritte in dem oben genannten Sinne zu tun, wenn sie in Sorgebeziehungen stehen, in denen sie Sorge empfangen, aber gleichzeitig auch Sorge geben. Die gegebene Sorge haben wir dann noch einmal differenziert in
sorgen für und *sich sorgen um*. Vor dem Hintergrund der in diesen Studien

gewonnenen Erkenntnisse lässt sich konstatieren, dass seelisch-geistige Reifung bei Verletzlichkeit ohne die Wechselseitigkeit von empfangener und gegebener Sorge überhaupt nicht denkbar ist (ausführlich in Kruse, 2017). Das heißt: Die Verbindung von Verletzlichkeit und Reife ist grundsätzlich vor dem Hintergrund der Qualität der Beziehungen im sozialen Netzwerk zu betrachten. Inwieweit bietet sich in diesen Beziehungen die Gelegenheit zum Austausch von Sorge und Hilfe?

Mit diesem Aspekt spreche ich eine enge Beziehung zu Erkenntnissen und Erfahrungen an, die in der Palliativversorgung (Palliative Care) und in der Hospizarbeit immer wieder gewonnen werden. Es ist zu beobachten, dass schwerkranke, ja, dass selbst sterbende Menschen das Bedürfnis zeigen, etwas für jene Menschen zu tun, die sie in der Krankheit und im Sterben begleiten. Besonders deutlich wird dies, wenn die therapeutischen, pflegerischen, sozialen, seelsorgerischen und ehrenamtlichen Begleiterinnen und Begleiter von einem schwerkranken oder sterbenden Menschen gefragt werden: »Und wie ist Ihnen zumute? Wie geht es eigentlich Ihnen? Wollen Sie nicht auch von sich erzählen?« und dabei spüren, wie stark sich dieser mit ihrer Situation identifiziert. Oder die Bereitschaft, andere Menschen am eigenen Sterben teilhaben zu lassen, um ihnen die Sorge oder Angst vor der eigenen Endlichkeit zu nehmen: Auch diese ist Ausdruck der Sorge, die man anderen Menschen zuteilwerden lässt und die von diesen in aller Regel als eine Bereicherung empfunden werden.

»Sorge« ist in der deutschen Sprache eher negativ konnotiert (»besetzt«). Mit Sorge wird etwas Schweres, Belastendes, wenn nicht sogar eine eher niedergedrückte Stimmung assoziiert. Dabei zeigt uns der Blick in die Literatur – von so unterschiedlichen Autoren wie Martin Heidegger (»Sein und Zeit« [1927]), Albert Camus (»Der Mythos des Sisyphos« [1942]), Hannah Arendt (»Vita activa oder vom tätigen Leben« [1960]) –, dass Selbstgestaltung und Weltgestaltung, dass die Entscheidung für das Leben, dass das gesellschaftliche und politische Engagement des Menschen ohne das Motiv der Sorge eigentlich gar nicht denkbar sind. Natürlich gibt es Situationen, in denen wir den Eindruck gewinnen: Die Sorge um andere Menschen ist Ausdruck von Niedergeschlagenheit, Niedergedrücktheit. Diese Sorge ist hier aber nicht gemeint. Gemeint ist die Sorge, die von einem wirklichen Interesse an einem anderen Menschen (oder an anderen Menschen bzw. an der Menschheit überhaupt) getrieben ist, die immer auch *bei den Anderen* und nicht nur *bei einem selbst* ist.

Um zusammenzufassen: Die Einstellung und Haltung zum eigenen Tod sehe ich auch in ihrer Abhängigkeit von der Tiefe, in der Menschen die

Verbindung von Verletzlichkeit, Sorge und Reife verwirklichen. Ich gehe von der Annahme aus, dass im Falle einer geglückten Verbindung dieser drei Merkmale – nämlich in dem Sinne: Menschen leben in produktiven, reziproken Sorgebeziehungen und in diesen Beziehungen gelingt es ihnen, trotz und in der Verletzlichkeit Entwicklungs- oder Reifungsschritte zu tun – die eigene Endlichkeit eher angenommen oder hingenommen werden kann. Wobei nicht vergessen werden darf: Der eigene Tod ist im Kern gar nicht denkbar, nicht wirklich zu antizipieren. Aber wir nähern uns der Erfahrung eigener Endlichkeit immer weiter an und dies vor allem in den Verletzlichkeitserfahrungen. Wenn wir in Sorgebeziehungen der oben genannten Art stehen und uns seelisch-geistig weiterentwickeln: Dann können und werden wir diese Annäherung eher wagen und die mit ihr verbundenen Erlebnisse und Erfahrungen eher »aushalten«.

2.4 Perspektivenwechsel: Beispiele aus der Lyrik

Wie schon zu Beginn des Kapitels angekündigt, möchte ich nun auf einige wenige lyrische Beiträge eingehen, die sich in besonderer Weise eignen, einzelne Aussagen der eben dargestellten theoretisch-konzeptionellen und empirischen Beiträge aus der Perspektive dreier Schriftstellerinnen und eines Schriftstellers zu betrachten. Ich wähle Gedichte aus, deren Gehalt mit Aussagen verwandt ist, die in den Theorien und empirischen Studien getroffen werden, Gedichte der Schriftstellerinnen Else Lasker-Schüler, Marie Luise Kaschnitz und Rose Ausländer sowie des Schriftstellers Paul Celan. Natürlich ließen sich an dieser Stelle ungleich mehr Gedichte und zudem solche auch anderer Schriftstellerinnen und Schriftsteller anführen. Die hier vorgenommene Auswahl ist nicht nur im beschränkten Platz dieses Abschnitts begründet, sondern erklärt sich auch aus der besonderen psychologischen Aussagekraft, die diesen Gedichten – beispielhaft für viele weitere lyrische Werke – zur Vorbereitung auf Sterben und Tod innewohnt. Die nachfolgend angeführten Gedichte weisen zudem einen ganz individuellen Bezug zur persönlichen Biografie ihrer Verfasser auf.

Ich beginne mit drei Gedichten der Schriftstellerin Else Lasker-Schüler, geboren im Jahre 1869 in Wuppertal-Elberfeld, gestorben im Jahre 1945 in Jerusalem. Am 19. April 1933 verließ die Dichterin Deutschland, emigrierte in die Schweiz und ließ sich in Zürich nieder. Im Jahre 1938 wurde ihr die deutsche Staatsbürgerschaft aberkannt. In den Jahren 1934, 1937 und 1939 reiste sie nach Palästina; von der letzten Reise kehrte sie nicht mehr in die Schweiz zurück; zum einen hinderte sie der Kriegsausbruch daran, zum anderen verweigerten ihr die Schweizer Behörden ein Rückreisevisum. Im Jahre 1927 hatte die Schriftstellerin ihren Sohn Paul durch die Folgen einer Tuberkuloseerkrankung verloren.

Das erste Gedicht, das ich zitiere, trägt den Titel »Mein blaues Klavier« und ist im Jahre 1937 in der Neuen Zürcher Zeitung erschienen. Warum führe ich dieses Gedicht an? Es handelt sich in gewisser Hinsicht um ein biografisches Achsengedicht. Zum einen nimmt die Schriftstellerin in diesem einen Rückblick auf ihre persönliche Geschichte vor – das »zu Hause« beschreibt das frühere Zuhause –, zum anderen diente ihr der Titel dieses Gedichts als Titel für den im Jahre 1943 erschienenen Poesieband »Mein blaues Klavier«, ihre letzte Buchveröffentlichung. Die Tatsache, dass dieser bedeutende Poesieband (mit der Widmung: »An meine Freunde«) einen sechs Jahre zuvor gewählten Titel trägt, lässt uns (bei allen »äußeren« Diskontinuitäten) die Kontinuität der Biografie im Lebensrückblick besser verstehen. Zunächst führe ich das Gedicht »Mein blaues Klavier« an und dann das Gedicht »Ich weiß« aus dem Poesieband.[3] Ersteres schildert den Verlust der Heimat, letzteres die Antizipation und innere Vorbereitung auf den Tod.

Mein blaues Klavier
(Else Lasker-Schüler)

Ich habe zu Hause ein blaues Klavier
Und kenne doch keine Note.

Es steht im Dunkel der Kellertür,
Seitdem die Welt verrohte.

Es spielten Sternenhände vier –
– Die Mondfrau sang im Boote –
Nun tanzen die Ratten im Geklirr.

Zerbrochen ist die Klaviatür...
Ich beweine die blaue Tote.

Ach liebe Engel öffnet mir
– Ich aß vom bitteren Brote –

---

3 Aus: »Else Lasker-Schüler – Mein blaues Klavier, Gedichte. Adlima – Die grüne Reihe, Band 31«, BookRiX Verlag, München, 2015, S. 11 u. 26.

Mir lebend schon die Himmelstür –
Auch wider dem Verbote.

In dem Gedicht »Ich weiß« werden ihre Todesahnungen deutlich, wobei der Prozess der zunehmenden körperlichen Schwäche und des abnehmenden seelisch-geistigen Antriebs in das Zentrum tritt: dies im Sinne eines langsamen Verlöschens. Zugleich schält sich in der drittletzten Zeile eine Transzendenz-Orientierung heraus, die in den beiden letzten Zeilen vollumfänglich thematisch wird: in diesen drückt sich die Hoffnung auf eine metaphysische Heimstatt aus, zudem der innere Weg zu dieser.

Ich weiß
(Else Lasker-Schüler)

Ich weiß, dass ich bald sterben muss
Es leuchten doch alle Bäume
Nach langersehntem Julikuss
Fahl werden meine Träume
Nie dichtete ich einen trüberen Schluss
In den Büchern meiner Reime. Eine Blume brichst du mir zum Gruß
Ich liebte sie schon im Keime.
Doch ich weiß, dass ich bald sterben muss. Mein Odem schwebt über Gottes Fluss
Ich setze leise meinen Fuß
Auf den Pfad zum ewigen Heime.

Wenige Monate vor ihrem Tod gibt sie in ihrem letzten Gedicht (»Man muss so müde sein«) Einblick in ihre Liebe zu dem drei Jahrzehnte jüngeren Wissenschaftler Ernst Simon, zeigt aber zugleich auf, wie sie sich von dieser Liebe – wie auch von der ganzen äußeren Welt – immer mehr nach innen hin zurückzieht.[4] Aus dieser Aussage lässt sich eine bedeutende Anforderung an die Begleitung eines schwerkranken und sterbenden Menschen ableiten, nämlich den Rückzug nach innen zu erkennen, anzunehmen und hochsensibel auf diesen zu antworten.

Man muss so müde sein
(Else Lasker-Schüler)

Man muss so müde sein
Wie ich es bin
Es schwindet kühl-entzaubert meine Welt aus meinem Sinn
Und es zerrinnen alle Wünsche tief im Herzen
Gejagt und wüsste auch nicht mehr wohin

---

4 Aus: »Else Lasker-Schüler. *Sämtliche Gedichte*«, S. Fischer Verlag, Frankfurt am Main, 2016, S. 377.

Verglimmen in den Winden alle Kerzen
Und meine Augen sehen alles dünn.
Dich lasse ich zurück mein einziger Gewinn
Und bin zu müde, dich zu küssen und zu herzen

Ich setze fort mit drei Gedichten der Schriftstellerin Marie Luise Kaschnitz, geboren im Jahre 1901 in Karlsruhe, gestorben im Jahre 1974 in Rom. Die Lyrik zu Sterben und Tod dieser Schriftstellerin verdankt sich vor allem ihrer inneren Auseinandersetzung mit dem Tod ihres geliebten Mannes Guido Kaschnitz, bei dem 1956 ein Hirntumor diagnostiziert wurde, an dem er im Jahre 1958 verstarb. Für Marie Luise Kaschnitz bedeutete dieser Tod eine tiefgreifende Veränderung in ihrem Leben; ihre reiche Lyrik zu Sterben und Tod ging aus intensiven inneren Zwiegesprächen mit ihrem verstorbenen Mann hervor. Der Gedichtband »Dein Schweigen – meine Stimme« (1962) enthält zahlreiche Gedichte zu dem Topos »Sterben, Tod, Trauer«, aus dem nachfolgend eines – das »Requiem« – angeführt werden soll.[5] Dieses Gedicht beginnt wie folgt:

Requiem
(Marie Luise Kaschnitz)

Mit dem Tod muss ich umgehn
Dem schwarzen Hengst,
der sprengt mit der Schulter
Die sicheren Wände...

Hier wird die existenzielle Erschütterung unmittelbar erlebbar; der Tod scheint die innere Ordnung nicht nur zu erschüttern, sondern sogar vollends zu zerstören. Zugleich wird der Prozess der Verarbeitung des Verlusts als eine bedeutende seelisch-geistige Aufgabe charakterisiert: »Mit dem Tod muss (!) ich umgehn«.

Dieses »Requiem« wird nun wie folgt abgeschlossen:

Abgesang
(Marie Luise Kaschnitz)

Fährfrau mit dem runden Hut
Hast du ihn gesehen?
Ja, sagt die Fährfrau.

---

5 Aus: »Marie Luise Kaschnitz, Dein Schweigen – meine Stimme, Gedichte 1958-1961«, CLAASSEN VERLAG, 1962, Auszüge der Seiten 14–17, 17–19, 19–22; © mit freundlicher Genehmigung der MLK-Erbengemeinschaft Berlin/München.

Hirte mit dem toten Lamm
Hast du ihn gesehen?
Ja, sagt der Hirte.

Bergmann mit dem weißen Licht
Hast du ihn gesehen?
Ja, sagt der Bergmann.

Welchen Weges ging er, Fährfrau?
Übers Wasser trocknen Fußes.

Welchen Weges ging er, Hirte?
Berghinüber leichten Atems.

Welchen Weges ging er, Bergmann?
In der Erde lag er still.

Was stand auf seinem Gesicht geschrieben?
Frieden, sagten alle. Frieden.

Drei Aspekte treten deutlich hervor: Erstens die Integration des gesamten Geschehens – des erlittenen Verlusts ebenso wie der eigenen inneren Verarbeitung – in eine umfassende »Naturordnung«; darauf deuten die gewählten Metaphern hin. Zweitens die Verbindung von Natur und Geist, die ebenfalls mit Metaphern ausgedrückt wird: »Über Wasser trocknen Fußes«, »Berghinüber leichten Atems«. Drittens der »Friede«, den der Verstorbene gefunden hat, der zugleich auf den eigenen inneren Frieden deutet: Soweit dies überhaupt möglich ist, ist ein bedeutender Teil der inneren Verarbeitung vollzogen. Der geliebte Verstorbene ist in das eigene Selbst »inkorporiert«.

Dem Gedichtband »Dein Schweigen – meine Stimme« ist auch das folgende Gedicht »Auferstehung« entnommen, in dem Marie Luise Kaschnitz den christlich-theologischen Mythos der »Auferstehung« ganz aus der Jenseitigkeit in die Diesseitigkeit holt (»Nur das Gewohnte ist um uns«; »Die Weckuhren hören nicht auf zu ticken«), in dem sie aber zugleich eine »geheimnisvolle Ordnung« andeutet, in die unsere Existenz hineingestellt ist.[6]

---

6 Aus: »Marie Luise Kaschnitz, Dein Schweigen – meine Stimme, Gedichte 1958-1961«, CLAASSEN VERLAG, 1962, Auszug, Seite 13; © mit freundlicher Genehmigung der MLK-Erbengemeinschaft Berlin/München.

Auferstehung
(Marie Luise Kaschnitz)

Manchmal stehen wir auf
Stehen wir zur Auferstehung auf
Mitten am Tage
Mit unserem lebendigen Haar
Mit unserer atmenden Haut
   Nur das Gewohnte ist um uns.
Keine Fata Morgana von Palmen
Mit weidenden Löwen
Und sanften Wölfen.
   Die Weckuhren hören nicht auf zu ticken
Ihre Leuchtzeiger löschen nicht aus.
   Und dennoch leicht
Und dennoch unverwundbar
Geordnet in geheimnisvolle Ordnung
Vorweggenommen in ein Haus aus Licht.

Zwei Jahre vor ihrem Tod entsteht das Gedicht »Nicht mutig«, veröffent-licht in dem Gedichtband »Zauberspruch« (1972),[7] in dem sie ihre ambiva-lente Haltung gegenüber der »geheimnisvollen Ordnung« deutlich zum Ausdruck bringt: Die metaphysische Heimstatt, von der oben bei Else Las-ker-Schüler die Rede war, wird als das Ergebnis einer Angst vor dem End-gültigen, das der Tod setzt, gedeutet; zugleich aber vermag diese Heimstatt zu trösten und zu beruhigen.

Nicht mutig
(Marie Luise Kaschnitz)

Die Mutigen wissen
Daß sie nicht auferstehen
Daß kein Fleisch um sie wächst
Am jüngsten Morgen
Daß sie nichts mehr erinnern
Niemandem wiederbegegnen
Daß nichts ihrer wartet
Keine Seligkeit
Keine Folter
Ich
Bin nicht mutig.

---

7 »Nicht mutig«, aus: Marie Luise Kaschnitz, Gesammelte Werke in sieben Bänden, Band 5: Die Gedichte. © Insel Verlag, Frankfurt am Main 1985. Alle Rechte bei und vorbehalten durch Insel Verlag Berlin.

Nun gilt meine Aufmerksamkeit der Schriftstellerin Rose Ausländer, einer aus der Bukowina stammenden deutsch- und englischsprachigen Lyrikerin, geboren 1901 in Czernowitz, gestorben 1988 in Düsseldorf. 1921 wanderte sie in die USA aus und erhielt im Jahre 1926 die US-amerikanische Staatsbürgerschaft. 1931 kehrte sie nach Czernowitz zurück. 1937 wurde ihr die US-amerikanische Staatsbürgerschaft wegen dreijähriger Abwesenheit aus den USA aberkannt; somit war eine Rückkehr in die USA unmöglich. Im Jahre 1940 wurde sie in Czernowitz vom sowjetischen Inlandsgeheimdienst verhaftet und für vier Monate interniert. 1941 besetzten die mit Deutschland verbündeten rumänischen Truppen die Stadt; Rose Ausländer musste als Jüdin im Ghetto der Stadt leben und entging der Deportation nur durch den Schutz in einem Kellerversteck. Im Ghetto lernte sie Paul Celan kennen. Rose Ausländer zog 1972 in ein jüdisches Altenheim in Düsseldorf, das sie aufgrund von Pflegebedürftigkeit zwischen 1977 und 1988, ihrem Todesjahr, nicht mehr verließ. Trotz ihrer schweren Erkrankung bewahrte sie sich eine ausgeprägte seelisch-geistige Offenheit für »Neues«, eine ausgeprägte »Liebe zur Welt«. – In dem ersten der beiden nachfolgend angeführten Gedichte (»Noch bist du da«)[8] steht das Auskosten des Augenblicks auch in der Todesahnung im Zentrum; dabei zeigt sich dieses Auskosten zum einen in der fortgesetzten Bindung an die Natur, zum anderen in der Liebe, weiterhin in der »gelebten« Identität (»Sei was du bist«) und schließlich in der »gelebten« Generativität (»Gib was du hast«).

Noch bist du da
(Rose Ausländer)

Noch bist du da
Wirf deine Angst
in die Luft

Bald
ist deine Zeit um
bald
wächst der Himmel
unter dem Gras
fallen deine Träume
ins Nirgends

---

8 Aus: Rose Ausländer. Gesammelte Werke / Band 5: Ich höre das Herz des Oleanders, Gedichte 1977–1979, by Ausländer, Rose / Herausgegeben von Braun, Helmut, S. 86; © 1984, S. Fischer Verlag GmbH, Frankfurt am Main.

Noch
duftet die Nelke
singt die Drossel
noch darfst du lieben
Worte verschenken
noch bist du da
Sei was du bist
Gib was du hast

In dem zweiten Gedicht (»Wenn ich vergehe«)[9] wird das Motiv der »symbolischen Immortalität«, im Sinne des Fortlebens in anderen Menschen angesprochen. Das »Fortgehen« von der Erde, das »Vergehen« wird schmerzlich antizipiert. Die »Weltkörper« werden sich weiter bewegen; der Tod der eigenen Person ändert daran nichts. Denn die Erde ist »vergesslich«. Das Gedächtnis nahestehender Menschen aber kann vielleicht Trost schenken: wenn diese nämlich die Verstorbene im Gespräch in ihre Mitte nehmen (»Wirst du mein Wort ein Weilchen für mich sprechen?«). Das Motiv der symbolischen Immortalität erweist sich, dies sei hier noch einmal hervorgehoben, in der Begleitung von schwerkranken und sterbenden Menschen vielfach als ein zentrales.

Wenn ich vergehe
(Rose Ausländer)

Wenn ich vergehe
wird die Sonne weiter brennen

Die Weltkörper werden sich
bewegen nach ihren Gesetzen
um einen Mittelpunkt
den keiner kennt

Süß duften wird immer
der Flieder
weiße Blitze ausstrahlen der Schnee

Wenn ich fortgehe
von unsrer vergesslichen Erde
wirst du mein Wort
ein Weilchen
für mich sprechen?

---

9 Aus: Rose Ausländer. Gesammelte Werke / Band 6: Wieder ein Tag aus Glut und Wind, by Ausländer, Rose / Herausgegeben von Braun, Helmut, S. 19; © 1986, S. Fischer Verlag GmbH, Frankfurt am Main.

Paul Celan (eigentlicher Name: Paul Antschel), im Jahre 1920 als einziger Sohn deutschsprachiger Juden in Czernowitz geboren, gestorben 1970 in Paris, wird als einer der wichtigsten deutschsprachigen Lyriker des 20. Jahrhunderts angesehen. Nach dem Abitur beginnt Paul Celan 1938 ein Medizinstudium im französischen Tours, das er jedoch wegen des beginnenden Krieges bald wieder abbrechen muss. Nach Czernowitz zurückgekehrt, entscheidet er sich für ein Romanistikstudium. Paul Celan wird zur Zwangsarbeit verpflichtet; er muss die Deportation seiner Eltern in ein Lager in Transnistrien miterleben. Seine Eltern verlieren im Lager (durch Genickschuss) ihr Leben. Die innere Auseinandersetzung mit Grenzerfahrungen, unter denen der Holocaust ganz entscheidende Bedeutung besaß, bestimmte einen Großteil seiner Literatur; stellvertretend sei hier die »Todesfuge« (mit dem Motiv: »der Tod ist ein Meister aus Deutschland«) genannt, die Paul Celan im Jahre 1952 auf der Tagung der »Gruppe 47« vorträgt. Ab 1962/63 muss er sich mehrfach in psychiatrische Behandlung begeben. Am 20. April 1970 sucht er den Freitod in der Seine. – Das nachfolgend angeführte Gedicht »Ich lotse dich hinter die Welt« stammt aus seinem Nachlass.[10]

Ich lotse dich hinter die Welt
(Paul Celan)

Ich lotse dich hinter die Welt,
da bist du bei dir –
unbeirrbar, heiter.
Vermessen die Stare den Tod,
das Schilf winkt dem Stein ab,
Du hast alles für heut Abend.

Mit der Aussage »Ich lotse dich hinter die Welt« wird eine seelisch-geistige Dimension angesprochen, die jenseits aller unmittelbaren Wahrnehmung, jenseits aller unmittelbaren Selbsterfahrung liegt. Die Person wird mehr und mehr in ihr Zentrum, in das Zentrum ihres Selbst geführt. Wenn sie dieses erreicht, dann kann sie nichts mehr »schrecken«, dann entwickelt sie die Haltung einer tiefen Heiterkeit. Zugleich wird deutlich: Dieser Prozess vollzieht sich im Angesicht des Todes, der sehr bewusst antizipiert wird. »Carpe diem«, nutze den Tag, koste den Augenblick aus, so möchte man sagen. Die Antizipation des eigenen Todes birgt auch ein Potenzial: das Potenzial des bewussten Lebens.

---

10 »Ich lotse« aus: Paul Celan, Die Gedichte. Neue kommentierte Gesamtausgabe. Mit 25 Radierungen von Gisèle Celan-Lestrange. Herausgegeben von Barbara Wiedemann. © Suhrkamp Verlag Berlin 2018.

3

Die Verarbeitung und Bewältigung einer schweren, zum Tode führenden Krankheit

3.1 Einflüsse auf Verarbeitung und Bewältigung

Wie gelingt es schwerkranken oder sterbenden Menschen, die mit der Krankheit verbundenen Verluste (bis hin zum völligen Verlust einer tragfähigen Lebensperspektive) zu verarbeiten und zu bewältigen? Wenn ich hier von *Verarbeitung* spreche, dann meine ich damit innerseelische Prozesse, die darauf gerichtet sind, sich an die eingetretene Situation in einer *schöpferischen*, das Individuum selbst überzeugenden Art und Weise anzupassen und damit zu einer *Neubewertung* der verschiedenen Aspekte einer Situation zu gelangen. Ein Beispiel für diese Neubewertung ist darin zu sehen, dass dem Individuum in der Konfrontation mit den eingetretenen Verlusten vielleicht das erste Mal seit langer Zeit wieder bewusst wird, über welche Ressourcen – Fähigkeiten, Fertigkeiten, Interessen, Werte, Empfindungen, Gefühle, Denkvermögen, körperliche Leistungsfähigkeit, Partnerschaft, Familie, weitere Bezugspersonen, weitere Unterstützungssysteme, materielle Sicherung

– es verfügt. Es ist durchaus möglich, dass es diese Ressourcen früher, also vor Eintritt der Erkrankung, als etwas »Selbstverständliches« eingeschätzt hat, während es nun, nach den erlittenen Verlusten, diese Ressourcen als etwas Wertvolles betrachtet, von dem eine hohe Bindung an das Leben ausgeht.

In einer ganz ähnlichen Weise argumentiert der Philosoph Hans-Georg Gadamer (1900–2002) in seinem Buch »Schmerz. Einschätzungen aus medizinischer, philosophischer und therapeutischer Sicht« (2000/2010), wenn er schreibt, dass wir den Schmerz nur dadurch »verwinden« können, dass wir diesem all das entgegensetzen, was uns emotional und geistig in besonderer Weise bindet und antreibt. Es sei an dieser Stelle angemerkt, dass Hans-Georg Gadamer auch von einem persönlichen Erfahrungshorizont aus argumentiert, litt er doch zeitlebens an den Folgen einer Kinderlähmung. Den Schmerz deutet er in dem genannten Buch (das auf seiner Ansprache anlässlich eines schmerztherapeutischen Kolloquiums in Heidelberg im Jahre 2000 gründet) als eine »lebenslange Aufgabe« des Menschen, in deren Verarbeitung und Bewältigung das Individuum mehr und mehr von sich selbst entdecke – vor allem das, was sein Leben eigentlich trage.

Wenn ich von »Bewältigung« spreche, dann meine ich Verhaltensprozesse, die darauf zielen, die eingetretene Situation in ihren »äußeren« Aspekten zu modifizieren, sodass die Verluste und deren Folgen abgemildert werden. Ein für das Thema dieses Buches wichtiges Beispiel ist die Suche und Inanspruchnahme einer fachlich und ethisch überzeugenden medizinischen, rehabilitativen und pflegerischen Versorgung, einer unterstützenden und motivierenden psychosozialen Begleitung, personaler und technischer Unterstützung bei der Ausführung von Aktivitäten des täglichen Lebens; hinzu treten eigene Verhaltensweisen, mit denen ein höheres Maß an körperlicher, kognitiver, verhaltensbezogener und sozialkommunikativer Kompetenz erreicht wird.

Auch wenn in der psychologischen Literatur nicht immer zwischen den beiden Begriffen »Verarbeitung« und »Bewältigung« differenziert wird – meist wird von »Bewältigung« gesprochen, mit der innerseelische *und* verhaltensbezogene Prozesse umschrieben werden –, so möchte ich doch an dieser Differenzierung festhalten, weil sie auf zwei mögliche Schwerpunkte der Auseinandersetzung mit eingetretenen Verlusten abhebt: auf einen kognitiv-emotionalen und auf einen verhaltensbezogenen. Dabei ist mir bewusst, dass diese Schwerpunkte nicht immer sauber voneinander zu trennen sind, dass sie sich in vielen Fällen überlagern. Doch kann diese Differenzierung helfen, gerade die kognitiv-emotionale Art der Auseinandersetzung, das heißt die »Verarbeitung« noch deutlicher in den Blick zu nehmen und schwerkranke oder sterbende Patientinnen und Patienten dafür zu sensibilisieren, sich auch auf Denkprozesse (Kognition), auf Gefühle (Emotion), auf deren Interaktion zu konzentrieren und nicht alleine auf Verhalten. Dies erscheint vor dem Hintergrund von *unabänderlichen Verlusten* besonders wichtig.

Bevor ich mich einer Auswahl von wissenschaftlichen Beiträgen zur Verarbeitung und Bewältigung von Belastungen zuwende, möchte ich noch einer weiteren Frage nachgehen. Welche Merkmale sind zu beachten, wenn es um die Erfassung *potenzieller Einflüsse* auf die Verarbeitung und Bewältigung geht? Fasst man Ergebnisse psychologischer Studien zusammen, so kristallisieren sich grosso modo folgende Merkmale heraus, die in »internale« und »externale« differenziert werden können:

Zu den *internalen* Merkmalen zählt die Fähigkeit, (a) Emotionen, Affekte und Impulse zu kontrollieren, (b) die eingetretene Situation in ihrem kognitiven Anregungsgehalt (»Was genau ist geschehen; was folgt unmittelbar daraus für mich; was kann weiterhin daraus für mich folgen?«) wie auch in ihrem emotionalen Anregungsgehalt (»Wie bewerte ich das Geschehene, die unmittelbaren und mittelbaren Folgen?«) differenziert wahrzunehmen und zu bewerten, (c) die eigenen Verarbeitungs- und Bewältigungsressourcen mit Blick auf diese Situation differenziert einzuschätzen, (d) dabei auch frühere Bewältigungs- und Verarbeitungsversuche, die sich als erfolgreich erwiesen haben, zu erinnern und (e) aus diesen Optimismus für den Umgang mit der aktuellen Belastung zu schöpfen. Zu diesem Fähigkeitsbündel, das im Kern die *Selbstregulation* in einer eingetretenen Belastungssituation beschreibt, treten noch weitere psychische Qualitäten hinzu, die sich positiv auf den Prozess der Selbstregulation auswirken. Zu nennen sind (a) eine differenzierte Wahrnehmung des eigenen Selbst (in seinen Stärken wie in seinen Schwächen), (b) relativ stabile Selbstwirksamkeits- und Kontrollüberzeugungen des Individuums, (c) Problemlösungskompetenzen und Persönlichkeitseigenschaften, zu denen vor allem emotionale Stabilität und Offenheit zu zählen sind, (d) eine Vielfalt an Quellen der Sinnerfahrung wie auch des Stimmigkeitserlebens, schließlich (e) die Fähigkeit zur intrinsischen (also von den eigenen Bedürfnissen und Werten abgeleiteten) Zieldefinition.

Zu den *externalen* Merkmalen sind (a) das soziale Netzwerk eines Menschen (nicht nur in seinem Umfang, sondern auch in seiner emotionalen Qualität), (b) Ausmaß und Qualität sozialer Unterstützung in der eingetretenen Belastungssituation, (c) die Zugänglichkeit institutioneller (fachlicher) Unterstützungssysteme sowie (d) Ausmaß und Qualität faktisch geleisteter Unterstützung durch diese Systeme zu zählen.

Internale und externale Merkmale sind ihrerseits durch Sozialschicht, Bildung, Gesundheit und Wohnsituation, weiterhin durch Gesellschaft und Kultur – mit ihren materiellen und ideellen Gütern wie auch mit ihren Menschenbildern – beeinflusst.

Schon aus dieser Nennung zentraler Merkmale und Einflussgrößen geht hervor, wie *umfassend* der Prozess der Verarbeitung oder Bewältigung zu konzeptualisieren ist. Es genügt in der wissenschaftlichen wie auch in der praktischen Arbeit nicht, nur zu fragen, wie das Individuum eine Belastung zu verarbeiten und zu bewältigen versucht, sondern es sollte darüber hinaus versucht werden, Einblick in die oben genannten Merkmale und Einflussgrößen zu erhalten.

Neben den Ressourcen des Individuums ist dessen Verletzlichkeit (Vulnerabilität) zu berücksichtigen, die nicht alleine aus der schweren oder zum Tode führenden Krankheit erwachsen muss, sondern auch aus jenen Merkmalen der Person, ihrer Lebenslage und ihrer Umwelt, die dazu beitragen, dass die Verarbeitung und Bewältigung einer Belastung erkennbar erschwert ist und die Belastung zudem noch gravierendere Folgen hat, als sie ohne diese Merkmale schon hätte. Mit anderen Worten: Das Individuum tritt möglicherweise »potenziell geschwächt« in die Auseinandersetzung mit einer schweren oder zum Tode führenden Krankheit ein, es ist in erhöhtem Maße von den negativen Folgen dieser Krankheit betroffen und entwickelt psychische Auffälligkeiten oder Störungen, die bei einer anderen Person – die diese spezifische Vulnerabilitätskonstellation nicht aufweist – ausbleiben. Wenn hier von »potenziell geschwächt« gesprochen wird, dann ist damit nicht eine Verletzlichkeit in Bezug auf alle möglichen belastenden Situationen gemeint, sondern vielmehr die Verletzlichkeit in Bezug auf jene spezifische Belastungssituation, mit der das Individuum aktuell konfrontiert ist: in unserem Falle die schwere oder zum Tode führende Krankheit.

Auch wenn die *subjektive Deutung* einer Belastung großen Einfluss auf die Art ihrer Verarbeitung und Bewältigung hat, so ist die subjektive Perspektive (»Wie deutet das Individuum die Situation?«) nicht unabhängig von gegebenen *vs.* fehlenden Ressourcen. Schon Richard Lazarus, einer der bedeutendsten psychologischen Stressforscher der letzten Jahrzehnte, hat in seinem Modell der Stressbewältigung (Lazarus, 1966, 1990) hervorgehoben, dass eine objektiv gegebene Situation subjektiv in dreifacher Hinsicht gedeutet wird: (1) Nimmt die Person das Ereignis als positiv, irrelevant oder potenziell gefährlich wahr? Ist bereits ein Schaden eingetreten? Hier wird von einer »ersten kognitiven Bewertung« gesprochen. (2) Ordnet sich das Individuum die für die Bewältigung der Situation notwendigen Eigenschaften und Kompetenzen zu oder nicht? Hier wird von einer »zweiten kognitiven Bewertung« gesprochen. (3) Auf der Grundlage der nun in Gang gesetzten Bewältigung (problemorientierte Bewältigung: das Problem soll überwunden werden; emotionsorientierte Bewältigung: die emotionale Reaktion soll kontrolliert, die emotionale Erregung soll abgebaut werden; bewertungsorientierte Bewältigung: die Situation soll neu bewertet werden) und ihres Erfolgs vs. Misserfolgs wird eine »Neubewertung der Situation« vorgenommen. Was vorher als Belastung erschien, ist nun in der Sicht des Individuums möglicherweise nur noch Herausforderung, oder aber die Belastung kann angesichts eines nicht erfolgreichen Bewältigungsversuchs einmal mehr als Gefahr gedeutet werden. Der zweite Schritt (»Ordnet sich das Individuum die für die Bewältigung der Situation notwendigen Eigenschaften und Kompetenzen zu oder nicht?«) deutet auf den Einfluss hin, den die gegebenen vs. fehlenden Ressourcen auf die subjektive Deutung wie auch auf den Ausgang der Verarbeitung und Bewältigung ausüben.

Nach diesen Vorüberlegungen wende ich mich nun der Verarbeitung und Bewältigung von Belastungen im engeren Sinne zu und konzentriere mich dabei auf solche Belastungen, die das Individuum in hohem oder höchstem Maße fordern. Mehr und mehr werde ich mich dabei auf die schwere oder die zum Tode führende Krankheit konzentrieren.

Ich beginne mit einer für das Verständnis der Belastungsverarbeitung im Alter wichtigen Frage: ist angesichts der verrinnenden Zeit in diesem Lebensabschnitt generell von einer größeren Angst vor dem Tode auszugehen als in früheren Lebensabschnitten? Oder ist dies nicht der Fall? Hier dienen mir Aussagen aus einem Buch der französischen Soziologin und Philosophin Simone de Beauvoir sowie empirische Befunde aus einer Forschergruppe um den US-amerikanischen Psychologen M. Powell Lawton als Grundlage. – In einem weiteren Schritt wende ich mich einem zentralen Beitrag aus der »Positiven Psychologie«, die nach den Stärken und Kräften des Menschen fragt, zu, in dem Offenheit für Sinn, Anpassungsfähigkeit und Widerstandsfähigkeit im Zentrum stehen. Es mag angesichts des Themas »Schwere, zum Tode führende Krankheit« überraschen, dass für dessen Bearbeitung die Forschungsrichtung der Positiven Psychologie aufgerufen wird. Im Prozess der Verarbeitung und Bewältigung von Belastungen (auch von schweren und schwersten Belastungen) können wir nicht selten *schöpferische Qualitäten des Selbst* beobachten, auf deren Analyse die Positive Psychologie besonderen Wert legt. Der in dem entsprechenden Abschnitt ausführlich dargelegte Beitrag des Psychologen Jochen Brandtstädter ist in meinen Augen besonders geeignet, unser Verständnis der schöpferischen Kräfte auch am Lebensende zu vertiefen. – Es ist kein weiter inhaltlicher Weg von diesem Beitrag zu jenem, der sich der Forschung des israelischen Medizinsoziologen Aaron Antonovsky verdankt: denn in dessen Konzept der Salutogenese und des Kohärenzgefühls werden die schöpferischen Kräfte in der Deutung (und dieser folgend: in der Verarbeitung und Bewältigung) einer Belastung sowie der persönlichen Gesamtsituation ebenfalls akzentuiert. Die Kategorie des Sinns und der Stimmigkeit, die in diesem Buch schon vielfach thematisiert wurde, treffen wir auch in diesem Konzept an. Und es ist vielleicht im Angesicht des herannahenden Todes in positiver Hinsicht »provokativ«, von einem Kohärenzgefühl zu sprechen. Wenn wir aber die innere Auseinandersetzung mit dem herannahenden Tod in den Kontext des Lebensrückblicks stellen, wie dies in Kapitel 2 geschehen ist, dann erscheint diese Überlegung vielleicht gar nicht provokativ. Denn im Falle eines Lebensrückblicks, der im großen Ganzen positiv ausfällt, kann (muss aber nicht) ein Kohärenzgefühl entstehen, das die Person motiviert, sich bewusst auf den herannahenden Tod einzustellen und das eigene Sterben – soweit dies möglich ist – *mitzugestalten*. Ich werde dabei ein Beispiel für dieses Kohärenzgefühl anführen, das sich Aussagen des US-amerikanischen Psychologen und Gerontologen James Birren (1918–2016) zu den Themen »Alter«, »Sterben« und »Tod« verdankt; James Birren, einer der bedeutendsten Alternsforscher des letzten Jahrhunderts, legt dar, wie wichtig die erlebte Stimmigkeit und die Sinnerfahrung – die auch in der Weitergabe von Lebenswissen an junge Menschen gefunden werden kann – für eine gefasste Haltung gegenüber Sterben und Tod sind; auf der Grundlage einer derartigen Haltung erscheint dem Individuum auch die bewusste innere Auseinandersetzung mit der letzten Grenzsituation des Lebens als bedeutende Aufgabe. Mit dieser Aussage ist eine thematische Nähe zum Kohärenzgefühl geschaffen. – In einem weiteren Schritt rücken Modelle der Bewältigungsforschung in das Zentrum der Überlegungen, denen große Bedeutung für die Verarbeitung und Bewältigung einer schweren oder zum Tode führenden Erkrankung zukommt. Ich führe beispielhaft die beiden Stufenmodelle der Belastungsverarbeitung bzw. -bewältigung des US-amerikanischen Psychiaters Mardi J. Horowitz sowie der Psychologin Sigrun-Heide Filipp an. Es geht in diesen Modellen nicht um »alltägliche«, sondern vielmehr um tiefgreifende Belastungen, die die *inne-*

re Ordnung eines Individuums stören oder in Frage stellen können und damit eine *Neuorientierung* erfordern. Das Modell von Sigrun-Heide Filipp wurde in einer von ihr ausgerichteten Längsschnittstudie zur Verarbeitung bzw. Bewältigung von Erkrankungen mit infauster Prognose als theoretisch-konzeptionelle Grundlage gewählt; diese Studie werde ich vorstellen. – Nach Abschluss dieses Abschnittes gilt meine Aufmerksamkeit dem Phasenmodell der Auseinandersetzung mit dem herannahenden Tod, welches sich den Interviews mit N= 220 Sterbenden verdankt, die die schweizerisch-US-amerikanische Psychiaterin Elisabeth Kübler-Ross (1926–2004) geführt und 1969 in ihrem Buch »On Death and Dying« veröffentlicht bzw. interpretiert hat. Dieses Buch kann in seiner Bedeutung für die Thanatologie (Wissenschaft vom Sterben und Tod) nicht hoch genug geschätzt werden. Es hat viele Impulse für die intensive psychologische und seelsorgerische Arbeit mit sterbenden Patientinnen und Patienten zu geben vermocht. Allerdings hat Frau Kübler-Ross mit ihrem Phasenmodell der psychologischen Auseinandersetzung mit Sterben und Tod auch viel Kritik auf sich gezogen. Sowohl das Phasenmodell als auch die Kritik werde ich ausführlich darstellen – und dies aus dem Motiv heraus, Leserinnen und Leser, die die Arbeiten von Kübler-Ross nicht im Original studiert haben, mit den Gedanken dieser Autorin vertraut zu machen, sowie die kritischen Anmerkungen als Grundlage für eine Weiterführung der psychologischen Forschung und Praxis auf dem Gebiet der Thanatologie und der Palliativversorgung zu nutzen. – Nach der Darstellung des Phasenmodells und seiner Kritik wende ich mich einer eigenen Untersuchung zu, die ich Ende der 1980er und Anfang der 1990er Jahre zur *hausärztlichen Begleitung sterbender Menschen* durchführen konnte. Auch wenn in dieser Untersuchung nur eine kleine Stichprobe erfasst wurde (N= 50 Frauen und Männer), so bestand doch die Möglichkeit, die Patientinnen und Patienten *längsschnittlich* bis zum Zeitpunkt ihres Todes zu besuchen und zu interviewen. Es handelte sich dabei um Tumorpatientinnen und -patienten, die – aufgrund ausgeschöpfter Therapiemaßnahmen – aus der Klinik entlassen wurden und in das häusliche Umfeld zurückkehrten; fortan lag die ärztliche Verantwortung bei den Hausärztinnen und Hausärzten, die – da es sich um ein Modellprojekt handelte – von Mitarbeiterinnen und Mitarbeitern unterschiedlicher Disziplinen (Schmerztherapie, Physiotherapie, Pflege, Seelsorge, Psychologie und Sozialarbeit) unterstützt wurden. Warum wird hier ein schon lange zurückliegendes Projekt noch einmal aufgerufen und ausführlicher dargestellt? Es sind drei Gründe. Der *erste* Grund: Dieses Projekt macht deutlich, dass eine *generalisierende Phasenlehre* mit Blick auf die Verarbeitung des herannahenden Todes empirisch nicht gestützt werden kann und auch nicht hilfreich ist. Es finden sich sehr verschiedenartige *Formen* der Verarbeitung, zu denen seelische Reaktionen gehören, die in der Phasenlehre von Elisabeth Kübler-Ross zwar angesprochen werden, die aber – den Ergebnissen der hier angeführten Studie zufolge – nicht in einer *allgemeinverbindlichen Sequenz* zusammengeführt werden können; diese häufig geäußerte Kritik an der Phasenlehre von Frau Kübler-Ross musste auch auf der Grundlage dieser Studienergebnisse geübt werden. Der *zweite* Grund: Eine intensive längsschnittliche Betrachtung zeigt uns, dass es Menschen durchaus gelingen kann, den Tod vollumfänglich zu akzeptieren, ja, dass es ihnen auch gelingen kann, in der letzten Lebensphase Stimmigkeit zu erleben und Sinn zu erfahren. Genauso muss aber damit gerechnet werden, dass Menschen mit tiefgreifender Niedergeschlagenheit, Angst und Verzweiflung antworten, die ihnen trotz guter Begleitung nicht genommen werden können. Auf diese Vielfalt, auch auf den möglichen »Misserfolg« der Begleitung muss man sich einstellen. Der *dritte* Grund: Ich möchte Einblick in die Art und Weise geben, wie ich selbst Forschung zur psychischen Situation sterbender Menschen betrieben habe. – Schließlich wende ich mich einem ganz anderen Modell zu, dessen Wurzeln in einer sehr umfassenden Anthropologie liegen: Gemeint ist hier die Terror-Management-Theorie, die sich die Frage vorlegt, inwieweit alle Ängste des Menschen auf eine, man könnte sagen: *fundamentale* Angst rückführbar sind – die Angst vor dem Tod. In dieser Theorie wird postuliert, dass kulturelle Produkte ebenso wie Transzendenzerwartungen im Kern dem Bemühen geschuldet sind, der eigenen Endlichkeit »etwas entgegenzusetzen«, die Angst vor dem Tod zu überwinden. Mit dieser Theorie wird auch noch einmal der Bogen zum Eröffnungskapitel dieses Buches geschlagen, in dem ich die Annahme aufgestellt habe, dass es vielleicht weniger die Angst vor dem Sterben und mehr die Angst vor dem Tod ist, die den Menschen zutiefst erfüllt (auch wenn ihm dies nicht bewusst ist). Die persönliche Erkenntnis, dass das eigene Leben in Zukunft ausgelöscht sein wird, kann den Menschen nicht unberührt lassen. Sie muss Ängste hervorrufen. Wie geht das Individuum mit diesen Ängsten um, wie versucht es diese zu verarbeiten und zu bewältigen? Wodurch wird die Richtung der Verarbeitungs- und Bewältigungsversuche beeinflusst? Mit diesen Fragen beschäftigt sich die Terror-Management-Theorie, und einige ihrer Antworten möchte ich in dem entsprechenden Abschnitt darlegen.

3.2 Das »Verhältnis zum Leben«: Lebensbewertung und Lebensbindung

Simone de Beauvoir (1908–1986) hat sich in ihrem 1970 erschienenen Buch: *La Vieillesse* (deutsch, 1972: *Das Alter*) auch mit psychologischen Besonderheiten der subjektiven Deutung des Todes sowie der Verarbeitung der eigenen Endlichkeit beschäftigt. In der folgenden Textpassage macht sie deutlich, dass die Auseinandersetzung mit dem Tod genau genommen nichts anderes ist als eine Auseinandersetzung mit dem eigenen Leben. Ihre zentrale These lautet, dass es Menschen dann leichter fällt zu sterben (»Schluss zu machen mit dem Leben«), wenn sie zentrale Lebensziele verwirklicht haben oder wenn sie – sei es infolge körperlicher Einbußen, sei es infolge gesellschaftlich definierter Rollenverluste – frühere Lebensentwürfe als nicht mehr realisierbar aufgegeben haben. Denn in diesem Falle sind Menschen am »Ende ihrer Möglichkeiten« angekommen. Folgt man den Aussagen von de Beauvoir, dann ist die These, im Alter sei der Tod infolge einer reduzierten Restlebenszeit gegenwärtiger, falsch. Weiterhin widerspricht sie der Annahme, für eine beeinträchtigte emotionale Befindlichkeit im Alter seien primär die Gedanken an den Tod verantwortlich zu machen. Entscheidend sei vielmehr, in welchem Maße sich alte Menschen in einer sich wandelnden Welt noch zu Hause fühlten oder eben nicht, inwieweit sie Möglichkeiten sähen, ihre persönliche Situation zum Positiven zu wenden oder eben nicht. In den Worten von Simone de Beauvoir:

»In Wahrheit ist die Vorstellung, der Tod komme näher, falsch. Er ist weder nah noch fern: er ist nicht. Ein außerhalb seiner selbst befindliches Verhängnis lastet auf dem Lebenden jeden Alters; nirgendwo ist der Augenblick bestimmt, in dem es sich vollziehen wird. Der alte Mensch weiß, dass er ›bald‹ sterben wird: das Verhängnis ist mit 70 Jahren ebenso gegenwärtig wie mit 80, und das Wort ›bald‹ bleibt mit 80 so vage wie mit 70 Jahren. Es ist nicht richtig, von einem Verhältnis zum Tod zu sprechen: Tatsache ist, dass der alte Mensch – wie jeder andere – nur ein Verhältnis zum Leben hat. Was zur Debatte steht, ist sein Wille weiterzuleben. ... Wenn die Welt sich wandelt oder sich in einer Weise offenbart, die das Verweilen in ihr unerträglich macht, behält ein junger Mann die Hoffnung auf eine Änderung; der Greis jedoch nicht: ihm bleibt nur noch, den Tod herbeizusehnen. ... Oder es ist die eigene Situation, die dem alten Menschen aussichtslos erscheint und ihm zur Qual wird.« (de Beauvoir, 1972, S. 379ff.)

In einem empirisch fundierten Modell zur *Lebensbewertung* (Valuation of Life) stellt M. Powell Lawton (1923–2001) die Annahme auf, dass die Lebensbewertung das Anspruchsniveau des Individuums mit Blick auf seine Vergangenheit, seine Gegenwart und der es umgebenden Umwelt widerspiegele; in diesem Anspruchsniveau verdichteten sich Erfahrungen von Stimmigkeit und Sinnhaftigkeit, die das Individuum aktuell erlebe (Lawton, Moss, Hoffman et al., 1999). Zahlreiche Untersuchungen, die aus der Arbeitsgruppe von M. Powell Lawton hervorgegangen sind, sprechen für die Annahme, dass die Lebensbewertung ein von seelisch-geistiger Gesundheit in Teilen unabhängiges, eigenständiges Konzept darstellt. Die von Studienteilnehmerinnen und -teilnehmern in Untersuchungen unter der Bedingung verschiedener Erkrankungen und Einschränkungen angegebene »gewünschte Lebensdauer« (years of desired life) lässt sich durch die Lebensbewertung besser vorhersagen als durch allgemeine Einschätzungen von Lebensqualität und positiver seelisch-geistiger Gesundheit. Lawton deutet dieses Ergebnis im Sinne eines Zusammenhangs zwischen der Lebensbewertung und der Fähigkeit des Individuums, die Kriterien hinsichtlich dessen, was im alltäglichen Leben als *akzeptabel* angesehen wird, an die Veränderung von Merkmalen der Lebenssituation anzupassen. Der Einfluss zunehmender und antizipierter gesundheitlicher Verluste auf das subjektive Befinden kann demnach durch eine Veränderung des eigenen Anspruchsniveaus verringert oder sogar minimiert werden. In diesem Kontext werden auch depressive Verstimmungen als im Alternsprozess auftretende Veränderungen aufgefasst, an die sich Menschen kontinuierlich anpassen können. Aus diesem Grunde äußere nur ein sehr kleiner Anteil jener Menschen, bei denen eine Depression vorliege, den Wunsch, zu sterben; nur ein verschwindend geringer Anteil töte sich selbst.

Ich habe diese beiden Beiträge einander gegenübergestellt, da sie – obwohl im Hinblick auf ihre zugrundeliegende Forschungstradition und ihre empirische Orientierung sehr unterschiedlich – in einem Punkte zu einer ähnlichen Einschätzung gelangen: Inwieweit ist die Person in der Lage, die eingetretenen Veränderungen ihrer Lebenssituation so zu bewältigen bzw. zu verarbeiten, dass ihr das Leben auch weiterhin stimmig, das Weiterleben sinnvoll erscheint? Bewältigung meint, Verbesserungen der Situation dort zu suchen, wo diese – nach Einschätzung des Individuums – tatsächlich erreicht werden können; Verarbeitung meint, dort, wo solche Verbesserungen nicht mehr erzielt werden können, die persönlichen Kriterien eines guten Lebens an die gegebenen Bedingungen anzupassen. Diesen Bewältigungs- bzw. Verarbeitungsprozess sollte man in meinen Augen noch sehr viel stärker, als dies heute geschieht, als eine *schöpferische Leistung des Selbst* begreifen und darstellen.

Allerdings, und darauf weist Simone de Beauvoir in ihrem soziologisch fundierten Buch ebenfalls hin, dürfen wir die uns umgebende persönliche Welt nicht losgelöst von der sozialen und kulturellen Welt betrachten. Die soziale und kulturelle Welt definiert die Selbstsicht alter Menschen mit. Wenn in unserer Welt für alte Menschen »kein Platz mehr ist«, diese höchstens noch »toleriert« oder »ertragen«, aber nicht wirklich geschätzt und geachtet werden: dann besteht die Gefahr, dass diese »aus der Welt fallen« (aus der sozialen und kulturellen ebenso wie aus der individuellen, persönlichen) und nicht mehr motiviert sind, die beschriebene schöpferische Leistung der Verarbeitung und Bewältigung zu erbringen.

3.3 Offenheit für Sinn, Anpassungsfähigkeit und Widerstandsfähigkeit

Belastende Situationen sind dem Psychologen Jochen Brandtstädter zufolge dadurch gekennzeichnet, dass, wie er es umschreibt, Handlungs- und Lebensroutinen ihre gewohnten Wirkungen und Bedeutungen – und damit ihren vertrauten Sinn – verloren haben. Damit stellt sich dem Individuum auch die Aufgabe, neue Sinnquellen zu erschließen. Jene Menschen, die offen für verschiedenartige Sinnquellen sind, werden belastende Situationen eher verarbeiten und bewältigen können. Sie zeichnen sich nach Brandtstädter durch – wie er es nennt – höhere adaptive Flexibilität und Widerstandsfähigkeit (Resilienz) aus (Brandtstädter, 2007a). Das heißt: Sie können sich selbst in einer produktiven Weise an Situationen anpassen und damit potenzielle negative Einflüsse dieser Situationen abwehren. Diese adaptive Flexibilität wird durch protektive (schützende) Merkmale gefördert, zu denen Brandtstädter die folgenden zählt: Problemlösungskapazitäten, positives Selbstbild, Humor, soziale Fertigkeiten, emotionale Stabilität, gute familiäre Beziehungen. Dabei geht Brandtstädter davon aus, dass protektive Merkmale und Prozesse vielfach erst durch belastende Bedingungen aktiviert werden. Diese Argumentation ähnelt jener, die auch in den Arbeiten von Michael Rutter dominiert, wo es ja heißt, dass Belastungen nicht per se negativ zu bewerten seien, da sie psychische Prozesse in Gang setzen können, die sich bei näherer Analyse als positiv (funktional) für die weitere psychische Entwicklung des Individuums erweisen. Sowohl in den

protektiven Merkmalen als auch in der adaptiven Flexibilität – Brandtstäd-
ter spricht hier vom »flexiblen Selbst« – scheinen psychische Kräfte und
Stärken auf, die mich darin bestärken, von *schöpferischen Leistungen des
Selbst* (oder der Psyche) zu sprechen.

Brandtstädter ordnet auch den Verarbeitungs- oder Bewältigungsprozessen großes Gewicht zu (Brandtstädter, 2007b). Neben problem- und emo-
tionsorientierten Bewältigungsprozessen (erstere zielen auf Veränderungen
der Situation, letztere auf die Veränderung von Emotionen und Affekten)
betont er Anpassungen des Anspruchsniveaus wie auch Änderungen grundlegender Einstellungen des Individuums. Im hohen Lebensalter sind Anpassungen des Anspruchsniveaus sowie Änderungen grundlegender Einstellungen des Individuums von großer Bedeutung, wenn man bedenkt, dass sich
in dieser Lebensphase viele Verluste als endgültig erweisen (man denke
hier nur an den Tod nahestehender Menschen oder an körperliche und kognitive Einbußen, die durch Intervention höchstens gelindert, aber nicht
mehr aufgehoben werden können) und somit Neuorientierungen des Individuums verlangen. Zudem ist mit Blick auf die im hohen Alter begrenzte
Restlebenszeit zu bedenken, dass mehr und mehr Ziele und Sinnquellen
nicht mehr realisiert werden können bzw. jenseits des eigenen Lebens liegen. Gerade in diesem Kontext kommt der Entwicklung selbsttranszendenter Einstellungen (zum Beispiel Weitergabe von Wissen und Erfahrungen
mit dem Ziel, den Entwicklungsweg nachfolgender Generationen positiv zu
beeinflussen, oder Einordnung der eigenen Biografie in umfassendere Sinn-
bezüge) eine hervorgehobene Stellung zu. Da im hohen Alter der Wert vieler Ziele über die verbleibende Lebenszeit hinausweist, müssen diese, so
Brandtstädter, zwangsläufig eine hohe »intrinsische Valenz« aufweisen –
eine gelungene Umschreibung der Änderungen grundlegender Einstellungen im hohen Alter.

In einer Studie zu Handlungs- und Sinnressourcen im höheren und hohen
Lebensalter (Altersbereich: 67 bis 83 Jahre) haben Brandtstädter, Meiniger
und Gräser (2003) zwischen vier grundlegenden Ressourcenbereichen unterschieden und deren protektive Effekte untersucht: (1) personale Handlungsressourcen (Selbstständigkeit, Gelassenheit, Gesundheit); (2) soziale
und materielle Handlungsressourcen (gute Beziehungen, Einfluss und Ansehen); (3) lebensgeschichtliche Ressourcen (Lebensbilanzierung, Erinnerungen); (4) wert- und glaubensbezogene Sinnressourcen. In den höchsten Altersgruppen war eine Abnahme personaler Handlungsressourcen, zugleich
aber eine Zunahme der lebensgeschichtlichen Ressourcen und Sinnressourcen erkennbar. Die personalen Handlungsressourcen waren für die Lebens-

qualität in den höchsten Altersgruppen in deutlich geringerem Maße entscheidend als die *lebensgeschichtlichen*. In diesem Befund zeigt sich nach Jochen Brandtstädter die Bedeutung »selbsttranszendenter Einstellungen« für die Verarbeitung und Bewältigung von Belastungen, zeigen sich aber zugleich auch seelisch-geistige Entwicklungspotenziale.

Bleiben wir noch bei den selbsttranszendenten Einstellungen: In Arbeiten, die Memento-mori-Effekte untersuchen, das heißt Effekte, die sich aus der erlebten Nähe zum Tod auf Erleben, Verhalten und Handeln ergeben, wurde gezeigt, dass sich mit zunehmender erlebter Nähe zum Tod zum einen eine umfassendere Weltsicht ergibt, mithin die Konzentration auf einen engen Themenskopus aufgegeben wird, dass sich zum anderen eine gelassenere Lebenseinstellung ausbildet, die durch die abnehmende Intensität von Emotionen wie Ärger, Trauer, Reue und Freude begünstigt wird (Brandtstädter, 2014). Zudem wurde deutlich, dass sich die thematische Struktur des Erlebens mit erlebter Nähe zum Tode verändert: Spiritualität, Altruismus und Dankbarkeit treten stärker in das Zentrum des Erlebens (Coward, 2000). Diese veränderten Akzentsetzungen in der Weltgestaltung weisen zugleich auf Wandlungen in der Selbstgestaltung hin, denn die veränderten thematischen Akzentsetzungen – wie sie vor allem in der Theorie der Gerotranszendenz postuliert werden (Tornstam, 2005) – drücken nicht nur eine veränderte Einstellung zur Welt, sondern auch eine veränderte Einstellung sich selbst gegenüber aus. So werden in der Theorie der Gerotranszendenz eine differenzierte Einschätzung des eigenen Selbst, Veränderungen in der Definition und Gestaltung von sozialen Beziehungen sowie eine stärkere kosmische Orientierung als konstitutiv für die gewandelte Selbst- und Weltgestaltung beschrieben.

3.4 Kohärenzgefühl

Das Konzept der »Salutogenese« geht auf den israelischen Medizinsoziologen Aaron Antonovsky (1923–1994) zurück. Wie die Pathogenese nach Ursachen für die Entstehung einer Krankheit fragt, so ist für die Salutogenese die Suche nach Ursachen für die Entstehung und Erhaltung von Gesundheit konstitutiv. Gesundheit oder die hergestellte Ordnung unseres Organismus ist immer auch als ein aktiv herbeigeführter Zustand zu begreifen, der das Ergebnis des Zusammenwirkens sozialer, psychischer und somatischer Bedingungen bildet. Im Kontext dieses Bedingungsgefüges nimmt das »Kohärenzgefühl«, das den subjektiv empfundenen Zusammenhang des Individuums mit der Welt (Kohärenz) beschreibt, eine zentrale Stellung ein. Das Kohärenzgefühl definiert Antonovsky in seiner Monografie »Salutogenese. Zur Entmystifizierung der Gesundheit« (1997) »als eine globale Orientierung, die ausdrückt, in welchem Ausmaß man ein durchdringendes, andauerndes und dennoch dynamisches Gefühl des Vertrauens hat, dass 1. die Stimuli, die sich im Verlauf des Lebens aus der inneren und äußeren Umgebung ergeben, strukturiert, vorhersehbar und erklärbar sind; 2. einem die Ressourcen zur Verfügung stehen, um den Anforderungen, die diese Stimuli stellen, zu begegnen; 3. diese Anforderungen Herausforderungen sind, die Anstrengung und Engagement lohnen.« (S. 14)

Der subjektiv empfundene Zusammenhang des Individuums mit der Welt spiegelt sich dieser Theorie zufolge in den folgenden drei Faktoren wider: Verstehbarkeit, Handhabbarkeit und Bedeutsamkeit. Sie bilden zusammen das Kohärenzgefühl. Mit »*Verstehbarkeit*« wird ausgedrückt, dass Lebensereignisse – wie auch der persönliche Werdegang – sinnvoll geordnet sind und vom Individuum verstanden werden. »*Handhabbarkeit*« beschreibt die individuelle Überzeugung, Lebensereignisse bewältigen zu können. Entsprechend werden diese Ereignisse auch als Herausforderungen wahrgenommen, die das Individuum akzeptiert, mit denen es sich aktiv auseinandersetzt. Dabei beschränkt sich das Vertrauen nicht nur auf die eigene Person, sondern schließt ausdrücklich auch das Vertrauen in nahestehende Menschen oder in Gott ein. Mit »*Bedeutsamkeit*« wird ausgedrückt, dass das Individuum Lebensereignisse – wie auch bestimmte Lebensbereiche und biografische Entwicklungen – als wichtig und sinnvoll erkennt und erlebt. Die drei genannten Faktoren bilden die Grundlage folgender Definition des Kohärenzgefühls:

»Das Kohärenzgefühl ist eine globale Orientierung, die ausdrückt, in welchem Ausmaß man ein durchdringendes, andauerndes und dennoch dynamisches Gefühl des Vertrauens hat, das zur Verstehbarkeit führt, Herausforderungen als bewältigbar erscheinen lässt und zugleich dazu führt, dass das eigene Leben als wertvoll und sinnvoll empfunden und bewertet wird.« (Ebd., S. 23)

Das Konzept der Salutogenese postuliert entsprechend, dass Stressoren nicht nur in ihren potenziell negativen Einflüssen verstanden werden dürfen. Je nachdem, wie Menschen Stressoren erleben und auf diese antworten, können diese durchaus auch entwicklungsförderliche Einflüsse haben.

Sich selbst und andere auf den eigenen Tod vorzubereiten, zählt für James Birren zu den im hohen Lebensalter bestehenden Möglichkeiten produktiver Lebensführung (Birren, 1999), wobei er den Begriff der »Produktivität« in einem umfassenderen Sinne gebraucht: nämlich im Sinne *schöpferischen Handelns*, dessen Ergebnisse nicht nur die eigene Entwicklung, sondern auch die Entwicklung anderer Menschen fördern (siehe dazu auch Montada, 1996; Staudinger, 1996). Die Art und Weise, wie sich Ältere mit dem Tod auseinandersetzen, kann Birren zufolge zum Beispiel jüngeren Menschen dabei helfen, die im Laufe des Alternsprozesses auftretenden Aufgaben und Herausforderungen zu antizipieren und zum Zeitpunkt ihres Auftretens kompetent zu lösen. Die Beschäftigung mit der eigenen Endlichkeit sei eng verknüpft mit der Frage nach der Interpretation des eigenen Lebens, der »Innensicht« des Alternsprozesses, die in der wissenschaftlichen Auseinandersetzung nicht selten übersehen werde. In der Annahme einer mit dem Alter zunehmenden Angst – so argumentiert Birren weiter – spiegele sich lediglich die Tatsache wider, dass jüngere Menschen ihre eigenen Ängste auf Ältere projizierten. Dagegen werde aus der Innenperspektive – das heißt in der Art und Weise, wie Alternsprozesse von älteren Menschen selbst erlebt werden – deutlich, dass es nicht das Faktum der Sterblichkeit sei, das Ängste auslöse, sondern vielmehr die Frage nach der *Art des Sterbens*.

Lassen wir nachfolgend James Birren (1999) selbst zu Wort kommen. Als führender Gerontologe, der selbst in einem sehr hohen Alter stand, ging er zunächst auf seine eigene Einstellung zum Leben wie auch zu Sterben und Tod ein:

»Ich sollte auch weiterhin nach Erkenntnissen suchen, Neues lernen und dogmatische Positionen und Haltungen vermeiden. Möge ich eine Quelle der Erfahrung sein, um die Probleme des Lebens zu lösen oder eine Mittlerrolle einzunehmen! Ich sollte meine körperliche und geistige Gesundheit fördern. Sollte ich eine schlechte Gesundheit aufweisen, so sollte ich deren potenzielle Auswirkungen abfedern, damit ich andere Menschen nicht übermäßig fordere oder belaste; ich sollte es unterlassen, einen unangemessenen Anteil an Ressourcen in Anspruch zu nehmen und andere unverhältnismäßig zu belasten. Ich sollte mich und andere Menschen auf meinen Tod vorbereiten. Möge ich mich auf einen Tod in Ausgeglichenheit, Würde und Frieden einstellen, durch meine Einstellung und mein Verhalten zu diesem beitragen! Ich sollte Land und Leute besser zurücklassen, als ich sie ursprünglich vorgefunden habe. Darf ich Samen pflanzen, aus denen Blüten hervorgehen, die andere Menschen sehen, aber nicht ich selbst?« (Birren, 1999, S. 2, dt. Übersetzung durch den Autor).

Sodann äußert sich James Birren allgemein zur Einstellung zu Alter, Sterben und Tod:

»Altern kann auf zwei Arten betrachtet werden. … Viele von uns führen Studien durch, in denen sie das ›Äußere‹ des Alterns betrachten. Sie blicken auf das alternde Individuum, auf Krankheitsprozesse. Eine ganz andere Seite, die wir erforschen müssen, ist das »Innere«, mithin das innere Erleben und Erfahren des Alterns. Hier ist die Deutung des Lebens durch das Individuum selbst angesprochen. … Wir neigen dazu, Probleme in einer Weise auf die ältere Person zu projizieren, wie *wir* sie sehen, und nicht so, wie die ältere Person sie sieht. … Hinter den Projektionen junger Menschen auf ältere Menschen stehen die Todesängste ersterer. … Ältere Menschen haben, wie ich immer wieder feststellen konnte, keine Angst vor dem Tod. Sie haben Angst vor der Art und den Umständen des Sterbens. Werde ich alleine sein? Werde ich hinfallen, mir das Bein brechen und das Zimmer nicht mehr verlassen können? Werde ich Schmerzen haben? … Mitarbeiterinnen und Mitarbeiter aus den unterschiedlichen Versorgungsbereichen benötigen mehr Schulungen im Umgang mit älteren Menschen. … Sie müssen mehr über die »Innenwelt« älterer Menschen wissen. … Die Erforschung der Innenwelt einer Person bildet auch die Grundlage ›geführter Autobiographie‹« (Ebd., S. 3f., dt. Übersetzung durch den Autor; zum Konzept der geführten Autobiographie siehe auch Birren & Deutchman, 1991).

3.5 Stufenmodelle der Belastungsbewältigung bzw. -verarbeitung

Einem Modell des US-amerikanischen Psychiaters Mardi J. Horowitz (1979, 1993, 2015) zufolge lässt sich der Prozess der Verarbeitung von belastenden Lebensereignissen und Traumata in einem Phasenmodell abbilden. Nach einer (kurzen) Schockphase, die durch heftige emotionale Ausbrüche in Form von Angst, Trauer oder Wut gekennzeichnet ist, wechseln sich Phasen der Leugnung und selektiven Unaufmerksamkeit mit Phasen der Aufmerksamkeitszuwendung, insbesondere auch in Form unkontrollierbarer, intrusiver Gedanken, ab. Hierbei ist die Leugnung (bzw. die Weigerung, sich an das traumatisierende Geschehen zu erinnern) zunächst eine durchaus adaptive Reaktion, da sie die Person vor einer emotionalen Überwältigung schützt. Gleiches gilt für die Intrusion, da durch das Sich-Aufdrängen von Erinnerungen an das Erlebte verhindert wird, dass sich die Person allzu weit von der Realität entfernt und so ihre »Funktionstüchtigkeit« verliert. Nach Horowitz geht die »Oszillation« zwischen Leugnung und Aufmerksamkeitszuwendung mit fortschreitendem Verarbeitungsprozess zurück, im Laufe der Zeit sollte es der Person in einer Phase des Durcharbeitens gelingen, das traumatische Geschehen allmählich zu akzeptieren und in ihre Selbst- und Weltsicht zu integrieren (Horowitz, 2018).

Sofern der Person die Verarbeitung des erlittenen Traumas nicht gelingt, sind je nach der Phase, in der es zu einer Stagnation des Verarbeitungsprozesses kommt, unterschiedliche pathologische Reaktionen zu beobachten. So können aus einem Persistieren der Weigerung, sich an das Erlebte zu erinnern, extreme Vermeidungsreaktionen (u. a. in Form von Drogenkonsum) resultieren, die die Funktionstüchtigkeit der Person auf Dauer nachhaltig beeinträchtigen. Stagniert der Verarbeitungsprozess auf der Stufe des unerwünschten Sich-Aufdrängens von Erinnerungen und sind eine bewusste Konfrontation sowie – darauf aufbauend – eine kognitiv emotionale Verarbeitung nicht möglich, kommt es zu einer Überflutung mit traumabezogenen Gedanken und Bildern, die die Person gleichfalls handlungsunfähig macht. Stagniert der Verarbeitungsprozess in der an die Oszillation zwischen Leugnung und Aufmerksamkeitszuwendung sich anschließenden Phase der Durcharbeitung, so treten entweder psychosomatische Reaktionen oder Persönlichkeitsstörungen auf.

Ähnlich wie Horowitz geht die Psychologin Sigrid-Heidrun Filipp (1999) in ihrem Drei-Stufenmodell der Bewältigung von Verlusten und Traumata von einer Informationsverarbeitungsperspektive aus. Diese berücksichtigt, dass sich Menschen bei der Verarbeitung von Belastungen nicht einfach an einer in ihren Folgen für individuelle Wünsche, Ziele und Bedürfnisse eindeutigen Realität bzw. an einer Diskrepanz zwischen Ist- und Soll-Zustand orientieren, sondern dass sie Realität vor dem Hintergrund von persönlichen Überzeugungen und Bewertungen sowie auf der Grundlage von Prozessen der Aufmerksamkeitszuwendung konstruieren oder rekonstruieren (Filipp & Aymanns, 2018; Hirschberger, 2018). Im Prozess der Bewältigung von Verlusten und Traumata stellt sich nach Filipp (1999) vor allem die Aufgabe, eine objektive, durch »schlechte Nachrichten« gekennzeichnete Realität schrittweise in eine subjektive Realität zu überführen, in der ein relativ zufriedenstellendes (unbedrohtes) Weiterleben möglich ist. Entsprechend wird in diesem Modell zwischen drei fundamentalen Prozessen unterschieden, die zwar nicht notwendigerweise im Sinne einer Stufensequenz aufeinander folgen müssen, im Prozess erfolgreicher Traumaverarbeitung aber dennoch häufig qualitativ unterschiedliche Stadien kennzeichnen:

- *Attentive Prozesse*, die zur Konstruktion einer »perzeptiven Realität« beitragen; zu beachten ist hier insbesondere die Verteidigung »positiver Illusionen«,
- *Komparative Prozesse*, die zur Überführung der perzeptiven Realität in eine Realität, die schrittweise toleriert, akzeptiert und gelebt werden kann, beitragen,
- *Interpretative Prozesse*, vor allem ruminierendes Denken und das Bemühen, den Aspekten der wahrgenommenen Realität Sinn und Bedeutung zu verleihen.

Das von Sigrid-Heidrun Filipp (1999) vorgeschlagene Modell geht ebenso wie jenes von Horowitz (1993) davon aus, dass ein Wechsel zwischen Aufmerksamkeitszuwendung und Leugnung unmittelbar nach dem Auftreten des traumatischen Erlebnisses insofern adaptiv ist, als einerseits eine sofortige Konfrontation mit dem traumatischen Geschehen und seinen Implikationen für das Selbst- und Weltverständnis eine emotionale Überforderung bedeuten würde, andererseits aber eine aufrechterhaltene Verleugnung eine allzu weite Entfernung von der Realität bedeuten und die psychische Anpassung dauerhaft beeinträchtigen würde.

Sowohl für das Modell von Horowitz als auch für das Modell von Filipp kann festgestellt werden, dass auf eine Bewertung spezifischer Resultate der Verarbeitung im Sinne von normativen Standards verzichtet wird. Das Modell von Horowitz begnügt sich hier mit der Aussage, dass ein Durcharbeiten des traumatischen Erlebnisses (a) notwendig ist und (b) nach einer nicht näher definierten Zeitspanne abgeschlossen werden muss. Nur so könne sich die Person wieder auf ihre Zukunft hin orientieren und auf Dauer funktionstüchtig bleiben, das heißt, die Entwicklung von psychosomatischen Symptomen oder einer Persönlichkeitsstörung vermeiden. Auch das Modell von Filipp legt die Annahme nahe, dass sich betroffene Menschen früher oder später mit dem Trauma auseinandersetzen, diesem eine bestimmte Bedeutung verleihen müssen, um handlungsfähig zu bleiben. Indem aber im Anschluss an die Bemühung um Herstellung einer interpretativen Realität keine abschließende Phase postuliert wird, lässt das Modell durchaus die Möglichkeit zu, dass im Falle extremer Traumatisierung keine wirklich tragfähige »subjektive Realität« mehr hergestellt werden kann, bzw. eine einmal hergestellte subjektive Realität prinzipiell nur vorläufigen Charakter haben kann.

Ein empirisches Beispiel

Sigrun-Heide Filipp (1992) berichtet Ergebnisse einer Längsschnittstudie, in der Patienten mit der Diagnose »Krebs« im präfinalen und finalen Stadium untersucht wurden. Während des ersten Jahres wurden subjektiv wahrgenommene Bewältigungsaufgaben sowie das Bewältigungsverhalten in Zeitintervallen von drei bis fünf Monaten viermal erfasst. Zwei Jahre nach dem ersten Messzeitpunkt fand die fünfte Erhebung statt. Zum ersten Messzeitpunkt bestand die Stichprobe aus N= 332 Patienten (178 Frauen, 154 Männer), mit einem Altersbereich von 20 bis 74 Jahren und einem mittleren Lebensalter von 51 Jahren. Zum vierten Messzeitpunkt haben N= 202 Personen, zum fünften Messzeitpunkt N = 145 Personen an der Untersuchung teilgenommen. Die Studie von Filipp ist im hier vorliegenden Zusammenhang von besonderem Interesse, weil sie durch den Vergleich der zwischen dem vierten und fünften Messzeitpunkt Verstorbenen mit jenen, die den fünften Messzeitpunkt erlebt haben, Aussagen darüber erlaubt, inwieweit sich der kurz bevorstehende Tod in Veränderungen von Bewältigungsverhalten widerspiegelt.

Zur Erfassung des Bewältigungsverhaltens wurden fünf Skalen eingesetzt:

1. *Rumination*: Intrapsychische Antworten, die sich auf die Krankheit konzentrieren und die einen sozialen Rückzug einschließen,
2. *Suche nach Anschluss an Andere*: Sozial orientierte Bewältigungsstrategien, die Ablenkung von der Krankheit einschließen,
3. *Minimierung der Bedrohung*: Intrapsychische Bewältigungsstrategien, die auf eine Beeinflussung der Emotionen zielen; hier sind zum Beispiel Selbstinstruktionen zu positivem Denken und zu Vertrauen in die medizinische Behandlung zu nennen,
4. *Suche nach Informationen*: Die Bewältigung zielt darauf, Informationen über die Krankheit und deren Behandlung zu erhalten, manchmal durch Anschluss an eine Selbsthilfegruppe,
5. *Suche nach Sinn in der Religion*: Es wird nach Sinn in der Erkrankung gesucht, wobei sich die Person hier speziell auf religiöse Inhalte bezieht.

Zu allen fünf Messzeitpunkten fanden sich keine Altersunterschiede in den Indikatoren für emotionale Anpassung an die Erkrankung, wobei zu diesen Indikatoren das Selbstwertgefühl, das subjektive Wohlbefinden sowie der Grad der Hoffnung zählten. Zu den ersten vier Messzeitpunkten fanden sich auch keine Altersunterschiede in folgenden vier Bewältigungsstrategien: Rumination, Suche nach Anschluss an Andere, Informationssuche, Suche nach Sinn in der Religion. Lediglich in Bezug auf die Minimierung der Bedrohung (»Bedrohungsabwehr«) war eine positive lineare Beziehung zwischen Alter und Bewältigungsstrategie zu allen Messzeitpunkten erkennbar. In den Worten von Filipp: »Aus diesen Daten lässt sich auch folgern, dass die Diagnose ›Krebs‹ in jedem Alter eine traumatische Erfahrung darstellt. Aus diesem Grunde sind individuelle Unterschiede mit Blick auf die Bewältigung von Krebs eher auf psychologische Variablen denn auf das Alter an sich zurückzuführen.« (Filipp, 1992, S. 35, dt. Übersetzung durch den Autor)

Die Stabilität der Bewältigungsstrategien erwies sich als sehr hoch; die interindividuellen Unterschiede im Gebrauch der Bewältigungsstrategien waren relativ stabil. Dieser Befund stützt die Annahme, wonach der Persönlichkeit eine zentrale Bedeutung für die Bewältigung von Verlusten zukommt. Doch sind über die fünf Messzeitpunkte die Mittelwerte von drei Bewältigungsstrategien: Rumination, Informationssuche und Bedrohungsabwehr zurückgegangen. Dies heißt, dass einige Formen der Bewältigung der Erkrankung mit zunehmender Krankheitsdauer an Bedeutung verlieren; es handelt sich dabei um Bewältigungsformen, deren gemeinsames Element in der Konzentration auf die Erkrankung liegt.

In Bezug auf die Indikatoren der emotionalen Anpassung ergaben sich im Durchschnitt nur geringe Veränderungen über die fünf Messzeitpunkte: Der durchschnittliche Grad der Hoffnungslosigkeit, der schon beim ersten Messzeitpunkt relativ gering ausgeprägt war, veränderte sich über die weiteren Messzeitpunkte nicht. Das durchschnittliche subjektive Wohlbefinden, das zu Beginn eher niedrig war, hat sich ebenfalls über die weiteren Messzeitpunkte nicht verändert.

Bei einem Anstieg der Hoffnungslosigkeit zwischen dem zweiten und vierten Messzeitpunkt war auch die Wahrscheinlichkeit, dass die Patienten zum fünften Messzeitpunkt nicht mehr leben würden, deutlich erhöht. Die Zunahme an Hoffnungslosigkeit zeigt somit den Zusammenbruch aller Bewältigungsstrategien an. Darüber hinaus war bei den Verstorbenen die Bewältigungsstrategie: »Suche nach Sinn in der Religion« – vor allem zu einem späteren Zeitpunkt der Erkrankung – sehr viel stärker ausgeprägt als bei den Überlebenden. Die Suche nach Anschluss war bei den Verstorbenen zum vierten Messzeitpunkt deutlich zurückgegangen. Diese Befunde deutet Filipp wie folgt: »Daher kann davon ausgegangen werden, dass die Zunahme der Hoffnungslosigkeit bei Patienten, die nach dem vierten Messzeitpunkt verstorben sind, zumindest in Teilen auf den wachsenden Rückzug von anderen Menschen zurückzuführen ist, die ihnen bis dahin vermutlich geholfen haben, Hoffnung aufrechtzuerhalten. ... Hoffnungslosigkeit angesichts des herannahenden Todes sollte eher auf Verzweiflung denn auf ruhige Akzeptanz zurückgeführt werden; sie kommt einem ... depressiven Realismus nahe.« (Ebd., S. 49, dt. Übersetzung durch den Autor).

Bei den Überlebenden war das subjektive Wohlbefinden zwischen dem zweiten und vierten Messzeitpunkt hoch geblieben, bei den Verstorbenen ist es in diesem Zeitraum – vor allem zwischen dem dritten und vierten Messzeitpunkt – deutlich zurückgegangen. Daraus folgert Filipp: »Ob unsere Ergebnisse auch im Widerspruch zu der Vorstellung stehen, dass die Akzeptanz des Todes wahrscheinlich in den letzten Phasen eintreten wird, hängt weitgehend davon ab, was wir wirklich unter Akzeptanz und Hoffnungslosigkeit verstehen.« (Ebd., S. 50, dt. Übersetzung durch den Autor)

3.6 Das Phasenmodell von Elisabeth Kübler-Ross

Bei der Beschreibung der psychischen Situation schwerkranker und sterbender Menschen bezogen sich viele Autoren auf Phasenmodelle der Belastungsverarbeitung, die nicht frei von Kritik geblieben sind.

Das in der Öffentlichkeit bekannteste Phasenmodell der psychischen Verarbeitung des herannahenden Todes wurde von der Medizinerin Elisabeth Kübler-Ross (1969) in ihrem Buch »On death and dying« (1969; dt. 1971: »Interviews mit Sterbenden«) vorgestellt. In diesem Buch schildert Elisabeth Kübler-Ross sowohl die Entwicklung ihres Zugangs zu sterbenden Patienten als auch die spezifischen Probleme, die mit einer wissenschaftlichen Analyse des Erlebens sterbender Patienten verbunden sind. Nachfolgend möchte ich einige Passagen aus diesem Buch – wie auch aus einem weiteren der Autorin (»To live until we say good-bye«, 1978; dt., 1979: »Leben bis wir Abschied nehmen«) – zitieren, zum einen, um die Leserin bzw. den Leser noch einmal unmittelbar mit den Worten der Autorin bekannt zu machen (bisweilen wird über diese geschrieben, ohne dass eine Rezeption der Primärquellen erfolgt wäre), zum anderen, um eine ausreichende Grundlage für die Kritik, die an den Aussagen von Elisabeth Kübler-Ross geäußert wurde, wie auch für die positive Würdigung, die ihr Werk erfahren hat, zu schaffen. Kritik und Würdigung sind gleichermaßen wichtig für die wissenschaftliche und praktische Beschäftigung mit dem Erleben und Verhalten sterbender Menschen.

Zur *Kritik*: Diese zeigt uns, und darauf wird später ausführlicher einzugehen sein, dass teleologisch ausgerichtete Phasenmodelle (also solche, die implizit oder explizit postulieren, dass die Phasen – in diesem Falle: der Verarbeitung des herannahenden Todes – auf ein bestimmtes Ziel hin angelegt seien) die Komplexität und dabei auch die Ambivalenz von Erleben und Verhalten sterbender Menschen nicht ausreichend abzubilden vermögen. Derartigen Phasenmodellen wird sogar eine gewisse »Naivität« in der Analyse von Erleben und Verhalten unterstellt, die sich letztlich negativ auf die Begleitung sterbender Menschen auswirken könne: Denn es werden Erwartungen an die sterbende Person herangetragen, die diese gar nicht erfüllen kann, vielleicht auch gar nicht erfüllen will.

Positive Würdigung: Die Tatsache, dass Erleben und Verhalten sterbender Menschen in ihrer Dynamik oder Prozesshaftigkeit betrachtet werden, dass der unmittelbare Kontakt mit Sterbenden gesucht wird, dass diesen eine Möglichkeit geboten wird, ihre Ängste und Sorgen, Zweifel und Hoffnungen zu artikulieren – und dies nicht nur einmal, sondern im Kontext einer kontinuierlich angebotenen Begleitung: dies wird übereinstimmend als eine sehr bedeutende Leistung hervorgehoben.

Nachfolgend seien also Passagen aus dem Buch *Interviews mit Sterbenden* (1971) angeführt:

»Im Herbst 1965 baten mich vier Studenten des Chicagoer Theologischen Seminars um Unterstützung bei einem besonderen Vorhaben: Ihr Jahrgang hatte Arbeiten über das Thema ›Krisen im Menschenleben‹ zu schreiben, und die vier wollten sich mit Tod und Sterben als der schwersten Krise für den Menschen beschäftigen. Allerdings standen sie dabei sofort vor der Frage, wie sie die Unterlagen für ihre Untersuchungen bekommen und wie sie ihre eigenen Überlegungen erhärten sollten, wenn doch Experimente von vornherein ausgeschlossen schienen. Nach einiger Beratung beschlossen wir, uns an die Patienten selbst zu wenden und sie zu bitten, unser Lehrer zu werden. Wir wollten Schwerkranke beobachten, ihre Reaktionen und Bedürfnisse feststellen, die Einstellung der Umgebung untersuchen und den Sterbenden bei allem so nahe sein, wie sie es uns gestatten würden.« (Kübler-Ross, 1971, S. 39 f.)

»Ich bat Ärzte verschiedener Abteilungen und Stationen um Erlaubnis zum Besuch schwerkranker Patienten, stieß aber auf ablehnende Reaktionen auf allen Seiten, von ungläubiger Verblüffung bis zu abruptem Themenwechsel. Und schließlich erhielt ich nicht ein einziges Mal die Genehmigung, mich auch nur in die Nähe eines solchen Patienten zu wagen.« (Ebd., S. 41)

»Als wir dann schließlich einen Patienten bekamen, freute er sich sichtlich über die Gelegenheit, sich auszusprechen. Doch als er mich bat, Platz zu nehmen, erklärte ich ihm, dass ich am nächsten Tag mit dem Interview beginnen wolle, und zwar in Gegenwart meiner Studenten; ich merkte leider nicht, dass ich einen Fehler beging, als ich seine Bereitschaft nicht richtig zu würdigen verstand: Schon dieser erste Fall zeigte mir, dass man die Stunde nutzen muss, wenn der Patient sagt: ›Bitte, nehmen Sie jetzt Platz‹ – am nächsten Tag kann es zu spät sein. Als wir den Kranken am Tag darauf aufsuchten, war er zu schwach zum Sprechen, hob nur kraftlos die Hand und flüsterte: ›Vielen Dank, dass sie es versucht haben‹.« (Ebd., S. 42)

»Auf Befragen stellten wir fest, dass alle Patienten über den Grad ihrer Krankheit Bescheid wussten, ob man es ihnen nun ausdrücklich mitgeteilt hatte oder nicht. Ihre Reaktion hing aber von der Form ab, die der Arzt für die Mitteilung wählte. Welche Form der Mitteilung ist hier annehmbar? Woher kann der Arzt überhaupt wissen, ob sein Patient eine kurze Mitteilung oder eine lange wissenschaftliche Erklärung hören oder das Thema lieber ganz umgehen möchte, wenn er zu diesem entscheidenden Zeitpunkt den Kranken kaum kennt?« (Ebd., S. 52 f.)

»Es geht nicht um die Frage, ob, sondern wie man einen Patienten über seine schlechten Aussichten aufklärt. Der Arzt muss zunächst seine eigene Einstellung zum Thema Tod und Sterben überprüfen, um ohne Scheu darüber sprechen zu können, sollte aber auch sorgfältig auf die Hinweise achten, denen er entnehmen kann, in welcher Form der Patient die Mitteilung am besten verträgt.« (Ebd.,S. 59)

»Es ist eine Kunst, schlimme Nachrichten zu übermitteln. Je einfacher es getan wird, umso leichter macht man es dem Kranken; er ruft sich den Inhalt der Mitteilung später ins Bewusstsein, falls er sie im selben Augenblick noch nicht ›hören‹ kann. ... Alle Patienten erklärten, dass der Ausdruck von Mitgefühl die Tragik der Mitteilung durchaus überdeckt: Die Versicherung, dass alles getan wird, dass man niemanden fallen lässt, dass es noch Reserven in der Behandlungsmethode gibt, dass auch ein weit fortgeschrittenes Krankheitsstadium immer noch einen Schimmer Hoffnung übriglässt – alles das ist hilfreich.« (Ebd., S. 60 f.)

Schon hier sei ein *Kommentar* eingefügt: Die Art und Weise, wie die Autorin mit Sterbenden spricht, wie auch die Art und Weise, in der sie die Gespräche kommentiert, sind informativ und instruktiv. Besonders wichtig ist hier die Fähigkeit des Kommunikationspartners bzw. der -partnerin, sich in das Erleben der bzw. des Sterbenden einzuschwingen und zu erspüren, welche Erwartungen diese bzw. dieser an das Gespräch richtet. Wenn wir uns an die Aussage Rainer Maria Rilkes erinnern: »Oh Herr, gib jedem seinen eignen Tod. Das Sterben, das aus jenem Leben geht, darin er Liebe hatte, Sinn und Not«, so möchte ich sagen: der eigene Tod zeigt sich vor allem in der Art und Weise, wie Sterbende über den herannahenden Tod und ihr Leben sprechen bzw. sprechen wollen. Und diese Individualität ist in den Aussagen von Elisabeth Kübler-Ross überzeugend eingefangen und abgebildet. Zudem, dies ist vor allem auch mit Blick auf das von ihr postulierte Phasenmodell wichtig, spiegeln sich in den beschriebenen und gedeuteten Erlebens- und Verhaltensformen der Patientinnen bzw. Patienten die Komplexität und Ambivalenz wider, die Kritiker in diesem Phasenmodell vermissen.

Ich setze nun mit der Beschreibung der fünf von Elisabeth Kübler-Ross unterschiedenen Phasen fort; auch dies geschieht in deren eigenen Worten.

Zunächst: Die von Elisabeth Kübler-Ross differenzierten fünf Phasen der Auseinandersetzung mit Sterben und Tod bilden das Ergebnis einer Befragung von N= 220 Patientinnen und Patienten. Sie beschreibt diese Phasen als »seelische Mechanismen zur Bewältigung einer Periode tödlicher Erkrankung« (Ebd., S. 61).

Die erste Phase: Nichtwahrhabenwollen und Isolierung

»Die meisten der über zweihundert Patienten, die wir befragt haben, hatten auf die Erkenntnis ihrer bösartigen Erkrankung zunächst mit ›Ich doch nicht, das ist ja gar nicht möglich!‹ reagiert, und zwar diejenigen, denen man die Wahrheit sofort mitteilte, wie auch die anderen, die nach und nach selbst dahinter kamen. ... Fast alle Patienten versuchen, die Krankheit vor sich selbst zu leugnen, und nicht nur im ersten Augenblick, sondern auch später immer wieder einmal. Dieses Verhalten hilft sicher einem Patienten, mit einer quälenden, von Schmerzen beherrschten Situation fertig zu werden, die mancher eine lange Zeit ertragen muss. Das Nichtwahrhabenwollen schiebt sich wie ein Puffer zwischen den Kranken und sein Entsetzen über die Diagnose; er kann sich wieder fangen und andere, weniger radikale Wege zur inneren Verteidigung suchen.« (Ebd., S. 62 f.)

Die zweite Phase: Zorn

»Auf unsere erste Reaktion ›Nein, nein, mit mir kann es nichts zu tun haben!‹ folgt die zweite, in der uns aufgeht: ›O doch, es betrifft mich, ich bin es selbst‹. ... Auf das Nichtwahrhabenwollen folgen meistens Zorn, Groll,

Wut, Neid. ... In dieser Phase haben es die Familie und das Krankenhauspersonal sehr schwer mit dem Kranken, denn sein Zorn ergießt sich ohne sichtbaren Anlass in alle Richtungen. Die Ärzte taugen einfach nichts, sie wissen nicht, welche Untersuchungen sie vornehmen und welche Diät sie verschreiben sollen; sie halten die Patienten im Krankenhaus fest und nehmen keine Rücksicht auf Sonderwünsche. ... Die Schwestern werden erst recht zum Ziel des Zorns; was sie nur anfassen, ist falsch. ... Die Besuche der Familie, ohne Vorfreude und Begeisterung entgegengenommen, werden zu einem Alpdruck, auf den die Angehörigen mit Tränen, mit Schuld- und Schamgefühlen reagieren, den sie nach Möglichkeit vermeiden, so daß sie Unbehagen und Groll des Patienten noch vermehren. Die Situation wäre weniger bedrückend, wenn wir uns mehr in die Lage versetzen und uns fragen würden, woher sein Zorn stammt.« (Ebd., S. 76 f.)

Die dritte Phase: Verhandeln

»Die dritte, meist nur flüchtige Phase ist weniger bekannt, für den Patienten aber oft sehr hilfreich. Wenn wir in der ersten nicht imstande sind, die Tatsachen anzuerkennen, und in der zweiten mit Gott und der Welt hadern, versuchen wir in der dritten vielleicht, das Unvermeidliche durch eine Art Handel hinauszuschieben: ›Wenn Gott beschlossen hat, uns Menschen von der Erde zu nehmen, und all mein zorniges Flehen ihn nicht umstimmen kann – vielleicht gewährt er mir eine freundliche Bitte‹. ... Der todkranke Patient wendet diese Taktik an und hofft, für sein Wohlverhalten belohnt zu werden. Sein Hauptwunsch ist fast immer eine längere Lebensspanne, dann aber auch ein paar Tage ohne Schmerzen und Beschwerden.« (Ebd., S. 119 f.) »Meistens wird der Handel mit Gott geschlossen, streng geheim gehalten und höchstens in der Sprechstunde des Seelsorgers angedeutet. Bei unseren Einzelunterredungen ohne Publikum haben wir festgestellt, dass viele Patienten als Preis für eine etwas längere Frist ihr ›Leben Gott widmen‹, ›sich dem Dienst der Kirche‹ weihen wollen. Andere versprachen, Teile ihres Körpers oder auch den ganzen ›der Wissenschaft‹ zu vermachen, wenn die Ärzte ihre wissenschaftlichen Erkenntnisse zur Verlängerung ihres Daseins nutzen wollten.« (Ebd., S. 122 f.)

Die vierte Phase: Depression

»Erstarrung, Stoizismus, Zorn und Wut weichen bald dem Gefühl eines schrecklichen Verlustes. Das Verlorene hat viele Facetten: Die Patientin mit Brustkrebs grämt sich über das veränderte Äußere, die Patientin mit

Uteruskrebs fühlt sich vielleicht nicht mehr als Frau.« (Ebd., S. 123) »Ist die Depression aber der Weg, auf dem sich der Kranke auf den bevorstehenden Verlust aller geliebten Dinge vorbereitet, um sich so die endgültige Annahme seines Schicksals zu erleichtern, dann sind Aufheiterungen und Ermunterung nicht mehr am Platz; wer ihn jetzt immer wieder auf die lichteren Aspekte hinweist, verbietet ihm, über sein nahes Ende nachzudenken. Er muss trauern dürfen.« (Ebd., S. 125 f.) »Wenn alle, die sich beruflich um den Patienten kümmern, diese Unvereinbarkeit oder gar den Konflikt zwischen dem Kranken und seiner Umgebung erkennen und ihn auch der Familie bewusst machen würden, wäre viel getan. Sie müssten darlegen, dass diese Phase der Depression notwendig und heilsam ist, wenn der Patient eines Tages in Frieden und innerer Bereitschaft sterben soll.« (Ebd., S. 127)

Die fünfte Phase: Zustimmung

»Wenn der Kranke Zeit genug hat und nicht plötzlich stirbt, wenn er Hilfe zur Überwindung der ersten Phasen fand, erreicht er ein Stadium, in dem er sein ›Schicksal‹ nicht mehr niedergeschlagen oder zornig hinnimmt. Er hat seine Emotionen aussprechen dürfen, Neid auf die Lebenden und Gesunden, Zorn auf alle, die ihren Tod nicht so nahe vor sich sehen. … Er ist müde, meistens sehr schwach und hat das Bedürfnis, oft und in kurzen Intervallen zu dösen oder zu schlafen. Es ist ein anderer Schlaf als in der Zeit der Depression, er dient jetzt nicht zum Atemholen zwischen den Schmerzanfällen, ist kein Ausweichen und keine Erholungspause mehr; sondern nun wächst allmählich das Bedürfnis, die Stunden des Schlafes auszudehnen wie bei Neugeborenen, nur mit umgekehrtem Sinn. Diese Phase bedeutet nicht ein resigniertes und hoffnungsloses ›Aufgeben‹ im Sinne von ›Wozu denn auch‹ oder ›Ich kann jetzt nicht mehr kämpfen‹. … Die Phase der Einwilligung darf nicht als glücklicher Zustand verstanden werden: Sie ist fast frei von Gefühlen. Der Schmerz scheint vergangen, der Kampf ist vorbei, nun kommt die Zeit der ›letzten Ruhe vor der langen Reise‹, wie es ein Patient ausdrückte.« (Ebd., S. 153 f.)

»Immer wieder stellen wir erstaunt fest, dass schon eine einzige Sitzung einen Patienten von unerträglicher Last befreien kann, und immer wieder wundern wir uns, daß es der Umgebung im Krankenhaus und den Angehörigen so schwerfällt, die Bedürfnisse des Kranken zu erraten, obwohl eine einzige offene Frage dazu genügen würde.« (Ebd., S. 351)

Das geschilderte Prozessmodell hat für das Verständnis des Sterbeprozesses und den Umgang mit Sterbenden *heuristischen* Wert. Elisabeth Kübler-

Ross hat den von ihr postulierten Lernprozess immer wieder an ausführlichen Falldarstellungen verdeutlicht und dabei darauf hingewiesen, dass der Prozess der Auseinandersetzung mit Sterben und Tod nicht unabhängig von der biografischen Entwicklung gesehen werden kann. So schreibt sie in der Einführung zu »To live until we say good-bye« (1978, dt. 1979 »Leben bis wir Abschied nehmen«): »Jeder der von uns ausgewählten Patienten reagierte anders auf seine Krankheit. Jeder hatte seinen eigenen Kampf zu bestehen. Bei jedem hatte das stabilisierende System seine individuelle Ausprägung und seine individuelle Begrenzung.« (Kübler-Ross, 1979, S. 12)

Vor allem wegen der Annahme, die von ihr differenzierten Phasen bildeten einen psychischen Entwicklungsprozess ab, der beim größeren Teil der Sterbenden zu beobachten sei, wurde Kübler-Ross kritisiert. Die genannte Phasen-Sequenz, so lautet die Kritik, treffe nur auf einen vergleichsweise kleinen Teil der Sterbenden zu, sie dürfe nicht verallgemeinert werden (Corr, 2019). Eine weitere Kritik lautet, dass mit diesem Phasenmodell zugleich ein Entwicklungsmodell postuliert werde, das einen idealen oder »richtigen« seelisch-geistigen Weg des Sterbens beschreibe; dies könne dazu führen, dass Sterbende an sich selbst den Vorwurf adressieren, die Endphase ihres Lebens nicht wirklich zu meistern. Dabei werde mit dem Phasenmodell eine Entwicklung umschrieben, die für einzelne Patientinnen und Patienten angemessen erscheine, für andere hingegen nicht (Petersen, 2014): Warum, so wird hier gefragt, muss das Akzeptieren unbedingt besser sein als die Wut oder die Leugnung? Andere Autoren (zum Beispiel Pooler & Olson, 2016) heben hervor, dass die von Elisabeth Kübler-Ross differenzierten Phasen in der Hinsicht wertvoll seien, als sie einen umfassenden Einblick in den Sterbensprozess ermöglichten; man dürfe diese Phasen aber nicht als einen »linearen Prozess«, als einen allgemeingültigen, von jedem bzw. jeder zu erwartenden Entwicklungsprozess fehldeuten. Vor allem, und dies erscheint mir hier besonders wichtig, könne eigentlich bei fast allen Patientinnen und Patienten wie auch bei deren Angehörigen eine *stark ausgeprägte Fluktuation in den emotionalen Antworten* beobachtet werden, und zwar in allen Phasen der Krankheit. Zum Teil zeigten Patientinnen und Patienten auch an ein und demselben Tag deutliche Fluktuationen (intraindividuelle Variabilität). Eine bedeutende Interpretation geht dahin, dass die von Elisabeth Kübler-Ross differenzierten Phasen ein breites Spektrum an möglichen emotionalen und geistigen (kognitiven) Reaktionen beschreiben; und gerade dieses breite Spektrum sei für die wissenschaftliche und praktische Auseinandersetzung hilfreich. Vor allem müsse bedacht werden, dass Emotionen und Gedanken in einer derartigen Grenzsituation hohe Variabilität zeigten. Hoffnung, Verzweiflung, Ärger, Akzeptanz und weitere Reaktionen stellten sich ganz in Abhängigkeit davon ein, welchen Aspekt der zum Tode führenden Erkrankung Patientinnen und Patienten aktuell besonders intensiv erlebten und reflektierten. Wenn sie sehr an ihr Leben gebunden seien, dann könne es durchaus sein, dass sich die Akzeptanz des eigenen Todes nie einstelle; bis zum Ende des Lebens dominierten möglicherweise Angst, Verzweiflung und Ablehnung. »Einige Psychologen nehmen an: Je stärker Menschen kämpfen, um den unvermeidlichen Tod abzuwenden, und je mehr sie ihn leugnen, desto schwieriger wird es für sie, friedlich und würdevoll zu sterben. Andere Psychologen wiederum argumentieren, dass es für manche Menschen ein Zeichen von Anpassung sein kann, sich bis zum Eintritt des Todes nicht bewusst mit diesem auseinanderzusetzen.« (Breen, 2014, S. 667, dt. Übersetzung durch den Autor).

Die Komplexität des Erlebens und Verhaltens zeigt sich in der Gegenüberstellung der beiden folgenden Aussagen; diese Gegenüberstellung macht noch einmal deutlich, (a) welche wissenschaftlichen und praktischen Herausforderungen mit dem Ziel verbunden sind, zu allgemeingültigen, zugleich ausreichend individualisierten Aussagen über das Erleben und Verhalten sterbender Menschen zu gelangen, (b) wie anspruchsvoll die Aufgabe ist, Erlebens- und Verhaltensphänomene in ihren Konsequenzen für die Lebensqualität wie auch für die weitere seelisch-geistige und körperliche Entwicklung zu deuten.

- ◆ Aussage 1: »Es besteht Evidenz, dass jene Personen, die zur ›Akzeptanz‹ des herannahenden Todes gefunden haben, viel früher sterben als diejenigen, die dieses Stadium der Akzeptanz nicht erreichen.« (Sarafino, Smith, King & DeLongis, 2015, S. 259, dt. Übersetzung durch den Autor).
- ◆ Aussage 2: »Aus derartigen Befunden wird oft viel zu schnell die Schlussfolgerung gezogen, Kampfgeist müsse gefördert werden und stoisches Akzeptieren sei psychologisch weniger wertvoll. Doch können Haltungen, die man als stoisches Akzeptieren bezeichnet hat, durchaus als ein gesunder Fatalismus verstanden werden, nämlich als ein Sich Fügen in das unausweichliche Schicksal. Dieser gesunde Fatalismus kann eine besonders reife Form einer existenziellen Lebensphilosophie in eigener Sache bedeuten.« (Verres, 1997, S. 116)

In einer anderen Arbeit (2016) nimmt Rolf Verres eine Deutung des Phasenmodells von Elisabeth Kübler-Ross vor: Mit ihrem Beitrag habe die Autorin substanziell dazu beigetragen, auch solche Reaktionen wie jene des Ärgers, des Zorns und des Neids psychologisch sehr viel besser zu verstehen; Mitarbeiterinnen und Mitarbeiter dürften diese Reaktionen nur »nicht persönlich nehmen« – in meinen Augen eine wichtige Deutung.

Aus diesen kritischen wie auch aus den positiven Anmerkungen geht eines hervor: Elisabeth Kübler-Ross hat mit ihrer Phasenlehre wie auch mit ihrer Charakterisierung der »inneren« Situation sterbender Menschen der Thanatologie (die Lehre vom »guten Sterben«) wie auch der Psychologie im Kontext der Palliativversorgung bedeutende Anstöße gegeben, die bis in die aktuelle wissenschaftliche und praktische Diskussion reichen. Vor allem jene positiven Anmerkungen, die hervorheben, dass Kübler-Ross mit ihrer Phasenlehre ein *Spektrum von Phänomenen* beschrieben und differenziert eingeordnet hat, sind in meinen Augen weiterführend und damit hilfreich. Es geht hier sowohl weniger um die Abgrenzung von Phasen und um deren Ordnung, als auch weniger um das Postulat einer teleologischen Entwicklung; vielmehr sollten uns *Komplexität und Ambivalenz* sowie die *Fluktuationen* in den Antworten sterbender Menschen beschäftigen, die ein sehr differenziertes Antworten jener Personen erfordern, die sterbende Menschen begleiten. Auf die damit verbundene Kunst des *Sich-Einschwingens* hingewiesen und diese ausführlich charakterisiert zu haben: dies ist ein großes Verdienst der Arbeiten von Elisabeth Kübler-Ross.

3.7 Antwort auf Elisabeth Kübler-Ross: Eine Längsschnittstudie im Kontext der hausärztlichen Versorgung

Die zweite hier vorzustellende Untersuchung (Kruse, 1995a, 1995b) schloss Patienten ein, bei denen der Tumor bereits so weit fortgeschritten war, dass langfristig nicht mehr mit dem Überleben dieser Patienten gerechnet werden konnte. Schon zu Beginn der Untersuchung lag bei diesen Patienten eine infauste Diagnose vor. Aus diesem Grunde ordneten wir diese Studie auch dem Gebiet der Palliativmedizin und Palliativpflege zu, das heißt einem Gebiet, in dem die Betreuung unheilbar Kranker und Sterbender im Zentrum steht.

An der Untersuchung zum Bewältigungsverhalten am Lebensende nahmen 29 Frauen und 21 Männer teil (Altersspanne: 60 bis 85 Jahre). Die Untersuchung erstreckte sich über einen Zeitraum von neun bis 16 Monaten: die Untersuchungsdauer hing davon ab, wann bei den Patienten der Tod eintrat. Mit dem Zeitraum der Untersuchung variierte auch die Anzahl der Messzeitpunkte: Im kürzesten Falle fanden vier, im längsten Falle fanden sechs Erhebungen statt. Die Betreuung der Patienten wurde in 30 Familien von der Ehefrau, in 13 Familien vom Ehemann und in sieben Familien von der Tochter übernommen. Auch die betreuenden Angehörigen wurden zu den einzelnen Messzeitpunkten ausführlich befragt.

In die Stichprobe wurden nur Patienten aufgenommen, die nicht an schweren psychischen Krankheiten (zum Beispiel hirnorganischen Psychosyndromen, Demenzen verschiedener Ätiologie, Majore Depressionen) litten. Diese Einschränkung war notwendig, da bei schweren psychischen Erkrankungen keine zuverlässigen Aussagen über psychische Reaktionen sterbender Patienten möglich gewesen wären. Die Behandlung der Patienten lag in der Verantwortung mehrerer Hausärzte (Ärzte für Allgemeinmedizin). Zusätzlich wurden die Patienten durch ambulante Dienste und Sozialstationen betreut. Es bestand eine enge Kooperation zwischen den Hausärzten und den Diensten. Die Patienten wurden schmerztherapeutisch ausreichend behandelt. Es war ausdrücklich erwünscht, dass sie gemeinsam mit dem Hausarzt die einzelnen Schritte der Schmerztherapie erörtern konnten. Bei jenen Patienten, bei denen die vom Hausarzt überwachte Schmerztherapie nicht zu einer subjektiv als ausreichend eingeschätzten Linderung der Schmerzen führte, wurden Fachärzte für Anästhesie hinzugezogen.

Die Patienten wie auch deren Angehörige wurden von Sozialarbeitern betreut. In jenen Fällen, in denen die Patienten und ihre Angehörigen eine seelsorgerische Betreuung wünschten, wurde diese ermöglicht. Allen Patienten wurde die Sicherheit gegeben, dass auch bei einer Verschlechterung der Erkrankung, vor allem bei einer Zunahme der Schmerzen, alle medizinischen (vor allem schmerztherapeutischen) und pflegerischen Maßnahmen ergriffen würden, um die Situation möglichst erträglich zu machen. Dabei wurde auch versichert, dass die medizinischen und pflegerischen Maßnahmen mit dem Patienten und seinen Angehörigen genau besprochen würden.

Wir fanden in dieser Längsschnittuntersuchung fünf verschiedene Formen des Erlebens der eigenen Endlichkeit und der Auseinandersetzung mit dieser. Dabei wurde der Einfluss deutlich, den die Intensität empfundener Schmerzen, die Beziehung zum sozialen Umfeld (vor allem zu den Familienangehörigen) sowie das Verhältnis zwischen dem Patienten und dem Arzt auf das Erleben und die Auseinandersetzung ausüben.

Im Folgenden werden die fünf Formen des Erlebens der eigenen Endlichkeit und der Auseinandersetzung mit dieser kurz charakterisiert. Zudem wird angegeben, wie die Patienten (a) die Schmerzen, (b) ihre Beziehung zum sozialen Umfeld und (c) das Verhältnis zu ihrer Ärztin bzw. zu ihrem Arzt beschrieben haben.

Die erste Form: Akzeptanz des Sterbens und des Todes bei gleichzeitiger Suche nach jenen Möglichkeiten, die das Leben noch bietet.

- *Allgemeine Charakterisierung:* Diese Erlebens- und Auseinandersetzungsform fanden wir bei zwölf der 50 Patienten. Im Laufe der Zeit nahm die Bereitschaft der Patienten zu, die Krankheit und den herannahenden Tod zu akzeptieren. Auf der Grundlage dieser Akzeptanz wuchs auch die Fähigkeit, jene Möglichkeiten, die das Leben noch bietet, aufzugreifen und zu verwirklichen.
- *Erleben der Schmerzen:* Den Patienten konnte durch die Schmerztherapie sehr gut geholfen werden. Sie gaben an, an keinen oder nur an relativ geringen Schmerzen zu leiden. Sie erörterten gemeinsam mit dem Arzt die Möglichkeiten der Schmerztherapie und folgten den ärztlichen Empfehlungen.
- *Beziehung zum sozialen Umfeld:* Die Patienten betonten, dass sie mit ihren Angehörigen offen über ihre Situation sprechen könnten und sich von ihnen verstanden fühlten.
- *Bedeutung der Ärztin bzw. des Arztes:* Die vorsichtige Aufklärung durch den Arzt, der ihnen nie die ganze Hoffnung geraubt habe, wurde positiv erlebt. Die Unterstützung bei der Bewältigung von Ängsten wurde ebenfalls positiv bewertet. Die Kombination aus medizinischer, psychologischer und pflegerischer Betreuung wurde von den Patienten als sehr hilfreich wahrgenommen.

Die zweite Form: Zunehmende Resignation und Verbitterung, die mit dazu beiträgt, dass das Leben als Last empfunden wird und die Endlichkeit des eigenen Daseins immer stärker in den Vordergrund des Erlebens tritt.

- *Allgemeine Charakterisierung:* Diese Erlebens- und Verarbeitungsform fanden wir bei zehn der 50 Patienten. Die Patienten wurden im Laufe der Zeit zunehmend verbittert, sie erlebten das Leben nur noch als Last und fühlten sich von anderen Menschen abgelehnt.
- *Erleben der Schmerzen:* Schmerzen dominierten im Erleben dieser Patienten. Sie gaben dem Arzt schon früh zu verstehen, dass die Schmerzen

nicht wirklich gelindert werden könnten, und sie nahmen auch trotz vorsichtiger Steigerung der Medikation keine wirkliche Entlastung wahr. Es wurde angenommen, dass die Schmerzen auch eine Mitteilungs- oder Ausdrucksfunktion hatten, das heißt, dass sie den Patienten auch dazu dienten, ihre Verzweiflung und Verbitterung auszudrücken. Eine weitere Erhöhung der Dosis wurde ab einem gewissen Zeitpunkt nicht mehr als sinnvoll erachtet. Vielmehr wurde versucht, in Gesprächen mit den Patienten eine psychische Beruhigung zu erreichen und aufzuzeigen, dass die Schmerzen auch durch die angespannte psychische Situation verursacht seien.

• *Beziehung zum sozialen Umfeld:* Die Patienten wiesen dem sozialen Umfeld die Schuld für ihre Situation zu. Sie fühlten sich »abgeschoben«, nahmen die Angehörigen als »gleichgültig« wahr und fanden zu anderen Menschen keinen Kontakt mehr.

• *Bedeutung der Ärztin bzw. des Arztes:* Sie bzw. er wurde für die Patienten immer mehr zur wichtigsten Vertrauensperson. Allerdings wurde ihr bzw. ihm bisweilen vorgeworfen, sie bzw. er bemühe sich nicht richtig. Vor allem die mangelnden Erfolge der Schmerztherapie bildeten den Kern dieser Vorwürfe.

Die dritte Form: Linderung der Todesängste durch die Erfahrung eines neuen Lebenssinnes und durch die Überzeugung, im Leben noch Aufgaben wahrnehmen zu können.

• *Allgemeine Charakterisierung:* Diese Erlebens- und Verarbeitungsform fanden wir bei neun der 50 Patienten. Das Erleben der Patienten war zunächst von Schmerzen und Ängsten bestimmt. Jedoch gelang es ihnen allmählich wieder, sich stärker zu öffnen, an gemeinsamen Unternehmungen teilzunehmen und das Leben als eine Aufgabe wahrzunehmen. Sie fühlten sich für den weiteren Lebensweg des Ehepartners und der Kinder mitverantwortlich. Außerdem wurden sie sich ihrer gemeinsamen Geschichte mit dem Ehepartner bewusst und erblickten in dieser eine Aufforderung, auch die gegenwärtige und zukünftige Situation gemeinsam zu tragen. Auch die Religiosität gewann im Laufe der Zeit eine bedeutende Stellung.

• *Erleben der Schmerzen:* Einige Patienten berichteten, nur geringe Schmerzen zu haben. Bei diesen Patienten genügte bereits die Gabe eines milden Analgetikums, um weitgehende Schmerzfreiheit zu erzielen. Bei einem anderen Teil der Patienten wurden schwach wirksame Opiate eingesetzt. Diese genügten, um weitgehende Schmerzfreiheit zu erzielen.

- *Beziehung zum sozialen Umfeld:* Die Patienten erlebten den Kontakt zu den Angehörigen, Nachbarn und Freunden als eine Bereicherung und als große Hilfe bei der Verarbeitung ihrer Situation.
- *Bedeutung der Ärztin bzw. des Arztes:* Die Patienten interpretierten deren bzw. dessen Verhalten als wichtige Hilfe, um zu einer tragfähigen Lebensperspektive zu finden.

Die vierte Form: Bemühen, die Bedrohung der eigenen Existenz nicht in das Zentrum des Erlebens treten zu lassen.

- *Allgemeine Charakterisierung:* Diese Erlebens- und Verarbeitungsform fanden wir bei acht der 50 Patienten. Die Patienten vermieden die bewusste Auseinandersetzung mit Sterben und Tod. Diese Tendenz zum Nichtwahrhabenwollen war auch schon in früheren Abschnitten der Krankheit erkennbar, nahm aber mit Schwere der Erkrankung zu. In den letzten Lebensmonaten fanden sich jedoch immer wieder vorsichtige Andeutungen, die auf ein – allerdings nicht voll bewusstes – Wissen um die Bedrohung der eigenen Existenz schließen ließen.
- *Erleben der Schmerzen:* Die Patienten klagten häufiger über Schmerzen und erwarteten von dem Arzt vor allem eine Linderung ihrer Schmerzen. Es drängte sich manchmal der Eindruck auf, dass die vermiedene Auseinandersetzung mit der lebensbedrohlichen Erkrankung dazu beitrug, dass die Patienten fast ausschließlich über Schmerzen sprachen. Aus diesem Grunde war die Schmerztherapie mit Schwierigkeiten verbunden.
- *Beziehung zum sozialen Umfeld:* Die Kontakte zu den Angehörigen, Freunden und Nachbarn wurden positiv erlebt. Man erwartete von ihnen Anregungen zur Erhaltung einer positiven Lebenseinstellung. Es fiel auf, dass sich die Patienten häufig mit Klagen über Schmerzen an die Angehörigen wandten. In diesen Situationen erhielten sie besondere Zuwendung.
- *Bedeutung der Ärztin bzw. des Arztes:* Sie bzw. er wurde um regelmäßige Besuche gebeten. Dabei wurden vor allem Möglichkeiten der Linderung bestehender Schmerzen thematisiert. Die Schmerzen bildeten das wichtigste Thema dieser Gespräche.

Die fünfte Form: Durchschreiten von Phasen tiefer Depression zur Hinnahme des Todes.

- *Allgemeine Charakterisierung:* Diese Erlebens- und Verarbeitungsform fanden wir bei elf der 50 Patienten. Zunächst reagierten die Patienten depressiv, sie zogen sich immer mehr von ihren Angehörigen und Freunden zurück. Gesundheitliche Belastungen, Schmerzen und der herannahende Tod bestimmten zu Beginn ganz ihr Erleben, positive Erlebnisse wurden nicht erwähnt. Allmählich wandelte sich die Einstellung zur Situation. Die Patienten öffneten sich wieder stärker gegenüber ihren Angehörigen und Freunden, sie äußerten wieder häufiger den Wunsch, Besuche zu empfangen.

- *Erleben der Schmerzen:* Die Schmerzen nahmen im Erleben dieser Patienten eine bedeutende Stellung ein. Zunächst äußerten sie die Überzeugung, dass der Arzt ihre Schmerzen nicht lindern könne, und sie unterstützten diesen nicht bei der Entwicklung eines Therapieplans. Zu einem späteren Zeitpunkt der Erkrankung, als die Patienten ihre Situation eher hinnehmen konnten, änderte sich dieses Verhalten. Sie öffneten sich gegenüber den Empfehlungen des Arztes und gaben differenziert Auskunft über die Wirkung der Schmerztherapie. Bei diesen Patienten konnte zum späteren Zeitpunkt der Erkrankung weitgehend Schmerzfreiheit erzielt werden.
- *Beziehung zum sozialen Umfeld:* Zunächst zogen sich die Patienten ganz von den Angehörigen und Freunden zurück. Zu einem späteren Zeitpunkt wurde die Nähe der Angehörigen und Freunde als Hilfe wahrgenommen.
- *Bedeutung der Ärztin bzw. des Arztes:* Deren bzw. dessen Bereitschaft, sich um die Patienten zu kümmern, obwohl diese häufig Gesprächsangebote abgelehnt hatten, wurde als Hilfe erlebt.

Aus der Beschreibung dieser Verlaufsformen geht die große Bedeutung der Ärztin bzw. des Arztes für Erleben und Verhalten sterbender Patienten hervor. Deren bzw. dessen Bereitschaft zu ehrlichen Aussagen gegenüber dem Patienten, gleichzeitig die Fähigkeit, einzuschätzen, wie viel dem Patienten mitgeteilt werden kann und auf welche Weise dies versucht werden sollte, die dem Patienten gegebene Zusicherung, alles zu tun, um eine fundierte Therapie (zum Beispiel Schmerztherapie) sicherzustellen und die Behandlung bis zum Eintritt des Todes aufrechtzuerhalten, sind wichtige Merkmale der fachlich und ethisch fundierten Begleitung Sterbender. In der Untersuchung wurde deutlich, dass diese Merkmale die bewusste Auseinandersetzung des Patienten mit dem herannahenden Tod förderten und Ängste vor Einsamkeit sowie vor starken Schmerzen im Vorfeld des Todes linderten.

In dieser Studie habe ich mich nicht allein auf Interviews mit Patientinnen und Patienten konzentriert, sondern auch die *nächsten Angehörigen* ausführlich befragt. Nachfolgend möchte ich in Kürze jene *Merkmale ärztlichen Handelns* nennen, die die Angehörigen bei der Sterbebegleitung als Hilfe empfunden hatten:

1. Offenheit und Wahrhaftigkeit der Ärztin bzw. des Arztes in der Kommunikation mit ihnen und mit dem Patienten: Sie erwarteten, dass die Ärztin bzw. der Arzt sie selbst und den Patienten über den weiteren Verlauf der Erkrankung und über mögliche Symptome aufklärt.
2. Sicherheit der Ärztin bzw. des Arztes bei der Behandlung und in der Kommunikation: Den Angehörigen war bewusst, dass die Behandlung eines sterbenden Patienten hohe ärztliche Kompetenz in Diagnostik und Therapie erfordert. Die Kontrolle der Schmerzen sowie der fachlich fundierte und einfühlsame Umgang mit psychischen Veränderungen des Patienten wurden von den Angehörigen als höchste Anforderungen an die Ärztin bzw. den Arzt beschrieben. Sie erwarteten, dass diese bzw. dieser die notwendige Kompetenz und Erfahrung im Hinblick auf die Behandlung sterbender Patienten besitzt.
3. Erreichbarkeit der Ärztin bzw. des Arztes: Vor allem in den letzten Tagen vor Eintritt des Todes legten die Angehörigen großen Wert darauf, den Hausarzt erreichen zu können. Die Erreichbarkeit der Ärztin bzw. des Arztes gab ihnen Sicherheit, dass der Patient auch in den letzten Tagen vor dem Tod nicht an unnötigen Schmerzen leiden müsse.
4. Offenheit der Ärztin bzw. des Arztes für die Anliegen der Angehörigen: Die Angehörigen betonten, dass auch sie auf ärztliche Unterstützung angewiesen seien. Die hohen psychischen Anforderungen, die mit der Begleitung eines sterbenden Familienmitglieds verbunden sind, führen häufig zu Spannungs- und Erschöpfungszuständen, verbunden mit vegetativen oder psychosomatischen Symptomen. Gespräche mit der Ärztin bzw. mit dem Arzt über die eigene psychische Situation wurden als Hilfe im Umgang mit diesen Zuständen und Symptomen wahrgenommen.
5. Aufklärung durch die Ärztin bzw. den Arzt über die von ihm eingesetzten oder geplanten Therapiemaßnahmen: Die Angehörigen äußerten das Bedürfnis, über therapeutische Maßnahmen aufgeklärt zu werden. Von dieser Aufklärung erwarteten sie Hilfen für das Verständnis der veränderten Reaktionen des Patienten.
6. Beratung durch die Ärztin bzw. den Arzt hinsichtlich notwendiger Pflegehandlungen und hinsichtlich des Verhaltens gegenüber dem Patienten.

Wenn es Ärztinnen und Ärzten gelingt, neben der fachlich fundierten Therapie sterbender Patienten eine medizinisch wie psychologisch ansprechende Begleitung der Angehörigen zu leisten, so verwirklichen sie wichtige Zielsetzungen, die auch im Zusammenhang mit der Betreuung in Hospizen genannt werden. Die hausärztliche Behandlung bildet in diesen Fällen eine wichtige Alternative oder Ergänzung zur Sterbebegleitung in einem Hospiz.

In dieser Studie konnten wir zeigen, wie bedeutsam die *Qualität der Interaktion* zwischen Patienten und Angehörigen für die psychische Situation ersterer im Prozess des Sterbens war. Unseren Ergebnissen zufolge war diese Qualität in hohem Maße von der Fähigkeit und Bereitschaft der Angehörigen beeinflusst, die zum Tode führende Krankheit der Patienten anzunehmen und sich innerlich auf den Tod der Patienten einzustellen. Der in der Thanatologie und Palliativversorgung immer wieder thematisierte innerseelische Entwicklungsprozess der Patientinnen und Patienten ist nach den Ergebnissen unserer Studie auch auf die Angehörigen auszuweiten: Inwieweit findet sich auch bei diesen ein innerseelischer Entwicklungsprozess, den die Patientinnen und Patienten als eine Hilfe erleben?

Hier sei auf eine wichtige neuere Längsschnittstudie hingewiesen, in der ebenfalls die Interaktion zwischen Patienten (N= 24) und deren Angehörigen (N= 24) im Zentrum stand (Mroz, Poulin, Grant et al., 2018). In dieser Studie wurde auch untersucht, inwieweit das Selbstwertgefühl der pflegenden Angehörigen die Bewertung der Beziehung durch die Patientinnen und Patienten beeinflusste. Die berichteten Befunde sind eindeutig: In jenen Fällen, in denen die Angehörigen ein eher negativ getöntes Selbstwertgefühl zeigten, ging die Zufriedenheit der Patientinnen und Patienten mit der Beziehung zu den Angehörigen im Falle sich weiter verschlechternder Gesundheit erkennbar zurück. In jenen Fällen hingegen, in denen die Angehörigen ein eher positiv getöntes Selbstwertgefühl zeigten, blieb die Zufriedenheit der Patientinnen und Patienten mit der Beziehung zu den Angehörigen auch im Falle sich weiter verschlechternder Gesundheit bestehen oder nahm sogar (wenn auch nur geringfügig) zu.

3.8 Terror-Management-Theorie – eine kulturkritische Theorie des psychischen Umgangs mit eigener Endlichkeit

Die von Sheldon Solomon, Jeff Greenberg und Tom Pyszczynski in den 1980er Jahren entwickelte Terror-Management-Theorie (TMT) verdankt ihre Entstehung einer »tiefen Unzufriedenheit« der genannten Autoren mit einer seinerzeit dominanten Sozialpsychologie, die Menschen vielfach als »leidenschaftslose Informationsverarbeiter« verstanden und diese in einem »historischen, kulturellen, motivationalen und affektiven Vakuum« untersucht habe (Greenberg & Arndt, 2012). Im Unterschied dazu steht am Beginn der Terror-Management-Theorie die Frage nach den motivationalen Grundlagen von Selbst- und Fremdwahrnehmung. Motive sind vor allem mit Blick auf die Verteidigung des Selbstwertgefühls bedeutsam: Genannt werden von den Autoren (a) die Hervorhebung des eigenen Beitrags zu positiven Ergebnissen (»self-serving biases«), (b) die Herstellung von Bedingungen, die negative Ergebnisse zu »erklären« vermögen (»self-handicapping«), und schließlich (c) Prozesse der Identifikation mit anderen Menschen oder der Abgrenzung von ihnen.

Die Entwicklung der Theorie wurde durch die Rezeption von Arbeiten des Kulturanthropologen Ernest Becker beeinflusst; zu nennen ist hier vor allem das 1973 erschienene Buch »The Denial of Death« (Becker, 1973), für das Becker 1974 posthum mit dem Pulitzer Prize for General Non-Fiction ausgezeichnet wurde.

Den Ausgangspunkt dieses Buches bildet die These, dass menschliche Zivilisation als ein Abwehrmechanismus zu deuten ist: nämlich als emotionale und intellektuelle Antwort des Menschen auf das Wissen um seine eigene Sterblichkeit und die damit verbundene Angst vor dem Tod. Diese Angst, so Ernest Becker, habe sich auf der Grundlage von Mechanismen zur Sicherung des Überlebens (Kampf- und Fluchtreflexe) im Prozess der Evolution entwickelt.

Folgt man der Argumentation von Becker, dann lässt sich menschliches Leben durch eine Dualität zwischen physischem und symbolischem Selbst kennzeichnen. Diese Dualität ermöglicht die Transzendierung des Dilemmas unabänderlicher Sterblichkeit durch die Konzentration auf das symbolische Selbst im Sinne von »Heroismus«. Diese Konzentration auf das symbolische Selbst zeigt sich in Form von individuellen Unsterblichkeitsprojekten (»immortality projects« bzw. »causa sui projects«), mithin von Überzeugungssystemen, die es Menschen erlauben, sich gegenüber ihrer physischen Existenz als »höherwertig« bzw. »besser« zu erleben. Durch die erfolgreiche Verfolgung von Unsterblichkeitsprojekten können Menschen »heroisch« und damit »Teil von etwas« werden, was über das Ende ihrer physischen Existenz hinaus Bestand hat, über diese hinausweist und damit unsterblich ist. So wird es Menschen möglich, ihr Leben als sinn- und zweckhaft und sich selbst als bedeutenden Teil eines größeren Ganzen zu erleben. Nach Ernest Becker sind Unsterblichkeitsprojekte notwendigerweise willkürlich. Sie werden von anderen nicht immer geteilt, sie können im Widerspruch zu Identitätsprojekten anderer Menschen stehen, sie können insbesondere Anlass von Konflikten bilden. Dabei ist gerade der Konflikt zwischen Unsterblichkeitsprojekten gleichbedeutend mit der Anschuldigung, »falsch zu leben«, worauf Menschen sowohl mit aggressivem als auch mit defensivem Verhalten reagieren können. Unsterblichkeitsprojekte sind nach Becker Antrieb eskalierender Konflikte: zwischen Individuen wie auch und gerade zwischen Gruppen. Vor einem solchen Hintergrund lassen sich mit Becker soziale Phänomene wie Sexismus und Rassismus ebenso erklären wie Kriege, Faschismus und Genozid.

Neben Unsterblichkeitsprojekten, die sich durchaus auch in Form von prosozialem Verhalten und Kreativität realisieren können, werden in »The Denial of Death« weitere Formen des Umgangs mit der Angst vor dem Tod beschrieben. Zu nennen sind hier insbesondere eskapistische Reaktionen in Form von Substanzmissbrauch, psychischen Störungen (Depression wird hier auf ein erlebtes/antizipiertes Scheitern von Unsterblichkeitsprojekten, Schizophrenie als Realität leugnende Besessenheit von Unsterblichkeitsprojekten gedeutet) oder einer Selbstbetäubung mit Belanglosigkeit (Becker spricht hier in Anlehnung an den dänischen Philosophen und Theologen Søren Kierkegaard von »tranquilizing oneself with the trivial«).

Der Terror-Management-Theorie liegen zwei Prämissen zugrunde:

1. Wie für andere Arten, so gilt auch für Menschen, dass sich im Laufe der Evolution überlebenssichernde Mechanismen entwickelt haben, zu denen insbesondere Kampf- und Fluchtreflexe zählen, die angesichts drohender Gefahren aktiviert werden.
2. Mit den kognitiven Fähigkeiten des Menschen hat sich auch das Bewusstsein entwickelt, dass der Tod unvermeidlich ist und prinzipiell jederzeit durch eine Vielzahl von Ursachen eintreten kann.

Die Terror-Management-Theorie postuliert, dass dieses Wissen unabänderlich mit einem allgegenwärtigen Potenzial intensiver Angst, in der Theorie
als »Terror« bezeichnet, verbunden ist, die kontinuierlich bewältigt werden muss (»Terror Management«). Die Bewältigung dieser Angst erfolgt
dabei durch die Aufrechterhaltung des Vertrauens in eine Welt- und
Selbstsicht, die die prekäre und vergängliche Natur der eigenen Existenz
leugnet. Kulturelle Weltbilder haben und hatten der Theorie zufolge zu
allen Zeiten die Funktion, genau dies zu leisten. Die Theorie postuliert ausdrücklich nicht (ebenso wenig wie Ernest Becker), dass Kultur ausschließlich im Sinne von geteilten symbolischen Sterblichkeit-leugnenden Konstruktionen zu verstehen ist oder allein die Funktion hat, die aus dem
Wissen um Sterblichkeit resultierende Angst zu reduzieren. Gleichwohl
wird die symbolische Leugnung des Todes als ein zentraler Aspekt von Kultur gewertet, ohne dessen Berücksichtigung weder ein umfassendes Verständnis von Kultur noch ein umfassendes Verständnis menschlichen Verhaltens möglich erscheinen.

Deutlich zum Ausdruck kommt dies im Titel des 2015 erschienen Buches
»The Worm at the Core: On the Role of Death in Life« (Solomon, Greenberg
& Pyszczynski, 2015). Die Autoren beziehen sich hier explizit auf den US-
amerikanischen Psychologen und Philosophen William James und auf dessen im Jahre 1902 erschienenes Buch »The Varieties of Religious Experience: A Study in Human Nature« (James, 1902/2012), dem das folgende Zitat
entnommen ist:
»Hinter allem steckt das große Gespenst des universellen Todes, das all-
umfassende Dunkle. ... Wir suchen nach einem Leben, das nicht mit dem
Tod verbunden ist. ... Ein Gut, das nicht zugrunde geht, ein Gut, das über
die Güter der Natur »hinausfliegt«. ... Und so geschieht es den meisten von
uns: ... Schon eine geringe innere Gereiztheit führt dazu, dass dieser
Wurm, Kern all unserer vertrauten Quellen der Freude, mehr und mehr in
den Blick gerät und uns zu melancholischen Metaphysikern macht.« (dt.
Übersetzung durch den Autor)

Die Furcht vor dem Tod wird als emotionale Manifestation von Selbsterhal-
tungsinstinkten interpretiert; sie ist dementsprechend auch grundlegend
für alle Formen von Angst – sind diese doch immer aus der Furcht vor
dem Tod abgeleitet oder auf sie bezogen (Solomon, Greenberg & Pyszczynski, 1991). Damit steht die Terror-Management-Theorie auch für eine
existenzpsychoanalytische Perspektive, die sich in weiten Teilen auf theoretische Positionen bezieht, die Otto Rank in den 1930er Jahren (Rank,

1932, 1941) zur Bedeutung von Furcht vor dem Tod und von Streben nach Unsterblichkeit für die Entwicklung von Kultur und Sozialverhalten entwickelt hat (Solomon, Greenberg, J., & Pyszczynski, 2015). Während Selbstaufmerksamkeit und Zeitbewusstsein als in hohem Maße adaptive Errungenschaften der Evolution anzusehen sind, gilt dies aus der Perspektive der Terror-Management-Theorie nicht für das Wissen um Sterblichkeit. Denn anders als die Furcht als Reaktion auf unmittelbar drohende Gefahren wäre die kontinuierliche Angst angesichts der Fragilität der eigenen Existenz nicht adaptiv, sondern dysfunktional. Durch die Entwicklung und Aufrechterhaltung bzw. Verteidigung geteilter kultureller Weltbilder wird externer Realität deshalb Ordnung, Stabilität, Sinn und Zweck zugeordnet, was es Menschen ermöglicht, auf eine Weiterexistenz nach dem Tod zu vertrauen, sei es in Form einer die irdische Existenz überdauernden Seele oder sei es durch die Zugehörigkeit zu überdauernden Entitäten (Religion, Nation, Familie etc.), vermittelt in Form eines symbolischen Weiterlebens bzw. Weiterwirkens dessen, was man getan hat oder gewesen ist. »Zusammenfassend lässt sich sagen, dass die einfache Formel für ein effektives Terrormanagement der Glaube an eine Weltanschauung ist, wie auch der Glaube, dass man einen wertvollen Beitrag zu einer bedeutungshaltigen, sinnerfüllten Welt leistet (die Terror-Management-Theorie-Konzeptualisierung von Selbstwertgefühl).« (Greenberg & Arndt, 2012, S. 403; dt. Übersetzung durch den Autor)

Unabhängig davon, dass den ersten Vorstellungen der TMT in den 1980er Jahren in der Sozialpsychologie mit Verwunderung, Skepsis und Ablehnung begegnet wurde, ist der Gedanke, dass das Wissen um die eigene Sterblichkeit einen grundlegenden Antrieb menschlichen Erlebens und Verhaltens darstellt, sehr alt. Eine erste »distale Wurzel« der Theorie sehen Greenberg und Arndt (2012) bereits in einem der ältesten überlieferten Texte überhaupt, dem altbabylonischen Gilgamesch-Epos: Gilgamesch, zu zwei Dritteln Gott, zu einem Drittel Mensch, realisiert nach dem Tod seines Freundes Enkidu, dass auch er sterben muss; er macht sich auf die Suche nach Unsterblichkeit, scheitert in seinem Versuch, ewige Jugend zu den Menschen zu bringen und muss schließlich feststellen, dass Unsterblichkeit nur den Göttern gegeben ist; er kann sich mithin nur durch seine Werke einen unsterblichen Namen machen. Des Weiteren ist Thukydides (etwa 460 bis 400 v. Chr.) zu nennen, demzufolge die Furcht vor dem Tod dreierlei Formen der Suche nach Unsterblichkeit anstößt: (a) heroische Taten, die Gerechtigkeit wiederherstellen und mit einem Leben nach dem Tod belohnt werden, (b) Erinnerungen anderer an solche heroischen Taten, sowie (c) die Identifikation mit Gruppen, die den Tod überdauern bzw. transzendieren. Im Zusammenhang mit »proximalen Wurzeln« der Theorie wird von den Autoren auf zahlreiche Werke in Philosophie, Literatur, bildender Kunst, Musik und Film verwiesen. Zudem sei angemerkt, dass die für die Entwicklung der Theorie zentralen Werke von Ernest Becker (1971, 1973, 1975) auf grundlegenden Erkenntnissen aus Anthropologie, Evolutionsbiologie, Philosophie, Psychoanalyse und Soziologie beruhen.

Aus der Terror-Management-Theorie ergeben sich zwei grundlegende Annahmen (Solomon, Greenberg, & Pyszczynski, 1991; Greenberg & Arndt, 2012; Arndt & Goldenberg, 2017):

1. Das Selbstwertgefühl und die Weltsicht, aus der sich ersteres ableitet, haben eine angstmindernde Funktion. Menschen streben nach und verteidigen Selbstwertgefühl, um psychische Sicherheit zu erlangen. Entsprechende Anstrengungen sind von kulturellen Weltbildern beeinflusst, an denen sich Menschen orientieren.
2. Selbstwertgefühl und kulturelle Weltbilder sind als fragile soziale Konstruktionen anzusehen. Deshalb reagieren Menschen negativ auf alles und alle, das bzw. die das Vertrauen in ihre Welt und/oder Selbstsicht in Frage stellen; denn damit werden die psychologischen Grundlagen eigener Sicherheit in Frage gestellt. Aus der Perspektive der Terror-Management-Theorie ist diese Annahme eine grundlegende Einsicht sozialpsychologischer Forschung zu Vorurteilen und Konflikten zwischen Gruppen.

Die Terror-Management-Theorie unterscheidet vier grundlegende Formen der Abwehr solcher Bedrohungen psychischer Sicherheit:

1. Derogation: im Sinne einer Abwertung anderer Menschen, die es gerechtfertigt erscheinen lässt, deren Meinungen und Überzeugungen als unzutreffend oder auf unlauteren Motiven beruhend zu vernachlässigen;
2. Assimilation: im Sinne des Versuchs, andere Menschen aufzuklären;
3. Akkommodation: im Sinne der Übernahme und Integration ausgewählter, attraktiver Aspekte in die eigene Weltsicht, deren zentrale Komponenten allerdings beibehalten werden;
4. Annihilation, im Sinne der Bekämpfung/Auslöschung von alternativen Sichtweisen bzw. der Personen, die diese vertreten.

117

Es wurde angemerkt, dass die der Theorie zugrundeliegenden Perspektiven vielfach eine sehr lange Tradition aufweisen. Die Theorie kann damit einen integrativen Interpretationsrahmen für zahlreiche soziale Phänomene liefern. Der empirische Gehalt der Theorie beruht vor allem auf drei Haupthypothesen:

1. Steigerungen der Mortalitätssalienz (im Sinne der Erinnerung an eigene Sterblichkeit) haben Bemühungen um die Stützung der eigenen Selbst- und Weltsicht zur Folge;
2. eine Stützung der Selbst- und Weltsicht trägt dazu bei, dass Angst als Reaktion auf Bedrohungen und defensive Reaktionen auf erhöhte Mortalitätssalienz reduziert werden;
3. eine Bedrohung der Selbst- und Weltsicht geht mit zunehmender Angst, eine stärkere Beschäftigung mit mortalitätsbezogenen Themen geht mit erhöhter Mortalitätssalienz einher.

Diese Hypothesen werden durch mehr als 500 empirische Studien gestützt, in denen Mortalitätssalienz in sehr unterschiedlicher Art und Weise experimentell manipuliert (z. B. durch die Variation zu beantwortender Fragebogenitems, durch räumliche Nähe zu Friedhöfen und Krematorien, durch unterschwellige Darbietung von Reizen) und in ihren Auswirkungen mit sehr unterschiedlichen anderen Bedrohungen verglichen wurde. Trotz vereinzelter gegenteiliger Befunde spricht der Forschungsstand für die Annahme, dass Mortalitätssalienz gegenüber einer erhöhten Salienz anderer aversiver Gedanken differenzielle Effekte (spezifische Auswirkungen) hat. Daraus lässt sich ableiten, dass der eigene Tod als das einzige unvermeidliche und unabänderlich eintretende zukünftige Ereignis im Fokus biologisch fundierter Vermeidungsreaktionen steht: im Sinne der Beschäftigung mit mortalitätsbezogenen Anliegen wie auch im Sinne negativer Reaktionen auf Personen, die die eigene Selbst- und Weltsicht bedrohen, oder positiver Reaktionen auf Personen, die die eigene Selbst- und Weltsicht stützen (siehe dazu: Greenberg & Arndt, 2012; Solomon, Greenberg & Pyszczynski, 2015).

Vor dem Hintergrund weiterer empirischer Befunde wurde die Terror-Management-Theorie in Form eines Zwei-Prozess-Modells (»Dual Process Model of Terror Management«) modifiziert. Diesem zufolge reagieren Menschen auf explizite Gedanken an den eigenen Tod mit proximalen Abwehrmechanismen, die die Todesgedanken aus dem Fokus der Aufmerksamkeit verdrängen – der Tod erscheint als weit entferntes Problem, mit dem sich zu beschäftigen aktuell nicht notwendig ist. Nach der Verdrängung mortalitätsbezogener Gedanken aus dem Bewusstsein gewinnen diese allerdings an Verfügbarkeit, was die Wahrscheinlichkeit todesbezogener Angst erhöht. Diese führt wiederum zu distalen Abwehrmechanismen in Form der Stärkung von Weltsicht und Selbstwertgefühl. Infolge eines derartigen Terror Managements gehen schließlich die erhöhte Verfügbarkeit wie auch die damit verbundene Angst auf ein Basisniveau zurück.

4

Begleitung am Lebensende:
Drei Gestaltungskontexte

4.1   Einführung

In diesem Kapitel möchte ich drei Perspektiven mit Blick auf die Begleitung des Menschen am Lebensende entwickeln. Die erste Perspektive: *Spiritualität*. Diese deute ich hier im weitesten Sinne als transzendentale Selbst- und Welterfahrung, das heißt als Erfahrung der Verbundenheit mit der Welt und dem Umgreifenden, die einhergeht mit der Offenheit gegenüber Prozessen und Veränderungen innerhalb des Selbst (als Kern der Person) und der Bewusstwerdung persönlich bedeutsamer Werte. Dieses »weite« Verständnis von Spiritualität wird von einer nicht geringen Anzahl schwerkranker und sterbender Menschen geteilt. Der transzendentale Bezug ist vielen Menschen am Lebensende wichtig; allerdings wird darunter sehr Verschiedenartiges verstanden, worauf sich deren Begleiterinnen und Begleiter einstellen müssen. Die zweite Perspektive: *Würde*. Hier unterscheide ich zwischen einer allgemeinen Würde, die der Mensch qua Mensch besitzt, und einer aspirationalen Würde, die jene Merkmale des Selbst, der Situation und der Umwelt umfasst, die das Individuum als »konstitutiv« für die eigene Würde erachtet. Die dritte Perspektive: Eine *fundierte palliativmedizinisch-pflegerische Begleitung*. Hier nehme ich auf Leitbilder wie auch auf zentrale Erkenntnisse und Erfahrungen Bezug, die in der Palliativmedizin und -pflege berichtet werden.

Von welchen zentralen Anforderungen und Möglichkeiten hinsichtlich der Begleitung am Lebensende gehe ich aus? Mit Blick auf die *Spiritualität* (erste Perspektive) ist es notwendig, das Verständnis von Transzendenz – also des Über-sich-hinaus-Seins – zu erfassen, welches der schwerkranke oder sterbende Mensch zeigt bzw. in der weiteren Auseinandersetzung mit der Erkrankung, dem Sterben und dem Tod entwickelt. Auf dieses Verständnis muss differenziert geantwortet werden, ohne dabei irgendwelche »externen« Bewertungen vorzunehmen. Wenn ein fortgesetztes (nicht nur einmaliges) Gespräch über Spiritualität gelingt, dann ist es durchaus möglich, dass ein schwerkranker oder sterbender Mensch bei sich bislang nicht wahrgenommene Entwicklungspotenziale erkennt, die er nun verwirklichen möchte. Mit Blick auf die *Würde* (zweite Perspektive) ergibt sich die Anforderung, Schwerkranken oder Sterbenden in allen Phasen der Begleitung mit tiefem Respekt vor ihrer Würde zu begegnen, was auch heißt, deren subjektive Kriterien für Würde zu erkennen und umfassend zu berücksichtigen. Auf der Grundlage einer solchen »gelebten Haltung« wächst das Vertrauen von Patientinnen und Patienten in die aktuelle und zukünftige Begleitung, was sich ebenfalls positiv auf die Verarbeitung von Verletzlichkeit und Endlichkeit auswirkt. Mit Blick auf die *fundierte palliativmedizinisch-pflegerische Begleitung* (dritte Perspektive) stellt sich die Anforderung einer hochgradig differenzierten medizinisch-pflegerischen und psychosozialen Antwort auf die spezifischen körperlichen, kognitiven und emotionalen Problem- und Notlagen wie auch auf die Ressourcen der Patientinnen bzw. Patienten zur Verarbeitung und Bewältigung derartiger Problem- und Notlagen.

Schließlich: Welche Art der Begleitung am Lebensende rücke ich in das Zentrum meiner Überlegungen? Ich konzentriere mich alleine auf jene Art der Begleitung, die ich mit dem Begriff »Das Sterben zulassen« umschreibe. Es geht mir hier darum, zu thematisieren, inwieweit unter *günstigen* Versorgungs- und Begleitungsbedingungen – deren Charakterisierung Aufgabe der drei Perspektiven bildet – ein natürliches Lebensende bzw. Sterben gefördert wird, also ein Prozess, der *nicht von außen beschleunigt oder beendet* wird. Mir ist dies wichtig: Der Frage nachzugehen, wie es gelingen kann, das Sterben eines Menschen zuzulassen. Die Frage, *ob* dies gelingt, spricht zum einen die körperlichen, die seelisch-geistigen und die spirituellen Ressourcen des Individuums an. Zugleich weist sie auf die Qualität der sozialen Beziehungen hin, in denen das Individuum steht. Und schließlich wird mit ihr der Blick auf die institutionelle Umwelt gerichtet, das heißt auf die Qualität der medizinisch-pflegerischen Versorgung.

Eine zusätzliche Frage sei hier gestellt: Unterscheidet sich das »Sterben zulassen« von der »passiven Sterbehilfe«? Ich versuche aufzuzeigen, dass diese beiden Arten des Sterbens eng miteinander verwandt sind, dass jedoch die passive Sterbehilfe noch einmal über das »Sterben zulassen« hinausgeht. Und doch liegt auch der passiven Sterbehilfe die Absicht zugrunde, einen Sterbensprozess nicht widernatürlich zu verlängern; sie möchte nicht durch den Einsatz medizinischer Technik dazu beitragen, dass der Tod widernatürlich hinausgezögert und damit das natürliche Sterben unmöglich gemacht wird.

Warum berücksichtige ich hier nicht den »assistierten Suizid«? Zunächst: Auf den assistierten Suizid, auch auf das jüngste Urteil des Bundesverfassungsgerichts, gehe ich in Kapitel 5 (»Selbstverantwortung am Lebensende«) ein. Doch darüber hinaus stellt nach meinem Verständnis der assistierte Suizid keine Form der Begleitung am Lebensende dar, denn »Begleitung« bedeutet für mich einen *umfassend* konzipierten, *kontinuierlich* geleisteten Beistand, Lebensende bedeutet für mich ein *natürliches*, nicht von außen herbeigeführtes Ende. Dies heißt nicht, dass ich mir anmaßen würde, den assistierten Suizid eines einzelnen Menschen moralisch zu bewerten oder sogar zu verurteilen. Das Gespräch mit Menschen, die für sich die Entscheidung getroffen haben, das Leben durch eigene Hand zu beenden, lässt uns die Verzweiflung begreifen, in der ein Individuum stehen kann. Selbstverständlich ist diese Verzweiflung als ein »Aufruf« an die nahestehenden Menschen zu verstehen, selbstverständlich ist alles Persönliche und Fachliche zu tun, um diesem Menschen jene Hilfe zu geben, die er bislang vielleicht nicht gefunden hat. Und doch müssen wir davon ausgehen, dass auch diese Hilfe nicht immer ausreicht. Wer dann allerdings meint, eine moralische Bewertung der Entscheidung, durch eigene Hand aus dem Leben zu gehen, abgeben zu können: Der handelt »selbstgerecht«. – Nur möchte ich hier nicht von »Begleitung« in dem Sinne sprechen, wie ich eine solche verstehe.

Ich spreche, wenn ich die drei genannten Perspektiven entfalte, von »Gestaltungskontexten«. Warum dies? Dem Buch liegt, wie schon der Untertitel deutlich macht, der Gedanke zugrunde, dass wir den Menschen am Lebensende darin unterstützen sollten, *sein Lebensende zu gestalten*. In der Möglichkeit zur Gestaltung des Lebensendes sehe ich einen Weg, das Leben zu einer (gewissen) »Rundung« zu bringen. Das Leben am Lebensende ist für mich dann, wenn das Individuum die Möglichkeit hat, dieses zu gestalten (man könnte vielleicht bescheidener formulieren: mitzugestalten oder in Teilen zu gestalten), alles andere als ein »inferiores«. Es ist für mich ein »natürlicher«, ein »notwendiger« Abschnitt des individuellen Lebens, der individuellen Biografie. Aber diese Gestaltung ist auf *Kontextbedingungen* angewiesen, die ich mit diesen drei Perspektiven ausdrücklich anspreche und zu entfalten versuche.

4.2 Transzendentale Selbst- und Welterfahrung (Spiritualität) als erster Gestaltungskontext

Zum Verständnis von Spiritualität

Spiritualität lässt sich, wie bereits dargelegt, als transzendentale Selbst- und Welterfahrung definieren, das heißt als Erfahrung der Verbundenheit mit der Welt und dem Umgreifenden. Diese Erfahrung, so hieß es weiter, geht ihrerseits einher mit der Offenheit gegenüber allen Prozessen innerhalb des Selbst und der Bewusstwerdung persönlich bedeutsamer Werte (Kruse & Schmitt, 2018). Diese Definition erfolgt *ohne* ausdrückliche Bezugnahme auf eine göttliche Instanz, auf eine Glaubensgemeinschaft und auf Rituale, die für eine Glaubensgemeinschaft konstitutiv oder charakteristisch sind; in diesem Falle könnte von Religiosität als einer Form von Spiritualität gesprochen werden. Die Suche des Menschen nach einer letzten Antwort auf zentrale Fragen seines Lebens – »Woher komme ich, wohin gehe ich, was ist der Grund, der Ursprung meines Seins?« – deutet auf *spirituelles Fragen* hin, dem im Kontext der Behandlung und Pflege chronischkranker und sterbender Menschen große Bedeutung beigemessen wird (siehe hierzu die Beiträge in Lazenby, McCorkle & Sulmasy, 2014). Ärztinnen und Ärzte, vor allem aber Pflegefachpersonen werden von Patientinnen und Patienten nicht selten auf spirituelle Themen angesprochen; dabei wird die Hoffnung oder sogar Erwartung geäußert, dass sich diese offen für solche Themen zeigen; die Offenheit für spirituelle Themen wird von vielen Patientinnen und Patienten sehr geschätzt (Edwards, Pang, Shiu et

123

al., 2010). Dies heißt nicht, dass Mitarbeiterinnen und Mitarbeiter der Versorgungssysteme die speziellen spirituellen Orientierungen der Patientinnen und Patienten – die sich durch hohe interindividuelle Variabilität auszeichnen – teilen müssten. Aber bereit zu sein, sich dem spirituellen (oder religiösen) Fragen einer Patientin bzw. eines Patienten gegenüber zu öffnen: dies sollte als eine Aufgabe einer fachlich wie ethisch überzeugenden medizinisch-pflegerischen Versorgung, vor allem jener in Palliativkontexten, verstanden werden. In einer Studie aus dem Bereich der onkologischen Palliativmedizin und -pflege konnte ein für diese Forderung oder Empfehlung wichtiger Beleg erbracht werden (Balboni, Sullivan, Enzinger et al., 2014): In dieser Studie wurden die pflegerischen und ärztlichen Mitarbeiterinnen und Mitarbeiter der onkologischen Kliniken in der Region Boston ausführlich nach dem möglichen Bedürfnis, spirituelle Begleitung (»Spiritual care«) anzubieten, sowie nach möglichen Hindernissen bei der Verwirklichung dieses Bedürfnisses befragt. 74 Prozent der Pflegefachpersonen sowie 60 Prozent der Ärztinnen und Ärzte äußerten den Wunsch, spirituelle Begleitung in ihr Therapie- und Pflegekonzept zu integrieren; gleichzeitig gaben ca. 40 Prozent der Ärztinnen und Ärzte sowie der Pflegefachpersonen an, diese Begleitung nicht in jenem Umfang und jener Tiefe anbieten zu können, wie sie sich diese eigentlich wünschten. Zu den Hindernissen (»barriers«) bei der Verwirklichung von spiritueller Begleitung wurden gerechnet: Fehlende Rahmenbedingungen für die Herstellung von emotionaler Intimität, Zeitmangel, unzureichende Ausbildung in »Spiritual Care«, darüber hinaus berufliche Rollenprobleme (»Spiritual Care« wird gemeinhin nicht als Teil der beruflichen Rolle von Ärztinnen und Ärzten bzw. von Pflegefachpersonen gedeutet) und die »Machtungleichheit in der Relation zur Patientin bzw. zum Patienten« (Ärztinnen und Ärzte sowie Pflegefachpersonen haben deutlich größere Entscheidungs- und Handlungsmacht; mit diesem Machtgefälle verträgt sich deren Selbstverständnis nach nicht die Thematisierung intimer Fragen wie jener nach Spiritualität).

Heilung als (Wieder-)Herstellung von Beziehungen

Dabei sind verwirklichte Spiritualität wie auch die spirituelle Begleitung – mit dem Ziel, diese Verwirklichung zu fördern – von großer Bedeutung für die Lebensqualität und das Wohlbefinden von Patientinnen und Patienten wie auch für den weiteren Krankheitsverlauf. Der Einfluss des *spirituellen Selbst- und Weltverständnisses* für den Krankheitsverlauf (mithin auch für den Prozess der Gesundung) nach Auftreten einer schweren Krankheit wird von Daniel P. Sulmasy (2002) in einem theoretisch-konzeptuellen Beitrag zum *Wesen der Krankheit* thematisiert. Seinem Verständnis zufolge ist Krankheit nicht einfach mit Schädigungen des Organismus und daraus hervorgehenden Symptomen und Funktionseinschränkungen gleichzusetzen. Vielmehr ist Krankheit im Sinne von *gestörten Beziehungen* innerhalb und außerhalb der Person zu verstehen. Dabei differenziert Sulmasy zwischen vier verschiedenen Beziehungen – nämlich jenen zwischen (1.) verschiedenen Organsystemen, (2.) Seele/Geist und Körper, (3.) Individuum und Umwelt sowie (4.) Individuum und Transzendenz. Vor dem Hintergrund dieser Differenzierung zwischen verschiedenen Beziehungsformen beschreibt der Prozess der »Heilung« die *Wiederherstellung von Beziehungen*, wobei in Bezug auf die beiden letztgenannten Beziehungsformen nur dann von Wiederherstellung gesprochen werden kann, wenn der Patient diese als persönlich bedeutsam und sinnstiftend erfährt. Sulmasy hebt hervor, dass sich Heilung somit nicht allein auf die Aufhebung oder Linderung organischer Störungen beschränkt. Ein holistischer Heilungsansatz schließt auch die Konzentration auf mögliche Störungen zwischen Seele/Geist einerseits und dem Körper andererseits (»Ich fühle mich in meinem Körper fremd«, »Ich fühle mich als Gefangener meines Körpers«), zwischen Individuum und Umwelt (»Ich kann mich in der gegebenen räumlichen Umwelt nicht mehr selbstständig bewegen«, »Ich fühle mich meinen Familienangehörigen gegenüber unterlegen«) sowie zwischen Individuum und Transzendenz (»Ich finde nichts mehr, was mein Leben trägt«, »Mein Glaube droht mir abhanden zu kommen«) ein. – Was folgt aus diesen Aussagen für die Versorgung schwerkranker oder sterbender Menschen? Entscheidend ist, dass Mitarbeiterinnen und Mitarbeiter des Versorgungssystems die möglichen »Störungen« in den Beziehungen der Patientin bzw. des Patienten erkennen oder erspüren. Damit wächst aber auch der implizite oder explizite Anspruch an die medizinisch-pflegerische Versorgung: Denn sie steht nun vor der Herausforderung, die *Existenz* einer Patientin bzw. eines Patienten in ihren verschiedenen Dimensionen zu verstehen bzw. gezielt anzusprechen (Remmers & Kruse, 2014).

In einer Meta-Analyse zur Bedeutung von Spiritualität in den Bereichen Pflege und Palliativpflege (Edwards, Pang, Shiu et al., 2010) wurde eine *Annäherung an den Spiritualitätsbegriff* aus der Perspektive von Patientinnen und Patienten wie auch aus der Perspektive von Angehörigen des medizinisch-pflegerischen Versorgungssystems versucht. Folgt man Ergebnissen der Analyse des Spiritualitätsverständnisses von Patientinnen und Patienten, so lässt sich konstatieren: Der Begriff der Spiritualität wurde in dieser Gruppe sehr selten verwendet; es fiel Patienten und Patientinnen vielfach schwer, »Spiritualität« in einer für sie persönlich überzeugenden Art und Weise zu definieren. Die in den Studien berichteten »persönlichen Zugänge« zur Spiritualität ließen sich in folgender Hinsicht umschreiben: »Meine Lebensgeschichte«, »Mein Lebensdank«, »Meine Beziehungen zu mir selbst wie auch zu anderen Menschen«, »Meine Beziehungen zur Natur und Musik«, »Meine Beziehungen zu Gott oder zu einem höheren Wesen«, »Meine Erfahrung von Hoffnung, Sinn und Ziel im Leben«. Vor allem in den *Lebensgeschichten* fanden sich Erzählungen zu biografischen Ereignissen und Begegnungen, die Anstoß zur Reflexion des persönlichen Zugangs zur Spiritualität gaben und die zudem spirituelle Bedürfnisse offenbarten. Zudem wurden diese Lebensgeschichten in der Absicht erzählt, »mit einem bestimmten Anliegen oder einer bestimmten Aufgabe fertig zu werden«, zu einem »positiven Ausblick zu finden« oder »das Leben auch nach innen bewusst gestalten zu können«. Mitarbeiterinnen und Mitarbeiter von Versorgungssystemen für schwerkranke oder sterbende Menschen zeigen, folgt man den Ergebnissen dieser Meta-Analyse, vielfach ein hohes Maß an Sensibilität für die spirituellen Bedürfnisse schwerkranker und sterbender Menschen; allerdings ist es notwendig, dass im Versorgungsteam Übereinstimmung darüber hergestellt wird, dass die differenzierte *Antwort* auf diese Bedürfnisse nicht allein eine Aufgabe der Seelsorge ist, sondern eine Aufgabe *aller* Professionen, die an der Versorgung Schwerkranker und Sterbender beteiligt sind. Übrigens weisen Pflegefachpersonen in Studien immer wieder darauf hin, dass sie häufig die *ersten* Ansprechpersonen sind, wenn Patientinnen und Patienten spirituelle Themen artikulieren. Um die damit verbundene Verantwortung wahrnehmen zu können, sind deutlich höhere Zeitressourcen sowie Supervisionsangebote notwendig.

Wege zur Erfassung von Spiritualität

Der hier gewählte Zugang zur Spiritualität, mithin auch zu »Spiritual Care«, weist eine Nähe zu Arbeiten auf, in denen Spiritualität (wie auch Religiosität) *systematisch* erfasst wurde. Einige Beispiele seien hier genannt. Das *erste* Beispiel: HOPE, ein Fragebogen, auf dessen Grundlage eine Integration der spirituellen Begleitung in die medizinisch-pflegerische Versorgung schwerkranker und sterbender Patientinnen und Patienten vorgenommen werden kann (Anandarajah & Hight, 2001). HOPE bildet das Akronym für das Gesamt der folgenden vier Komponenten: H= Sources of hope, strength, comfort, meaning, peace, love, connection; O: The role of organized religion for the patient; P= Personal spirituality and practice; E= Effects on medical care and end-of-life-decisions. Aus der ersten Komponente geht hervor, wie verschiedenartig »Spiritualität« im individuellen Falle gedeutet werden kann und wie wichtig es ist, sich diesen unterschiedlichen Zugängen gegenüber zu öffnen. Die zweite Komponente differenziert ausdrücklich zwischen Spiritualität und Religiosität; eine Differenzierung, die bei allen Ausführungen zur Spiritualität nicht übersehen werden darf: Religiosität akzentuiert sehr viel stärker als Spiritualität das *Göttliche*, akzentuiert zudem die *Identifikation mit bestimmten Glaubensgemeinschaften wie auch mit deren Glaubensgrundlagen, Ritualen und Praktiken.* Die dritte Komponente fragt nach persönlichen Praktiken, die für die Verwirklichung spiritueller Bedürfnisse gewählt werden, die vierte Komponente rückt die Spiritualität in das Zentrum der persönlichen Auseinandersetzung mit der Frage, wie die medizinisch-pflegerische Versorgung am Lebensende beschaffen sein soll. – Das *zweite* Beispiel: FICA, ein umfassend evaluiertes Instrument zur Einschätzung der Spiritualität; auch dieses Instrument wird vor allem bei der Begleitung von schwerkranken und sterbenden Menschen eingesetzt (Borneman, Ferrell & Puchalski, 2010). Das Akronym FICA steht für das Gesamt von vier Komponenten, die ich nachfolgend nenne, wobei ich in Klammern eine Auswahl an Fragen anführe, die mit dem Instrument an die Patientin bzw. den Patienten adressiert werden. F = Faith and beliefs; Glaube und Überzeugungen (»Wie würden Sie Ihre spirituellen oder religiösen Überzeugungen beschreiben? Betrachten Sie sich als spirituell oder religiös? Welche Dinge geben Ihrem Leben einen Sinn?«); I = Importance and influence; Bedeutung und Einfluss (»Sind Spiritualität oder Religiosität wichtige Bereiche Ihres Leben? Inwieweit beeinflussen diese Ihr Verhalten und Ihre emotionale Befindlichkeit im Verlauf der Krankheit? Welche Rolle könnten Ihre Spiritualität oder Religiosität bei der Verarbeitung oder Bewältigung Ihrer Probleme spielen?«); C = Community; Gemeinschaft (»Sind Sie Mitglied einer spirituellen oder religiösen Gemeinschaft? Sehen Sie in dieser Zugehörigkeit eine geistige oder emotionale Unterstützung? Gibt es eine Person oder eine Gruppe von Menschen, die Sie lieben bzw. die Ihnen sehr nahe sind?«); A = Address; Art der Ansprache (»Auf welche Art und Weise soll ich spirituelle oder religiöse Themen und Fragen im Prozess der Behandlung ansprechen?«). – Das *dritte* Beispiel: SPIRIT, ein Instrument zur Erfassung unterschiedlicher Merkmale von Spiritualität in ihrem »individualhistorischen«, sprich: biografischen Kontext (Maugans, 1996). Hier sei angemerkt, dass der Mediziner Todd A. Maugans dieses Instrument unter dem Titel »The SPIRITual history« veröffentlicht hat, womit der biografische Bezug einmal mehr deutlich wird. Das

Akronym SPIRIT integriert die folgenden sechs Komponenten: S= Spiritual belief system; P= Personal spirituality; I= Integration with a spiritual community; R= Ritualized practices and restrictions; I= Implications for medical care; T= Terminal event planning. Das Instrument soll Ärztinnen und Ärzten dabei helfen, die unterschiedlichen Facetten von Spiritualität in ihren Behandlungsplan zu integrieren. Zu diesen Facetten gehören die Entwicklung der persönlichen Spiritualität im Lebenslauf, das spezifische spirituelle Überzeugungssystem, wie sich dieses im Lebenslauf ausgebildet und weiter differenziert hat, das Zugehörigkeitserleben zu einer spirituellen Gemeinde, darüber hinaus die in der Biografie entwickelten spirituellen Praktiken und Grundsätze. Patientinnen und Patienten werden weiterhin gefragt, in welcher Weise die individuelle »spirituelle Geschichte« in die medizinisch-pflegerische Versorgung bei schwerer Erkrankung und am Lebensende integriert werden soll. – Das *vierte* Beispiel: In einer empirischen Analyse zu möglichen Einflüssen spiritueller Betreuung auf zwischenmenschliche Prozesse am Lebensende konnte aufgezeigt werden, dass sich die Sensibilität für spirituelle Bedürfnisse von Patientinnen und Patienten sowie deren gezielte Ansprache auch positiv auf die zwischenmenschlichen Prozesse aller am Betreuungsprozess beteiligten Personen auswirkten (Daaleman, Usher, Williams et al., 2008). Den Ausgangspunkt bildete dabei die Biografie der Patientin bzw. des Patienten. In einem weiteren Schritt war der Blick auf deren bzw. dessen Erfahrungen, Erkenntnisse und Werte gerichtet. Dabei sollte sich die Patientin bzw. der Patient ganz an ihren bzw. seinen persönlichen Einstellungen und Haltungen orientieren und nicht an einen Kanon von vorgeschriebenen Normen und Rollen. Wie aus den Aussagen der interviewten Mitglieder des medizinisch-pflegerischen Versorgungssystems hervorging, wurde durch diese Grundhaltung die Entwicklung eines personzentrierten, umfassend konzipierten Versorgungsansatzes zu einer Aufgabe, die als *Prozess gemeinsamen Erzeugens* (»co-creating«) charakterisiert wurde. In diesem Prozess, an dem sich Patienten, Angehörige, Mitarbeiter und Mitarbeiterinnen aus unterschiedlichsten Professionen beteiligten, entwickelten sich zwischenmenschliche Beziehungen, die von allen Beteiligten mehr und mehr als *fließend* wahrgenommen und damit auch als Grundlage für eine offene, wahrhaftige Kommunikation gedeutet wurden.

Vor dem Hintergrund solcher Studienergebnisse erscheint es Autorinnen und Autoren, die ihre wissenschaftlichen Erkenntnisse aus der palliativmedizinischen und -pflegerischen Versorgungsforschung beziehen, als angemessen, die schwere, zum Tode führende Erkrankung auch im Sinne eines »spirituellen Ereignisses« zu deuten (Balboni & Balboni, 2018), da nicht we-

nige Patientinnen und Patienten nach Übermittlung der Diagnose ein er-
höhtes Maß an spiritueller Aktivität zeigen, wobei die Inhalte und Formen
dieser Aktivität in hohem Maße *individuell* gestaltet sind. Das Bedürfnis
Schwerkranker und Sterbender nach spirituellem Fragen und spiritueller
Begleitung wird, so weisen Studien aus, allerdings vielfach unterschätzt
(Delgado-Guay, Hui, Parsons et al., 2011). Warum? Patientinnen und Patienten ziehen sich möglicherweise aus den »klassischen«, institutionalisierten
Angeboten religiöser Begleitung zurück und versuchen, ihren *ganz eigenen
Zugang* zur spirituellen oder religiösen Erlebnis- und Erfahrungswelt zu finden. Es stellt eine große Herausforderung für alle an der Palliativversorgung beteiligten Professionen, auch und vor allem für die Seelsorge dar,
diesen hochgradig individuellen Zugang zu erkennen, zu achten und zu unterstützen. Schon in frühen, international intensiv rezipierten Arbeiten hat
der am Duke University Medical Center forschende Psychiater Harald G.
Koenig den Nachweis erbringen können, dass die *mit den persönlichen Werten, Vorstellungen und Bedürfnissen übereinstimmende* spirituelle oder religiöse
Aktivität von großer Bedeutung für die innere Verarbeitung einer schweren oder zum Tode führenden Erkrankung ist; weiterhin berichtete er von
einer spirituellen oder religiösen Aktivität bei einer hohen Anzahl schwerkranker oder sterbender Patientinnen und Patienten (Koenig, 1998; Koenig,
Cohen, Blazer et al., 1992). In einem Überblick über empirische Arbeiten zu
möglichen Einflüssen spiritueller und religiöser Aktivität bei schwerer oder
zum Tode führender Erkrankung wurden zahlreiche empirische Befunde
berichtet, die auf eine »schützende« Funktion »kongruenter« spiritueller
oder religiöser Aktivität deuten (Bonelli & Koenig, 2013). Die schützende
Funktion besteht vor allem im Hinblick auf die psychische Gesundheit: Depressionen und Angstzustände sind seltener, wenn eine als »stimmig« bzw.
»authentisch« erlebte Spiritualität oder Religiosität praktiziert werden
kann; dabei ist es notwendig, dass die Patientinnen und Patienten im Versorgungsteam Offenheit (»Gehör«) für ihr spirituelles oder religiöses Fragen finden (Puchalski, Dorff & Hendi, 2004). Ist dies nicht der Fall, wird
also die eigene spirituelle oder religiöse Praxis nicht als authentisch erlebt
und findet man im Versorgungsteam kein Gehör: dann kann sich das ausbilden, was in der Literatur mit dem Begriff des »spirituellen Stresserle-
bens« (spiritual stress) umschrieben wird, das sich negativ sowohl auf die
psychische Situation als auch auf den körperlichen Krankheits- und Symptomverlauf auswirkt.

Existenzphilosophisches und -psychologisches Verständnis von Spiritualität

Damit stehen wir mitten in der Auseinandersetzung um die Existenz, die in Grenzsituationen – mit denen »Spiritual Care« vielfach zu tun hat – besonders deutlich »in Erscheinung tritt« (Jaspers, 1932/1973).

Ich wende mich zunächst der Existenzphilosophie Karl Jaspers' (1932/ 1973) zu, in deren Zentrum auch der Begriff der Grenzsituation steht, wobei die unmittelbare Konfrontation mit dem Tod (also nicht die abstrakte Beschäftigung mit diesem) im Verständnis von Jaspers eine derartige Grenzsituation darstellt. Eine Grenzsituation »lösen« wir nicht auf, eine Grenzsituation »bewältigen« wir auch nicht in dem Sinne, dass wir nach Abschluss dieses Bewältigungsprozesses die sind, die wir vorher waren. Nein, in der inneren Auseinandersetzung mit einer Grenzsituation *wandeln* wir uns, wobei gerade in diesem Wandlungsprozess das »Umgreifende« – ein von Karl Jaspers gebrauchter Begriff – fassbar werden kann. Dieser Wandlungsprozess, der vor allem durch die wahrhaftig geführte Kommunikation gefördert wird, ist gemeint, wenn wir von einem seelisch-geistigen Entwicklungsprozess in der unmittelbaren Konfrontation mit dem Lebensende sprechen.

»Der Tod als objektives Faktum des Daseins ist noch nicht Grenzsituation. ... Der Mensch, der weiß, dass er sterben wird, hat dieses Wissen als Erwartung für einen unbestimmten Zeitpunkt; aber solange der Tod für ihn keine andere Rolle spielt als nur durch die Sorge, ihn zu meiden, solange ist auch der Tod für den Menschen nicht Grenzsituation. Als nur Lebender verfolge ich Zwecke, erstrebe ich Dauer und Bestand für alles, das mir wert ist. Ich leide an der Vernichtung realisierten Gutes, am Untergang geliebter Wesen; ich muss das Ende erfahren; aber ich lebe, indem ich seine Unausweichlichkeit und das Ende von allem vergesse. Bin ich dagegen existierend im geschichtlichen Bewusstsein meines Daseins als Erscheinung in der Zeit gewiss: dass es Erscheinung, aber Erscheinung darin möglicher Existenz ist, so geht die Erfahrung des Endes aller Dinge auf diese erscheinende Seite der Existenz. Das Leiden am Ende wird Vergewisserung der Existenz.« (Jaspers, 1973, Bd. II, S. 220)

Ich wende mich nun der Existenzpsychologie Viktor Frankls (1972/2016) zu, in der die für die Existenzpsychologie zentralen Merkmale der Person genannt werden; in ihrer Gesamtheit vermitteln diese Merkmale jenes Bild von »Existenz«, wie dieses von Viktor Frankl erarbeitet wurde. Es sind zehn Merkmale der Person, die er anführt. Erstens: Die Person ist *geistig*.

Damit steht sie in einem Gegensatz zum psychophysischen Organismus als dem Gesamt der Organe. Der Organismus kann auch als Werkzeug begriffen werden; als solcher hat er einen Nutzwert. Die Person hingegen hat keinen Nutzwert, sondern Würde. – Zweitens: Die Person ist ein *Individuum*, also etwas Unteilbares; sie lässt sich nicht weiter unterteilen, nicht aufspalten, weil sie Einheit ist. – Drittens: Die Person ist nicht nur in-dividuum, also »*unteilbar*«, sondern zugleich in-summabile, also nicht verschmelzbar, weil sie nicht nur Einheit, sondern auch Ganzheit ist. Sie kann nicht in einer Gruppe oder Masse vollumfänglich aufgehen. – Viertens: Jede Person ist ein *absolutes Novum*. Mit jedem Menschen, der zur Welt kommt, wird ein absolutes Novum ins Sein gesetzt. Die geistige Existenz ist unübertragbar. – Fünftens: Die Person ist *existenziell*. Der Mensch, als Person, existiert als je seine eigene Möglichkeit, für oder gegen die er sich entscheiden kann. Menschsein ist »entscheidendes« Sein. Menschliches Dasein ist bestimmt von einem Willen zum Sinn. – Sechstens: Die Person ist *ichhaft*. Es gibt neben der bewussten Geistigkeit, neben der bewussten Gläubigkeit eine unbewusste Geistigkeit, zu der auch eine unbewusste Gläubigkeit, mithin eine unbewusste Beziehung des Menschen zur Transzendenz zu zählen ist. – Siebtens: Die Person ist nicht nur Einheit und Ganzheit, sie *stiftet auch Einheit und Ganzheit*. Der Mensch stellt einen Schnittpunkt, eine »Kreuzungsstelle dreier Seinsschichten« dar: der leiblichen, der seelischen, der geistigen. Das Geistige im Menschen setzt sich mit dem Leiblichen und Seelischen in ihm auseinander. – Achtens: Die Person ist *dynamisch*. Existieren heißt aus sich selbst heraustreten und sich selbst gegenübertreten. Das Sich-Distanzieren von sich selbst konstituiert die geistige Person als solche, als geistige. – Neuntens: Der Mensch kann die »Über-Welt« nicht erfassen, es sei denn in einem »ahnenden Hinauslangen – im *Glauben*«. – Zehntens: Der Mensch ist nur Mensch in dem Maße, als er sich von der *Transzendenz* her versteht. »Er ist auch nur Person in dem Maße, als er von ihr her personiert wird: durchtönt und durchklungen vom Anruf der Transzendenz. Diesen Anruf der Transzendenz hört er ab im Gewissen.«

Diese Aussagen zur Existenz bilden in meinen Augen eine bedeutende anthropologische Rahmung einer Medizin und Pflege, die »auf das Ganze der Existenz« (Jaspers, 1932/1973) gerichtet ist, das heißt die mit und in dem medizinisch-pflegerischen Akt sowohl die körperliche als auch die seelische und geistige Dimension der Person anspricht. Hier ist eine auf Aristoteles zurückgehende Vorstellung des Geistigen wertvoll, die in allen körperlichen Akten (Handlungen, Reaktionen, spontanem Ausdrucksverhalten) den Ausdruck von Geistigem sieht (Fuchs, 2000). Diese Vorstellung gewinnt übrigens auch in der Beziehung zum demenzkranken Menschen großes Gewicht: denn in dessen körperlichen Akten drückt sich die geistige Sphäre aus (Kruse, 2019). Die von Viktor Frankl genannten Merkmale der Existenz können dabei helfen, die geistige Sphäre noch etwas genauer zu bestimmen und damit auch für die palliative Versorgung fruchtbar zu machen. Der Versuch, in allen Handlungen und Reaktionen, in allem Ausdrucksverhalten auch das *Geistige* zu erkennen, weil ausdrücklich von der Sphäre des Geistigen in jeder Person ausgegangen wird, ist für die palliative Versorgung besonders wichtig. Zudem sind die Individualität der Person, also deren Unteilbarkeit, das »Neue«, das mit jeder Person gegeben ist, sowie die Dynamik der Person (dies heißt auch: deren prinzipielle Entwicklungsfähigkeit) hervorzuheben; die Dynamik der Person zeigt sich zum Beispiel in der wachsenden Fähigkeit zur Verarbeitung und Bewältigung von Belastungen wie auch in der Fähigkeit, eine Grenzsituation »durch die eigene Existenz zur Klarheit zu bringen« (Jaspers, 1932/1973). Die Vermittlung des Gefühls der Einzigartigkeit (im Sinne der Unverwechselbarkeit), die Unterstützung der Person in ihrer Dynamik, schließlich der Respekt vor den *Entscheidungen* der Person (im Sinne des entscheidenden Seins) sind bedeutende Orientierungspunkte für eine palliative Versorgung, die auf das Ganze der Existenz zielt. Die Unteilbarkeit der Person: sie akzentuiert die Interaktion der verschiedenen Dimensionen der Person (Remmers, 2019; Roser, 2019; von Scheliha, 2010).

Religiosität

Für die Religiosität ist die *Bezogenheit des Menschen auf Gott* (auf eine Gottheit) konstitutiv. Dabei lassen sich auch innerhalb einer Religionsgemeinschaft große Unterschiede zwischen den Gläubigen in der Art und Weise sowie im Ausmaß ihrer erfahrenen Bezogenheit finden.

Ich möchte die Bezogenheit des Menschen auf Gott – und hier am Lebensende – aus der Perspektive der christlichen Theologie betrachten, weil mir diese Theologie am vertrautesten ist, bin ich doch mit dieser aufgewachsen. Dies bedeutet aber nicht, und das sei hier ausdrücklich konstatiert, dass ich die Bedeutung der anderen Theologien für die Gläubigen auch nur im Entferntesten schmälern wollte. Ein hohes Gut bildet für mich die Toleranz mit Blick auf andere Glaubensgemeinschaften, wie uns diese schon Gotthold Ephraim Lessing (1727-1781), so zum Beispiel im Drama »Nathan der Weise« (erschienen im Jahre 1779), lehrt.

Eine erste christlich-theologische Aussage, der in meinen Augen besondere Bedeutung für die Begleitung des Menschen am Lebensende zukommt, verdankt sich dem katholischen Theologen Karl Rahner (1904-1984). Er deutet den Tod als eine Erfüllung mit dem Urgeheimnis »Gott«, sodass der Tod nur auf den ersten Blick Leere bedeutet, bei näherem Hinsehen hingegen Erfüllung:

»Die ungeheure schweigende Leere, die wir als Tod empfinden, ist in Wahrheit erfüllt von dem Urgeheimnis, das wir Gott nennen, von seinem reinen Licht und seiner alles nehmenden und alles schenkenden Liebe, und wenn uns dann auch noch aus diesem weiselosen Geheimnis doch das Antlitz Jesu, des Gebenedeiten erscheint und uns anblickt, und diese Konkretheit die göttliche Überbietung all unserer wahren Annahme der Unbegreiflichkeit Gottes ist, dann, dann so ungefähr möchte ich nicht eigentlich beschreiben, was kommt, aber doch stammelnd andeuten, wie einer vorläufig das Kommende erwarten kann, indem er den Untergang des Todes selber schon als Aufgang dessen erfährt, was kommt.« (Rahner, 2010, S. 73 f)

Vor allem die Aussage: »das Antlitz Jesu, des Gebenedeiten erscheint und anblickt« erinnert mich an das *Benedictus* aus der *Missa Solemnis* von Ludwig van Beethoven (1770-1827). Dem Benedictus stellt der Komponist ein Präludium voran, das eine Ruhe ausstrahlt, die sich unmittelbar auf die Hörerin bzw. den Hörer überträgt. Diese Ruhe bildet die Grundlage für eine hohe Konzentration wie auch für eine ausgeprägte Offenheit der Hörerin bzw. des Hörers. Es steigen Flöten sowie die Solovioline (alle in hoher Lage) wie eine Taube vom Himmel herab: sie kündigen die Ankunft des Herrn an (»Benedictus qui venit in nomine domini«, übersetzt: »Hochgelobt sei, der da kommt im Namen des Herrn«). Die Solostimmen nehmen die Melodie der Solovioline auf; schließlich fügt sich der Chor in das musikalische und liturgische Gesamtgebilde ein. Der Satz imponiert durch eine ausgeprägte Kontemplation, die über eine beträchtliche Gesamtlänge des Satzes aufrechterhalten werden muss. Der Einsatz der Solovioline im Benedictus wurde von dem Komponisten Georg Christoph Grosheim (1764-1847) mit dem »Gang des Himmelsboten« verglichen, auch mit einer »Hirtenmusik«, wobei der Gottessohn in religiösen Texten vielfach als »guter Hirte« umschrieben wird. Die von Ludwig van Beethoven auf dem Autograph aufgetragene Aussage: »Von Herzen – möge es wieder zu Herzen gehen!« verwirklicht sich vor allem im *Benedictus* (wie auch im *Agnus Dei*, also im Abschlusssatz der *Missa solemnis*).

Dieses Herabsteigen vom Himmel (Gottes Geist), dieses Eintreten in die Welt der bzw. des Gläubigen (Gottes Sohn) ist es, was in der oben angeführten Aussage von Karl Rahner besonders hervorgehoben und in der *Mis-*

sa solemnis eindrucksvoll vertont wird. Was bedeutet dies für die Begleitung des Menschen am Lebensende? Es bedeutet, dass wir in der Begleitung des Menschen am Lebensende nicht nur, vielleicht auch nicht primär »reden«, sondern – so dieser Mensch für das Gebet empfänglich ist – *beten*. Und in diesem Gebet spüren wir vielleicht das Herabsteigen des Geistes vom Himmel oder aber das Eintreten Jesu Christi in die Welt, nämlich in die innere Welt des Schwerkranken und Sterbenden.

In den Worten Karl Rahners:

»Denn alle abstrakte Theologie liefe schließlich doch ins Leere, wenn sie sich nicht selber aufheben würde aus Worten über die Sache in ein Gebet hinein, in dem vielleicht doch geschehen könnte, worüber nur geredet wurde.« (Rahner, 2009, S. 686)

Eine zweite christlich-theologische Aussage, der in meinen Augen besondere Bedeutung für die Begleitung des Menschen am Lebensende zukommt, entnehme ich einer Arbeit der evangelischen Theologin Dorothee Sölle (1929-2003). Bei ihr ist zu lesen:

»Religion hat die Rolle, die Menschen in Grenzen einzuüben, an Grenzen zu erinnern, die Grenzen natürlichen Existierens bewusst zu machen, sie nicht zu verleugnen, gegen die technizistische Welt an die wirklichen Grenzen von Leben und Lebenserfahrung zu erinnern. Sie ist ein Versuch, die Schrift des Todes zu lesen. Die Religion sagt ja noch etwas Zweites. Sie sagt, dass wir gottesfähig sind, dass wir wahrheitsfähig sind, transzendenzfähig, liebesfähig. Nichts kann uns scheiden von der Liebe Gottes.« (Sölle, 2002, S. 36f)

Diese beiden hier zum Ausdruck gebrachten Botschaften sind für die religiöse Begleitung am Lebensende deswegen wichtig, weil sie deutlich machen, dass die Religion gerade in den Grenzsituationen *beim konkreten Menschen in seiner konkreten, bedrängenden Grenzerfahrung ist*, und weil sie hervorheben, dass auch in diesen Grenzsituationen der Mensch nicht geschieden ist von der Liebe Gottes. Die Vermittlung dieser Botschaften in der religiösen Begleitung wird aber nur, um hier mit Dorothee Sölle fortzusetzen, dem »humanitären«, ganz am Menschen ansetzenden und auf diesen zielenden Typus von Religion gelingen:

»Aber diese religiöse Erfahrung des Einsseins mit dem Ganzen, die größere Freude und größere Verwundbarkeit einschließt, ist nur für einen möglichen Typ von Religion konstituierend, den Typ ›humanitärer‹ im Gegensatz zu ›autoritärer‹ Religion.« (Sölle, 2002, S. 30)

Der evangelische Theologe Michael Welker erkennt in der Erfahrung des göttlichen Geistes wie auch in Gottes »beistehender, schützender, urteilender, erhebender und veredelnder Kraft« zentrale Merkmale der christlichen Theologie, von denen nicht abstrahiert werden dürfe (Welker, 2020). Dabei begreift er die christliche Theologie auch als eine »Theologie des Kreuzes«, die er als eine »revolutionäre Theologie« interpretiert. Diese richte sich gegen Gottesvorstellungen und Gottesgedanken, die nur in tiefsinnigen Spekulationen ausgebildet werden und nur geistigen Eliten zugänglich sind. »Und sie richtet sich gegen Formen von Religiosität, die von Gottes Auseinandersetzung mit dem Leiden, der Not und der vielfältigen Selbstgefährdung der Welt und der Menschen absehen.« (Welker, 2012, S. 135). Auch hier wird die Natürlichkeit (Konkretheit) des religiösen Fragens und Antwortens betont, auch hier wird Sensibilität für Leiden und Verletzlichkeit in das Zentrum gestellt. Gottes Nähe in der Grenzsituation bildet ein zentrales Motiv der Betrachtung von *Psalm 30, 1-4* (»Gott ist mein Hirte«), die der evangelische Theologe Wilfried Härle vornimmt: Trost im »finsteren Tal«, im »Unglück« – von denen der Psalm spricht – werde, so Härle, vor allem dadurch gespendet, dass »die Gegenwart, Nähe und Gemeinschaft Gottes auch in dieser bedrohlichen, furchterregenden Situation zugesagt wird: ›denn du bist bei mir‹.« (Härle, 2013, S. 247; siehe auch Härle, 2008) Damit wird eine bedeutende Aufgabe der religiösen Begleitung angesprochen: nämlich den Menschen am Lebensende darin zu unterstützen, Gegenwart, Nähe und Gemeinschaft Gottes zu erfahren; sei es durch das Gebet, das Gespräch, die Meditation, das Hören von Musik, das Betrachten eines Bildes oder das Sprechen über einen Text.

Kehren wir noch einmal zur Aussage von Dorothee Sölle zurück, nämlich: »Religion hat die Rolle, die Menschen in Grenzen einzuüben, an Grenzen zu erinnern ...« Der katholische Theologe und Arzt Matthias Beck deutet in seinem Buch »Christ sein« (2016) religiöse Exerzitien als »Wahrnehmungsschulung«; in dieser Schulung könne sich mehr und mehr ein »Gespür« für den göttlichen Geist und dessen Wirken im Menschen ausbilden. Bei der Charakterisierung der Exerzitien kommt Beck auch auf Sterben und Tod zu sprechen: in den Exerzitien antizipiere der Mensch Sterben und Tod, vor allem aber die Begegnung mit Gott in dieser letzten Grenzsituation des Lebens. Ausgehend von einer Aussage im Ersten Korintherbrief (1 Kor 13, 32: »Dann aber schauen wir von Angesicht zu Angesicht.«) nimmt Beck folgende Deutung des Prozesses der Selbstwerdung auch im Sterben vor: »So geht es beim letzten Durchgang durch den Tod nicht um das Erlangen irgendeines Paradieses, sondern um die eigene Selbstwerdung in einer ganz intimen Begegnung mit Gott selbst. ... Durch die Begegnung mit dem Du Gottes wird der Mensch immer mehr er selbst.« (Beck, 2016, S. 52).

Nun soll das Thema der Verletzlichkeit kurz aus christlich-theologischer Perspektive betrachtet werden.

Eine zum Tode führende Erkrankung konfrontiert in besonderer Weise mit der Verletzlichkeit der Existenz; und auf diese Verletzlichkeitserfahrung muss jegliche Form der Theologie eine Antwort geben können, will sie den Menschen in seiner Verletzlichkeit erreichen und überzeugen. Der evangelische Theologe Michael Coors (2020) fügt das »Altern als leibliches Vergehen« in seine Konzeption eines »geschöpflichen Alterns« ein, das er als »hoffnungsvolles Zugehen auf das Lebensende« begreift. Das hoffnungsvolle Zugehen auf das Lebensende bildet das Rahmenthema einer Deutung von Alter, die Papst Franziskus vorgenommen hat – und zwar in seiner Rede anlässlich einer Audienz für die Kardinäle am 15. März 2013, zwei Tage nach seiner Wahl zum Papst (Papst Franziskus, 2013): »Mir kommt in den Sinn, was ein deutscher Dichter[11] über das Alter gesagt hat: ›Es ist ruhig das Alter und fromm‹. Es ist die Zeit der Ruhe und des Gebets. Und es ist auch die Zeit, den jungen Menschen diese Weisheit zu geben.« Ruhe und Gebet umschreiben in ihrer Verbindung eine Haltung, die man auch als gefasste, von Hoffnung bestimmte Haltung mit Blick auf das Lebensende interpretieren kann. Diese wiederum wird dadurch gefördert, dass man sich in eine Folge von Generationen eingebunden weiß (»Und es ist auch die Zeit, den jungen Menschen diese Weisheit zu geben«), in der sich die Kontinuität des Lebens widerspiegelt.

Damit ist das Fundament für eine umfassendere christlich-theologische Deutung von Verletzlichkeit gelegt. Der evangelische Theologe und Diakoniewissenschaftler Johannes Eurich hebt hervor, dass die »Vulnerabilität und die Fragilität des Körpers« in ihrer Bedeutung für menschliche Würde, menschliches Leiden und Tod reflektiert werden müssten: »Der Terminus Körperlichkeit schließt auch die Vulnerabilität und Fragilität des Körpers ein.« (Eurich, 2020, S. 250). Dabei sei auch nach der spirituellen Dimension zu suchen, die sich in der Vulnerabilität und Fragilität verberge. Wie nun kann diese spirituelle Dimension in der Vulnerabilität und Fragilität des Körpers gedeutet werden? Hier ist eine Interpretation der evangelischen Theologin Heike Springhart wichtig, mit der sie an den Zweiten Korintherbrief anknüpft (2 Kor 4, 10: »Wir tragen allezeit das Sterben Jesu an un-

---

11 Gemeint ist hier Friedrich Hölderlin (1770–1843) mit seinem Gedicht: »Meiner verehrungswürdigen Großmutter zu ihrem 72. Geburtstag«.

serm Leibe, damit auch das Leben Jesu an unserm Leibe offenbar werde.«): »Unsere körperliche Verletzlichkeit ist kein Mangel des geschaffenen Körpers, sondern die Vergegenwärtigung, die Sichtbarmachung vom Leben und vom Tod Jesu.« (Springhart, 2017, S. 28; Übersetzung durch den Autor). Hier wird die enge Verbindung zwischen menschlicher und göttlicher Verwundbarkeit deutlich. Für die religiöse Begleitung des Menschen am Lebensende bedeutet dies zweierlei: Zum einen nicht dessen Verletzlichkeit zu leugnen, sondern diese zu einem Ausgangspunkt für religiöses Fragen zu machen (»Inwieweit wird hier auch eine spirituelle Dimension offenbar?«); zum anderen die Verbindung zwischen dem menschlichen und dem göttlichen Leiden – und damit auch das Potenzial der Leidensüberwindung oder -verwindung – herzustellen und zu thematisieren; mit aller Vorsicht (vor vorschneller Deutung), mit allem Respekt (vor dem Wertekanon der Person). Entscheidend ist hier, dass der Schwerkranke bzw. Sterbende eine prinzipielle Offenheit für dieses religiöse Fragen zeigt, welches in den Worten des evangelischen Theologen Peter Dabrock wie folgt umschrieben werden kann: »Es ist die Perspektive von Menschen, die ihre Identität als Antwort auf den geglaubten Zu- und Anspruch des Gottes Jesu Christi deuten und daher in der Strittigkeit und Endlichkeit des individuellen und sozialen Daseins einen tröstenden Grund außerhalb ihrer selbst zu erhalten glauben.« (Dabrock, 2018, S. 19)

4.3 Würde als zweiter Gestaltungskontext

Menschenwürde am Lebensende: Deutung der Charta

Ein für die Identität der Palliativmedizin, der Palliativpflege und der Hospizhilfe in Deutschland bedeutendes Dokument bildet die »Charta zur Betreuung schwerstkranker und sterbender Menschen in Deutschland«, die im September 2010 veröffentlicht wurde. Die Charta baut auf fünf Leitsätzen auf, die Aufgaben, Ziele und Handlungsbedarfe nennen, die Grundlage für die Betreuung schwerkranker und sterbender Menschen wie auch ihrer Angehörigen bilden (Deutsche Gesellschaft für Palliativmedizin & Deutscher Hospiz- und Palliativverband, 2020). Bis März 2020 haben sich 2.312 Organisationen und Institutionen sowie 27.121 Einzelpersonen den Leitsätzen der Charta angeschlossen. Das grundlegende Ziel der Charta sehen die Verfasserinnen und Verfasser in dem Engagement für jene Menschen, die

»aufgrund einer fortschreitenden, lebensbegrenzenden Erkrankung mit Sterben und Tod konfrontiert sind.« Hervorgegangen ist das deutsche Charta-Projekt aus den Budapester Verpflichtungen (»Budapest Commitments«), die auf dem 10. Kongress der European Association for Palliative Care im Jahre 2007 vereinbart wurden. In Deutschland übernahmen die Deutsche Gesellschaft für Palliativmedizin (DGP), der Deutsche Hospiz- und PalliativVerband (DHPV) und die Bundesärztekammer (BÄK) im Jahr 2008 die Trägerschaft für den nationalen Charta-Prozess. Die fünf Leitsätze der Betreuung schwerkranker und sterbender Menschen wurden wie folgt überschrieben: »Jeder Mensch hat ein Recht auf ein Sterben unter würdigen Bedingungen«. Dabei wird hervorgehoben, dass allen Menschen, die einer hospizlich-palliativen Betreuung bedürfen, ein Zugang zu dieser eröffnet wird. Nachfolgend gehe ich auf die beiden ersten der fünf Leitsätze ein, da diese für die vorliegende Thematik von besonderer Bedeutung sind. (Die drei weiteren Leitsätze behandeln Anforderungen an die Aus-, Weiter- und Fortbildung [Leitsatz 3], Entwicklungsperspektiven und Forschung [Leitsatz 4] sowie die europäische und internationale Dimension [Leitsatz 5]).

Leitsatz 1: Gesellschaftspolitische Herausforderungen – Ethik, Recht und öffentliche Kommunikation
»Jeder Mensch hat ein Recht auf ein Sterben unter würdigen Bedingungen. Er muss darauf vertrauen können, dass er in seiner letzten Lebensphase mit seinen Vorstellungen, Wünschen und Werten respektiert wird und dass Entscheidungen unter Achtung seines Willens getroffen werden. Familiäre und professionelle Hilfe sowie die ehrenamtliche Tätigkeit unterstützen dieses Anliegen. – Ein Sterben in Würde hängt wesentlich von den Rahmenbedingungen ab, unter denen Menschen miteinander leben. Einen entscheidenden Einfluss haben gesellschaftliche Wertvorstellungen und soziale Gegebenheiten, die sich auch in juristischen Regelungen widerspiegeln. – Wir werden uns dafür einsetzen, ein Sterben unter würdigen Bedingungen zu ermöglichen und insbesondere den Bestrebungen nach einer Legalisierung der Tötung auf Verlangen durch eine Perspektive der Fürsorge und des menschlichen Miteinanders entgegenzuwirken. Dem Sterben als Teil des Lebens ist gebührende Aufmerksamkeit zu schenken.«

Leitsatz 2: Bedürfnisse der Betroffenen – Anforderungen an die Versorgungsstrukturen
»Jeder schwerstkranke und sterbende Mensch hat ein Recht auf eine umfassende medizinische, pflegerische, psychosoziale und spirituelle Betreu-

ung und Begleitung, die seiner individuellen Lebenssituation und seinem hospizlich-palliativen Versorgungsbedarf Rechnung trägt. Die Angehörigen und die ihm Nahestehenden sind einzubeziehen und zu unterstützen. Die Betreuung erfolgt durch haupt- und ehrenamtlich Tätige soweit wie möglich in dem vertrauten bzw. selbst gewählten Umfeld. Dazu müssen alle an der Versorgung Beteiligten eng zusammenarbeiten. – Wir werden uns dafür einsetzen, dass Versorgungsstrukturen vernetzt und bedarfsgerecht für Menschen jeden Alters und mit den verschiedensten Erkrankungen mit hoher Qualität so weiterentwickelt werden, dass alle Betroffenen Zugang dazu erhalten. Die Angebote, in denen schwerstkranke und sterbende Menschen versorgt werden, sind untereinander so zu vernetzen, dass die Versorgungskontinuität gewährleistet ist.«

Ich komme nun zur Interpretation dieser Leitsätze. Leitsatz 1: Im Zentrum dieses Leitsatzes steht zunächst der Begriff der »Würde«: Es wird von »würdigen Bedingungen« gesprochen, unter denen sich das Sterben der Person vollzieht. Dabei wird im nächsten Satz dargelegt, was unter »Würde« zu verstehen ist: Nämlich das Recht der Person, die eigenen Vorstellungen, Wünsche und Werte im Hinblick auf die Art der Sterbebegleitung zu artikulieren – und dies in der Erwartung, dass diese Vorstellungen, Wünsche und Werte ausdrücklich respektiert bzw. umgesetzt werden. Denn, so heißt es in dem Leitsatz 1 weiter: Entscheidungen im Hinblick auf die Versorgung haben »unter Achtung des Willens« der Person zu erfolgen. Das heißt: Die Selbstbestimmung der Person (ich spreche lieber von deren Selbstverantwortung) bildet die entscheidende Grundlage ärztlich-pflegerischen sowie psychologisch-spirituellen Handelns. In dem Leitsatz werden zudem die »Rahmenbedingungen« angesprochen, »unter denen Menschen miteinander leben«. Mit dem Hinweis auf diese Rahmenbedingungen wird zunächst ein beschreibendes und deutendes Moment eingeführt: Es wird hervorgehoben, dass »gesellschaftliche Wertvorstellungen und soziale Gegebenheiten, die sich auch in juristischen Regelungen widerspiegeln«, entscheidenden Einfluss auf ein »Sterben in Würde« ausüben. Mit anderen Worten: Das Sterben der oder des Einzelnen darf nicht losgelöst von gesellschaftlichen, kulturellen und gesetzlichen Rahmenbedingungen betrachtet werden. Diese haben in gewisser Hinsicht bahnende Wirkung. Mit dem Hinweis auf die Rahmenbedingungen wird aber auch ein handlungsleitetes Moment eingeführt, wie im dritten Absatz unter Leitsatz 1 deutlich wird: Die Schaffung »würdiger Bedingungen«, die Einnahme einer »Perspektive der Fürsorge und des menschlichen Miteinanders«, schließlich das auf den öffentlichen Raum zielende Werben für ein verändertes Verständnis des Sterbens – nämlich »als Teil des Lebens« – werden als wichtige Handlungsstrategien gegen eine »Legalisierung der Tötung auf Verlangen« gedeutet. Mit anderen Worten: Palliativmedizin, Palliativpflege und Hospizhilfe verstehen sich ausdrücklich als ein Gegenentwurf zur Tötung auf Verlangen.

Leitsatz 2: Es wird dargelegt, wie wichtig ein individualisierender Ansatz für eine fachlich wie ethisch fundierte Versorgung ist. Eine Komponente dieses Ansatzes bildet, wie es in diesem Leitsatz heißt, das »vertraute bzw. selbst gewählte Umfeld«. Auf die Notwendigkeit der Einbeziehung von Angehörigen in die Versorgung wird hingewiesen. Schließlich wird deutlich gemacht, dass die Versorgung auf dem Beitrag sowohl hauptamtlich als auch ehrenamtlich tätiger Menschen gründet. Der in vielen Veröffentlichungen zur Palliativversorgung hervorgehobene Aspekt der optimalen Versorgungsstruktur als Rahmenbedingung für eine gute Versorgungsqualität findet sich auch in diesem Leitsatz. Leitsatz 2 enthält auch ein handlungsleitetes Moment, das grundlegende Gerechtigkeitsdiskurse in unserer Gesellschaft berührt: »Jeder schwerstkranke und sterbende Mensch hat ein Recht auf eine umfassende medizinische, pflegerische, psychosoziale und spirituelle Betreuung und Begleitung«; mit anderen Worten: die soziale und materielle Lage eines Menschen darf nicht über den Zugang zur Versorgung und über deren Qualität bestimmen. Dies ist mir wichtig, denn es wird hier auf die Solidarität mit den besonders verletzlichen Menschen abgehoben. Auch mit diesem Gerechtigkeitsaspekt ist ein zentrales Merkmal von Würde – diesmal von gelebter Würde – angesprochen.

Damit stehe ich im Zentrum der Würdediskussion. Es sollen einige konzeptionelle und empirische Beiträge zur Würdediskussion angeführt werden, denen mit Blick auf die Begleitung von schwerkranken und sterbenden Menschen wissenschaftliche und praktische Bedeutung zukommt.

Überlegungen zur Menschenwürde – übertragen auf die Lebensbegleitung am Lebensende

Der Philosoph und Theologe Pico della Mirandola (1463–1494) hat in der für das Verständnis der Menschenwürde einflussreichen Schrift »De dignitate hominis« (dt. »Über die Würde des Menschen«) aus dem Jahre 1486 drei zentrale Merkmale der Würde herausgearbeitet (Pico, 1486/1990): Die dem Menschen von Gott geschenkte Freiheit, die Fähigkeit zur Selbstgestaltung sowie die Fähigkeit zur Weltgestaltung. Freiheit, Selbstgestaltung und Weltgestaltung werden von Pico als *Potenzial* wie auch als *Aufgabe* verstanden; dabei sind für ihn Potenzial und Aufgabe nicht nur in frühen Lebensabschnitten gegeben, sondern im gesamten Lebenslauf. Für mich ist diese Schrift auch im Hinblick auf die Gestaltung des Lebens am Lebensende wichtig. Auch am Lebensende muss der Person die Möglichkeit eröffnet werden, frei zu entscheiden und zu handeln; und wenn sie dies nicht mehr vollumfänglich kann, dann muss ihr die Gelegenheit eröffnet werden, ihre »Vorstellungen, Wünsche und Werte« – wie es in Leitsatz 1 der Charta heißt – möglichst weit artikulieren und verwirklichen zu können. Hier gewinnen Aspekte wie die vermehrte Konzentration auf nonverbale Ausdruckszeichen an Bedeutung. Der nonverbale Ausdruck bildet bei der Begleitung einer Person mit weit fortgeschrittener Demenz die entscheidende Grundlage der Interaktion (siehe hier zum Beispiel die Beiträge in Kruse, 2010b). – Die von Pico verfasste Schrift ist aber auch wegen des in ihr hervorgehobenen Selbst- und Weltgestaltungsgedankens so wichtig. Wenn wir die Aussage Picos ernstnehmen, wonach Selbst- und Weltgestaltung ein Potenzial und eine Aufgabe im gesamten Lebenslauf bilden, dann ist damit auch ein Leitbild der Lebensbegleitung der Person *am Lebensende* genannt: Inwiefern können wir dieser – unabhängig vom »Stande« (!) – medizinische, pflegerische, soziale, psychologische und spirituelle Rahmenbedingungen bieten, die sie in die Lage versetzen, ihr Leben, und dieses auch in seinen sozialen Bezügen, zu *gestalten*? Hier sei angemerkt: Natürlich sind die Gestaltungspotenziale am Ende des Lebens oftmals erkennbar reduziert. Natürlich darf man hier nicht zu weit gehen und so tun, als wäre alles wie in der Mitte des Lebens. Eine solche Annahme würde die Verletzlichkeit des Menschen einfach ausblenden und zu einer »Verklärung« der Situation führen, die die Palliativversorgung nur in ein schiefes Licht rücken würde. Gestalten meint hier: Sich an der Verletzlichkeit wie auch an den gegebenen Ressourcen der Person orientieren; die Person in ihrer Verletzlichkeit, aber eben auch in ihren Ressourcen ansprechen; die Person nicht als ein »Objekt« behandeln, »an dem« sich die Versorgung und Betreuung »vollzieht«, sondern als ein »Subjekt«, das das Zentrum aller Versorgung und Betreuung bildet; im Gespräch mit der Person die verschiedenen Handlungsalternativen erläutern und sie fragen, welche dieser Alternativen sie präferiert; in jenen Fällen, in denen die Person verbale Aussagen nicht mehr wirklich verstehen kann, behutsam und klar das eigene palliative Handeln kommentieren und auf nonverbale Ausdruckszeichen achten, um beurteilen zu können, ob dieses Handeln auf Zustimmung stößt.

Der Natur- und Völkerrechtler Samuel von Pufendorf (1632–1694) hat in seiner im Jahre 1673 verfassten Schrift »De officio hominis et civis iuxta legem naturalem libri duo« (dt. »Über die Pflicht des Menschen und des Bürgers nach dem Gesetz der Natur«) von der »Selbstachtung« des Individuums gesprochen, die nicht verletzt werden dürfe (Pufendorf, 1673/1994). Würde diese verletzt, so von Pufendorf, dann würde das Individuum in ähnlich tiefer Weise getroffen wie durch eine von außen zugefügte Schädigung seiner körperlichen Integrität. Das heißt: Wenn wir über Würde sprechen, dann müssen wir auch dem persönlichen Erleben, der persönlichen Deutung von Würde nachspüren. Stellt die Person ihre Würde infrage, wenn sie mit bestimmten körperlichen, vor allem aber kognitiven Beeinträchtigungen konfrontiert ist? Bindet sie ihre Vorstellung von Würde an bestimmte Attribute (was für den universellen Würdebegriff eben nicht gilt, nicht gelten darf)? Was folgt daraus? Es muss darum gehen, jene Merkmale, die aus Sicht der Person konstitutiv für ihre Würde sind, zu erfassen (vielleicht auch zu erspüren) und anzusprechen. Wenn wir eine Vorstellung davon gewinnen, welche Merkmale konstitutiv für die selbst attribuierte Würde sind, dann werden wir in der Begleitung der Person noch feinfühliger handeln, so zum Beispiel auch ihre Schamgrenzen erkennen und respektieren, zugleich Situationen herzustellen versuchen, in denen sie sich in ihrer Ganzheit (Komplexität) wahrgenommen, geachtet und angesprochen fühlt. Zudem ist zu vermitteln, dass trotz des Verlusts bestimmter Fähigkeiten und Fertigkeiten für uns das *Selbst* des Menschen weiterhin erkennbar (oder spürbar) ist, das über diese Fähigkeiten und Fertigkeiten noch einmal deutlich hinausgeht. Und schließlich sind die früheren und heutigen Lebensleistungen der Person zu thematisieren; die heutigen liegen vielleicht vor allem in der Art und Weise, wie diese ihr Schicksal »trägt« und dieses mit anderen Menschen »teilt«. Wenn hier von »Lebensleistungen« gesprochen wird, so sind damit nicht notwendigerweise die sozialen Erfolge gemeint, die die Person erzielt hat – auch wenn solche Erfolge nicht selten am Ende des Lebens thematisch werden können. Mir geht es hier vor allem darum, dass sich im Prozess der Verarbeitung und Bewältigung die *Existenz* der Person *zeigt*, die nicht nur (und auch nicht wesentlich) an die sozialen Erfolge gebunden ist, sondern auch (und vor allem) an die Art und Weise, wie das innere Leben gestaltet, ertragen, ausgedrückt und mit den engsten Bezugspersonen geteilt wird.

Konzeptionen »spezifischer Würde« – übertragen auf die Lebensbegleitung am Lebensende

Der Begriff der Würde wird in unterschiedlichen thematischen Kontexten verschiedenartig verwendet. Einerseits besteht Konsens, dass die Würde des

Menschen unantastbar ist, Menschen also unabhängig von der Situation, in der sie sich aktuell befinden, mit ihrer Personalität immer Würde besitzen, die ihnen bei Schädigungen und Erniedrigungen, die ihnen andere zufügen mögen, nicht genommen werden kann. Andererseits ist nicht zu übersehen, dass sich hinter dem häufigen Verweis auf die Würde des Menschen und den Respekt, mit dem dieser zu begegnen ist, die Einschätzung verbirgt, dass wichtige Aspekte der Würde des Menschen sehr wohl von situativen Bedingungen abhängen und entsprechend auch in unterschiedlichem Maße gegeben sein können. Das Konzept der Würde wurde verschiedentlich als »übermäßig häufig verwendet und zugleich unterbestimmt« charakterisiert (zum Beispiel Sharkey, 2014); ein Beispiel dafür sind die verschiedenartigen Positionen zu passiver Sterbehilfe und Tötung auf Verlangen, die sich allesamt auf die Würde des Menschen berufen. Gerade vor diesem Hintergrund wurde von verschiedenen Autorinnen und Autoren eine Differenzierung des Würdebegriffs vorgeschlagen. Doris Schroeder (2012) unterscheidet zwischen unantastbarer Menschenwürde (die gerade in Menschenrechtsdiskursen als Orientierungspunkt dient) und einer auf Ansprüchen gründenden, *aspirationalen* Würde, die Menschen in unterschiedlichem Maße zukommt und die durch Verhaltensweisen und Haltungen anderer durchaus erhöht oder gemindert werden kann. Diese aspirationale Würde differenziert sie dann noch weiter: nämlich in (a) eine durch die Wahrnehmung gesellschaftlicher Rollen und Positionen begründete Würde, (b) eine durch Übereinstimmung mit gesellschaftlichen Sichtweisen von angemessenem Verhalten und angemessenen Haltungen begründete Würde und (c) eine auf individuellen Tugenden, vor allem auf »ehrenhaftem« Verhalten in kritischen Situationen gründende Würde. Doris Schroeder zufolge ist es notwendig, sich in allen würdebezogenen Diskursen darauf zu verständigen, *welcher spezifische Aspekt von Würde* gerade angesprochen ist. Man darf diese Differenzierung auch in ihrer Bedeutung für die Lebensbegleitung des Menschen am Lebensende nicht unterschätzen. Zum einen muss damit gerechnet werden, dass sich Schwerkranke oder Sterbende in ihrer Selbstwahrnehmung und in ihren Erwartungen an die soziale Umwelt an der durch frühere gesellschaftliche Rollen und Positionen fundierten Würde orientieren; dies kann sich zum Beispiel darin äußern, dass sie erwarten, auch in Phasen höchster Verletzlichkeit »mit Titel angesprochen« zu werden. Möglicherweise orientieren sie sich auch an gesellschaftlichen Sichtweisen angemessenen Verhaltens und angemessener Haltungen in der Grenzsituation; ein Beispiel dafür könnte das »stoische Verhalten« sein, das die Familie von dem Schwerkranken und Sterbenden erwartet und das dieser auch dann zu zeigen versucht, wenn ihm gar nicht danach ist.

Lennart Nordenfelt nimmt ebenfalls eine Differenzierung der aspirationalen Würde vor. Er unterscheidet zwischen (a) einer auf individuellen Leistungen gründenden Würde, (b) einer auf individuellen sittlich-normativen Überzeugungen und existenziellen Haltungen gründenden Würde und (c) einer in der personalen Identität gründenden Würde. Die zuletzt genannte Würdeform, die Nordenfelt in einer europaweiten Untersuchung zu Würde alter Menschen genauer analysiert hat, definiert er dabei wie folgt: »Es ist jene Würde, die wir uns als integrierte und selbstbestimmte Personen selber zuordnen, dabei unsere Geschichte, unsere Zukunft sowie unsere Beziehungen zu anderen Menschen ausdrücklich miteinschließend.« (Nordenfelt, 2004, S. 75) Nach Nordenfelt hängt insbesondere die auf personaler Identität gründende Würde von externen Ereignissen, von dem Verhalten anderer Menschen sowie von Beeinträchtigungen und Schädigungen, nicht zuletzt auch infolge von Erkrankungen, ab. Folgt man Nordenfelt, dann besteht gerade im Falle ausgeprägter körperlicher und kognitiver Verletzlichkeit die Gefahr, dass die so verstandene personale Würde geschwächt wird bzw. verlorengeht. Aber auch eine auf individuellen Leistungen gründende Würde kann im Falle einer solchen Verletzlichkeit tangiert sein, nämlich dann, wenn Menschen primär nach ihren Leistungen (»Produktivität«) bewertet werden bzw. sich selbst bewerten. Es kann nicht deutlich genug betont werden, wie wichtig es ist, einen schwerkranken oder sterbenden Menschen darin zu unterstützen, zu einem Würdebegriff zu finden (oder auch zurückzufinden), der von jenen Attributen weitgehend befreit ist, die in seinem Erleben dem eigenen Selbst nicht wirklich affin sind. Ebenso wichtig ist die Unterstützung bei der möglichst differenzierten Wahrnehmung des eigenen Selbst und dies auch im Prozess der Verarbeitung und Bewältigung der Krankheit bzw. des Sterbens: Inwieweit nimmt die Person an sich selbst neue Qualitäten wahr, die auch ein umfassenderes Selbstverständnis ihrer Würde nahelegen oder anstoßen?

Hier sei das Konzept der *relationalen Autonomie* (Heggestadt, Høy, Sæteren et al., 2015) angesprochen, das deutlich macht, dass die Auswirkungen zunehmender Verletzlichkeit auf die Würde des Menschen weniger von objektiv gegebenen körperlichen und kognitiven Verlusten als vielmehr von den sozialen Beziehungen des Menschen bestimmt sind, mit anderen Worten: Die Art und Weise, wie andere Menschen diese Verluste deuten, wie auch der Grad, mit dem sie diese Verluste über die gesamte Person generalisieren, beeinflussen in hohem Maße das Würdeverständnis und Würdeerleben der Person. Man kann es meines Erachtens auch so ausdrücken: Die Würde muss »leben« können, denn von einem abstrakten Würdeverständnis hat die Person nicht viel. In welchem Maße die Würde leben kann bzw.

»lebendig« ist, hängt davon ab, inwieweit sie sich von anderen Menschen angesprochen (vs. übergangen), geachtet (vs. nicht geachtet) bzw. wertgeschätzt (vs. nicht wertgeschätzt) fühlt. Gebrechlichkeit kann nicht grundsätzlich vermieden werden; dies zeigt sich besonders am Lebensende. Aber nicht die Gebrechlichkeit ist für die Schwächung von Autonomie und Würde der Person entscheidend, sondern vielmehr die Tatsache, dass sie von anderen als »abhängiges« Individuum wahrgenommen und behandelt wird, dass soziale und institutionelle Strukturen die Verwirklichungschancen von Autonomie unterminieren (Ebd.). Diese Aussage ist für die Palliativversorgung von großer Bedeutung. Es ist einem Schwerkranken oder Sterbenden nicht wirklich geholfen, wenn man ihm mit der Attitüde der »Barmherzigkeit« begegnet und ein übermäßig fürsorgliches Verhalten an den Tag legt. Vielmehr ist in allen Begegnungen mit dem Schwerkranken oder Sterbenden wichtig, in Sprache und Verhalten grundlegenden Respekt vor seiner Persönlichkeit, vor seiner Autonomie, vor seinen Werten, Überzeugungen und Vorstellungen zum Ausdruck zu bringen. Wir leisten Dienst am anderen Menschen, aber wir bestimmen nicht den anderen Menschen: dies ist Ausdruck von Respekt (siehe dazu auch Margalit, 2012; Sennett, 2002).

Es finden sich empirische Untersuchungen in stationären Einrichtungen, in denen aus der Perspektive von Bewohnerinnen und Bewohnern wie auch von Angehörigen und Pflegefachpersonen der Frage nachgegangen wird, (a) was im Einzelnen unter »Würde« verstanden wird, (b) inwieweit in bestimmten Situationen Würde verletzt wird und (c) wie die Würde gewahrt werden kann. Die meisten Untersuchungen konzentrieren sich hier auf die Begleitung von schwerkranken und sterbenden Menschen.

In einer Studie wurden narrative Interviews mit Bewohnerinnen und Bewohnern von Pflegeheimen geführt (Høy, Lillestø, Slettebø et al., 2016). Die Bedeutung von Würde wurde von den Studienteilnehmerinnen und -teilnehmern eng auf die Erfahrung von Verletzlichkeit bezogen. Dabei erwiesen sich drei (miteinander zusammenhängende) Themen als konstitutiv für die erlebte Würde: 1. als menschliches Wesen angesprochen und einbezogen zu sein, 2. als Person, die man gegenwärtig ist, und als jene, die man in Zukunft sein möchte, angesprochen und einbezogen zu sein, 3. als ein integriertes Mitglied der Gesellschaft angesprochen und einbezogen zu sein. Die Wahrung von Würde in Pflegeheimen wird in dieser Arbeit als eine Art fortlaufender Identitätsprozess charakterisiert, der auf Möglichkeiten der Teilhabe wie auch auf identitätsstützenden Beziehungen zu persönlich bedeutsamen Anderen gründet. – In einer Interviewstudie wurden Familienangehörige um eine Einschätzung der für die Achtung und Wahrung von Würde zentralen Bedürfnisse von Pflegeheimbewohnerinnen und -bewohnern gebeten (Caspari, Lohne, Rehnsfeldt et al., 2014). Als wichtigste Themen erwiesen sich in dieser Untersuchung: 1. die Gestaltung der Wohnumwelt im Sinne einer Verbindung von Komfort, Vertrautheit und Zweckmäßigkeit, 2. enge persönliche Kontakte zu Familie, Freunden und Pflegefachpersonen, 3. Verwirklichung ästhetischer Bedürfnisse und Anliegen, 4. Verwirklichung ethischer Ansprüche und intrinsischer Werte, die für die Bewohnerin bzw. den Bewohner wichtig sind, 4. Verwirklichung kultureller und spiritueller Bedürfnisse und Anliegen. Des Weiteren erlauben die Ergebnisse dieser Studie die Aussage, dass Angehörige im Allgemeinen ein gutes Verhältnis zu Pflegefachpersonen haben und die Begegnungen mit ihnen überwiegend positiv bewerten. Unabhängig davon wurde auch deutlich, dass Ereignisse, die als unwürdig oder beschämend erlebt werden, meist *unausgesprochen* bleiben. – In einer Literaturanalyse englischsprachiger Arbeiten, in der Studien nach ihrer Definition eines »guten Sterbens« kategorisiert wurden, wurde zwischen vier Gruppen differenziert: 1. Patienten, 2. Angehörigen, 3. Hinterbliebenen und 4. Pflegefachpersonen (Meier, Gallegos, Montross-Thomas et al., 2016). Von jenen 60 Studien, die die inhaltlichen und methodischen Einschlusskriterien erfüllten, beschäftigten sich knapp 30 mit der Perspektive von Patientinnen und Patienten im Alter von über 60 Jahren. Die Autoren identifizierten zehn Themen, denen besondere Bedeutung für ein »gutes Sterben« beizumessen ist: 1. Präferenzen für einen spezifischen Sterbeprozess, 2. Schmerzfreiheit, 3. Religiosität und Spiritualität, 4. emotionales Wohlbefinden, 5. einen würdevollen Abschluss des Lebens finden, 6. Behandlungspräferenzen, 7. Respekt vor der Würde des Menschen, 8. Anwesenheit von Familienmitgliedern, 9. Lebensqualität, 10. Qualität der Beziehungen zu den Pflegefachpersonen. Über alle vier Gruppen hinweg bildeten die auf den Sterbeprozess bezogenen Präferenzen (94 Prozent), Schmerzfreiheit (81 Prozent) und emotionales Wohlbefinden (64 Prozent) die bedeutsamsten Themen. Darüber hinaus zeigten sich zum Teil deutliche Unterschiede zwischen den unterschiedlichen Gruppen: Von Angehörigen wurden das Finden eines würdevollen Lebensabschlusses (80 Prozent), Lebensqualität (70 Prozent), Respekt vor der Würde des Menschen (70 Prozent), die Anwesenheit von Familienmitgliedern (70 Prozent) häufiger genannt als von Patienten (bei diesen jeweils nur zwischen 35 und 55 Prozent). Dagegen waren Religiosität und Spiritualität für die Patientinnen und Patienten wichtiger als für die Familienangehörigen (65 Prozent gegenüber 50 Prozent). Die Autoren deuten ihre Ergebnisse vor allem als Hinweis auf die Notwendigkeit einer intensiveren und besseren Kommunikation zwischen den verschiedenen Gruppen im Interesse der Patientinnen und Patienten.

4.4 Umfassende ärztlich-pflegerische Versorgung als dritter Gestaltungskontext

Definition und Klärungen

Zunächst sei die Frage gestellt: Welches *Selbstverständnis* (»fachliche und berufliche Identität«) ist bei Palliativmedizinerinnen und Palliativmedizinern erkennbar? Ich führe nachfolgend eine Definition an, die mir als charakteristisch oder repräsentativ für das Selbstverständnis in der heutigen Palliativmedizin und -pflege erscheint; diese Definition ist einem der Standardwerke der Palliativmedizin entnommen:

»Palliativmedizin schützt und umhüllt den Patienten. Beim kurativen Therapieansatz wird das Wohlbefinden des Patienten dem Ziel, die Krankheit zu heilen, untergeordnet und es werden ihm therapiebedingte Einschränkungen der Lebensqualität und zum Teil erhebliche Nebenwirkungen zugemutet. In der palliativmedizinischen Versorgung soll dagegen eine möglichst hohe Funktionsfähigkeit und Lebenszufriedenheit des Patienten erhalten werden, wenn keine Heilung mehr möglich ist. Das Konzept wurde ursprünglich für Patienten mit Tumorerkrankungen entwickelt, gilt aber auch für jede andere Erkrankung, die progredient und irreversibel zum Tode führt. Die Palliativmedizin bejaht das Leben und sieht das Sterben als einen normalen Prozess an. Sie will den Tod weder beschleunigen noch hinauszögern, sondern stellt die Linderung von Schmerzen und anderen Beschwerden in den Vordergrund, integriert die psychischen und spirituellen Bedürfnisse und bietet ein System der Unterstützung an, damit das Leben des Patienten bis zum Tod so aktiv wie möglich sein kann. Die Palliativmedizin bietet der Familie während der Erkrankung des Patienten und in der Trauerphase Unterstützung an.« (Radbruch, Nauck & Aulbert, 2011, S. 1)

Zwei »Klärungen«, die ebenfalls Standardwerken der Palliativmedizin (Bausewein, Roller & Voltz, 2018; Neuenschwander & Cina, 2015a) entnommen sind, seien angeführt, da die erstgenannte eine Reflexion über die grundlegenden Ziele und damit über das »Wesen« der medizinischen Behandlung darstellt und die zweitgenannte akzentuiert, was Palliativmedizin nicht ist bzw. sein sollte.

»Die Zweiteilung der Medizin in ›kurativ‹ und ›palliativ‹ ist klinisch weniger hilfreich als die Dreiteilung nach den Haupttherapiezielen ›Heilung‹, ›Lebensverlängerung‹ und ›Lebensqualität‹.« (Voltz, 2018, S. 2)

»Was ist mit Palliativmedizin *nicht* gemeint? Nur am Ende; nur Morphium (meistens ist aber Schmerz nicht das wichtigste Problem, sondern eine komplexe und instabile Polysymptomatik); nur Krebs (Palliative Care steht für alle chronisch degenerativen Krankheiten zur Verfügung, so zum Beispiel: neurologische Leiden, Lungenkrankheiten, chronische Herzinsuffizienz); nur der Arzt (umgreifender multi- und interprofessioneller Ansatz).« (Neuenschwander & Cina, 2015b, S. 12f)

Was mir an diesen Definitionen bzw. Klärungen als besonders wichtig erscheint, ist die Tatsache, dass sie über die Symptombehandlung im engeren Sinne deutlich hinausgehen; es werden Zielsetzungen genannt wie: Erhaltung von Funktionsfähigkeit, Lebenszufriedenheit und Lebensqualität, Einbindung von psychischen und spirituellen Bedürfnissen in das Versorgungskonzept, Förderung von »innerer« (seelisch-geistiger und spiritueller) und »äußerer« (funktioneller, instrumenteller) Aktivität. Diese Vielfalt an Zielsetzungen erfordert das Zusammenwirken unterschiedlicher Professionen. Zudem konzentriert sich das Versorgungsangebot nicht nur auf Tumorpatientinnen und -patienten, sondern berücksichtigt ein breites Spektrum von progredienten und irreversiblen bzw. chronisch degenerativen Erkrankungen, die zum Tode führen. Und schließlich richtet sich das Versorgungsangebot nicht allein an Menschen, die unmittelbar *vor* dem Sterben oder aber *im* Sterben stehen; es bezieht ausdrücklich Menschen mit chronisch progredienten, zum Tode führenden Erkrankungen mit ein. Hier wird eine medizinisch-pflegerische »Versorgungskultur« sichtbar, die in meinen Augen jeglicher Medizin als Vor- oder Leitbild dienen sollte, die den chronisch kranken Menschen in den Blick nimmt.

Bedürfnisse von Patientinnen und Patienten mit fortgeschrittenen Erkrankungen

Für einen multidimensional und interdisziplinär konzipierten Versorgungsansatz ist die Differenzierung zwischen körperlichen, seelischen (und spirituellen) sowie sozialen Bedürfnissen unverzichtbar; und jede medizinische Diagnostik, jedes pflegerische Assessment sollte sich an dieser Differenzierung in diese drei Bedürfnisbereiche orientieren und zudem fragen, inwieweit sich diese im Einzelfall wechselseitig beeinflussen.

Mit Blick auf die körperlichen Bedürfnisse von Patienten mit fortgeschrittenen Erkrankungen stellt die Palliativmedizinerin Claudia Bausewein (Bausewein, 2018, S. 6 f) fest: Im Durchschnitt litten Patientinnen und Patienten an zehn bis zwölf Symptomen gleichzeitig. Allerdings berichteten sie nicht alle Symptome, da sie davon ausgingen, dass man gegen diese nichts tun könne; zudem wollten sie Ärztinnen und Ärzte mit ihren Aussagen über die unterschiedlichsten Symptome nicht belasten. Aus diesem Grunde, so Bausewein, sollte bei der Anamnese systematisch nach möglichen Symptomen gefragt werden. Sie weist auf die Notwendigkeit der Differenzierung möglicher Ursachen von körperlichen Symptomen hin, die in dieser oder ähnlicher Form in allen palliativmedizinischen Standardwerken vorgenommen wird: (a) Erkrankungsbedingte Symptome; (b) mit der Erkrankung assoziierte Symptome; (c) durch Therapien der Grunderkrankung bedingte Symptome; (d) unabhängig von der Erkrankung auftretende Symptome. Eine derartige Differenzierung schafft ein Ordnungssystem, welches hilft, die Vielfalt bestehender körperlicher Symptome möglichst genau zu erfassen, die Symptome genau einzuordnen und vor diesem Hintergrund entsprechend differenzierte Behandlungsstrategien zu entwickeln.

Mit Blick auf die »psychischen Bedürfnisse von Patienten mit fortgeschrittenen Erkrankungen« hebt der Psychotherapeut Martin Fegg (2018, S. 8-12) hervor, dass für die größere Anzahl von Patientinnen und Patienten am Lebensende wie auch für deren Angehörige psychosoziale Bedürfnisse »besonders lebensqualitätsrelevant« seien. So würden zum Beispiel genannt: »Jemanden haben, der mir zuhört. Die eigene Würde erhalten zu wissen. Humor nicht zu verlieren. Frei von Angst zu sein. Einen Arzt zu haben, mit dem man Ängste besprechen kann. Einen Arzt zu haben, der einen als ganze Person behandelt. Zeit mit den Freunden zu verbringen. Zeit für die Familie zu haben. Persönliche Errungenschaften zu erinnern.« (Ebd., S. 9) Zudem geht Fegg auf die Prävalenz (= Auftretenshäufigkeit) psychischer Störungen bei Patienten mit fortgeschrittener bzw. mit terminaler Erkrankung ein; unter diesen Störungen dominieren psychische Anpassungsstörungen sowie schwere (majore) oder leichtere (minore) Depressionen; es folgen nach ihrer Häufigkeit generalisierte Angststörungen oder Panikstörungen. Was bei Angaben zu Prävalenzen auffällt: Die Anpassungsstörungen und Depressionen sind bei Menschen mit fortgeschrittener Erkrankung mit größerer Häufigkeit erkennbar als bei Menschen mit terminaler Erkrankung. Hier möchte ich anmerken: Vielleicht gelingt es Patientinnen und Patienten, die an einer chronisch progredienten und irreversiblen Erkrankung leiden, sich nach und nach mit der eigenen Verletzlichkeit, Endlichkeit und Vergänglichkeit auseinanderzusetzen, so dass im Vorfeld des Sterbens bereits bedeutende Entwicklungsschritte vollzogen worden sind; dies würde auf die hohe *psychische Plastizität* des Selbst deuten.

Mit Blick auf die »sozialen Bedürfnisse von Patienten mit fortgeschrittenen Erkrankungen« stellt die Palliativmedizinerin Susanne Roller (2018) fest: »Die meisten Patienten haben das Bedürfnis, ihre Krankheit zu verstehen; sie wollen wissen, was in ihrem Körper geschieht und vor allem, was noch geschehen könnte. In der palliativen Situation ist es oft nicht möglich, genaue Voraussagen zu treffen. Vorurteile, Fehlinformationen und Missverständnisse sind häufig Auslöser, nicht jedoch Ursache für existenzielle Ängste.« (Roller, 2018, S. 13) Zu beachten sei die Antinomie zwischen »Respekt und Achtung vor der Selbstbestimmung und Autonomie des Patienten einerseits und seiner Sehnsucht nach Sicherheit und Geborgenheit andererseits.« (Ebd., S. 14)

Symptomvielfalt in der Palliativmedizin

Palliativmedizin und -pflege müssen Behandlungs- und Pflegestrategien im Hinblick auf eine *Vielzahl an Symptomen* entwickeln, wobei sich bei unterschiedlichen chronisch-progredienten, zum Tode führenden Erkrankungen zum Teil unterschiedliche Symptome, zum Teil unterschiedliche Dominanzverhältnisse zwischen den Symptomen ergeben. Wenn es in einer der beiden genannten »Klärungen« hieß, dass Palliativmedizin nicht nur die Behandlung von Tumorpatienten bedeute (»nicht nur Krebs«), dann wird damit auch auf die Heterogenität von Erkrankungen und Symptomen rekurriert, auf die Palliativmedizin und -pflege zu antworten haben. In den verschiedenen Monografien zur Palliativmedizin findet sich dementsprechend jeweils eine hochdifferenzierte Auffächerung von Symptomen, Interventionszielen und Interventionsstrategien.

Ich möchte ein Beispiel für die Symptomvielfalt in der Palliativmedizin geben. Bausewein (2018, S. 7) führt für *Tumorpatienten* im letzten Lebensjahr folgende Symptome (in absteigender Häufigkeit) an: Fatigue (74%), Schmerzen (71%), Energiemangel (69%), Schwäche (60%), Appetitlosigkeit (53%), Depression (39%), Obstipation (37%), Atemnot (35%), Übelkeit (31%), Angst (30%). Für Patientinnen und Patienten mit *chronisch obstruktiver Atemwegserkrankung* nennt sie folgende Symptome (wieder in absteigender Häufigkeit): Atemnot, Husten, Energielosigkeit, Schmerzen, Mundtrockenheit, Schlaflosigkeit, Gewichtsverlust, Angst, Depression; für Patientinnen und Patienten mit *chronischer Herzinsuffizienz*: Atemnot, Husten, Energielosigkeit, Schmerzen, Schlaflosigkeit, Gewichtsverlust, Verwirrtheit; für Patientinnen und Patienten mit *Morbus Parkinson*: Dyskinesien, Rigor, Tremor, Akinese.

Drei Symptomkomplexe[12] seien an dieser Stelle beispielhaft angesprochen, da sie die in der Palliativmedizin erhobene Forderung nach einem

---

12 Ich spreche hier nicht von Symptomen, sondern von Symptomkomplexen, weil bei Fatigue, Delir und Schmerzen in aller Regel mehrere Einzelsymptome beobachtbar

multidimensionalen Diagnostik- und einem interdisziplinären (oder multiprofessionellen) Versorgungsansatz unterstreichen: Fatigue, Delir, Schmerzen.

Fatigue

Eine Expertengruppe der Europäischen Gesellschaft für Palliative Care (EAPC) hat eine Definition dieses Symptomkomplexes vorgenommen und dessen Häufigkeit in palliativen Kontexten bestimmt. Es wurde folgende Arbeitsdefinition vorgeschlagen (Radbruch, Strasser, Elsner et al., 2008): Fatigue beschreibt das subjektive Gefühl der Müdigkeit, Erschöpfung (Schwäche) und Kraftlosigkeit. Wie die Expertenkommission darlegt, wird Fatigue von 80 Prozent der Tumorpatientinnen und -patienten sowie von bis zu 99 Prozent jener Patientinnen und Patienten berichtet, die eine Radio- oder Chemotherapie durchlaufen haben. Zugleich spielt, so wird weiter betont, Fatigue eine bedeutende Rolle auch im Erleben jener Patientinnen und Patienten, bei denen eine andere Erkrankung vorliegt; genannt werden hier: HIV, Multiple Sklerose, chronisch obstruktive Atemwegserkrankungen sowie chronisch progrediente Lungen- und Herzerkrankungen. Fatigue hindert Patientinnen und Patienten an einer aktiven Teilhabe am Leben, schränkt sie in ihren alltagsbezogenen und sozialen Aktivitäten ein und wirkt sich zudem negativ auf die kognitive Leistungsfähigkeit aus; zudem ist Fatigue vielfach mit depressiven Störungen und Schlafstörungen sowie mit Schmerzen assoziiert.

Mögliche Konsequenzen von Fatigue müssen *aus der Sicht des Individuums* betrachtet und bewertet werden (Schulz & Zapke, 2014): Fatigue wird zwar von vielen Patientinnen und Patienten als belastend gedeutet, doch kann sie auch vor negativen Folgen von Schmerz schützen und den »Übergang« in den Sterbensprozess erleichtern. Verwandt mit dem Symptomkomplex der Fatigue ist jener der *Asthenie*, welcher – auch aus subjektiver Sicht – eine generalisierte körperliche Schwäche bezeichnet; die Asthenie tritt primär in der Endphase einer Erkrankung auf (Golla & Voltz, 2015). Fatigue und Asthenie sind von depressiven Symptomen abzugrenzen: auch wenn sie in Teilen an depressive Symptome erinnern, so sind ihre physiologischen und psychologischen Ursachen andere (Saraga & Stiefel, 2015).

---

sind, die in ihrer Gesamtheit eher als ein »Komplex« denn als ein einzelnes Symptom zu deuten sind.

Delir

Das Delir bezeichnet akute Störungen der Orientierung, der Aufmerksamkeit und Konzentration sowie der kognitiven Leistungsfähigkeit (Problemlösung, Gedächtnis), wobei diese Störungen vielfach mit Halluzinationen und Wahnbildungen, mit Affektstörungen sowie mit erheblich gesteigerter und/oder deutlich geminderter Aktivität einhergehen. Ein Delir tritt bei ca. 45 Prozent der am Lebensende stehenden und bei bis zu 80 Prozent der sterbenden Menschen auf. Es erweist sich in vielen Fällen als reversibel. Als bedeutende präventive Strategien werden Flüssigkeitszufuhr, ausreichender Schlaf, Vermeidung von Reizüberflutung und Reizarmut sowie Mobilisation genannt (Saraga & Stiefel, 2015; Hewer, Thomas & Drach, 2016). Bei Auftreten eines Delirs wird die *Kommunikation mit dem Patienten und seinen Angehörigen* – verbunden mit einer Aufklärung über Ursachen und Einflussfaktoren des Delirs – als bedeutsam erachtet; dabei sollte ggf. darauf hingewiesen werden, dass Fluktuationen im Bewusstsein auch Folge der fortschreitenden Grunderkrankung darstellen können (Feddersen & Remi, 2014). Es werden in der Literatur (neben hohem Lebensalter und Demenz) *zahlreiche* physiologische, psychologische und umweltbezogene Risikofaktoren für ein Delir genannt, die eine entsprechend umfassende und differenzierte Diagnostik sowie eine multidimensionale Intervention erfordern. Die konzentrierte, sich in die innere Situation einer Patientin bzw. eines Patienten »einschwingende«, auf die Patientin bzw. den Patienten abgestimmte kognitive und sensorische Anregung (verbunden mit einer entsprechenden räumlichen und sozialen Umweltgestaltung) bilden wichtige, vielfach in ihrem Einfluss unterschätzte Komponenten der Intervention.

Schmerzen

Es werden in der schmerzmedizinischen Literatur vier verschiedene Schmerzursachen bei Patientinnen und Patienten mit einer Tumorerkrankung unterschieden: (a) *Tumorbedingte* Schmerzen; (b) *Therapiebedingte* Schmerzen (vor allem nach einer Operation bzw. einer Chemo- oder Radiotherapie), (c) *Tumorassoziierte* Schmerzen, (d) *Tumorunabhängige* Schmerzen. In der genauen Differenzierung dieser unterschiedlichen Schmerzursachen wird eine erste Bedingung für die effektive Schmerztherapie gesehen. Im Hinblick auf die Schmerzwahrnehmung kommt Unsicherheit und Angst, aber auch der Fähigkeit, diese beiden psychischen Zustände zu verarbeiten (eine Facette von gesundheitsbezogener Kompetenz), große Bedeutung zu (Eychmüller, 2015). Cicely Saunders (1967, 1970) hat das Konzept des »Total

Pain« eingeführt, um damit auszudrücken, dass Schmerz einen *komplexen* Erlebensinhalt bildet, der sich aus Prozessen auf fünf unterschiedlichen Dimensionen der Person formt: der körperlichen, der emotionalen, der kognitiven, der spirituellen und der sozialen Dimension. Auch wenn der Einfluss der einzelnen Dimensionen auf das Schmerzerleben von Person zu Person variiert, so gilt doch in der Palliativmedizin und Palliativpflege: Eine optimale Schmerzlinderung ist nicht möglich, wenn nicht alle Dimensionen des »Total Pain« angesprochen werden (Mehta & Chan, 2008). Dabei ist ausdrücklich zu bedenken, dass Trauer, Abschied, Angst, Depression und Hoffnungslosigkeit am Lebensende großes Gewicht gewinnen und das Schmerzerleben intensivieren wie auch die Schmerztherapie erschweren können (Schmitz & Schulz, 2014). Weitere Merkmale treten hinzu, die Unterschiede zwischen dem »Total Pain« und dem chronischen Schmerz mitbedingen (Eychmüller, 2015): Reduzierte kognitive Ressourcen, verringerte Kommunikationsfähigkeit sowie Fatigue. Durch diese zusätzliche Vulnerabilität werden die (nach innen gerichtete) Verarbeitung und die (nach außen gerichtete) Bewältigung von Schmerz noch einmal erschwert.

Mit Blick auf die *Systematik der Schmerzerfassung* wird zwischen sieben Merkmalen unterschieden: »1. Zeitlicher Ablauf, 2. Lokalisation, 3. Schmerzqualität, 4. Intensität, 5. Begleitzeichen, 6. Auslösende Umstände (insbesondere Beeinflussung durch Bewegung bzw. Ruhe), 7. Intensivierende und lindernde Faktoren.« (Eychmüller, 2015, S. 57)

Der Göttinger Palliativmediziner Friedmann Nauck nennt folgende zehn Ursachen unzureichender Schmerztherapie (Nauck, 2018, S. 141): »(1) Es wird keine differenzierte Schmerzdiagnose gestellt; (2) die Schmerzintensität wird falsch eingeschätzt; (3) anerkannte Therapieverfahren werden nicht angewendet; (4) die Applikationsintervalle der Medikamente werden nicht beachtet; (5) es wird eine inadäquate Dosierung gewählt; (6) mittelstarke Opioide werden zu lange und zu oft verabreicht; (7) mittelstarke und starke Opioide werden kombiniert; Opioidagonisten und partielle Agonisten bzw. Agonisten und Antagonisten werden fälschlicherweise gleichzeitig verabreicht; (8) ein Therapieversuch mit starken Opioiden wird aus Angst vor Sucht und Toleranz unterlassen; (9) Begleitmedikamente zur Verhinderung analgetikainduzierter Nebenwirkungen werden nicht verabreicht; (10) die Betäubungsmittelverschreibungsverordnung wird als Hemmnis zur Verschreibung von starken Opioiden gesehen.«

In Bezug auf die Gabe von Opioiden gelangt er zu folgender Bewertung: »Langjährige Erfahrungen mit starken Opioiden in der Schmerztherapie haben gezeigt, dass die immer noch von vielen gefürchtete Abhängigkeit bzw. Toleranzentwicklung bei der analgetischen Wirkung auch bei langen Behandlungszeiträumen nicht auftritt.« (Ebd., S. 137)

Der britische Arzt Robert Twycross, geboren im Jahre 1941, ein Pionier der Hospizbewegung weltweit (Twycross, 2002), in den frühen 1970er Jahren Mitarbeiter von Cicely Saunders, hat zehn »Botschaften« an jene Ärztinnen und Ärzte formuliert, die Patientinnen und Patienten mit einem weit fortgeschrittenen Tumor behandeln. Diese lauten: (1) Du sollst nicht davon ausgehen, dass nur der Tumor für die Schmerzen verantwortlich ist. (2) Du sollst die Therapie so einfach wie möglich gestalten. (3) Du sollst Dich nicht vor Morphinen fürchten. (4) Du sollst Schmerzmittel nicht zu niedrig dosieren. (5) Du sollst den Ausdruck »nach Bedarf« nicht verwenden, wenn Du Analgetika verschreibst. (6) Du sollst die Gefühle des Patienten berücksichtigen. (7) Du sollst die ganze Familie unterstützen. (8) Du sollst Deine Betreuung nicht auf die Verschreibung von Medikamenten beschränken. (9) Du sollst Dich nicht scheuen, Kollegen um ihre Meinung zu fragen. (10) Du sollst ruhige Zuversicht und vorsichtigen Optimismus ausstrahlen.

Zehn Kommunikationsregeln

Welche *Haltung* sollten Ärztinnen und Ärzte bei der Versorgung und Begleitung von schwerkranken und sterbenden Menschen bzw. ihren Familienangehörigen einnehmen? Zur Beantwortung dieser Frage sei auf die Aussagen des Pathologen Samuel Sanes, Professor an der Medizinischen Fakultät der State University of New York, Buffalo, Bezug genommen. Sanes, der kurz nach seiner Emeritierung an einem malignen Lymphom erkrankte, hielt seine Gedanken und Erlebnisse über einen Zeitraum von fünf Jahren bis kurz vor Eintritt des Todes in dem Buch »A Physician Faces Cancer in Himself« (Sanes, 1979) fest. Dieses Buch geht zwar ausführlich auf die Tumorforschung und -medizin ein, im Mittelpunkt stehen jedoch die *Beziehungen*, vor allem jene zwischen Ärztin bzw. Arzt, Angehörigen, Freunden und der Patientin bzw. dem Patienten. Dabei hebt er hervor, dass eine Tumorerkrankung niemals losgelöst von der *Persönlichkeit* und der *Biografie* der Patientin bzw. des Patienten betrachtet und verstanden werden darf. Zudem muss ein von Vertrauen bestimmter Kontakt zwischen der Ärztin bzw. dem Arzt und der Kernfamilie hergestellt bzw. aufrechterhalten werden. Samuel Sames leitet aus seinen Behandlungserfahrungen und persönlichen Erlebnissen *zehn Kommunikationsregeln* ab: (1) Stelle eine persönliche Beziehung zum Patienten und seiner Familie her. (2) Sei verfügbar und pünktlich. (3) Nimm dir ausreichend Zeit für den Besuch. (4) Stelle dich vor. (5) Lege das Gespräch nach Ort und Zeit fest, um unnötige Unterbrechungen zu vermeiden. (6) Gebrauche einfache Begriffe und vermeide medizinische Ausdrücke. (7) Beobachte und kontrolliere dich selbst, um die Übertragung eigener Ängste und Sorgen auf den Patienten zu vermeiden. (8) Gebrauche das Wort »Krebs«, erkläre die besondere Art des Krebses, nötigenfalls mit Bleistift und Papier. (9) Öffne dich gegenüber den Fragen von Patient und Familie. Ärgere dich nicht über »unlogische« Fragen oder über Fragen nach »paramedizinischen« Behandlungen. (10) Gib deine Telefonnummer dem Patienten und seiner Familie an; teile mit, wer im Falle von Unerreichbarkeit einspringt.

Unterscheidung zwischen Lebensende und Sterben

Der Heidelberger Physiologe Andreas Draguhn hebt hervor: »Eine für alle Menschen gleichermaßen gültige objektive Diagnose des Eintritts in den Sterbeprozess scheint es nicht zu geben. Lediglich im ganz unmittelbaren Vorfeld des klinischen Todes kann aus dem Ausfall lebenswichtiger Funktionen, insbesondere Kreislauf und Atmung, das Sterben direkt vorhergesagt werden.« (Draguhn, 2012b, S. 430) Wir bewegen uns also »im ganz unmittelbaren Vorfeld des klinischen Todes«, von dem die Phase der chronisch-progredienten und irreversiblen Erkrankung, die zum Tode führen wird, *abzugrenzen* ist. Zudem gilt: »Das allgemeine prognostische Wissen über Krankheiten ist eine wichtige Hintergrundinformation. Sie beantwortet aber nicht die Frage, ob der individuell von der Diagnose Betroffene nach wenigen Wochen von einer Komplikation aus dem Leben gerissen wird oder nach Jahren noch zu den ungewöhnlich lange Überlebenden am Ende der statistischen Verteilung gehört.« (Ebd., S. 430f)

Die Tatsache, dass vor dem Hintergrund des »allgemeinen prognostischen Wissens über Krankheiten« nicht mit Sicherheit auf den weiteren Verlauf der Krankheit *im individuellen Fall* geschlossen werden kann, zeigt einmal mehr auf, wie wichtig es ist, zwischen Leben am Lebensende und Sterben zu unterscheiden.

Der Heidelberger Anästhesist und Palliativmediziner Hubert Bardenheuer definiert das *Sterben* wie folgt: »Obwohl Sterben eine höchst variable und individuelle Dynamik aufweist, gibt es aus pathophysiologischer Sicht beim schwerkranken (Palliativ-)Patienten einen häufig zu beobachtenden Ablauf des Sterbeprozesses. Erste Symptome zeigen sich als motorische Schwäche mit zunehmender körperlicher Inaktivität, welche sich insbesondere in leisem Sprechen bis hin zum totalen Verlust der verbalen Kommunikation manifestiert. In dieser Phase fixiert der Patient sein Gegenüber, sodass eine nonverbale Kommunikation durch intensiven Blickkontakt stattfindet. Der Blick des Sterbenden kann dabei alle Facetten zwischen ruhiger Erwartung bis hin zu fragendem und Angst besetztem Suchen aufweisen.« (Bardenheuer, 2012, S. 422) »Im fortschreitenden Sterbeprozess nimmt der Bewusstseinszustand des Patienten immer mehr ab, wobei sich unruhige Phasen einstellen können, in denen fahrige, unkoordinierte Handlungen wie dauerndes Zupfen an der Bettdecke, Nesteln und wiederholtes Abdecken charakteristisch sind. Die Verwirrtheit und Benommenheit kann fluktuierender Natur sein und in Abhängigkeit vom Ausgangszustand des Patienten Stunde und Tage anhalten.« (Ebd., S. 421)

Die Differenzierung zwischen Leben am Lebensende und Sterben findet sich auch in folgender Definition: »Der Begriff Finalphase (lat. finalis = endgültig, finis = Ende, Abschluss, Ziel) steht für die eigentliche Sterbephase und bezieht sich auf die letzten Stunden bis Tage des Lebens.« (Dietz, Rémi, Schildmann et al. 2014, S. 123) Dies heißt aber auch: »Der Eintritt in die Finalphase, der als präziser Zeitpunkt schwer zu erkennen sein kann, darf *nicht* als Anlass für den Rückzug des Arztes bzw. des behandelnden Teams verstanden werden, sondern fordert im Gegenteil eine aktive Begleitung des Patienten und seiner Angehörigen. Das ärztliche und pflegerische Handeln sollte flexibel an die Symptome und Veränderungen in den letzten Lebenstagen und Stunden angepasst werden.« (Ebd., S. 125)

Advance Care Planning (Gesundheitliche Vorausplanung) als innovative Methode zur Ergründung des Patientenwillens

Von viel zu viel
(Robert Gernhardt)

Ich bin viel krank.
Ich lieg viel wach.
Ich hab viel Furcht.
Ich denk viel nach:
Tu nur viel klug!
Bringt nicht viel ein.
Warst einst viel groß.
Bist jetzt viel klein.
War einst viel Glück.
Ist jetzt viel Not.

Bist jetzt viel schwach.
Wirst bald viel tot.

Dieses Gedicht hat Robert Gernhardt (1937–2006) verfasst, als er wusste, dass er sterben würde.[13] Wie hat es Dieter Hildebrandt in einem in *Die Zeit* (Ausgabe vom 10. August 2006) veröffentlichten Nachruf ausgedrückt? »Zuletzt hat Robert Gernhardt wie besessen gegen den Tod angedichtet.« Dieses Gedicht zentriert sich um die Verletzlichkeit (»Bist jetzt viel schwach«), um die Furcht vor Sterben und Tod (»Ich hab viel Furcht«), um das Erleben deutlich reduzierter und immer weiter zurückgehender Möglichkeiten der Selbst- und Weltgestaltung (»Warst einst viel groß. Bis jetzt viel klein.«).

In solchen Situationen werden Angehörige des palliativen Behandlungsteams nicht selten mit der Frage konfrontiert, welche Möglichkeiten der »Lebensverkürzung« sich böten, da Sterben und Tod »unendlich viel Angst und Schrecken verbreiten« (so drückte dies ein Teilnehmer in einer von mir geleiteten Studie zur hausärztlichen Sterbebegleitung aus; auf die ich in Kapitel 3 ausführlich eingegangen bin). Es ist wichtig zu verstehen, dass der Sterbeprozess nicht selten auch mit *Untergangserfahrungen* und *Zerstörungsängsten* assoziiert ist, die das Leben aus subjektiver Perspektive fast unerträglich machen. In derartigen Situationen wird nicht selten die Forderung nach (ärztlich) assistiertem Suizid, aber auch nach Lebensverkürzung (aktive Sterbehilfe) laut, wobei diese Forderung auch Ausdruck der »Angst vor der Angst« ist. In solchen Situationen sollten zum einen Möglichkeiten einer hochgradig individualisierten Psychopharmaka-Therapie, die angst- und erregungslindernd wirken kann, erwogen werden. Zum anderen sollte die – bei den meisten Menschen (im Kern) gegebene – *Lebensbindung* thematisiert werden, die mit dazu beiträgt, dass mit Sterben und Tod gedanklich wie emotional Untergang und Zerstörung verbunden werden: Die bevorstehende Auflösung der (irdischen) Existenz, mithin die Trennung vom Leben wird vor allem dann für einen Menschen zur Qual, wenn er in vielerlei Hinsicht an das Leben *gebunden* ist. Und schließlich bietet sich das fachlich und ethisch fundierte Gespräch darüber an, was medizinisch-pflegerisch, psychologisch, seelsorgerisch, sozial getan werden kann, um das Individuum davor zu schützen, qualvoll zu sterben, im Sterben »zerstört« zu werden.

---

13 Aus: Robert Gernhardt. Gesammelte Gedichte 1954–2006, 2. Auflage, S. 945; © 2010, S. Fischer Verlag GmbH, Frankfurt am Main.

In der Fachwelt – zuerst in Australien, Großbritannien, Neuseeland und den USA – wurde das Konzept der *Gesundheitlichen Vorausplanung (Advance Care Planning – ACP)* entwickelt und etabliert, um mit der Patientin bzw. dem Patienten den möglichen weiteren Krankheitsverlauf wie auch die sich bietenden Möglichkeiten (und Grenzen) medizinischer und pflegerischer Intervention zu erörtern und dieser bzw. diesem Gelegenheit zu geben, sich für eine bestimmte Behandlungsoption zu entscheiden. Aber machen wir hier auch noch einmal die potenzielle *Lebensbindung* stark: Es geht auch darum, im Gespräch mit der Patientin bzw. dem Patienten zu erkunden, welche Möglichkeiten der Selbst- und Weltgestaltung diese bzw. dieser erblickt, und zuzusichern, dass alles dafür getan wird, diese Möglichkeiten zu verwirklichen – auf dass allmählich, in kleineren Schritten, Abschied von Liebgewonnenem genommen werden kann, und zwar ein bewusst angenommener Abschied. Gerade hier zeigt sich noch einmal die große Bedeutung einer begleiteten, tröstenden, zugleich ermutigenden Konzeption von Palliativmedizin, Palliativpflege, Hospizarbeit. Der auf Cicely Saunders zurückgehende Satz: »Wir werden nicht nur alles dafür tun, damit Du in Würde sterben kannst, sondern damit Du in Würde leben kannst, bis Du stirbst« umschreibt dieses Konzept sehr gut.

Advance Care Planning versteht sich als ein innovativer Beitrag zu den Patientenverfügungen. Personen, die diese Methode in Anspruch nehmen, haben die Möglichkeit, professionell begleitete Gespräche zu führen, in denen sie ihre Präferenzen für die künftige medizinisch-pflegerische Behandlung reflektieren können. Sie dient dazu, für den Fall einer in Zukunft bestehenden Einwilligungsunfähigkeit in der Hinsicht Vorsorge getroffen zu haben, dass die Präferenzen mit Blick auf die medizinisch-pflegerische Versorgung reflektiert und aussagekräftig dokumentiert wurden; gerade aus diesem Grunde wird der professionelle Beistand als wesentlich erachtet (Höfling, Otten & in der Schmitten, 2019; Coors, Jox & in der Schmitten, 2015; in der Schmitten, Nauck & Marckmann, 2016). Mit Patientenverfügungen im herkömmlichen Sinne, so wird argumentiert, ist das Ziel einer Orientierung an den individuellen Präferenzen in den verschiedenen Stadien der medizinisch-pflegerischen Versorgung nicht zu verwirklichen. Die Studienlage deutet darauf hin, dass die Methode des *Advance Care Planning* zu einer verbesserten Versorgung von Patientinnen und Patienten am Lebensende beiträgt. Es kann mit dem Beratungsangebot zum einen ein Beitrag dazu geleistet werden, dass Patientinnen und Patienten die vorliegende Erkrankung besser verstehen und die Prognosen wie auch die gegebenenfalls zur Anwendung gelangenden medizinisch-pflegerischen Maßnahmen in ihren potenziellen Wirkungen besser einschätzen können. Zum anderen sollen etwaige Behandlungsentscheidungen, die in Zukunft notwendig werden könnten, besser vorbereitet werden. Als übergeordnetes Ziel ist die hochwertige Behandlung am Lebensende zu nennen, die zudem mit den Präferenzen der Patientin bzw. des Patienten übereinstimmt (Deutscher Palliativ- und Hospizverband, 2016). Die Anwendung dieser Methode wird durch die Krankenkassen finanziert (§ 132g, SGB V). Mit diesem Beratungsangebot werden vor allem alte, chronisch erkrankte Menschen angesprochen, bei denen von einem erhöhten Risiko der Einwilligungsunfähigkeit aufgrund der im hohen Alter deutlich häufiger auftretenden zerebrovaskulären oder neurodegenerativen Erkrankungen auszugehen ist, die ihrerseits zu erheblichen kognitiven Einbußen führen können.

In der Methode der *Advance Care Planning* drückt sich eine Haltung aus, die die Bundesärztekammer in ihren Grundsätzen zur Sterbebegleitung wie folgt umschreibt: »Die Entscheidung über die Einleitung, die weitere Durchführung oder Beendigung einer ärztlichen Maßnahme wird in einem gemeinsamen Entscheidungsprozess von Arzt und Patient bzw. Patientenvertreter getroffen. Das Behandlungsziel, die Indikation der daraus abgeleiteten Maßnahmen, die Frage der Einwilligungsfähigkeit des Patienten und der maßgebliche Patientenwille müssen daher im Gespräch zwischen Arzt und Patient bzw. Patientenvertreter erörtert werden. Bei einwilligungsfähigen Patienten hat der Arzt den aktuell geäußerten Willen des angemessen aufgeklärten Patienten zu beachten, selbst wenn sich dieser Wille nicht mit den aus ärztlicher Sicht gebotenen Diagnose- und Therapiemaßnahmen deckt.« (Bundesärztekammer, 2011, S. 347)

Und an anderer Stelle heißt es: »Der Arzt und der Vertreter haben stets den Willen des Patienten zu achten. Der aktuelle Wille des einwilligungsfähigen Patienten hat immer Vorrang; dies gilt auch dann, wenn der Patient einen Vertreter (Bevollmächtigten oder Betreuer) hat. Auf frühere Willensbekundungen kommt es deshalb nur an, wenn sich der Patient nicht mehr äußern oder sich zwar äußern kann, aber nicht einwilligungsfähig ist. Dann ist die frühere Willensbekundung ein Mittel, um den Willen des Patienten festzustellen.« (Ebd., S. 348)

Diese von der Bundesärztekammer charakterisierte Haltung bestimmt im Kern auch die praktische Umsetzung der gesundheitlichen Vorausplanung. Es sei angemerkt, dass in einer gerade am Institut für Gerontologie der Universität Heidelberg abgeschlossenen und vom Verfasser dieses Buches begleiteten Dissertation die Methode des Advance Care Planning bei Menschen mit einer leichten bis mittelgradigen Demenz zur Anwendung gelangte (Voss, 2020). Der Autorin ging es in dieser Dissertation darum, durch die Anwendung von Advance Care Planning den Studienteilnehmerinnen und Studienteilnehmern die Möglichkeit zu einer Werteanamnese zu eröffnen und damit zugleich das Bewusstsein für die gegebene Lebensbindung weiter zu schärfen. Auch wenn sich in der Art und Weise wie auch in den Inhalten der an die Zielpersonen adressierten Fragen Unterschiede zum Advance Care Planning bei kognitiv nicht eingeschränkten Personen ergeben, so lässt sich ganz ähnlich wie bei letzteren die Aussage treffen, dass von dieser Methode bedeutsame Impulse (a) für die persönliche Reflexion über die Lebensbindung, (b) für die Möglichkeiten und Grenzen der Selbst- und Weltgestaltung sowie (c) für die Vorbereitung auf das eigene Sterben ausgehen.

4.5   Das Sterben zulassen

Gestaltung des Lebensendes

Im Falle einer gelingenden Schmerzlinderung wie auch einer erfolgreichen Kontrolle körperlicher und psychischer Symptome (Angst, Depression, aber auch Halluzinationen und Wahnbildungen) kann es gelingen, das Individuum darin zu unterstützen, sich auf das eigene Sterben einzustellen, das eigene Sterben – wenigstens in Ansätzen – mitzugestalten. Das psychologische Merkmal, das hier angesprochen ist, lässt sich mit dem Begriff der »Selbstregulation« umschreiben: Die sterbende Person versucht – dies mit Hilfe palliativmedizinischer und -pflegerischer wie auch mit Hilfe psychologischer, seelsorgerischer und sozialer Unterstützung –, die eigenen Gefühle und Gedanken zu kontrollieren, Phasen der Nähe und Distanz zu den wichtigsten Bezugspersonen zu definieren, schließlich zu artikulieren, wann sie von wem welche Hilfen erwartet. Das existenzielle Merkmal, das hier angesprochen ist, betrifft vor allem die innere Auseinandersetzung mit dem Leben als Ganzem, einen in Ansätzen vorgenommenen Lebensrückblick, schließlich Sinnerfahrung und Stimmigkeitserleben im Austausch mit anderen Menschen. Vor dem Hintergrund dieser Deutung des Sterbens, die ich vor allem eigenen empirischen Arbeiten zu den Potenzialen und Grenzen hausärztlicher Sterbebegleitung sowie dem intensiven Austausch mit Palliativmedizinern und Palliative Care-Experten verdanke, erscheint die Forderung als gerechtfertigt, den Sterbeprozess zuzulassen, diesen nicht künstlich abzubrechen, indem man vorschnell auf eine passive

Sterbehilfe (Abbruch lebensverlängernder Maßnahmen) drängt. Dieser Deutung des Sterbens liegt auch die Annahme zugrunde, dass das Sterben zum Leben gehört, dass das Sterben also nicht von vornherein als ein unnatürlicher, als ein inferiorer Teil des Lebens zu verstehen ist, den man durch äußere Intervention frühzeitig abbrechen sollte.

An dieser Stelle sei zunächst die Forderung erhoben, genau zu klären, inwieweit das Individuum einen Grad an Widerstandsfähigkeit und Lebensbindung zeigt, der dafür spricht, das Sterben *geschehen zu lassen* und auf den Abbruch lebensverlängernder Maßnahmen zu verzichten. Dies heißt für die Palliativmedizin und Palliativpflege, die eigenen Maßnahmen ganz in den Dienst der Konzentration des Individuums auf den Sterbeprozess und dessen Mitgestaltung dieses Prozesses zu stellen. In einer umfassend gedachten und gestalteten Begleitung des Sterbenden kann es durchaus gelingen, dass dieser – wie es Paul Celan ausdrückte – »hinter die Welt gelotst« wird, also noch Dinge erlebt und erfährt, die ihm vorher so nicht erlebbar und erfahrbar gewesen sind. Die Aussage Paul Celans sollte dabei auch in umgekehrter Richtung verstanden werden: Jene, die einen Sterbenden begleiten, erleben und erfahren vielleicht Dinge, die sie in dieser Weise zuvor noch nicht erlebt und erfahren haben: *pathemata paideumata genesetai tois allois* – meine Leiden, so schwer sie sind, sind auch Lehren für den anderen, so lesen wir, wie schon im Einleitungskapitel dargelegt wurde, bei Dionysios von Halikarnassos (54 v. Chr.–7 n. Chr.).

»Das Sterben zulassen«: Damit ist auch eine bedeutende fachliche, ethische und menschliche Aufgabe der Versorgung schwerkranker und sterbender Menschen umschrieben – greife schmerzlindernd und symptomkontrollierend in den Prozess ein, unterbreche und verkürze diesen aber nicht. Die große Herausforderung liegt darin, medizinisch wie auch pflegerisch differenziert auf die Vielfalt an Symptomen zu antworten: Gemeint ist hier zunächst eine Schmerztherapie, die optimal an Veränderungen im Schmerzerleben angepasst ist, die Applikation von Substanzen, mit denen pharmakologisch auf weitere Symptome reagiert werden kann, die im Prozess der Erkrankung und des Sterbens auftreten, schließlich der kontinuierliche Wechsel zwischen einer behutsam vorgenommenen körperlichen, kognitiven und emotionalen Stimulation sowie Phasen der Ruhe. Phasen behutsam vorgenommener körperlicher Stimulation sind vor allem dann angezeigt, wenn dadurch Patientinnen und Patienten positive Körperempfindungen vermittelt werden, die – mit Blick auf aversive oder schmerzhafte Empfindungen – auch kompensatorische Funktion besitzen. Zudem wird dadurch ein Beitrag zur Erhaltung von Mobilität und Selbstständigkeit geleistet – deren Bedeutung für die Lebensqualität und das Wohlbefinden auch bei schwerer Erkrankung, auch im Prozess des Sterbens nicht unterschätzt werden darf. Phasen behutsam vorgenommener kognitiver und emotionaler Stimulation sind vor allem mit Blick auf die Vermeidung oder den Abbau von Orientierungsdefiziten und akuten Verwirrtheitszuständen hilfreich, die ihrerseits durch einen Verlust an kognitiven Reserven, durch Mangelernährung oder durch übermäßige emotionale Belastung bedingt sein können. Bei der Verwirklichung eines derartigen rehabilitativen Pflegekonzepts ist der enge Austausch zwischen Medizin und Pflege wichtig. Ebenso sollten Psychologie (zur Erhaltung oder Förderung von Kognition, Emotion, Lebenswillen, innerer Verarbeitung), Soziale Arbeit (zur Erhaltung oder Förderung von Integration und Teilhabe) und Seelsorge (zur Verwirklichung von spirituellen oder religiösen Bedürfnissen) in das Versorgungs- und Begleitungskonzept einbezogen werden. Mit Blick auf die Pflege bewährt sich möglicherweise die Hinzuziehung von Physiotherapie und Logopädie (letztere vor allem im Falle von ausgeprägten Schluckstörungen), mit Blick auf die psychologische Beratung die Hinzuziehung von Musiktherapie (diese hat sich bei der Begleitung von schwerstkranken und sterbenden Menschen vielfach bewährt).

Gestaltung des Lebensendes und Versorgungsqualität

Mit einem derart differenzierten Interventions-, Beratungs- und Begleitungsangebot – das sich darauf konzentriert, das Sterben zuzulassen – stehen wir im Zentrum einer *versorgungsbezogenen* Fragestellung. Es geht ja nicht (mehr) darum, was Palliativmedizin und Palliative Care leisten können. Deren Möglichkeiten, hochdifferenziert auf die Bedarfe und Bedürfnisse des Individuums einzugehen und ein entsprechend individualisiertes Behandlungs-, Begleitungs- und Beratungskonzept umzusetzen, sind zweifelsfrei gegeben und vielfach beschrieben worden. Es geht beim heutigen Stand der Praxis um etwas anderes: Nämlich zunächst um den quantitativen Ausbau von stationären und ambulanten Versorgungsstrukturen – und zwar nicht nur in ausgewählten Regionen, sondern *flächendeckend* –, mit denen sichergestellt werden kann, dass allen schwerstkranken und sterbenden Menschen die Möglichkeit eröffnet wird, an den Erkenntnissen und Erfolgen von Palliativmedizin, Palliativpflege und Hospizhilfe vollumfänglich zu partizipieren. Das im Dezember 2015 in Kraft getretene Gesetz zur Verbesserung der Hospiz- und Palliativversorgung in Deutschland (Hospiz- und Palliativgesetz – HPG) hat hier ein bedeutendes Zeichen gesetzt. Mit diesem Gesetz wurden Maßnahmen angestoßen, durch die die medizinische, pflegerische, psychologische und seelsorgerische Versorgung von Menschen in der letzten Lebensphase einmalmehr verbessert und der flächendeckende Ausbau der (stationären und ambulanten) Palliativ- und Hospizversorgung betrieben wird. Die konsequente Umsetzung der in diesem Gesetz genannten Maßnahmen ist als ein vordringliches medizinisch-pflegerisches Versorgungsziel zu werten. Dabei ist die kontinuierliche Adaptation palliativmedizinischer und -pflegerischer Konzepte und Maßnahmen an die besonderen Versorgungsbedarfe und -bedürfnisse alter Menschen (auch jener Menschen, bei denen kognitive Einbußen oder Demenzerkrankungen gegeben sind) notwendig.

Über den flächendeckenden Ausbau der Palliativ- und Hospizversorgung hinaus ist eine weitere Forderung zu erheben: es muss sichergestellt sein, dass *alle* Menschen – gleich welchen Alters, gleich welcher ethnischen Zugehörigkeit, gleich welcher Sozialschicht – Zugang zum bestehenden Spektrum palliativmedizinischer, palliativpflegerischer und hospizlicher Angebote erhalten. Dabei sollte die im Einleitungskapitel angeführte Aussage von Herbert Plügge (1960) bedacht werden, demzufolge »vergleichsweise sanft« vor allem jene Frauen und Männer sterben (können), die aus einer höheren Sozialschicht stammen, über höhere Bildungs- und finanzielle Ressourcen verfügen, sehr viel differenziertere Kenntnisse mit Blick auf Versorgungsangebote besitzen und Versorgungsansprüche in ganz anderer Weise artikulieren können. Zudem darf nicht übersehen werden, dass bei Menschen aus höheren Sozialschichten die zum Tode führenden Erkrankungen im Durchschnitt eine *deutlich geringere Dauer* aufweisen. Oder umgekehrt, bei Menschen aus unteren Sozialschichten beobachten wir vor dem Tod mit höherer Wahrscheinlichkeit langandauernde, chronisch auszehrende körperliche Erkrankungen als bei Menschen aus höheren Sozialschichten – ein Befund, der bereits seit mehr als drei Jahrzehnten berichtet und wiederholt bestätigt wurde. Hier sind vor allem Arbeiten zu nennen, die im thematischen Umfeld der Theorie der Morbiditätskompression (Fries, 2005; Seaman, Höhn, Lindahl-Jacobsen et al., 2020) veröffentlicht wurden, die postuliert, dass in den heutigen Generationen alter Menschen, vor allem bei jenen Menschen, die aus höheren Sozialschichten stammen, die Dauer der schweren, zum Tode führenden körperlichen Erkrankungen kürzer ist als in den früheren Generationen alter Menschen. »Das Sterben zulassen«: Diese Form der Sterbebegleitung erweist sich in hohem Maße auch als eine *sozial vermittelte*.

Sterbebegleitung vs. passive Sterbehilfe

Der Nationale Ethikrat der Bundesrepublik Deutschland – die Vorgängerinstitution des Deutschen Ethikrates – hat im Jahre 2006 eine Schrift unter dem Titel »Selbstbestimmung und Fürsorge am Lebensende« herausgegeben, in der dem Terminus der »Sterbebegleitung« große Bedeutung beigemessen wird; »Sterbebegleitung« wird dabei ausdrücklich von »passiver Sterbehilfe« abgegrenzt (Nationaler Ethikrat, 2006). Die Sterbebegleitung im Verständnis des Nationalen Ethikrates weist enge Verwandtschaft mit dem auf, was hier »Das Sterben zulassen« genannt wird. An späterer Stelle, nämlich unter dem Abschnitt »Passive Sterbehilfe«, wird deutlich gemacht werden, dass die »passive Sterbehilfe« durchaus ein *aktives* Handlungselement einschließt.

Die vom Nationalen Ethikrat gegebene Umschreibung des Begriffs »Sterbebegleitung« führt vor Augen, mit welchen fachlichen und ethischen Anforderungen das Zulassen des Sterbens verbunden ist. In der Schrift »Selbstbestimmung und Fürsorge am Lebensende« ist zu lesen: »Mit dem Begriff der Sterbebegleitung sollen Maßnahmen zur Pflege und Betreuung von Todkranken und Sterbenden bezeichnet werden. Dazu gehören körperliche Pflege, das Löschen von Hunger- und Durstgefühlen, das Mindern von Übelkeit, Angst, Atemnot, aber auch menschliche Zuwendung und seelsorgerlicher Beistand, die dem Sterbenden und seinen Angehörigen gewährt werden. Ihr Ziel muss es sein, die Fähigkeit des Patienten, den eigenen Willen auch in der Sterbephase zur Geltung zu bringen, so lange zu erhalten, wie es medizinisch möglich, für den Betroffenen erträglich und von ihm gewollt ist.« (Ebd., S. 53)

»Das Sterben zulassen«: Unter dieser Überschrift hat die Österreichische Bioethikkommission in ihrer Schrift »Sterben in Würde. Empfehlung zur Begleitung und Betreuung von Menschen am Lebensende und damit verbundene Fragestellungen« folgende Charakterisierung – dieser von mir ausdrücklich von »passiver Sterbehilfe« abgegrenzten Form des Sterbens – vorgenommen: »Sobald das medizinisch Machbare nicht mehr mit einem Nutzen für den Patienten, sondern lediglich mit einer Verlängerung des irreversibel ablaufenden Sterbeprozesses einhergeht, ist der Moment gekommen, in dem das Paradigma der Priorität des (biologischen) Lebens relativiert worden ist. Vielmehr tritt das Prinzip des ›primum nihil nocere‹ (Nichtschadensprinzip) in den Vordergrund, dem mit dem Einsatz nutzloser oder nutzlos gewordener Maßnahmen und der damit verbundenen Verlängerung der Sterbephase widersprochen werden würde. ... In dieser

Situation des ›Sterben Zulassens‹ ist dennoch eine palliativmedizinische Betreuung und palliative Unterstützung des Patienten immer erforderlich, sofern der Patient es wünscht.« (Österreichische Bioethikkommission, 2015, S. 21)

Es mag die Unterscheidung zwischen »Sterben zulassen« und »passiver Sterbehilfe« künstlich erscheinen. Mir geht es darum, mit dieser Unterscheidung deutlich zu machen, dass es Sterbeverläufe gibt, bei denen sich die Frage nach einer möglichen Beendigung lebensverlängernder Maßnahmen nicht stellt, sondern bei denen das Leben in einer natürlichen Art und Weise zum Ende kommt. Patientinnen und Patienten sind allerdings auch bei solchen Sterbeverläufen auf palliativmedizinische und -pflegerische Unterstützung angewiesen, weil durch diese zur Symptomlinderung (man denke hier an Schmerzzustände) und zur Symptomkontrolle (man denke zum Beispiel an Verstopfung, starke Hustenanfälle, Atemnot) beigetragen wird bzw. durch diese eine umfassende, die verschiedenen Dimensionen der menschlichen Existenz ansprechende *Begleitung* sichergestellt wird. Aufgrund der Tatsache, dass hier das Leben zu einem natürlichen Ende kommt, erscheint auch der Begriff der »Sterbebegleitung« gelungen.

»Sterben zulassen« weist natürlich Schnittmengen mit der passiven Sterbehilfe auf. Aber es zeigt eben auch Besonderheiten: Hier ist ein Prozess angesprochen, den Außenstehende allmählich immer deutlicher als ein präfinales oder finales Geschehen erkennen, ein Prozess, der möglicherweise sogar relativ »ruhig« verläuft. Dies allerdings unter der Bedingung, dass um die Patientin bzw. um den Patienten ein schützender Mantel *(pallium)* gelegt wird, der hilft – und nun wird erneut eine im Einleitungskapitel gewählte Formulierung aufgenommen –, sich auf das Sterben und damit auf den Tod einzustellen und das Sterben – soweit dies überhaupt möglich ist – in Teilen mitzugestalten.

Eine ganz ähnliche Einstellung geht aus den von der Bundesärztekammer verabschiedeten und veröffentlichten »Grundsätzen zur Sterbebegleitung« hervor, die deutlich machen: »Bei Patienten, die sich zwar noch nicht im Sterben befinden, aber nach ärztlicher Erkenntnis aller Voraussicht nach in absehbarer Zeit sterben werden, ist eine Änderung des Behandlungszieles geboten, wenn lebenserhaltende Maßnahmen Leiden nur verlängern würden oder die Änderung des Behandlungsziels dem Willen des Patienten entspricht. An die Stelle von Lebensverlängerung und Lebenserhaltung tritt dann die palliativmedizinische Versorgung einschließlich pflegerischer Maßnahmen.« (Bundesärztekammer, 2011, S. 347)

Die Aussage »dem Willen des Patienten entspricht« ist hier von besonderem Interesse, denn sie richtet den Blick auf die subjektiv empfundene Lebensqualität der Patientin bzw. des Patienten *(voluntas)* und erkennt die Patientenperspektive ausdrücklich als einen bedeutsamen Indikator für einen natürlichen Sterbeprozess an, der sich nun einstellt. Die Charakterisierung des Arzt-Patienten-Verhältnisses in dem klassischen hypokratischen Sinne »*Salus et voluntas aegroti suprema lex*« (deutsch: das Heil und der Wille des Patienten sind das höchste Gesetz) ist auch deswegen so wichtig, weil sie Heil und Wille unmittelbar miteinander verbindet. Das heißt, das Heil des Patienten kann und soll immer objektiv – nach fachlichen Standards – bestimmt werden, lässt sich aber nicht allein objektiv bestimmen, sondern erfordert immer auch die Erkundung subjektiver Standards, das heißt die Analyse der individuellen Wertehierarchie des Patienten. Denn was unter »Heil« zu verstehen ist, kann nicht unabhängig von dessen individueller Wertehierarchie bestimmt werden (Verres, 2011). Mit der Verbindung von Heil und Willen des Patienten ist weiterhin gemeint, dass dem Patienten die Fähigkeit zugeordnet wird, auch selbst zu erspüren, wann die Erkrankung in das Sterben mündet, selbst zu erspüren, wann sein Leben an ein natürliches Ende stößt *(voluntas)*. Gleichzeitig wird an den Arzt die Erwartung gerichtet, den subjektiv wahrgenommenen oder gedeuteten Übergang vom Krankheitsprozess zum Sterbeprozess fachlich zu hinterfragen, um auf diese Weise sicherzustellen, dass das Heil des Patienten keinen Schaden nimmt *(salus)*. Damit wird ein besonderes Vertrauensverhältnis zwischen dem Arzt und Patienten definiert (Höfling, 2009), das auch im Prozess schwerer, zum Tode führender Erkrankung oder im Prozess des Sterbens von größter Bedeutung ist. Erst dann kann das »Sterben zugelassen werden«, denn erst dann besteht die Sicherheit, dass zugleich die objektiv gegebenen Interventionsmöglichkeiten nicht übersehen werden.

Restitutio ad integrums vs. Restitutio ad integritatem

Der Luzerner Internist und Kardiologe Frank Nager (1930–2018) entwickelt in seiner Schrift »Gesundheit, Krankheit, Heilung, Tod« (1999) ein Verständnis von Heilung, das sich nicht alleine an Erkrankungen und Möglichkeiten der ursächlichen (kausalen) oder lindernden Therapie orientiert, sondern ausdrücklich auch an den Werten einer Person und den aus diesen folgenden Anforderungen an die Begleitung des schwerkranken und sterbenden Menschen. Diese Anforderungen kulminieren in der Aussage, dass der Arzt nicht nur Experte, sondern auch Partner und Begleiter ist – eine gerade für die Begleitung schwerkranker und sterbender Menschen überaus wichtige Aussage, die sicherlich von vielen Personen, die in der Palliativmedizin oder Palliativpflege engagiert sind, geteilt wird. Frank Nager bindet an das spezifische Verhältnis zwischen Patienten und Arzt auch unterschiedliche Deutungen des Begriffs »Heilung«, wenn er schreibt: »Das Wort Heilung weckt zuerst die Assoziation von Kurieren und Reparieren. Wir denken an *restitutio ad integrum*. Bei akuten Organerkrankungen, in der Chirurgie und bei Unfällen ist diese Betrachtungsweise des Heilens hinreichend. Angesichts chronisch kranker oder sterbender Menschen ist es gut, sich an die Etymologie des Wortes Heilen und an seinen spirituell-religiösen Bezug zu Heil und Heiligem zu erinnern: an *restitutio ad integritatem*, das heißt, an innere Unversehrtheit, an Heilen als Voranschreiten und Begleiten. Das ursprüngliche Wesen der Therapie bedeutet – etymologisch gesehen – dienend-pflegendes Beistehen, Mit-Schwingen, Einfühlen, Verstehen, Begleiten. Dementsprechend ist Heilkunde eine dienende Disziplin und nicht nur ein Arsenal unterwerfender Herrschaftstechniken.« (Nager, 1999, S. 27)

Auf die Palliativmedizin und Palliativpflege übertragen, heißt dies: »Die Palliativtherapie ist der moderne Beitrag der medizinischen Wissenschaft zu einer zeitgemäßen ars moriendi. Sie ist eine dienende, kommunikative, integrative, Fächer übergreifende Disziplin. Hier muss sich (...) die komplementäre Wirklichkeit des Arztes als krankheitsorientierter Experte und als krankenorientierter Partner und Begleiter erfüllen.« (Ebd., S. 70)

Diese Aussage eines in der Palliativmedizin erfahrenen, praktisch wie wissenschaftlich tätigen Arztes ist in der Hinsicht sehr wichtig, als sie zum einen die Integrität (im Sinne der inneren Unversehrtheit) der Patientin bzw. des Patienten in das Zentrum der Betrachtung rückt, zum anderen die Haltung beschreibt, die in der Palliativversorgung tätige Menschen einnehmen sollten, um dazu beizutragen, dass die innere Unversehrtheit in allen Phasen des Sterbens erhalten bleibt. Mit dem Begriff der Integrität bzw. der inneren Unversehrtheit ist auch angedeutet, dass bei einem sterbenden Menschen alle Dimensionen des Lebens – die körperliche, die seelische, die geistige, die existenzielle, die soziale – differenziert wahrgenommen und angesprochen werden müssen. Sterben ist nach diesem Verständnis eben auch und zuvörderst ein seelisch-geistiges und existenzielles, keinesfalls nur ein körperliches Geschehen.

Natürliche Grenzen annehmen

Dies bedeutet auf ärztlicher und pflegerischer Seite, die Grenzen medizinischen, rehabilitativen und pflegerischen Handelns zu erkennen, anzunehmen und mitzuteilen. In den Worten des Philosophen Hans-Georg Gadamer: »Darin besteht unser aller eigenste Aufgabe, die der Arzt uns durch sein Können am Ende vor Augen stellt: Zu erkennen, wie wir alle zwischen Natur und Kunst stehen, Naturwesen sind und uns auf unser Können verstehen müssen. Gerade am Arzt und seinen Erfolgen kann uns die Grenze allen menschlichen Könnens bewusst werden und die Aufgabe, Begrenzungen annehmen zu lernen.« (Gadamer, 1993/2010, S. 118)

Nur: Der Aspekt der »natürlichen Grenzen«, an die jegliches menschliche Handeln führt, muss persönlich reflektiert und damit zu einem bedeutenden Teil der beruflichen Identität werden. Dies ist zum einen eine Frage der Aus-, Fort- und Weiterbildung, zum anderen eine Frage der intensiven fachlichen, ethischen und persönlichen Auseinandersetzung mit jenen Erfahrungen und Erkenntnissen, die im Verlaufe der beruflichen Tätigkeit gewonnen wurden. Dabei vollzieht sich diese Auseinandersetzung keinesfalls losgelöst von gesellschaftlichen und kulturellen Leitbildern medizinisch-pflegerischer Tätigkeit. Mitarbeiterinnen und Mitarbeiter können sich nicht von diesen Leitbildern befreien, die ihnen ja auch in den Erwartungen von Patientinnen und Patienten sowie von Angehörigen entgegentreten. Die großen Herausforderungen, mit denen die Reflexion der eigenen Handlungsgrenzen in medizinisch-pflegerischen Kontexten verbunden ist, hat der Soziologe und Pflegewissenschaftler Hartmut Remmers in einer für die Gerontologie und Geriatrie einflussreichen Arbeit dargelegt (Remmers, 1998): »Immer noch bildet das Krankenhaus diejenige Institution, in der gegenwärtig die überwiegende Zahl der Sterbenden (...) betreut wird. Der für diese ›Hochburg medizinischen Könnens‹ maßgebende therapeutische Erfolg, das als Norm institutionalisierte Bedürfnis maximaler Lebensverlängerung, gestattet es jedoch kaum, die Begrenztheit des Lebens anzuerkennen, insbesondere die unabweisbaren Phänomene des Sterbens wie auch die moralischen Ansprüche der Sterbenden kulturell in sich aufzunehmen. Die Behandlung von Sterbenden wird vielmehr als ein subjektives Versagen, als ein Misserfolg erlebt. Dem entspricht die räumliche Segregation der Sterbenden. Aus diesem Grunde scheint das Bedürfnis menschenwürdigen Sterbens stets in Gefahr zu sein, unvermittelt in einen Tötungswunsch umzuschlagen. Solange also, so wäre zu mutmaßen, der kurative Erfolg weiterhin als der maßgebende Organisationskern des Krankenhauses gilt, solange birgt er für die Sterbenden innerhalb dieser Institution ein Bedrohungspotential eigener Art.« (Ebd., S. 50)

In letzter Konsequenz bedeutet dies, dass Ärztinnen und Ärzte nicht nur auf das Leben, sondern auch auf den Tod zu achten haben: Dass sie diesen nicht zu bekämpfen trachten, wenn er sich allmählich – auf natürliche Art und Weise – einstellt, sondern dass sie diesen zulassen und den Sterbenden sensibel begleiten.

In diesem Zusammenhang ist eine Aussage des Begründers der Psychosomatischen Medizin, Viktor von Weizsäcker, wichtig, der in seiner »Pathosophie« (1936/2005) zu einer kritischen Reflexion darüber anregt, ob die Medizin tatsächlich den Tod *grundsätzlich* hinauszögern oder sogar bekämpfen sollte. So heißt es dort: »Es ist noch die Frage, ob man im ärztlichen Amte darin eine besondere Stellung oder einen besonderen Auftrag habe, demzufolge der Arzt unter allen Umständen für das Leben einzutreten habe. Ich glaube das nicht und glaube, dass er mit dem Tod einen Pakt habe und schließen müsse, aber nicht ihn bekämpfen müsse. Der Arzt ist in diesem Falle dem Tode gegenüber in keiner Sonderstellung. Sondern er muss die Bedingungen des gesunden, und das heißt des wahren, guten und schönen Lebens in besonderer Absicht auf dessen Entfaltung kennen. (...) Eine Sonderstellung genießt er nicht in Beziehung auf den Tod, sondern in Beziehung auf die Gesundheit.« (v. Weizsäcker, 2005, S. 513)

Risiken einer Medikalisierung des Lebensendes

Es sei noch einmal zu dem bereits zitierten Dokument der Österreichischen Bioethikkommission zurückgekehrt, in dem die »Medikalisierung des Lebensendes« (eine von der Kommission gewählte Zwischenüberschrift) wie folgt charakterisiert wird: »Die Fortschritte der biomedizinischen Wissenschaften haben in der zweiten Hälfte des 20. Jahrhunderts zu einem hohen Grad der Medikalisierung des Lebensendes geführt. Das Lebensende wird heute vorrangig als medizinisches Problem beschrieben und behandelt, das Sterben ist häufig ein gestalteter, medizinisch begleiteter Vorgang. Neben den unumstrittenen Errungenschaften der modernen Schmerz- und Palliativmedizin ergeben sich in den hoch entwickelten Bereichen der Akutmedizin aber auch neue Fragestellungen, wie etwa die Sinnhaftigkeit von Organersatzverfahren bei erkennbar aussichtsloser Prognose in der Intensivmedizin. So ist auch bei schwerstkranken Patienten mit aussichtsloser Prognose der konkrete Zeitpunkt des Sterbens häufig die Folge einer aus medizinischer Begründung getroffenen Entscheidung am Lebensende.« (Österreichische Bioethikkommission, 2015, S. 12)

Diese Aussage ist deswegen bedeutsam, weil sie zu einer kritischen Reflexion darüber aufruft, inwieweit an die Stelle eines natürlichen Sterbeprozesses ein von der Medizin und Medizintechnik bestimmter Sterbeprozess tritt: Durch medizinische Intervention kann bis zu einem gewissen Grade der natürliche Sterbeprozess »aufgehalten« oder »unterbrochen« werden. Die Vergegenwärtigung der Tatsache, dass es ein natürliches Lebensende gibt, kann und soll vor der Phantasie (vor allem der Umsetzung dieser Phantasie) warnen, an die Stelle eines natürlichen Lebensendes ein von außen definiertes und bestimmtes Lebensende zu setzen. Andererseits: es sollte auch bedacht werden, dass durch die medizinischen Behandlungsmöglichkeiten bereits heute eine – von uns als »ganz natürlich« wahrgenommene – Lebensverlängerung erreicht wird, die früheren Generationen nicht vergönnt war und die diese sicherlich in das Reich der Phantasie verbannt hätten.

Mit der Umschreibung: »Medikalisierung des Lebensendes« ruft die Österreichische Bioethikkommission in Erinnerung, dass in der öffentlichen Diskussion über die verschiedenen Formen der Sterbehilfe eines nicht vergessen werden darf – so einfach dies klingen mag: Dass das Sterben Teil unseres Lebens ist und dass sich in dem Versuch, das Sterben zuzulassen, auch Ehrfurcht vor dem Leben ausdrückt. Wenn hingegen von vornherein gefragt wird, was getan werden könne, um das Sterben möglichst »kurz« zu gestalten, um dem Menschen möglichst viel von dem Weg zu ersparen, den wir mit dem Begriff »Sterbensprozess« umschreiben, dann laufen wir Gefahr, diesen für die *Gesamtgestalt des Lebens* wichtigen Prozess viel zu früh abzubrechen und einen bewusst erlebten und gestalteten Abschied des sterbenden Menschen und von dem sterbenden Menschen unmöglich zu machen. Damit ist allerdings auch ausgedrückt: Die Begleitung schwerkranker und sterbender Menschen muss zu einer qualitativ und quantitativ bedeutsamen Aufgabe der Medizin und Pflege, der Psychologie, der Sozialarbeit und der Seelsorge werden – und dies eben auch institutionell, strukturell, nicht nur instrumentell und ideell. In dem Maße, in dem sich schwerkranke und sterbende Menschen auf die notwendige fachliche und menschliche Unterstützung verlassen können, werden sie die Bereitschaft zeigen, »das Sterben zuzulassen«.

5

Selbstverantwortung am Lebensende: Zehn Variationen über ein Thema

»Denn, nicht wahr, Lou, es soll so sein;
wir sollen wie ein Strom sein und
nicht in Kanäle treten
und Wasser zu den Weiden führen?
Nichtwahr, wir sollen uns zusammenhalten
und rauschen?
Vielleicht dürfen wir, wenn wir sehr alt werden,
einmal, ganz zum Schluss,
nachgeben, uns ausbreiten,
und in einem Delta münden.«
(Rainer Maria Rilke, 8. August 1903, an Lou Andreas-Salomé)

Dieser Brief von Rainer Maria Rilke (Rilke & Andreas-Salomé, 1989, S. 98f) hebt *die Grenzen der körperlichen und seelischen Widerstandsfähigkeit* am Lebensende (»ganz zum Schluss«) hervor. Gerade dann, wenn ein Mensch von einer »auszehrenden«, zum Tode führenden Erkrankung betroffen ist, stellen sich körperliche Erschöpfungszustände und schließlich eine seelisch-geistige Müdigkeit (im Sinne eines zunehmenden Antriebsverlusts) ein, die dazu führen, dass Selbst- und Welt*gestaltung* immer weiter an Prägnanz verlieren, immer weniger »konturiert« sind. Dieser Rückgang an Prägnanz muss nicht notwendigerweise auf Resignation, Niedergeschlagenheit oder sogar Depression deuten. Er kann auch im Sinne eines Loslassens, eines Nachgebens, wie es bei Rainer Maria Rilke heißt, verstanden werden. Dieser Rückgang bildet einen Prozess, der uns bewusstwerden lässt, dass dieser Mensch *am Lebensende angekommen* ist. Ich möchte hier nur noch einmal auf einzelne der lyrischen Beispiele verweisen, die weiter oben angeführt wurden; vor allem auf jenes, das sich Else Lasker-Schüler verdankt (»Man muss so müde sein«): Der allmähliche Rückzug des Menschen von der Welt wird dort im Sinne eines »Schwindens der Welt aus meinem Sinn«, eines »Verglimmens der Kerzen« umschrieben. Rainer Maria Rilke wählt nicht die Begriffe des »Schwindens«, des »Verglimmens«, wie dies Else Lasker-Schüler tut, sondern vielmehr jene des »Nachgebens«, des »Ausbreitens«, und betont damit eher den Aspekt des *Loslassens.* Dieses Loslassen ist dabei in meinen Augen auch als ein Aspekt von »Selbstverantwortung« zu verstehen.

Warum aber stelle ich diese Zeilen an den Beginn eines Kapitels über Selbstverantwortung am Lebensende? Ich möchte damit von Beginn an klarmachen, dass ich Selbstverantwortung nicht in vereinfachender Weise gleichsetze mit Aktivität oder Kompetenz. Selbstverantwortung, darauf wird später noch ausführlich einzugehen sein, möchte ich hier verstanden wissen als das Motiv und die Fähigkeit der Person, trotz deutlich reduzierter körperlicher und seelisch-geistiger Kräfte ihre Situation entsprechend ihrer Werte und Leitbilder zu gestalten, auch wenn diese Gestaltung, wie schon angedeutet, immer mehr an Prägnanz und Kontur einbüßt. »Selbstverantwortung« erscheint damit auch als *grundlegender Anspruch* der Person an ihre soziale und institutionelle Umwelt: wir haben uns immer an den Werten und Leitbildern der Person zu orientieren; wir haben diesen in jenen Fällen, in denen sie nicht mehr klar formuliert werden können, »nachzuspüren« (man denke hier nur an die mimische und gestische Ausdrucksanalyse bei Menschen mit einer Demenzerkrankung). Dieses Verständnis von Selbstverantwortung hervorzuheben und zugleich darauf hinzuweisen, dass uns Selbstverantwortung bei verschiedenen Personen und in unterschiedlichen Phasen des Übergangs zum Sterben in *verschiedenartiger Gestalt und Intensität* begegnet, ist mir zu Beginn dieses Kapitels sehr wichtig. Denn damit soll vermieden werden, dass Selbstverantwortung sofort in die Nähe von Aktivität und Kompetenz gerückt wird: ein derartig eingeengtes Verständnis von Selbstverantwortung könnte dazu führen, dass wir dieser dann nicht mehr »nachspüren«, wenn die betreffende Person nur noch geringe Eigenaktivität, nur noch geringe Kompetenz im Sinne von Fähigkeiten und Fertigkeiten zeigt.

Das Lebensende ist in der medizinischen Ethik eng mit der Frage nach den Möglichkeiten und Grenzen selbstverantwortlichen Lebens in der letzten Phase unseres Lebens verknüpft. Die Lebensqualität schwerkranker und sterbender Menschen wird auch als Ergebnis einer medizinischen Behandlung, pflegerischen Betreuung und psychosozialen Begleitung gewertet, die auf die Erhaltung eines möglichst hohen Maßes an Selbstverantwortung zielt. Auch bei der Behandlung und Betreuung jener Menschen, die aufgrund eingetretener Veränderungen ihres Bewusstseins in ihren Möglichkeiten einer selbstverantwortlichen Lebensführung in besonderem Maße eingeschränkt sind, gilt der Grundsatz einer Orientierung an den Werten und Bedürfnissen, die diese vor dem Eintritt der Bewusstseinsveränderungen geäußert haben und die im Kontakt zu diesen wahrgenommen wurden (und werden) (Remmers, Hülsken-Giesler & Zimansky, 2012). Darüber hinaus ist gerade in solchen Situationen die Orientierung an einer allgemeinen Anthropologie notwendig, zu der die Reflexion über grundlegende menschliche Werte und Bedürfnisse gehört. Entscheidend für den Sterbebeistand ist die Rücksichtnahme auf die Individualität des Menschen auch in der letzten Grenzsituation seines Lebens. Dieses Leitbild eines menschenwürdigen Beistandes am Lebensende wird in Medizin und Pflege wie folgt umschrieben: *Voluntas aegroti suprema lex* (der Wille des Patienten ist das höchste Gesetz). Manchmal wird dieses Leitbild noch um einen Aspekt erweitert: *Salus* et voluntas aegroti suprema lex (das Heil und der Wille des Patienten sind das höchste Gesetz). Mit dem Begriff »Heil« ist dabei nicht nur das körperliche, sondern auch das seelisch-geistige, das existenzielle Wohl des Menschen angesprochen, woraus sich die Aufgabe ergibt, neben der körperlichen Dimension die seelische, die geistige, die spirituelle und die existenzielle Dimension der Person anzusprechen. Mit zunehmender Nähe zum Tod kristallisieren sich bei nicht wenigen Patientinnen und Patienten die spirituelle und die existenzielle Dimension immer deutlicher heraus. Wenn sich Menschen in einem körperlichen, seelischen und kognitiven Zustand befinden, in dem es ihnen schwerfällt, ihre Werte und Bedürfnisse zu artikulieren, ist die psychologische Kompetenz der Mitglieder des Versorgungssystems besonders gefordert: denn in der Interaktion ist die alleinige Konzentration auf die verbale Ebene möglicherweise nicht mehr ausreichend; die nonverbale Ebene (Mimik und Gestik) gewinnt zunehmend an Gewicht. Das Leitbild, welches sich Cicely Saunders (1918–2005), der Begründerin der Hospizhilfe, verdankt: »Wir werden alles tun, damit Sie nicht nur in Frieden sterben können, sondern auch bis zuletzt leben können«, stellt die Selbstverantwortung in das Zentrum des Sterbebeistandes. Selbstverantwortung kann dabei unterschiedlich gedeutet werden.

In diesem Kapitel stehen *zehn Aspekte der Selbstverantwortung* im Zentrum, denen bei der Begleitung schwerkranker und sterbender Menschen große Bedeutung zukommt: 1. Selbstständigkeit, 2. Autonomie in der Alltagsgestaltung, 3. Bewusstes Sich-Einstellen auf die eigene Endlichkeit und das Sterben, 4. Bewusste Gestaltung von Beziehungen, 5. Fähigkeit, den Krankheitsprozess zu verstehen und die Versorgungsmaßnahmen in ihren möglichen Wirkungen nachzuvollziehen, 6. Mitwirkung an den Entscheidungsprozessen des Versorgungssystems, die die weitere Versorgungsplanung betreffen, 7. Entscheidung für den Ort des Sterbens, 8. Mitentscheidung im Hinblick auf den Zeitpunkt, zu dem Behandlungsmaßnahmen abgebrochen werden (»sterben lassen«), 9. Artikulation des Wunsches, aus dem Leben zu scheiden, 10. Entscheidung über die Art der spirituellen Begleitung. Diese zehn Aspekte der Selbstverantwortung im Prozess des Sterbens verstehe ich als *Zehn Variationen über ein Thema.* Das Thema lautet: »Selbstverantwortung«, die einzelnen Variationen betrachten das Thema aus unterschiedlichen Perspektiven, die nicht losgelöst voneinander sind, sondern vielmehr ineinandergreifen: Grundsätzlich sind *alle* Perspektiven zu berücksichtigen, auch wenn in unterschiedlichen Situationen die *Dominanzverhältnisse*, die zwischen den Perspektiven bestehen, variieren.

5.1   Selbstständigkeit

Selbstständigkeit beschreibt die Fähigkeit des Individuums, ein von Hilfen anderer Menschen weitgehend unabhängiges Leben zu führen oder im Falle des Angewiesenseins auf Hilfen diese so zu gebrauchen, dass trotzdem ein weitgehend unabhängiges Leben in den für die Person zentralen Lebensbereichen möglich ist. Es bestehen enge Zusammenhänge zwischen der Art und Weise, wie Menschen ihre Endlichkeit erleben, und dem Grad der Selbstständigkeit. Eine der Sorgen schwerkranker oder sterbender Menschen betrifft den zunehmenden Verlust an Selbstständigkeit. Auch vor dem Hintergrund der Bedeutung, die Selbstständigkeit für Lebensqualität im Prozess des Sterbens besitzt, ist die Forderung nach Stärkung der aktivierenden oder rehabilitativen Palliativpflege im Prozess des Sterbens

zu erheben. Es ist zu vermeiden, dass sich die Diskussion des Sterbebeistandes ausschließlich auf Erkrankungen sowie auf Möglichkeiten und
Grenzen der Therapie beschränkt. Die Erhaltung der Selbstständigkeit ist
eine genauso bedeutsame Aufgabe. Es seien nachfolgend drei Studien genannt, die die Bedeutung erhaltener Selbstständigkeit im Falle von schwerer Erkrankung und Sterben für Merkmale der Lebensqualität unterstreichen.

Das erste empirische Beispiel: In einer Analyse der Entwicklung depressiver
Symptome am Lebensende (Diegelmann, Schilling & Wahl, 2016) wurden
zum einen vier prototypische Entwicklungsverläufe, zum anderen Prädikto-
ren (= Vorhersagefaktoren) dieser Verläufe identifiziert (fünf Messzeitpunkte, Durchschnittsalter zum ersten Messzeitpunkt: 73.9 Jahre mit einer Stan-
dardabweichung von 9.4 Jahren). Die vier Entwicklungsverläufe wurden von
den Autoren wie folgt umschrieben: (a) Eine stabile nicht-depressive Symptomatik (31.2% der Gesamtstichprobe), (b) exponentieller Anstieg der depressiven Symptomatik am Lebensende, ausgehend von einer ursprünglich
(zum ersten Messzeitpunkt) nicht-depressiven Symptomatik (8.3% der Gesamtstichprobe), (c) exponentieller Anstieg der depressiven Symptomatik
am Lebensende, diesmal ausgehend von einer ursprünglich leichten depressiven Symptomatik (38.3% der Gesamtstichprobe), (d) eine stabile depressive Symptomatik über alle fünf Messzeitpunkte (22.2%). Jene Personen, bei
denen eine Zunahme an sensorischen und/oder motorischen Einbußen bzw.
genereller gesundheitlicher Probleme erkennbar war, zeigten ebenso wie
Personen, bei denen eine Abnahme der Lebensqualität festgestellt wurde,
eine Zunahme an depressiven Symptomen in ihren letzten Lebensjahren. Es
wurde weiterhin deutlich, dass Männer mit höherer Wahrscheinlichkeit der
Gruppe mit einer stabilen nicht-depressiven Symptomatik, Frauen hingegen
mit höherer Wahrscheinlichkeit der Gruppe mit einer stabilen depressiven
Symptomatik angehörten.

Das zweite empirische Beispiel: Inwieweit übt die körperliche Gesundheit
Einfluss auf Veränderungen des positiven und des negativen Affekts in den
letzten Monaten vor dem Tode aus (»time-to-death-related changes«)? Die
Stichprobe der Amsterdamer Längsschnittstudie, die im Zeitraum von 1992
bis 2012 durchgeführt wurde (Altersbereich zum ersten Messzeitpunkt: 55
bis 85 Jahre) und in der die Studienteilnehmerinnen und -teilnehmer jeweils in Drei-Jahres-Abständen befragt wurden, diente als empirische
Grundlage für die Beantwortung dieser Frage (Schilling, Deeg & Huisman,
2018). Drei Maße für körperliche Gesundheit wurden erfasst: selbst einge-

schätzte Gesundheit, selbst berichtete Funktionseinbußen und Ganggeschwindigkeit; hier wurde mithin ein Zugang zum Verständnis von Gesundheit gewählt, der »Gesundheit« auch im Sinne von »Selbstständigkeit« definiert. Zudem wurden Maße für positiven und negativen Affekt erhoben. – Wie die Analyse zeigte, lässt sich eine *terminale Reaktivität* beobachten: Die terminalen (also in den letzten Monaten vor dem Tod eintretenden) Veränderungen im Affekt weisen enge Beziehungen zu Veränderungen der körperlichen Gesundheit auf. Weiterhin konnte gezeigt werden, dass der »präterminale« Gesundheitszustand nicht den Grad terminaler Veränderungen im Affekt vorhersagte. Allerdings war ein besserer *präterminaler* Gesundheitszustand mit einem längeren Andauern eines insgesamt positiven affektiven Zustands verbunden: terminale Verschlechterungen des affektiven Zustands traten erst in einem kürzeren Zeitraum vor dem Tode auf.

Das dritte empirische Beispiel: In diesem geht es um die direkte Gegenüberstellung von chronisch kranken Menschen mit einzelnen Einschränkungen der Selbstständigkeit (= *relative Selbstständigkeit*), mit erheblichen Einschränkungen der Selbstständigkeit (= *Hilfsbedürftigkeit*) sowie mit sehr starken Einschränkungen der Selbstständigkeit (= *Pflegebedürftigkeit*). Diese Gegenüberstellung wurde in einer Stichprobe von N= 300 älteren Menschen (Alter: 68 bis 92 Jahre), die an schweren, zum Teil zum Tode führenden chronisch-progredienten Erkrankungen litten, vorgenommen (Kruse & Schmitt, 1995a, b). Auf der Grundlage ausführlicher Interviews und psychometrischer Untersuchungen wurde die *psychische Situation* der Patientinnen und Patienten eingeschätzt. Die Gesamtgruppe wurde mit Hilfe gruppierender statistischer Verfahren (Clusteranalysen) nach ihren psychischen Merkmalen in *vier Untergruppen* differenziert; jede Untergruppe zeichnete sich dabei durch eine spezifische psychische Situation der ihr zugeordneten Patienten aus. Es handelte sich dabei um die folgenden vier Untergruppen: (1) *Gelungene Anpassung* (Merkmale der psychischen Situation: Hohe Zufriedenheit; geringe subjektive Belastung; positives Alterserleben). (2) *Eher gelungene Anpassung* (Merkmale der psychischen Situation: Mittlere Zufriedenheit; mittlere subjektive Belastung; eher positives Alterserleben). (3) *Gefährdete Anpassung* (Merkmale der psychischen Situation: Mittlere Zufriedenheit; hohe subjektive Belastung; von Verlusten und Einschränkungen bestimmtes Alterserleben). (4) *Fehlende Anpassung* (Merkmale der psychischen Situation: Geringe Zufriedenheit; hohe subjektive Belastung; sehr negatives Alterserleben). Unsere Frage lautete nun: Wie verteilten sich die drei in der Studie differenzierten Grade der Selbstständigkeit (»relative Selbstständigkeit«, »Hilfsbedürftigkeit«, »Pflegebedürftigkeit«) auf die vier Untergruppen?

Bei den meisten jener Patientinnen und Patienten, die *relativ selbstständig* waren, ließ sich eine vergleichsweise gute oder zufriedenstellende seelische Situation beobachten: 86 Prozent dieser Patientinnen und Patienten gehörten den beiden Untergruppen: »gelungene Anpassung« bzw. »eher gelungene Anpassung« an; bei 14 Prozent dieser Patientinnen und Patienten war eine »gefährdete Anpassung«, bei keiner bzw. keinem eine »fehlende Anpassung« erkennbar (Kruse & Schmitt, 1998).

Bei den meisten jener Patientinnen und Patienten, die *pflegebedürftig* waren, bestand nach unseren Befunden eine vergleichsweise kritische psychische Situation: 87 Prozent dieser Patientinnen und Patienten ließen sich den beiden Untergruppen »gefährdete Anpassung« (24 Prozent) oder »fehlende Anpassung« (63 Prozent) zuordnen; dabei ist hervorzuheben, dass Pflegebedürftigkeit besonders häufig mit »fehlender Anpassung« einherging.

Und schließlich ließ sich den Daten entnehmen, dass auch bei Hilfsbedürftigkeit die psychische Anpassung vielfach gefährdet ist: 62 Prozent der hilfsbedürftigen Menschen gehörten der Untergruppe mit »gefährdeter Anpassung«, 13 Prozent der Untergruppe mit »fehlender Anpassung« an.

Dieses Ergebnis zeigt, dass die körperliche und geistige Aktivierung chronisch kranker Menschen eine bedeutende Aufgabe der umfassend verstandenen Begleitung und Betreuung darstellt; diese Aussage gilt auch für die Begleitung und Betreuung schwerkranker und sterbender Menschen.

Ich greife auf diese »ältere« Studie zurück, weil in ihr drei Selbstständigkeitsgrade und vier psychische Profile einander gegenübergestellt wurden; eine Gegenüberstellung, die mir für ein vertieftes Verständnis von Selbstständigkeit in ihrer Bedeutung für Selbstverantwortung in schwerer Krankheit und im Prozess des Sterbens wichtig erscheint.

5.2 Autonomie in der Alltagsgestaltung

Die zentrale Frage, die sich hier stellt, lautet: Inwieweit bietet sich dem Menschen die Möglichkeit zur Ausübung persönlich bedeutsamer Tätigkeiten und Interessen, inwieweit nutzt er diese Möglichkeit? Auch im Prozess des Sterbens suchen die meisten Menschen nach Tätigkeiten, die positive Erlebnisse und Erfahrungen vermitteln, die ihnen das Gefühl geben, am Leben teilzuhaben, die sie dabei unterstützen, mit der eingetretenen Grenzsituation besser umgehen zu können; eine Beobachtung, die in Arbeiten zur Palliativversorgung ausdrücklich hervorgehoben wird (siehe z. B. Houska &

Loučka, 2019). Für eine gute Sterbebegleitung ist aus diesem Grunde auch entscheidend, dass an sterbende Menschen explizit die Frage gerichtet wird, wie sie ihren Alltag gestalten wollen, und dass sie dabei unterstützt werden, den Alltag in einer möglichst selbstverantwortlichen Weise zu gestalten; der Aspekt der »Selbstgestaltung« wird dabei auch im Sinne der *Verwirklichung von Würde* gedeutet (siehe z. B. Schenell, Strang, Henoch & Ozanne, 2020). Diese Überlegungen bilden Grundlage für folgende Definition: Selbstverantwortung beschreibt die Fähigkeit und Bereitschaft des Individuums, den Alltag in einer den eigenen Leitbildern eines guten Lebens entsprechenden, das heißt den eigenen Bedürfnissen, Normen und Werten folgenden Art und Weise zu gestalten und sich reflektiert mit der eigenen Person (»Wer bin ich? Was möchte ich tun?«) sowie mit den Anforderungen und Möglichkeiten der persönlichen Lebenssituation auseinanderzusetzen. Zudem beschreibt Selbstverantwortung im Prozess der medizinischen und pflegerischen Versorgung die Mitbestimmung des Patienten bei der Entscheidung über die Art der zu wählenden Intervention.

In einer Studie zum thematischen Korpus der (motivationspsychologischen) Theorie der Selbstbestimmung (Deci & Ryan, 2008; Ryan & Deci, 2000) konnte für eine Gruppe von alten Menschen (Altersbereich zum ersten Messzeitpunkt: 87–97 Jahre) über einen Zeitraum von vier Jahren (mit sechs Messzeitpunkten) gezeigt werden, dass am Ende des Lebens die erlebte Kompetenz (im Sinne von Gestaltungsfähigkeiten und -fertigkeiten), hingegen nicht die erlebte Autonomie (im Sinne von Kontrolle über Handlungsprozesse in der institutionellen Umwelt) einen bedeutenden Vorhersagefaktor (Prädiktor) subjektiven Wohlbefindens (positiver Affekt, Lebenszufriedenheit) bildet (Neubauer, Schilling & Wahl, 2017). Die Autoren deuten den Befund dahingehend, dass in der Auseinandersetzung mit zunehmender Verletzlichkeit eine Differenzierung in der subjektiven Gewichtung der beiden psychologischen Merkmale »Autonomie« und »Kompetenz« zu beobachten sei. Das Autonomiebedürfnis besitze nicht mehr jenes Gewicht wie in früheren Lebensjahren, da die Vulnerabilität auch sehr klar Grenzen der Autonomie beschreibe; die erlebte Kompetenz hingegen bestehe auch in der Grenzsituation der Vulnerabilität als Motiv weiter fort – in meiner Terminologie: das Individuum möchte auch in dieser Grenzsituation nicht auf die Erfahrung der Selbst- und Weltgestaltung verzichten, selbst wenn sich der Selbst-Horizont (Spektrum erlebter Phänomene und Prozesse im Selbst des Individuums), vor allem aber der Welt-Horizont (Spektrum wahrgenommener Phänomene in der umgebenden natürlichen und sozialen Welt) erkennbar verkleinert.

Es erscheint angemessen, die in der genannten Studie vorgenommene Differenzierung zwischen Autonomie und Kompetenz wie auch die beiden Begriffe Selbstgestaltung und Weltgestaltung aufzugreifen und mit der von Viktor Frankl (1996/2018) entwickelten *existenzpsychologischen Anthropologie* zu verknüpfen, die mir auch mit Blick auf ein tieferes Verständnis komplexer psychischer Prozesse am Lebensende bedeutsam erscheint. Die Differenzierung zwischen Autonomie und Kompetenz ist deswegen wichtig, weil sie darauf hinweist, dass wir das Individuum nicht nur von seiner »Unabhängigkeit von anderen Menschen«, sondern auch und zuallererst von seiner *Bezogenheit* her betrachten müssen. Schon dies lässt uns verstehen, warum nicht die »völlige« Unabhängigkeit das Erleben schwerkranker und sterbender Menschen bestimmt: denn gerade die wahrgenommene Verletzlichkeit sensibilisiert uns dafür, wie sehr wir auf »den Anderen« angewiesen sind. Kompetenz spricht hingegen den Aspekt der *Gestaltung* an, die Fähigkeit nämlich, sowohl meine eigene Entwicklung als auch die mich umgebende Welt mitzugestalten. Diese Gestaltung muss sich eben nicht in völliger Unabhängigkeit von anderen Menschen vollziehen, sondern gerade im Bewusstsein der Bezogenheit auf andere Menschen.

Gerade dieser Aspekt der *selbst- und mitverantwortlichen* Gestaltung (auch fundiert durch die Kompetenz des Individuums) steht im Zentrum der existenzpsychologischen Anthropologie von Viktor Frankl (1905–1997). In einem interdisziplinären Dialog mit dem jüdischen Religionswissenschaftler Pinchas Lapide (1922–1997) über Heil und Heilung, über Leid und Schuld sowie über Liebe und Lebenssinn 1984 in Wien (siehe Frankl & Lapide, 2005) nimmt Viktor Frankl folgende Umschreibung von Selbstverantwortung vor: »Einer meiner mir wesentlichen Grundgedanken ... ist die Idee, dass wir eigentlich nach dem Sinn des Lebens nicht fragen dürfen, gar nicht fragen können. Und zwar aus dem einfachen Grunde, weil wir eigentlich uns, unser ganzes Dasein, unser Leben, als Gefragt-Werden verstehen müssen. Wir sind die jeweils Gefragten, das Leben ist es, das uns Fragen stellt. Das Leben ist es, das uns vor die Lebensfragen stellt, auf die wir zu antworten haben. Und dieses Antworten ist verantwortetes Antworten. Das heißt, wir antworten auf die Fragen nach dem Sinn des Lebens, indem wir unser Leben verantworten, und verantworten können wir es nicht in Worten, sondern letzten Endes nur in Taten.« (Ebd., S. 119)
Die Kategorie der Selbstverantwortung ist, folgen wir dieser Definition, ausdrücklich von der Kategorie der Selbstständigkeit abzugrenzen: Mit Selbstverantwortung ist die *Reflexion des Menschen* über die eigenen Leitbilder eines guten (glücklichen, gelungenen) Lebens wie auch über die Grund-

lagen seiner Entscheidungen und Handlungen in konkreten Situationen angesprochen. Die Selbstverantwortung zielt also auf die Reflexionsfähigkeit des Menschen. Dabei wird angenommen, dass sich das Individuum in der Deutung seines Lebens wie auch im Prozess der Entscheidung und Handlung in konkreten Situationen nicht allein von aktuell wirksamen Bedürfnissen, Zielen und Interessen leiten lässt, sondern auch von *Daseinsthemen* (Thomae, 1968), in denen die zeitlich überdauernden, zentralen Anliegen des Individuums zum Ausdruck kommen und die damit die personale Grundlage der Sinnerfahrung darstellen. In einer konzeptionell verwandten Weise spricht Daniel Levinson (1986) hier von *Lebensstrukturen*, in denen sich die subjektiv bedeutsamen Beziehungen zu den »verschiedenen Anderen« widerspiegeln, wobei die »verschiedenen Anderen« Menschen, Gruppen, Kulturen, Ideen oder auch Orte sein können, an die sich der Mensch in besonderer Weise gebunden fühlt, die eine Bereicherung seines Selbst bedeuten, in die er ein hohes Maß an psychischer Energie investiert.

5.3 Sich auf das eigene Sterben einstellen

Die australische Palliativpflegerin Bronnie Ware führt mit Sterbenden Gespräche, die sich nicht selten um das Thema »Reue und Selbstvorwürfe« drehen. Aus diesen Gesprächen ging im Jahre 2012 das Buch »The top Five Regrets of the Dying« hervor, in dem folgende fünf Themen im Zentrum stehen:

1. »Ich wünschte, ich hätte den Mut gehabt, mein eigenes Leben zu leben.«
2. »Ich wünschte, ich hätte nicht so viel gearbeitet.«
3. »Ich wünschte, ich hätte den Mut gehabt, meine Gefühle auszudrücken.«
4. »Ich wünschte mir, ich hätte den Kontakt zu meinen Freunden aufrechterhalten.«
5. »Ich wünschte, ich hätte mir erlaubt, glücklicher zu sein.«

Bronnie Ware (2012) hebt hervor, dass sie nicht bei allen Patientinnen und Patienten Gefühle der Reue oder Selbstvorwürfe gefunden habe. Es habe auch Patientinnen und Patienten gegeben, die nichts bereuten und die, wie es Bronnie Ware umschrieb, »mit einem Lächeln im Gesicht starben«. Entscheidend sind für sie die Menschen, die in einem sehr späten Lebensrückblick, kurz vor dem Tod, realisieren, dass sie bestimmte Seiten ihrer Person

»nicht gelebt haben«, dass manches von dem, was ihnen eigentlich wichtig gewesen wäre, nicht zu Verwirklichung gelangte; die Gründe hat sie den genannten Themen zugeordnet.

Es ist an dieser Stelle nicht nur wichtig, dass Bronnie Ware derartige Reuegefühle und Selbstvorwürfe als *charakteristische* ermittelt hat und vor deren Hintergrund Empfehlungen zur *selbstverantwortlichen Lebensgestaltung* ableitet. Es ist auch wichtig, dass sich hier sehr deutlich ein Aspekt der Selbstverantwortung zeigt, der sich auf die *bewusste* innere Auseinandersetzung mit dem herannahenden Tod bezieht. In den Studien von Munnichs (1966), Kruse (1995) und Filipp (1992) spielte dieser Aspekt von Selbstverantwortung eine sehr wichtige Rolle, sei es, dass sich in ihm eine *spezifische Form* (unter mehreren voneinander abgrenzbaren Formen) der Verarbeitung eigener Endlichkeit widerspiegelte, die sich im Prozess des Sterbens immer deutlicher herauskristallisierte, oder sei es, dass er in nahezu allen inneren Verarbeitungsprozessen einen bestimmten Abschnitt darstellte – einen Abschnitt, in dem sich das Erleben mehr und mehr um den Lebensrückblick zentriert, der allerdings auch irgendwann »abgeschlossen« ist oder aber in den Hintergrund des Erlebens tritt. Und auch in den Arbeiten von Kübler-Ross (1969) und Saunders (1988) wird dieser Aspekt von Selbstverantwortung besonders hervorgehoben: das sich Einstellen auf den Tod im Kontext des Lebensrückblicks, der bewussten Auseinandersetzung mit persönlich bedeutsamen Erlebnissen und Begegnungen in der eigenen Biografie. Folgt man den Aussagen von Ware (2012), so findet sich in diesen ein interpretatives Moment, das uns auch in vielen anderen Arbeiten begegnet: wir können uns eher dann in einer *akzeptierenden Haltung* vom Leben lösen und Lebensbindungen aufgeben, wenn wir das zurückgelegte Leben bejahen. Diese Aussage erscheint auf den ersten Blick kontraintuitiv. Sie wird durch die genannten Arbeiten von Kübler-Ross und Saunders wie auch durch die Arbeit von Ware vielleicht besser verständlich: die Bejahung des zurückgelegten Lebens kann auch im Sinne *geringer Reue, geringer Selbstvorwürfe* gedeutet werden. Und diese scheinen, sofern es sich nicht um das Ergebnis von »Abschattungen« oder »Verdrängungen« handelt, die Person emotional in der Tat darin zu unterstützen, sich auf den Tod einzustellen und diesen nicht in dem Maße zu fürchten wie dies der Fall wäre, wenn man voller Reue, voller Selbstvorwürfe wäre. Unabhängig davon kann die Reue über das nicht-gelebte Leben eine für die personale Reife wichtige Haltung darstellen (Fuchs, 2019), die auch dazu befähigen kann, eine Vorbildfunktion für die nachfolgenden Generationen einzunehmen.

Entscheidend für mich ist hier auch die Tatsache, dass das Sich-Einstellen auf die eigene Endlichkeit, auf den herannahenden Tod als ein Aspekt

181

von Selbstverantwortung gedeutet wird. Ich tue dies deswegen, weil in der Art und Weise, wie die Person auf den sich ankündigenden Tod »antwortet«, etwas von ihrer emotionalen und kognitiven Eigenständigkeit, manche würden vielleicht schreiben: von ihrer »Reife« sichtbar wird. Selbstverantwortung ist ja im psychologischen Sinne immer auch als Merkmal der *Selbstregulation* zu deuten, das heißt als Merkmal der mehr oder minder *bewussten Gestaltung* (Autopoiesis) von Situationen wie von Entwicklungsprozessen. Und mir liegt daran, mit Blick auf das eigene Sterben auch von einer bewussten Gestaltung, einer Autopoiesis, zu sprechen, was aber auch bedeutet, dass sich die Person *rechtzeitig* auf das Sterben, auf den Tod einstellt. Dies ist keine Idealisierung der Lebenssituation der Person in zeitlicher Nähe des Todes. Es ist vielmehr Ausdruck des Versuchs, bei aller Anerkennung des »Lebens als Fragment« (eine vom evangelischen Theologen Henning Luther gewählte Formulierung, der hier von »Fragmenten aus Vergangenheit« und »Fragmenten aus Zukunft« sprach; siehe Luther, 1991) doch eine gewisse »Rundung« (nicht: Abrundung) zu schaffen, die meinem Verständnis des Lebenslaufes zufolge ohne die bewusste Einstellung, ohne die Akzeptanz des Sterbens und Todes nicht wirklich möglich ist.

Dieser Aspekt der Selbstverantwortung soll im Kontext des von Viktor Frankl eingeführten Konstrukts der »Einstellungswerte« diskutiert werden. Dieses Konstrukt ist für das Verständnis der Fähigkeit des Menschen, sich auf das eigene Sterben einzustellen, insofern von Bedeutung, als in der bewussten Auseinandersetzung mit der eigenen Endlichkeit in besonderer Weise das »Erleiden des Seins« *(homo patiens)* – wie dies Frankl ausdrückt – angesprochen ist; im Erleiden des Seins ist dabei die Grundlage für die Ausbildung von Einstellungswerten zu erblicken.

In der Schrift »Der leidende Mensch« (Frankl, 1996/2018) differenziert Viktor Frankl zwischen drei Möglichkeiten der Wertverwirklichung – dem »Schaffen« *(homo faber)*, dem »Erleben« *(homo amans)* und dem »Erleiden« *(homo patiens)*: »Den Sinn des Daseins erfüllen wir – unser Dasein erfüllen wir mit Sinn – allemal dadurch, dass wir Werte verwirklichen. Solche Wertverwirklichung ist nun auf drei Wegen möglich: die erste Möglichkeit, Werte zu verwirklichen, beruht darauf, dass wir etwas schaffen – dass wir irgendwie Welt gestalten; die zweite Möglichkeit besteht darin, dass wir etwas erleben – dass wir Welt in uns aufnehmen: dass wir die Schönheit oder Wahrheit des Seins eingehen lassen in uns selbst. Die dritte Möglichkeit der Wertverwirklichung liegt schließlich darin, dass wir leiden, – sie liegt im Erleiden des Seins, des Schicksals. ... Gerade der Rückzug von der Verwirklichung ›schöpferischer‹ Werte und der ›Erlebniswerte‹ gibt die

Chance ..., in einer richtigen Einstellung zu ebendieser Einschränkung der Wertmöglichkeiten nun erst recht Werte zu verwirklichen: Einstellungswerte. Somit bedeutet der notwendige Rückzug einen möglichen Vorstoß zu den höchsten Sinn- und Wertmöglichkeiten – die eben nur das Leiden in sich birgt. ... Was ich brauche, um schöpferische Werte zu verwirklichen, sind letzten Endes irgendwelche Talente: die muss ich jeweils haben; wenn ich sie aber habe, dann muss ich sie nur gebrauchen. Um Erlebniswerte zu verwirklichen, brauche ich ebenfalls bloß etwas, das ich bereits besitze, nämlich die entsprechenden Organe: meine Ohren – um eine Symphonie zu hören –, meine Augen – um ein Alpenglühen zu sehen – usw. Um jedoch Einstellungswerte zu verwirklichen, bedarf es nicht nur einer schöpferischen Fähigkeit und nicht nur einer Erlebnisfähigkeit, sondern auch der Leidensfähigkeit. Diese Leidensfähigkeit aber ›hat‹ der Mensch nicht, sie ist ihm nicht in die Wiege gelegt: Organe besitzt man, und Talente kann einer zumindest besitzen; die Leidensfähigkeit jedoch muss sich der Mensch erst erwerben; er muss sie sich erst erleiden. ... Wer im Sinne schöpferischer Wertverwirklichung das Schicksal nicht gestalten, nicht mehr gestalten kann, der kann es trotzdem bewältigen, anders bewältigen, und zwar dadurch, dass er eben Einstellungswerte verwirklicht, das heißt dem Schicksalhaften gegenüber durch rechtes Leiden eine richtige Einstellung einnimmt. Dies setzt voraus, dass er sich die Leidensfähigkeit erworben hat. So erweist sich diese innere Bewältigung – unter Verzicht auf äußere Gestaltung – letztlich dennoch als Gestaltung: als Selbstgestaltung. Denn die Erwerbung der Leidensfähigkeit ist ein Akt der Selbstgestaltung. ... Die Verwirklichung von Einstellungswerten setzt – soll sie eine Leistung darstellen – Leiden und Leidensfähigkeit voraus. Die Verwirklichung aller Werte, jede Leistung, setzt aber auch voraus, dass eine Entscheidung vorausgegangen ist. Nun stellt man sich im Allgemeinen vor, dass diese Entscheidung nicht nur eine willentliche, sondern auch eine wissentliche sei. Demgegenüber halten wir jedoch dafür, dass es auch unbewusste Entscheidungen gibt. Als unbewusst wären solche Entscheidungen zumindest in dem Sinne zu bezeichnen, dass sie – in ihrem Vollzug – unreflektiert sind.« (Ebd., S. 203 f.)

Vor dem Hintergrund der von Frankl getroffenen Aussagen zur Entwicklung von Einstellungswerten lässt sich auch die nachfolgende Textpassage verstehen, die dem Buch »Der Wille zum Sinn« (Frankl, 1972/2016) entnommen ist und die auf die Potenz des Menschen deutet, auch in der Grenzsituation des Sterbens Sinn zu erleben. »Sobald wir berücksichtigen, dass die Einstellung, mit der wir dem Leiden begegnen, uns gestattet, das Leiden in eine Leistung umzugestalten, können wir auch verstehen, dass es

Menschen gibt, die sich zu einer diesbezüglichen Höchstleistung erst im Angesicht von Katastrophen aufschwingen. Sie verwirklichen sich selbst erst in der Not und im Tod. ... Vor mir liegt eine Reportage, die sich mit dem Billings Hospital, der Universitätsklinik von Chicago, befasst und beschäftigt. Dort werden Seminare veranstaltet, in deren Rahmen Studenten, Fürsorgerinnen, Pfleger und Pflegerinnen, Ärzte und Priester durch nur in einer Richtung durchsichtige Glaswände Patienten beobachten, die unheilbar krank sind und auch darum wissen, dass es ans Sterben geht. Wie sie nun auf den Tod zugehen, sich mit ihm auseinandersetzen, ihm einen Sinn abringen, überträgt sich auf die Teilnehmer der Seminare. Jedenfalls lernen Psychiater, Psychologen und Theologen von so genannten aussichtslosen Fällen, was es eigentlich mit dem Leben und dem Sinn für eine Bewandtnis hat.« (Ebd., S. 28)

Eine ganz ähnliche Aussage findet sich in von Weizsäckers »Pathosophie« (2005): »Sterben kann man nur sozusagen freiwillig, wenn man einsieht, dass andere, Nachfolgende etwas tun können, was man selbst nicht mehr tun kann, weil das noch zu Tuende von diesen in ihrem noch nicht abgelebten Leben zu tun ist. Zum Beispiel gibt es Dinge, die an ein bestimmtes Alter gebunden sind, das oft der Sterbende nicht, wohl aber der Überlebende hat oder erwartet.« (von Weizsäcker, 2005, S. 313)

Gerade in Bezug auf diesen Aspekt der Selbstverantwortung gewinnt die Frage der psychologischen und – sofern dies vom Patienten gewünscht wird – der seelsorgerischen Begleitung besondere Bedeutung. Eine erste Aufgabe dieser Begleitung ist darin zu sehen, dass Sterbende die Möglichkeit haben, Wünsche zu artikulieren, deren Erfüllung sie als wesentlich für ein menschenwürdiges Sterben erachten. Zu nennen ist hier vor allem der Wunsch nach einer angemessenen Schmerztherapie, die den sterbenden Menschen vielfach erst in die Lage versetzt, sich bewusst auf das Sterben einzustellen. Zu nennen ist weiterhin der Wunsch nach Kontinuität in den Kontakten zu nahestehenden Menschen, die als bedeutende Hilfe für die Entwicklung einer *Dialogform* angesehen werden; dabei ist die Dialogform eine bedeutende Grundlage für die bewusste Auseinandersetzung mit einer Grenzsituation, wie Karl Jaspers (1973) in seinen Arbeiten zum Umgang mit Grenzsituationen hervorhebt. Zu nennen ist schließlich die Zuverlässigkeit in den Absprachen mit den Medizinern und Pflegefachkräften; diese gibt Gewissheit, auch im Falle des Wiederauftretens von Symptomen oder im Falle neu auftretender Symptome Hilfe zu erhalten. Dieser Aspekt der Selbstverantwortung ist auch bei der Begleitung jener sterbenden Menschen ausdrücklich zu beachten, die zur verbalen Kommunikation nicht mehr fähig, die in ihrer kognitiven Leistungsfähigkeit deutlich eingeschränkt oder die in ihrer Persönlichkeit verändert sind. In Studien gehen wir der Frage nach dem emotionalen Erleben und dessen Ausdruck bei Menschen mit einer mittelschweren oder weit fortgeschrittenen Demenz nach. Dabei konnte der Nachweis erbracht werden, dass auch bei diesen Menschen von einem individuellen Ausdrucksskript auszugehen ist, das für differenziertes emotionales Erleben spricht. Im Falle der Herstellung von Situationen, die der Patient in seiner Biografie positiv erlebt hatte, trat bei diesem auch in der Gegenwart ein positiver emotionaler Ausdruck auf. Ein Beispiel bilden die Präsentation von Bildern, die den Patienten an positiv erlebte Situationen in der Biografie erinnern, wie auch das Vorspielen oder Vorlesen von Musikstücken bzw. Texten. In diesem Kontext ist auch auf die Bedeutung von religiösen Texten und Handlungen hinzuweisen.

5.4   Gestaltung von Beziehungen

Vor allem in den Beziehungen zu Angehörigen ist auf Selbstbestimmung zu achten: Welches Verhältnis von Nähe und Distanz ist für den Patienten ideal? Ist sichergestellt, dass Patientinnen und Patienten von ihren Angehörigen weder vernachlässigt noch übermäßig versorgt, betreut und damit bedrängt werden? Die Annahme, im Prozess des Sterbens müssten permanent Menschen anwesend sein, an die sich der Sterbende wenden könne, ist in dieser Verallgemeinerung nicht richtig. Vielmehr zeigen Erkenntnisse, die bei der Begleitung sterbender Menschen gewonnen wurden, dass Sterbende den *ständigen* Kontakt mit anderen Menschen eher nicht als eine wirkliche Hilfe wahrnehmen; vielmehr wird der *Wechsel* zwischen Phasen des Alleinseins und Phasen des Kontakts als Hilfe erlebt. Dies zeigt der nachfolgende Ausschnitt aus einem Beitrag der Freiburger Palliativmedizinerin Gerhild Becker und der Freiburger Psychoonkologin Carola Xander: »Bei Personen, die dem Tode nahe stehen, ist vielfach ein allmählicher Rückzug aus der Welt der Lebenden erkennbar. In den letzten Tagen des Lebens scheinen Sterbende sich oft während zunehmend längerer Zeiträume in sich selbst zurückzuziehen. Dieses kann sich in vermindertem Sprechen, Zurückweisen von Besuchen, vermehrtem Dösen oder Schlafen und anderen Verhaltensweisen äußern. Für die Betreuung sterbender Patienten bedeutet dies, dass sowohl Pflegekräfte, Ärzte und andere professionell Betreuende als auch die Zugehörigen der Patienten dieses Bedürfnis nach Abgeschiedensein sensibel respektieren und nicht als Zurückweisung fehlinterpretieren sollten. Neben dem Bedürfnis nach Ruhe und Zurückgezogenheit äußern schwerkranke und sterbende Patienten aber auch oft den Wunsch, nicht allein gelassen zu werden, sodass in der Begleitung von Sterbenden sowohl dem Bedürfnis nach Rückzug als auch dem Bedürfnis nach Nähe gemäß dem (häufig auch wechselnden) Bedarf des individuellen Patienten Rechnung getragen werden muss.« (Becker & Xander, 2012, S. 131)

Aussagen zur Gestaltung von sozialen Beziehungen (als einem Merkmal von Selbstverantwortung) gehen von der Voraussetzung aus, dass schwerkranke oder sterbende Patientinnen und Patienten über soziale Beziehungen verfügen, wobei hier nicht nur die Anzahl der Beziehungen, sondern auch und vor allem die *erlebte Qualität* der Beziehungen zu berücksichtigen ist. Die erlebte Qualität der Beziehungen zeigt sich vor allem darin, inwieweit die persönlich bedeutsamen Bezugspersonen (seien dies Angehörige, seien dies Zugehörige) in der Lage sind, sich »vom Antlitz« des schwerkranken oder sterbenden Menschen »berühren« zu lassen, wie dies der Philosoph Immanuel Lévinas (1991/1995) umschrieben hat. Sie kommt weiterhin in der Fähigkeit zum Ausdruck, sich in das Erleben der Patientin bzw. des Patienten *einzuschwingen*, sich dieser bzw. diesem konzentriert und einfühlsam zuzuwenden, schließlich deren bzw. dessen verbale und nonverbale Botschaften zu verstehen. Dies bedeutet auch, dass die Angehörigen und Zugehörigen ein *umfassendes* Verständnis der Person zeigen und diese in ihren verschiedenen Dimensionen wahrnehmen, begreifen und ansprechen. Die Reduktion des Schwerkranken oder Sterbenden nur auf die Kognition (als das eine Extrem) oder auf den Körper (als das andere Extrem) ist der Aufrechterhaltung befruchtender, stimulierender, motivierender Beziehungen eher abträglich, die Ansprache aller Dimensionen hingegen förderlich. Diese Qualität der sozialen Beziehungen im Prozess des Sterbens wird von der Münchener Philosophin Olivia Mitscherlich-Schönherr wie folgt umschrieben: »In der Ausübung dieses *ethos* der Achtsamkeit sind Sterbende in den verschiedenen Phasen ihres individuellen Sterbens auf die Unterstützung durch Andere – insbesondere durch Freunde/innen, Angehörige, Arbeitskollegen/innen sowie durch Vertreter/innen der Gesundheitsberufe angewiesen. Sie können der Anderen bedürfen, um ihr Hineingerufen-Werden in die unterschiedlichen Abschiede, die anstehenden Neuausrichtungen ihres Lebens im Sterben zu verstehen, mitzuvollziehen und zu gestalten, oder sich auch nur für das emotionale Erleben der Wertverhalte zu öffnen, die ihnen hier und jetzt in einzelnen Augenblicken des Sterbens entgegentreten. Dabei kann die Unterstützung durch Andere das ganze Spektrum vom freundschaftlichen Rat über Dasein und Mit-Durchleben, die Körperpflege und die Organisation des Lebensalltags bis hin zur Stellvertretung bei Entscheidungen über therapeutische Behandlungsoptionen am Lebensende umfassen.« (Mitscherlich-Schönherr, 2019a, S. 118f)

Was mich an dieser Umschreibung der *Qualität* der sozialen Beziehungen besonders anspricht: die starke Orientierung der Beziehungsqualitäten an den Anliegen, Bedürfnissen, Werten und Zielen des Menschen am Lebensende sowie die Tatsache, dass hier nicht in einer eher abstrakten Art und Weise von »sozialen Beziehungen« gesprochen wird, sondern von unterschiedlichen Arten und Weisen des Berührt- oder Ergriffenwerdens durch das Antlitz des bzw. der Anderen sowie von den Handlungsqualitäten, die aus diesen Arten und Weisen hervorgehen.

Es stellt sich hier allerdings noch eine weitere Frage, die in der Einleitung dieses Abschnitts anklang: Welche Bedeutung haben qualitativ hochstehende Beziehungen für den Menschen überhaupt, oder umgekehrt: was geschieht, wenn solche Beziehungen nicht mehr gegeben sind? Nachfolgend treffe ich einige Aussagen zur sozialen Isolation und Einsamkeit, die darauf hindeuten, mit welch großen Risiken für Wohlbefinden und Lebensqualität soziale Isolation und daraus hervorgehende Einsamkeit verbunden sind.

In der Forschergruppe um John K. Cacioppo konnte der Nachweis erbracht werden, dass soziale Isolation große Einflüsse auf den Grad alterskorrelierter Verluste in der *physiologischen Widerstandsfähigkeit* ausübt (Hawkley & Cacioppo, 2007). Fünf Mechanismen, auf denen dieser Einfluss gründet, wurden dabei identifiziert:

1. Negative Einflüsse auf gesundheitsbewusstes bzw. -förderliches Verhalten;
2. vermehrtes Auftreten von Stressereignissen;
3. negativer Einfluss auf die basalen physiologischen und psychologischen Reaktionen auf solche Stressereignisse;
4. erhöhte Tendenz, auf Stressereignisse mit dysfunktionalen (das heißt für die Anpassung und die Aufrechterhaltung des psychischen Gleichgewichts ungünstigen) Situationsbewertungen und Bewältigungsstrategien zu antworten, wodurch deren Belastungsqualität noch einmal erhöht wird;
5. negativer Einfluss auf Erholungsprozesse (Restauration), wie zum Beispiel Schlaf, die für den Wiederaufbau physiologischer Reserven und damit für die körperliche Widerstandsfähigkeit in künftigen Stresssituationen bedeutsam sind.

In zwei Untersuchungen mit zwei unterschiedlichen Altersgruppen (Studie I: 18–25-Jährige; Studie II: 50–68-Jährige) wurde gezeigt, dass sozial isolierte Menschen stärkere Gefühle der Bedrohung wie auch der Hilfslosigkeit aufweisen, als sozial nicht-isolierte Menschen. Sie suchen deutlich seltener nach emotionaler Unterstützung und reagieren eher mit Rückzug von anderen Menschen. Zudem wurde gezeigt, dass sozial isolierte Menschen einen signifikant höheren systolischen Blutdruck zeigen. (Beim systolischen Blutdruck, Indikator für die Auswurfleistung des Herzens, handelt es sich um den ersten Wert im Zahlenpaar der Blutdruckmessung.) Der Einfluss auf den systolischen Blutdruck ist in den höheren Altersgruppen noch einmal deutlich höher als in den jüngeren Altersgruppen. Zudem besteht dieser Einfluss unabhängig von anderen Einflussgrößen, wie depressive Stimmung, subjektiv erlebter Stress, fehlende soziale Unterstützung, innere Ablehnung anderer Menschen.

In dem von John T. Cacioppo und William H. Patrick verfassten Buch »Einsamkeit. Woher sie kommt, was sie bewirkt, wie man ihr entrinnt« (Cacioppo & Patrick, 2011) werden die in der Studie von Louise C. Hawkley und John T. Cacioppo genannten Risiken ausführlich beschrieben und kommentiert. Subsumiert werden diese Risiken unter der These: »Allein zu sein ist nicht nur gefährlich, es ist tödlich.« Soziale Isolation und Einsamkeit, so die Autoren in ihrem Buch, lösten psychische und physische Prozesse aus, die zunächst unsichtbar seien und sich erst nach und nach zu Risikofaktoren für die psychische und körperliche Gesundheit entwickelten. Diese zermürbenden Verschleißprozesse veränderten das individuelle Verhalten und Handeln tiefgreifend: das Individuum fühle sich immer unsicherer, es ergreife immer weniger Initiative, es entwickele die Überzeugung, das eigene Leben wie auch die Umwelt nicht mehr (mit-)gestalten zu können, es ziehe sich immer weiter von der sozialen Umwelt zurück. Dieser Rückzug sei vor allem in belastenden Situationen (Stresssituationen) erkennbar, wodurch das Gefühl der Bedrohung weiter zunehme.

Beim Lesen dieses Buches fühle ich mich an zentrale Aussagen der Philosophin und Politikwissenschaftlerin Hannah Arendt erinnert, die diese in ihrem Werk »Vita activa oder Vom tätigen Leben« (1960) trifft. Diese Aussagen beschreiben das Potenzial sowie die Notwendigkeit objektiv gegebener und subjektiv erlebter Integration und Teilhabe: ohne diese kann das Individuum nicht sein; eben dies belegen die Ergebnisse aus der Forschergruppe um John T. Cacioppo. Hannah Arendt wertet das »Handeln«, mithin den Austausch zwischen Menschen in Worten und Taten, als die höchste Form der Vita activa, das heißt, des Tätigseins. Das Handeln vollzieht sich im öffentlichen Raum. Jedes Individuum muss Zugang zum öffentlichen Raum haben, jedes Individuum ist zutiefst darauf angewiesen, bei Eintritt in den öffentlichen Raum auf Neugierde, Respekt und Anerkennung seiner »Unverwechselbarkeit« oder Individualität zu stoßen. In dem Maße, in dem der öffentliche Raum Interesse an dem neu eintretenden Menschen zeigt, motiviert es diesen dazu, Initiative zu ergreifen. Dabei weist Hannah Arendt auf den lateinischen Ursprung des Worts Initiative hin: *initium* meint Anfang und Beginn – und zwar auch im Sinne eines schöpferischen Prozesses. In dem Maße, in dem sich das Individuum in seiner Unverwechselbarkeit anerkannt fühlt, in dem es auf das lebendige und wahrhaftige Interesse anderer Menschen stößt, wird es initiativ, schöpferisch tätig, kreativ. In der ständigen Zurückgezogenheit in das Private bilden sich diese schöpferischen Impulse hingegen mehr und mehr zurück, das Individuum verliert mehr und mehr die Initiativefähigkeit, die Initiativebereitschaft. Wie charakterisiert Hannah Arendt den öffentlichen Raum und dessen Qualitäten mit Blick auf das einzelne Individuum als Teil des öffentlichen Raums? »Handelnd und sprechend offenbaren die Menschen jeweils, wer sie sind, zeigen aktiv die personale Einzigartigkeit ihres Wesens, treten gleichsam auf die Bühne der Welt, auf der sie vorher so nicht sichtbar waren.« (Arendt, 1960, S. 169) Und noch eine weitere Aussage aus diesem Buch sei hier angeführt, weil sie uns vor Augen führt, dass (in unfreiwillig erfahrener) sozialer Isolation, in (unfreiwillig erlebter) Einsamkeit die Person mehr und mehr Schaden nimmt, ja, in gewisser Hinsicht ihr Leben verliert – hier metaphorisch gemeint, in empirischen Studien nachgewiesen. In der lateinischen Sprache, darauf weist Hannah Arendt hin, heißt Leben »unter Menschen sein« (inter homines esse), Sterben hingegen »aufhören, unter Menschen zu sein (desinere inter homines esse).

Setzen wir nun mit einer empirischen Studie fort, die Zusammenhänge zwischen Einsamkeit und einem erhöhtem Mortalitätsrisiko aufzeigt.

In einer Untersuchung von Julianne Holt-Lunstad und Timothy Smith (2012) wurden 148 Studien (mit insgesamt 308.849 Teilnehmerinnen und Teilnehmern) metaanalysiert, in denen (auch) der Zusammenhang zwischen sozialen Beziehungen und Sterblichkeit im Zentrum des Interesses stand. Die Autoren hoben als Begründung für die Durchführung ihrer Studie hervor, dass die allgemeine Öffentlichkeit wie auch Gesundheitsorganisationen fehlende soziale Beziehungen nicht als ernstzunehmenden Risikofaktor für einen vorzeitigen Tod erkennten, sodass im Hinblick auf dieses Thema öffentlich wirksame Forschung dringend notwendig sei. Es handelt sich allen Studien, die in diese Metaanalyse eingegangen sind, um prospektive Studien, das heißt, in diesen wurde untersucht, inwieweit unterschiedlich starke soziale Beziehungen Unterschiede in der Sterblichkeit in einer von Studie zu Studie variierenden Anzahl von Jahren vorhersagen können. Der zentrale Befund dieser Studie lautet: Menschen mit schwachen sozialen Beziehungen wiesen eine bis zu 50 Prozent höhere Sterblichkeit auf; fehlende soziale Beziehungen sind somit als Risikofaktor für einen frühen bzw. früheren Tod zu werten. Dieser Unterschied in der Mortalität war über Alter, Geschlecht, ursprünglichen Gesundheitszustand und Todesursache hinweg konsistent, das heißt, die Enge der sozialen Beziehungen ist im Hinblick auf die Vorhersage von Sterblichkeit, mithin auf die Bestimmung des Sterblichkeitsrisikos ein unabhängiger Vorhersagefaktor. Ein weiterer Befund dieser Studie zeigt: Wenn man die Enge sozialer Beziehungen in umfassenderer und differenzierterer Weise abbildet, dann tritt dieser Effekt noch deutlicher hervor. Bei der Operationalisierung von sozialen Beziehungen sollte man sich also nicht nur auf ein oder zwei Merkmale stützen (wie zum Beispiel Familienstand oder Haushaltsform), sondern ein breites Spektrum von Merkmalen berücksichtigen, die sowohl die Häufigkeit als auch die Qualität sozialer Beziehungen ausdrücklich miteinschließen. In einer weiteren Arbeit (Holt-Lunstad, Smith & Layton, 2010) wurde dargelegt, dass Isolation (im Sinne des Fehlens von sozialen Bindungen) ähnlich negative Einflüsse auf die Gesundheit zeigt wie ausgeprägter Tabakkonsum, Alkoholismus, Fettleibigkeit und Bewegungsarmut. In einer anderen Studie wurden enge Zusammenhänge zwischen Isolation und Einsamkeit einerseits, Myokardinfarkt, Schlaganfall und Mortalität andererseits aufgezeigt (Hakulinen, Pulkki-Råback, Virtanen et al., 2018). Auch in einer Meta-Analyse wurden Isolation und Einsamkeit als bedeutender Risikofaktor für Mortalität identifiziert (Holt-Lunstad, Smith, Baker et al., 2015). Entsprechend wird von zahlreichen Autorinnen und Autoren gefordert, dass Mitarbeiterinnen und Mitarbeiter in den verschiedenen Gesundheitsberufen das soziale Umfeld des Individuums genauso ernst nehmen sollten wie möglichen Tabak- und Alkoholkonsum, fehlerhafte Ernährung und mangelnde Bewegung. In diesem Zusammenhang ist zu erwähnen, dass soziale Isolation nicht nur das Gesundheitsverhalten und den Gesundheitszustand, sondern auch die Inanspruchnahme von medizinisch-pflegerischen und psychosozialen Versorgungssystemen negativ beeinflusst (Kruse, Pantel & Schmitt, 2014). Dies heißt, dass nicht nur eine höhere Sensibilität der verschiedenen Gesundheitsberufe für soziale Isolation zu fordern ist, sondern auch ein deutlich höheres Maß an *zugehender* Medizin, Pflege, psychosozialer Intervention. Die Identifikation von Menschen mit sozialer Isolation sowie die gezielte Vermittlung medizinisch-pflegerischer und psychosozialer Dienste müssen hier im Zentrum stehen.

Ein für die Bundesrepublik Deutschland repräsentativer Datensatz mit Daten von 16.132 Frauen und Männern diente Maike Luhmann und Louise C. Hawkley (2016) zur Beantwortung der Frage, welche Altersunterschiede sich von der späten Adoleszenz bis zum hohen Alter im Ausmaß der Einsamkeit zeigen. Im jungen Erwachsenenalter und im hohen Alter lassen sich dieser Studie zufolge die höchsten Einsamkeitswerte nachweisen. Zugleich konnte in dieser Analyse gezeigt werden, dass die Zunahme an Einsamkeit im hohen Alter auch durch ein geringeres Einkommensniveau, eine höhere Anzahl von funktionellen Beeinträchtigungen und das Leben in einem Einpersonenhaushalt bedingt ist. Diese Befunde korrespondieren mit Studienergebnissen, die darauf deuten, dass häufiges Einsamkeitserleben nur bei Personen im hohen Alter (80 Jahre und älter) auftritt (Böger & Huxhold, 2014).

Welche Bedeutung haben die berichteten Befunde für die Gestaltung der sozialen Beziehungen als Komponente der Selbstverantwortung? Den Ausgangspunkt bei der Beantwortung dieser Frage bildet die Verwirklichung, man könnte auch sagen: das Lebendig werden der Würde in qualitativ hochstehenden sozialen Beziehungen, wie sie weiter oben mit Blick auf die spezifischen Anliegen, Bedürfnisse, Werte und Ziele im Prozess des Sterbens charakterisiert wurden. Wenn schwerkranke oder sterbende Menschen nicht auf derartige Beziehungen blicken können, dann entsteht mit großer Wahrscheinlichkeit das Gefühl, *aus der Welt gefallen zu sein*, um hier ein Sprachbild der Schriftstellerin Else Lasker-Schüler (1869–1945) zu wählen. In der Sprache von Hannah Arendt bestehen nur wenige, vielleicht sogar keine Möglichkeiten des Handelns, mithin des Austausches in Wort und Tat, mehr – damit ist der Person das Initiativemotiv genommen. Wenn aber Menschen nicht mehr die Erfahrung machen können, ihr Leben sowie die sie umgebende Welt mitzugestalten, dann bildet sich auch die Lebensbindung zurück, die Lebensbewertung fällt negativ aus. Die »schöpferischen Handlungen im Angesicht des Todes« – vor allem Lebensrückblick, Mitverantwortung im Sinne der produktiven (nicht: depressiv gestimmten!) Sorge um andere Menschen, das Teilhaben-Lassen anderer Menschen an der eigenen Lebenssituation in der Absicht, diesen etwas von der Todesfurcht zu nehmen: sie fallen mehr und mehr fort und machen eher den Bedrohungs- und Versagensängsten Platz.

Wie »realistisch« diese hypothetisch verstandene Situation im Prozess des Sterbens ist – verbunden mit dem Risiko abnehmender Gestaltung von sozialen Beziehungen und damit der Selbstverantwortung –, geht aus folgender Aussage der Münchener Palliativmedizinerin Susanne Roller hervor: »Durch lange Klinikaufenthalte entsteht ein Gefühl der Entfremdung von zu Hause. Krankheitsbedingte Verluste der körperlichen und seelisch-geistigen Belastbarkeit erschweren ein selbstständiges Leben zu Hause oder machen es unmöglich. Patientinnen und Patienten erleiden jedoch nicht nur die Entfremdung ihres ›Behaust-Seins‹, sondern mit dem Progress der Erkrankung auch den zunehmenden Verlust leiblicher und seelisch-geistiger Identität. Nicht selten ist eine häusliche Umsorgung aus personellen, räumlichen oder medizinisch-pflegerischen Gründen nicht möglich. Die Patientinnen und Patienten müssen, ohne nochmals von ihrem Zuhause Abschied zu nehmen, in eine Pflegeeinrichtung umziehen: ›Scheiden tut weh‹.« (Roller, 2018, S. 13)

5.5 Fähigkeit, den Krankheitsprozess zu verstehen

In der wissenschaftlichen Zeitschrift *The Oncologist* wurde im Jahre 2000 von der Arbeitsgruppe der Onkologen Walter F. Baile und Robert Buckman eine Arbeit unter dem Titel »SPIKES – A Six-Step Protocol for Delivering Bad News: Application to the Patient with Cancer« veröffentlicht, die in meinen Augen von großem Wert für die Vermittlung von Informationen über den Krankheitsprozess durch die Ärztin bzw. den Arzt ist. Die Autoren umschreiben das Ziel dieses »Protokolls« wie folgt: »Der Kliniker soll darin unterstützt werden, die vier wichtigsten Ziele umzusetzen, die mit dem Interview zur Vermittlung ›schlechter Nachrichten‹ verfolgt werden: (a) Sammeln von Informationen, über die der Patient verfügt, (b) Vermittlung der medizinischen Informationen, (c) Unterstützung des Patienten, (d) Motivation des Patienten für die Kooperation bei der Entwicklung einer Strategie oder eines Behandlungsplans.« (Baile, Buckman, Lenzi et al., 2000, S. 302; dt. Übersetzung durch Verfasser)

Das von dem Autorenteam entwickelte Interviewprotokoll trägt das Akronym »SPIKES«, dessen einzelne Buchstaben für folgende Merkmale stehen: S = *situation* (Herstellung einer angemessenen Situation, in der das Gespräch stattfindet), P = *perception* (Erfragung und Einschätzung des aktuell gegebenen Patientenwissens), I = *invitation* (Einladung des Patienten zur Aufnahme und Reflexion der Informationen), K = *knowledge* (Vermittlung der Informationen an den Patienten), E = *empathy* (Sich-Einfühlen in die emotionale Situation des Patienten), S = *strategy* (Erörterung alternativer Behandlungs-strategien, bestehender Möglichkeiten der Palliativ- und Hospizversorgung sowie der Notwendigkeit einer Fortsetzung des Interviews). SPIKES hat sich nicht nur in der medizinisch-pflegerischen Versorgung von Tumorpatien-tinnen und -patienten bewährt (siehe zum Beispiel Alves, Treister, Ribeiro et al., 2019; Kaplan, 2010; Seifart, Hofmann, Bär et al., 2014), sondern auch generell in der Palliativmedizin und Palliativpflege die Kommunikation mit schwerkranken und sterbenden Menschen sehr befruchtet – dies vor allem im Hinblick auf das *Streben nach Offenheit und Wahrhaftigkeit* in psychologisch hochkomplexen Situationen (Dean & Willis, 2016).

Der Onkologe Matthias Volkenandt (2012) hat in einer Arbeit zur Kom-munikation mit Tumorpatientinnen und -patienten das *aktive Zuhören* sowie die *empathische Antwort* als Grundelemente gelingender Kommunikation ge-deutet. Mich erinnern diese Grundelemente an das von mir skizzierte Leit-bild der Kommunikation mit Menschen, bei denen eine Demenz – vor allem eine weiter fortgeschrittene Demenz – vorliegt. Ich werde in Kapitel 6 fol-gende Merkmale hervorheben: (a) sich ganz auf den Menschen mit De-menz, auf seine innere Situation und sein Verhalten konzentrieren, (b) ihm ruhig zuhören und antworten (dies im Sinne der »Seelenruhe«, also der »Ruhe in sich selbst« und der »Ruhe in der Kommunikation«); dabei mög-lichst viele verbale und nonverbale Signale wahrnehmen, (c) sich in den Menschen mit Demenz hineinversetzen, das heißt in den kognitiven, emo-tionalen und verhaltensbezogenen Geschehensfluss, (d) Mitgefühl empfin-den und dieses zeigen, (e) die Kommunikation immer wieder vorsichtig strukturieren. – Volkenandt hebt in seiner Arbeit hervor, dass im Hinblick auf die Kommunikation mit schwerkranken oder sterbenden Patientinnen und Patienten *Irrtümer* bestünden, wobei die häufigsten Irrtümer wie folgt lauteten: »Kommunikation kann man oder kann man nicht. Kommunika-tion ist einfach – reden kann doch jeder. Kommunikative Kompetenz nimmt mit der Erfahrung unaufhaltsam zu. Der Patient will doch nicht reden, sondern gesund werden. Wir haben sowieso viel zu wenig Zeit.« (Volkenandt, 2012, S. 82) Es bedürfe, so Volkenandt, einer »Übung«, einer »Reflexion über Grundprinzipien und Techniken der Kommunikation in schwierigen Situationen«, damit solche Irrtümer nicht entstünden und sich ein von Offenheit und Wahrhaftigkeit bestimmter Kontakt zwischen Mitgliedern des Versorgungssystems und Patientinnen bzw. Patienten aus-bilden könne.

Die Kommunikation mit dem schwerkranken oder sterbenden Patienten bildet ein Kernelement der Palliativmedizin; zudem bietet sie die Möglichkeit, zu einem umfassenderen Verständnis von Krankheit (*vs.* Gesundheit) zu gelangen, wie der Palliativmediziner Christof Müller-Busch hervorhebt: »Zu den Kernelementen der Palliativmedizin gehören neben optimaler Symptomlinderung insbesondere auch effektive Kommunikation, reflektiertes Entscheiden und Transparenz. Das geht nur, wenn wir uns bemühen, im Dialog immer dem Willen des Patienten auf der Spur zu sein. Wille und Wohl des Betroffenen stehen im Zentrum des Dialogs aller, die einen schwerstkranken und sterbenden Menschen begleiten, besonders auch dann, wenn er sich krankheitsbedingt nicht mehr mitteilen beziehungsweise aktuell nicht entscheiden kann. In Betreuungseinrichtungen der Palliativ- und Hospizversorgung sind diese Aspekte selbstverständlich – in Pflegeeinrichtungen, Krankenhäusern und sonstigen Orten des Sterbens bestehen hierzu leider oft noch erhebliche Defizite. Effektive Kommunikation bedeutet, Krankheit nicht nur als pathophysiologische Funktionsstörung, sondern als Prozess und Kranksein als individuelle Erfahrung zu berücksichtigen, es bedeutet aber auch, alle Dimensionen des Krankseins zu erfassen, zu wissen, wo beziehungsweise in welcher Lebenssituation der andere sich befindet und welche Werte er hat. Es bedeutet, gemeinsame Ebenen zu finden und alle Aspekte von ›Heilung‹ im Blick zu haben. Reflektiertes Entscheiden bedeutet, Entscheidungen zu ermöglichen, die auf der Grundlage einer vertrauensvollen Beziehung von allen getragen werden. Transparentes Handeln sollte dazu beitragen, dass es für andere nachvollziehbar wird. Es kann weder bedeuten, alles zu tun, was möglich, noch alles zu tun, was gewünscht wird. Medizinische Indikation bestätigt sich im Dialog und verwirklicht sich in der Palliativversorgung in der Begleitung des sterbenden Menschen in der Sorge für ein menschwürdiges Sterben unter Bedingungen mit bestmöglicher Symptomkontrolle sowie Zuwendung und Unterstützung im Umgang mit physischen, psychosozialen und spirituellen Problemen.« (Müller-Busch, 2012, S. 109)

Die Aussage, dass eine fachlich wie ethisch anspruchsvolle Kommunikation ein Kernelement der Palliativmedizin und Palliativpflege bildet, findet sicherlich uneingeschränkte Zustimmung. Die von dem jüdischen Philosophen und Arzt Mosche ben Maimon (1138–1204) an verschiedenen Stellen seiner medizinischen Schriften getroffene Aussage, dass Arzt und Patient in ein »rechtes Verhältnis zueinander« kommen und sich auf zentrale Ziele und Werte verständigen müssten, damit »Heilung« (der akut Erkrankten) bzw. »Pflege« (der Schwerkranken) gelängen, kann paradigmatisch für die gelingende Kommunikation auch in gesundheitlichen Grenzsituationen stehen (Schipperges, 1996). Ganz ähnliches gilt für die von dem Philosophen

Hans-Georg Gadamer (1993/2010) getroffene Aussage, dass das Verständnis der körperlichen Krankheit nicht möglich sei ohne das Verständnis der Seele und das Verständnis der Seele nicht ohne das Verständnis des geistigen Wesens (nous) eines Patienten: auch darin spiegeln sich die hohen Anforderungen an die Kommunikation im Prozess der ärztlichen Behandlung und der Pflege wider.

Und doch zeigen uns empirische Arbeiten über die unterschiedlichen Formen der Kommunikation bei der Behandlung von sterbenden Patientinnen und Patienten, wie anspruchsvoll diese Kommunikation ist, sodass auch damit gerechnet werden muss, dass diese scheitert. In einer Interviewstudie von Jennifer Im, Susanna Mak, Ross Upshur et al. (2019), in der 14 Patientinnen und Patienten mit chronischen, lebensbedrohlichen Herzerkrankungen (Alter: M= 82,5 Jahre, SD= 6,4 Jahre) und sieben pflegende Angehörige befragt wurden, ergab die Auswertung der Interviews folgende vier Herausforderungen im Hinblick auf Gespräche über das Lebensende (zu jeder der Herausforderungen führe ich Beispiele an, die von der Autorengruppe gewählt wurden):

(1) Bagatellisierung der Krankheit: »Alles ist gut; ich schaffe das«
Die Studienteilnehmerinnen und -teilnehmer umschrieben die Symptome der Herzinsuffizienz als eine »Unterbrechung« ihres täglichen Lebens, wobei hier vor allem Müdigkeit und Schwierigkeiten beim Gehen angeführt wurden. Zudem wirkten sich die Krankheitssymptome einschränkend auf die Fähigkeit der Teilnehmerinnen und Teilnehmer aus, alltägliche Aufgaben wie Kochen und Einkaufen selbstständig auszuführen. Gleichzeitig wiesen sie darauf hin, wie sehr das empfohlene Gesundheitsverhalten bei Herzinsuffizienz (vor allem mit Blick auf diätetische Ernährung und die Einnahme von Medikamenten) jene Aspekte des Lebens beeinträchtige, die sie einst sehr genossen hätten, wie zum Beispiel den Verzehr ihrer Lieblingsspeisen. Selbst im Zusammenhang mit der Beschreibung von Einbußen der Selbstständigkeit sowie des Verlusts von Freuden im Alltag hoben die Patientinnen und Patienten ihre Fähigkeit hervor, das Krankheitsgeschehen durch ihr eigenes Verhalten kontrollieren und den Alltag unabhängig gestalten zu können.

(2) Positivität am Lebensende: »Denke nicht an das Negative!«
Während der Gespräche über das nahe Lebensende als realistische Zukunftsperspektive betonten die Teilnehmer, wie wichtig es sei, sich auch am Lebensende eine positive Einstellung zu bewahren. Auf die Frage hin,

wie sie das Lebensende wahrnähmen, äußerten sie, dass das Lebensende unvermeidlich sei und dass sie zudem keine Erfahrungen mit entsprechenden Ereignissen hätten. Aus diesem Grunde sahen sie auch keinen Sinn darin, Gespräche über das Lebensende zu führen. Oft kommentierten sie in folgender Weise: »Was immer auch passiert, es passiert!«, um damit deutlich zu machen, dass sie das Lebensende nicht kontrollieren könnten. Zudem wollten sie damit verdeutlichen, dass sie ohne emotionale Anspannung auf das Lebensende blickten.

(3) Unbehagen bei Gesprächen am Lebensende
Für viele Studienteilnehmerinnen und -teilnehmer war es mit emotionalen Belastungen verbunden, mit Familienmitgliedern über das Lebensende zu diskutieren. Auch die Betreuerinnen und Betreuer empfanden es als unangenehm, in Gespräche mit Angehörigen, vor allem mit erwachsenen Kindern über das Lebensende der Patientinnen und Patienten einzutreten, da diese Gespräche bei den Kindern vielfach Gefühle von Panik, Angst und Trauer hervorriefen. Die Patientinnen und Patienten hoben auch hervor, dass mögliche Diskussionen über die Pflege am Lebensende bei ihren Kindern auf Widerstand gestoßen seien. Eine Patientin drückte dies wie folgt aus: »Würde ich so etwas erwähnen, würde meine Tochter sagen: Was passiert, das passiert. Warum redest Du jetzt darüber?«

(4) Es besteht Gesprächsbedarf – doch beteiligt man sich nur ungern an Gesprächen über das Lebensende
Die Studienteilnehmerinnen und -teilnehmer zögerten zunächst, sich auf Gespräche über das Lebensende einzulassen. Die pflegenden Angehörigen hingegen suchten die Möglichkeit, über die weitere Krankheitsentwicklung sowie über den Versorgungsbedarf der Patientinnen und Patienten zu sprechen. Sie thematisierten vor allem die Probleme bei der Bewältigung der Alltags- und der Pflegeanforderungen, die mit dem Rückgang der Gesundheit und Unabhängigkeit einhergingen. Besonders hoben sie die große Gefahr von Stürzen hervor, die in besonderem Maße ihre ständige Erreichbarkeit erforderten.

5.6 Mitwirkung an den Entscheidungen, die die weitere Versorgungsplanung betreffen

Es sei mit Ergebnissen einer Studie begonnen, die einmal mehr die Komplexität der medizinisch-pflegerischen Versorgungssituation am Lebensende und damit die großen Herausforderungen verdeutlicht, die mit der Forderung verbunden sind, Patientinnen und Patienten an allen Entscheidungsprozessen bezüglich der weiteren Versorgungsplanung zu beteiligen. In einer Studie von Lucas Morin, Davide L. Vetrano, Debora Rizzuto et al. (2017), die im *American Journal of Medicine* erschienen ist, wurden die im letzten Lebensjahr der Patientinnen und Patienten verordneten Medikamente analysiert. Ca. 512.000 ältere Menschen (über 64 Jahre), die im Zeitraum von 2007 bis 2013 in Schweden verstorben waren, wurden mit Blick auf die Verordnungen im letzten Lebensjahr hin untersucht, wobei hier die Daten des Schwedischen Medikamentenregisters als empirische Grundlage dienten. Zudem konnten Patientendaten aus drei Registern (Nationales Patientenregister, Register für soziale Leistungen, Bildungsregister) in die Analyse einbezogen werden. – Das Autorenteam hebt hervor, dass die »Medikamentenlast« am Lebensende mehr und mehr einer kritischen Überprüfung unterzogen werden sollte, da zahlreiche Studien gezeigt hätten, dass Patientinnen und Patienten mit spezifischen, zum Tode führenden Erkrankungen Medikamente verschrieben bekommen, die mit eher geringer Wahrscheinlichkeit positive Effekte in der Restlebenszeit erzielen. – Folgt man den Ergebnissen dieser Studie, so lässt sich konstatieren, dass der Anteil jener Personen, die zehn und mehr Medikamente verordnet bekamen, im letzten Lebensjahr von 30.3 Prozent auf 47.2 Prozent ansteigt. Bei älteren Menschen, die an einer Tumorerkrankung gestorben waren, war der größte Zuwachs an verordneten Medikamenten zu erkennen (im Mittel um 3.37 Medikamente); das Leben in einer Institution (wenn man dieses Merkmal unabhängig von den anderen Merkmalen betrachtete) war hingegen mit einer geringeren Zunahme in der Anzahl der verordneten Medikamente assoziiert. Im letzten Lebensmonat waren Analgetika mit 60.8%, antithrombotische Medikamente mit 53.8%, Diuretika mit 53.1%, Psycholeptika (Arzneimittel mit dämpfender Wirkung) mit 51.2% sowie Beta-Blocker mit 41.1% die fünf am häufigsten eingesetzten Medikamente. Die Polypharmazie stieg im Verlauf des letzten Lebensjahres deutlich an, wobei hier nicht nur symptomatische Medikationen (Linderung und Kontrolle des Symptomverlaufs), sondern auch langfristig präventive Medikationen gewählt wurden, deren positive Effekte für die Patientinnen und Patienten – so das Autorenteam –

eher zweifelhaft erschienen. Das Autorenteam fordert eindeutige klinische Richtlinien, die Ärztinnen und Ärzte in ihrer Entscheidung über die Fortsetzung *vs.* den Abbruch der Medikation am Lebensende unterstützen.

Diese Studie ist in meinen Augen aus drei Gründen von Bedeutung für die hier geführte Diskussion.

Der erste Grund: Sie zeigt deutlich, was unter medizinischer Behandlung im letzten Lebensjahr *auch*, vielleicht sogar *primär* zu verstehen ist: eine umfassende medikamentöse Behandlung mit ausgeprägter Polypharmazie. Hier stellt sich die Frage, und diese wird ja auch von dem Autorenteam vorgebracht: Sind in der Tat alle ins Auge gefassten Medikamente notwendig, ist mit deren Verordnung wirklich ein positiver Effekt verbunden? Oder noch deutlicher: *cui bono*, wem zum Nutzen? Gerade angesichts der deutlich erhöhten Verletzlichkeit des Menschen am Lebensende ist auch die kritische Frage zu stellen, ob diese hohe Anzahl an Medikamenten mit zum Teil nicht ausreichend geklärter Interaktion nicht eine Überforderung des Organismus darstellt, die potenziell *schädigend* wirken kann. Im Hinblick auf die Psycholeptika wird in der Fachöffentlichkeit vielfach die Frage gestellt, ob deren Verordnung nicht auch dazu beitragen kann, die innere Verarbeitung des herannahenden Todes zu erschweren oder gar unmöglich zu machen. Zumindest sollte sehr genau geprüft werden, inwieweit durch Psycholeptika psychische Prozesse beeinflusst werden, in denen sich gerade kognitiv-emotionale und existenzielle Antworten des Individuums auf »die letzte große Aufgabe« ausdrücken. Hier ist in jedem einzelnen Falle kritisch zu fragen: Wäre es nicht besser, mit psychologischen Methoden (begleitet von künstlerischen Ausdrucksmethoden) auf diese psychischen Prozesse zu reagieren? Was keinesfalls toleriert werden kann: dass derartige Substanzen verordnet werden, weil sich personell und institutionell keine psychologische Begleitung verwirklichen lässt. Dies wäre eine »Degradierung« der letzten Lebensphase sowie der Person in dieser Phase.

Der zweite Grund: Das Autorenteam hebt hervor, dass einzelne der am Lebensende verordneten, präventiven Medikationen nicht unbedingt jene Effekte gezeigt hätten, die man von ihnen erwartet habe. Diese Aussage zeigt einmal mehr, wie wichtig es ist, Patientinnen und Patienten deutlich stärker in den Versorgungsprozess einzubeziehen: In dem hier genannten Falle ist es zum Beispiel notwendig, Patientinnen und Patienten nach den Wirkungen der Medikation zu fragen und sie darin zu bestärken, ihren Zweifel zu artikulieren, wenn sie mit Blick auf die Effekte einen solchen verspüren.

Der dritte Grund: Die Behandlungssituation ist (auch oder vor allem) am Lebensende derart komplex, dass sich Patientinnen und Patienten rasch überfordert fühlen und möglicherweise gar nicht mehr den Überblick über die pharmakologischen Behandlungskomponenten haben; dabei ist zu bedenken, dass zu diesen pharmakologischen Komponenten Heilmittelverfahren sowie Pflegehandlungen hinzutreten. Wie sollen Patientinnen und Patienten eine derart komplexe Interventionssituation überblicken und beurteilen? Hier erweisen sich Beraterinnen und Berater als hilfreich, die darin unterstützen, Behandlungsverfahren zu hinterfragen (mit dem Ziel, diese zu verstehen), zu modifizieren oder aber abzubrechen, wenn Patientinnen und Patienten dies ausdrücklich wünschen.

Generell ist zu bedenken, dass ohne eine vorausgehende Aufklärung über mögliche Folgen einer Behandlung und ohne die ausdrückliche Zustimmung durch Patientinnen und Patienten keine medizinischen Maßnahmen vorgenommen werden dürfen. Dieses Prinzip wird in den wichtigsten medizinethischen Verlautbarungen zur »informierten Zustimmung« (informed consent) ausdrücklich vertreten. Das im Jahre 1979 erschienene Buch »Principles of Biomedical Ethics« von Tom L. Beauchamp und James F. Childress hat hier entscheidende Maßstäbe gesetzt (Beauchamp & Childress, 1979/ 2009). In diesem Buch wird vor allem der *Respekt vor der Autonomie* der Patientin bzw. des Patienten hervorgehoben (2009, S. 99-148), die neben der Nichtschädigung, dem Wohl und der Gerechtigkeit als ein grundlegendes Prinzip gedeutet wird, an dem sich die Medizin in ihrer sittlich-moralischen Dimension orientieren soll.

Nachfolgend möchte ich Vertreterinnen und Vertreter von Medizinethik und Rechtswissenschaft zu Wort kommen lassen, die ihre richtungsweisenden Arbeiten zur Autonomie oder Selbstbestimmung schwerkranker bzw. sterbender Menschen in prägnante Aussagen verdichtet haben.

Ich beginne mit einer Aussage der Heidelberger Philosophin und Ethikerin Brigitta-Sophie von Wolff-Metternich, die die Autonomie in den Kontext der technischen Entwicklungen in der Medizin stellt: »Die herausragende Stellung des Autonomiegedankens in den aktuellen Debatten der Medizinethik verdankt sich nicht nur dem grundsätzlich gewandelten Selbstverständnis der Medizin, sondern sie hat, wenn es um Fragen der moralischen Zulässigkeit medizinischer Praktiken am Lebensende geht, auch mit der um sich greifenden Skepsis gegenüber den neuen medizinisch-technischen Möglichkeiten zu tun. Die Verbesserung intensivmedizinischer Behandlungsmaßnahmen schafft zunehmend mehr Fälle, in denen Menschen am Leben erhalten werden können, ohne dass eine Aussicht auf Besserung des Zustandes damit verbunden ist. Die Befürchtung, dass der

Sterbeprozess durch den Einsatz der ›Apparatemedizin‹ zu einem unzumutbaren Leidensprozess ohne Zukunftsperspektive werden könnte, ist längst zu einem bestimmenden Faktor des öffentlichen Bewusstseins geworden und hat der Forderung nach einem selbstbestimmten Tod breite gesellschaftliche Akzeptanz verschafft.« (von Wolff-Metternich, 2012, S. 512)

Ich setze fort mit einer Aussage der Münsteraner Moraltheologin und Psychologin Monika Bobbert, die die Notwendigkeit hervorhebt, Patientinnen und Patienten eine ausführliche Begründung der Therapievorschläge anzubieten; wobei immer dargelegt werden müsse, dass die vorgestellten Therapievorschläge bereits als Abschluss eines (ersten) Entscheidungsprozesses darüber zu verstehen seien, was bei der hier im Mittelpunkt stehenden Person als »angemessen« zu werten sei: »Geht man vom moralischen Recht des Patienten auf Selbstbestimmung im Kontext der Gesundheitsversorgung aus, wird noch deutlicher, dass der Arzt nicht nur die Zustimmung zu seinem ›indizierten‹ Therapievorschlag einholen muss, sondern dass der Patient als medizinischer Laie Informationen über Diagnose, Therapiemöglichkeiten und Prognosen braucht, um seine Lage einschätzen und sich ein Urteil über das weitere Vorgehen bilden zu können. Es reicht also nicht aus, lediglich über einen Therapievorschlag des Arztes aufgeklärt zu werden, sondern alle aus ärztlicher Sicht vertretbaren und einigermaßen wirksamen Therapieoptionen und damit verbundenen Therapieziele sind dem Patienten zu erläutern. Allerdings muss der Arzt, um dem Patienten die ›sinnvollen‹ Therapieoptionen und Therapieziele darlegen zu können, bereits eine Vorentscheidung und damit ein Werturteil gefällt haben, welche Behandlungswege er dem Patienten überhaupt anbietet.« (Bobbert, 2012, S. 1107)

Ich setze weiter fort mit einer Aussage des Göttinger Rechtswissenschaftlers Volker Lipp, in der die Festlegung eines Behandlungsziels als Ergebnis eines *gelungenen Dialogs* zwischen dem Patienten und dem Arzt gedeutet wird. Die persönliche Entscheidung des Patienten wird in das Zentrum gerückt; damit werden zugleich mögliche Abweichungen zwischen dem medizinisch Möglichen und dem vom Patienten Gewünschten in den Blick genommen. Die »Balancierung« dieser beiden Perspektiven – die in einer gemeinsam vorgenommenen Festlegung des Behandlungsziels mündet – kann als eine »Kunst« der auf Stärkung von Selbstbestimmung gerichteten Beratung verstanden werden: »Ob der Patient die Möglichkeiten der modernen Medizin zur Lebensverlängerung im konkreten Fall ausschöpfen möchte und wenn ja, welche, ist eine sehr persönliche Entscheidung. Das medizinisch Mögliche ist daher nicht gleichzusetzen mit dem individuellen Ziel der Behandlung eines ganz bestimmten Patienten. Dieses individuelle Behandlungsziel muss vielmehr erst im konkreten Fall festgelegt werden. Der Arzt hat daher die aus medizinischer Sicht möglichen und erreichbaren Ziele der Behandlung mit dem Patienten zu besprechen. Patient und Arzt legen dann das individuelle Ziel der Behandlung gemeinsam fest.« (Lipp, 2017, S. 443)

Ich schließe ab mit einer Variation über das bereits angeführte Leitbild »Voluntas aegroti suprema lex«, die sich den Gießener Rechtswissenschaftlern Steffen Augsberg und Simone Szczerbak verdankt. Diese Variation erscheint mir deswegen bedeutsam, weil sie deutlich macht, dass der Patient bzw. die Patientin das Recht hat, über den eigenen Tod zu entscheiden, was bei aller Beratung ausdrücklich mitbedacht werden muss: »Grundrechtlich betrachtet gilt mithin: Voluntas, non salus aegroti suprema lex. Dieses Selbstbestimmungsrecht erfasst sogar das Recht, über den eigenen Tod zu entscheiden. Ein in Kenntnis der konkreten entscheidungsrelevanten Umstände von einer einwilligungsfähigen Person abgegebenes Behandlungsveto ist für Ärzte und Pflegepersonal verbindlich.« (Augsberg & Szczerbak, 2017, S. 727)

5.7 Entscheidung für den Ort des Sterbens

Die Entscheidung des Patienten für den Ort des Sterbens ist ein bedeutender, nicht immer ausreichend bedachter Aspekt der Selbstverantwortung. Auch wenn der deutlich größere Anteil (ca. zwei Drittel) der befragten Menschen angibt, zu Hause sterben zu wollen (ca. ein Fünftel in einer Einrichtung für schwerkranke und sterbende Menschen), so ist dies nur einem kleineren Teil vergönnt: Nur ca. 25 Prozent der schwerkranken und sterbenden Menschen sterben tatsächlich zu Hause, hingegen ca. 45 Prozent in einem Krankenhaus und ca. 30 Prozent in einer stationären Pflegeeinrichtung. Auch dieses Ergebnis spricht für die Notwendigkeit des kontinuierlichen Ausbaus der palliativmedizinischen, palliativpflegerischen und hospizlichen Versorgung. Die »spezialisierte ambulante palliative Versorgung« (SAPV), auf die ich später zurückkomme, bildet hier ein wichtiges Versorgungsglied. Es kann nicht deutlich genug hervorgehoben werden, wie wichtig der Sterbeort für die emotionale Befindlichkeit eines sterbenden Menschen ist; dies gilt auch für sterbende Menschen mit einer weit fortgeschrittenen Demenzerkrankung. Der Sterbeort bildet ein konstitutives Element der Gesamtsituation des Sterbenden; er ist nicht nur ein »ergänzendes Merkmal«. Wenn man auf die Realität der Versorgung sterbender Menschen blickt, dann wird man nicht selten Zeuge einer gewissen Hektik und Irrationalität in den – häufig über den Kopf des Sterbenden hinweg getroffenen – Entscheidungen zum Sterbeort: Die Hektik tritt auf, wenn am Ende des Lebens zahlreiche notfall- und intensivmedizinische Behandlungsschritte eingeleitet werden, die den Sterbenden an die Klinik binden und dazu führen, dass er eben dort sterben wird. Im Rückblick erscheint manche medizinische Intervention eher irrational. Die Irrationalität zeigt sich aber auch dann, wenn Angehörige sich (nach außen hin kaum erkennbar, weil mit »guten Argumenten« ausgestattet) dagegen wehren, dass das sterbende Familienmitglied wieder nach Hause kommt: in der Klinik sei der Sterbende doch »sehr viel besser aufgehoben«. Der Sterbende selbst wird hier nicht gehört oder es wird (nach außen hin nicht immer erkennbarer) Druck auf ihn ausgeübt, doch besser in der Klinik zu bleiben – auch deswegen, weil dort auf eine »Notsituation« sehr viel besser reagiert werden könnte; als ob diese Notsituation nicht auch zu Hause aufgefangen werden könnte. Und schließlich sind Hektik, bisweilen auch Irrationalität erkennbar, wenn es um die »Verlegung« (welches Wort) eines Menschen von der Klinik oder von zu Hause in ein Heim geht: meistens wird der Schwerkranke oder Sterbende dort nur noch wenige Wochen oder Monate leben ... Hier ist eine noch sehr viel intensivere gesellschaftliche und kulturelle Diskussion darüber notwendig, inwieweit wir das Sterben einer Person als einen »existenziell großen Prozess« – und keinesfalls als einen »existenziell minoren« Prozess – begreifen wollen und müssen, was auch bedeutet, dass noch sehr viel intensiver an den Rahmenbedingungen gearbeitet wird, die die Wahrscheinlichkeit erhöhen, dass die Person an jenem Ort sterben kann, an dem sie sterben möchte. Für die einzelne Person, für die Familie bedeutet dies, sich sehr viel früher mit dem Faktum der Endlichkeit auseinanderzusetzen und dabei auch die Frage zu stellen, *wie* das Sterben gestaltet werden soll, welchen Beitrag man selbst zur Gestaltung des Sterbens eines Familienmitglieds leisten will.

In Bezug auf diese Thematik ist die Erkenntnis wichtig, dass das Zuhause *nicht notwendigerweise* der ideale Sterbeort ist und von Patienten auch nicht generell als idealer Sterbeort gewertet wird. In einer Studie zu den Sterbeortwünschen älterer Menschen, die alleine lebten (Aoun & Skett, 2013), konnte gezeigt werden, dass Schwerkranke zwar vielfach den Wunsch äußern, zu Hause zu sterben, aber zugleich die Erwartung, dass die medizinisch-pflegerische Versorgung in einer fachlich und ethisch ausgewiesenen Institution geleistet wird. Zudem äußerte fast die Hälfte der in dieser Studie befragten Patientinnen und Patienten (die lebensbedrohlich erkrankt waren), dass sie nicht zu Hause sterben wollten, sondern vielmehr in einer Einrichtung, die sich ganz den Prinzipien der Palliativ- und Hospizhilfe verpflichtet fühle. Hier spielt natürlich die Tatsache eine Rolle, dass die hier befragten Studienteilnehmerinnen und -teilnehmer alleine lebten; wären sie in einer Familie integriert gewesen, so wäre der Anteil jener Personen, die sich für ein Sterben zu Hause ausgesprochen hätten, vermutlich deutlich höher ausgefallen. In einer Analyse, in der die nächsten Bezugspersonen (N= 375) jüngst verstorbener Menschen interviewt wurden (May, Roe, McGarrigle et al., 2020), wurde zunächst gezeigt, welche gesundheitlichen Herausforderungen am Lebensende dominierten: Es waren dies Schmerzen (50% aller Fälle), Depressionen (45%) sowie Stürze (41%). Zudem wurde gezeigt, dass Patientinnen und Patienten mit einer Tumorerkrankung mit größerer Wahrscheinlichkeit zu Hause oder in einem stationären Hospiz starben als jene mit anderen Erkrankungen (letztere starben mit höherer Wahrscheinlichkeit in einem Krankenhaus oder Pflegeheim). Ein weiterer Befund deutete darauf hin, dass Sterbeort und Versorgungsart nicht allein von den gesundheitlichen Bedürfnissen der Patientinnen und Patienten, sondern auch von »nicht-medizinischen« Merkmalen beeinflusst waren: Zu diesen zählten das Alter wie auch die Haushaltsstruktur. 37 Prozent aller Pflegeleistungen wurden von pflegenden Angehörigen oder ehrenamtlich tätigen Personen erbracht, wobei der Zugang zu diesen Pflegeleistungen dann erschwert war, wenn die sterbenden Personen alleine oder in einer ländlichen Region lebten. In diesem Zusammenhang ist ein weiterer Befund wichtig: Die wegfallende Pflege durch Angehörige oder durch freiwillig Tätige konnte nur in Teilen durch die hauptamtlich geleistete Pflege ersetzt werden.

Das Sterben zu Hause ist an bestimmte Bedingungen geknüpft, zu denen vor allem zu zählen sind (siehe hier schon Wilkening, 1997): Die Patientin bzw. der Patient ist über seinen Zustand informiert und entscheidet sich aufgeklärt und bewusst für das Sterben zu Hause. Es sind nur noch palliative, aber mit Blick auf die Grunderkrankung keine heilenden Maßnahmen angezeigt. Es gibt im Haushalt des Kranken eine Person als Hauptpflegeperson. Schmerzbehandlung und Terminalpflege sind gesichert. Die Vorteile liegen in der hochgradig individuellen Gestaltung des Umfeldes, in vermehrten Möglichkeiten zu sozialen Kontakten, schließlich in der mit Angehörigen geteilten Vorbereitung auf den Tod. Zu den möglichen Nachteilen sind die mit der Pflege verbundenen, hohen körperlichen und seelischen Belastungen von Angehörigen zu rechnen, zudem die Sorge der Patientinnen und Patienten, die Familie körperlich wie seelisch zu sehr zu belasten, schließlich eine in Kontinuität und Qualität nicht sichergestellte medizinisch-pflegerische Versorgung.

In der vom Freiburger Juristen und Theologen Thomas Klie und der Freiburger Soziologin Christine Bruker herausgegebenen Schrift »Sterben in Deutschland – zwischen Wunsch und Wirklichkeit« wird sehr differenziert über die Ergebnisse des »Pflegereports 2016 der DAK-Gesundheit« berichtet. Mit Blick auf die häusliche Versorgung sterbender Menschen ist in diesem Bericht zu lesen: »Mit einem Sterben zu Hause werden Annahmen verbunden, die in einer ethischen Debatte über ein ›gutes Sterben‹ ihre Relevanz bestätigt finden: Die gewohnte Umgebung erleichtert Sterbenden ihre Situation – davon sind 88 Prozent derjenigen überzeugt, die schon einmal Menschen am Lebensende zu Hause begleitet haben. Das Sterben zu Hause sei würdevoller als im Krankenhaus (58 Prozent; 68 Prozent bei Pflegeerfahrenen) und ein Ausdruck der sozialen Verbundenheit (64 Prozent; 76 Prozent bei pflegenden Angehörigen). ... Eine besonders relevante Erkenntnis für die Resonanzfähigkeit der politischen Absichten des Gesetzgebers im Zuge des Hospiz- und Palliativgesetzes ist, dass in der Bevölkerung die Bereitschaft verankert ist, sich an Aufgaben der Begleitung sterbender Menschen zu beteiligen. Zwei Drittel der Personen, die bereits Pflegeerfahrungen gesammelt haben, trauen sich eine Pflege bis zum Tod des Gepflegten zu. ... Während in ländlichen Regionen das Sterben zu Hause von 66% gewünscht wird, haben in Großstädten nur 54% solche Idealvorstellungen.« (Klie & Bruker, 2019a, S. 129)

»Die Bevölkerungsumfrage lässt allerdings auch erkennen, dass für die häusliche Begleitung eines sterbenden Menschen die Rahmenbedingungen passen müssen. Die Befragten fordern die Unterstützung durch professionelle Dienste und Freunde/innen ein: Immerhin 66 Prozent der Pflegeerfahrenen halten diese gerade in der häuslichen Situation für hoch bedeutsam. Auch betonen sie, dass es in vielen Situationen gut wäre, wenn ehrenamtliche Helfer/innen die Angehörigen bzw. den Sterbenden unterstützten. Knapp 50 Prozent der Menschen mit Pflegeerfahrung äußern sich in dieser Weise.« (Ebd., S. 130).

Kritisch wird in dem Bericht angemerkt: »Als besonders wichtig und defizitär zugleich wird die ambulante Pflege beurteilt. Nur 28 Prozent sind der Ansicht, dass die Pflegekräfte sich gut um den Sterbenden gekümmert haben. Im Gegensatz dazu bewerten die Befragten die ärztliche Versorgung vergleichsweise positiv.« (Ebd.).

Die »spezialisierte ambulante palliative Versorgung« (SAPV), eine mit der Gesundheitsreform im Jahre 2007 eingeführte Regelleistung der Krankenkassen, vermag hier eine wichtige Versorgungslücke zu schließen. Denn jeder niedergelassene Haus- oder Facharzt, ebenso wie jeder Arzt in einer klinisch-stationären Einrichtung, kann die spezialisierte ambulante palliative Versorgung verschreiben. Dabei ist die enge Zusammenarbeit zwischen SAPV-Team (gebildet aus Ärztin oder Arzt, Pflegefachperson, Physiotherapeutin oder Physiotherapeut, Seelsorgerin oder Seelsorger) und dem Haus- oder Facharzt ein wichtiges Element dieses Versorgungsangebotes. Es wird davon ausgegangen, dass ca. zehn Prozent der Sterbenden auf diese Versorgungsform angewiesen sind. Mit dem im Jahre 2015 in Kraft getretenen »Hospiz- und Palliativgesetz« wurden Maßnahmen zur weiteren Verbesserung der hausärztlichen Begleitung in der *Allgemeinen Ambulanten Palliativversorgung* (AAPV) eingeführt. Die Kassenärztliche Bundesvereinigung und der GKV-Spitzenverband haben im Jahre 2016 die Vereinbarung zur besonders qualifizierten und koordinierten palliativmedizinischen Versorgung geschlossen. Ab dem 1. Oktober 2017 haben niedergelassene Ärztinnen und Ärzte die Möglichkeit, zusätzliche Leistungen in der Palliativversorgung abzurechnen. Allerdings werden die Leistungen der Allgemeinen Ambulanten Palliativversorgung bis heute wenig genutzt, was vor allem damit zu tun hat, dass das Angebot von Versorgungsnetzen mit besonders qualifizierten Ärzten sowie Pflege- und Betreuungskräften noch zu wenig ausgebaut ist (Haumann, 2019).

Es darf nicht unerwähnt bleiben, dass in jenen *Pflegeheimen und Wohnstiften*, in denen sich eine *fachlich wie ethisch fundierte »Sterbekultur«* entwickeln konnte, ein Sterben in Würde keinesfalls die Ausnahme bildet, sondern vielmehr gefördert wird; hier ist manchem Stereotyp ausdrücklich und bestimmt zu begegnen (siehe dazu schon Wilkening & Kunz, 2003). Wenn es gelingt, in einer stationären Pflegeeinrichtung Orte zu schaffen, in denen Bewohnerinnen und Bewohner nicht nur eine anspruchsvolle Palliativpflege erhalten, sondern auch ein Maß an emotionaler Intimität verwirklichen können, das ihnen die Kraft und die innere Ruhe gibt, sich auf den Tod einzustellen, dann ist damit ein wichtiger Schritt zur Sterbekultur getan. Ein entscheidendes Element für die Entwicklung einer Sterbekultur im Pflegeheim oder Wohnstift ist dabei zum einen die Kommunikation zwischen den Angehörigen der verschiedenen Berufsgruppen, die an der Palliativversorgung beteiligt sind; die Fähigkeit und Bereitschaft, sich als eine fachliche und moralische Gemeinschaft zu verstehen, bildet hier ein entscheidendes Merkmal. Zum anderen kommt hier der Kommunikation zwischen den Angehörigen des Versorgungssystems und den schwerkranken bzw. sterbenden Bewohnerinnen und Bewohner große Bedeutung zu. Dabei zeigen Untersuchungen, in denen schwerkranken Menschen die Möglichkeit gegeben wurde, das Verhalten von Angehörigen palliativer Versorgungssysteme (in unterschiedlichen Versorgungskontexten) ihnen gegenüber differenziert zu beschreiben und zu bewerten, dass es durchaus »konfliktauslösende« Faktoren gibt, die die Lebensqualität Schwerkranker erkennbar reduzieren. In einer Untersuchung der Abteilung für Pflegewissenschaft der Universität Osnabrück und des Instituts für Gerontologie der Universität Heidelberg (Garthaus, Marquard, Wendelstein et al., 2019) konnten in Interviews mit Schwerkranken derartige konfliktauslösende Faktoren identifiziert werden, so vor allem: Das Verhalten von Pflegenden, wenn dieses überwiegend auf empfundener Unfreundlichkeit beruht oder wenn Bedürfnisse unerfüllt bleiben; weiterhin eine als erniedrigend empfundene Behandlung durch Pflegende. Nicht selten berichteten die Befragten, dass sie sich als »unmündige« oder »missachtete« Personen fühlten, wenn ihnen fast alle Aktivitäten im Alltag abgenommen würden, ohne dass sie gefragt würden, welche dieser Aktivitäten sie gerne selbst ausführen wollten. Gerade mit Blick auf die *Versorgung am Lebensende* schilderten Schwerkranke fehlende Offenheit, Transparenz und Ehrlichkeit auf Seiten der Angehörigen des Versorgungssystems (Informationsasymmetrie). Sie empfanden Informationen zu Medikation, zu bevorstehenden Untersuchungen oder zum Wechsel auf eine Palliativstation vielfach als unvollständig, unehrlich oder auch uneinheitlich. Zudem wurden institutionelle und personelle Ursachen von Konflikten berichtet. Viele der Befragten erlebten auf Seiten der Pflegenden Zeitmangel und Druck, vor allem bedingt durch einen niedrigen Personalschlüssel oder durch Personalmangel (Marquard, Garthaus, Wendelstein et al., 2018).

Altenpflegeheime sind in wachsendem Maße mit dem Sterben von Bewohnerinnen und Bewohnern konfrontiert, da die meisten Menschen erst dann in ein Altenpflegeheim ziehen, wenn sie an einer schweren Krankheit leiden und pflegebedürftig sind. Ungefähr ein Drittel der Bewohnerinnen und Bewohner eines Pflegeheims stirbt in den ersten drei Monaten nach Heimeinzug. Das Kuratorium Deutsche Altershilfe hat schon im Jahre 2005 mehrere Arbeiten zu Sterben und Tod in Einrichtungen der stationären Altenhilfe veröffentlicht, die für das Thema des Sterbens im Heim sensibilisieren möchten. Der nachfolgende Ausschnitt aus einer dieser Arbeiten zeigt die Bedeutung auf, die das Sterben im Heim für die Pflegefachkräfte besitzt: »Auf der einen Seite gehören Sterben und Sterbebegleitung in den Altenpflegeeinrichtungen zum Alltag des Pflegepersonals. Auf der anderen Seite gehören sie, wie Untersuchungen belegen, zu den größten persönlichen Herausforderungen der Mitarbeiterinnen und Mitarbeiter. Denn die meisten erleben sie als zweischneidige Angelegenheit: Als Tätigkeit, die ihnen zum einen besonders wichtig ist, zum anderen als Tätigkeit, die sie auch als höchst belastend erleben, häufig einhergehend mit dem Gefühl, überfordert zu sein. Zudem befinden sie sich dazu oft noch in einem weiteren Konflikt: Die Arbeitsbedingungen in der Pflege werden immer anspruchsvoller, nicht zuletzt durch die starke Zunahme der an einer Demenz erkrankten Bewohnerinnen und Bewohner, deren Anteil schon heute bei circa 60 Prozent liegt, Tendenz steigend. Die Pflege wird immer aufwändiger bei gleichzeitig gestiegenen Anforderungen an die Pflege.« (Kuratorium Deutsche Altershilfe, 2005, S. 7)

In einem Forschungs- und Praxisprojekt zum Thema »Sterben zuhause im Heim – Hospizkultur und Palliativkompetenz in der stationären Langzeitpflege«, das von der Universität Augsburg in Zusammenarbeit mit dem Institut für Praxisforschung und Projektberatung (IPP) München von 2015 bis 2017 durchgeführt wurde (Schneider, Dill, Gmür et al., 2018), konnten 1.614 Alten- und Pflegeheime online befragt werden; zudem fanden Interviews mit 24 Expertinnen und Experten statt. Die Ergebnisse dieser Befragung werden von den Autorinnen und Autoren wie folgt zusammengefasst (ebd., S. 13): »In der Selbstwahrnehmung der Einrichtungen aus den Fallstudien wird eine deutliche Veränderung im Selbstverständnis der Heime erkennbar. Sie haben sich nicht nur von Orten des Wohnens hin zu Orten der Pflege entwickelt (was sich u. a. im Verhältnis des Anteils von Wohnbereichen zu Pflegebereichen ausdrückt). Sondern die Heime wandeln sich zunehmend auch von Orten des Lebens zu Orten des Sterbens. – Zwar wird in der Selbstwahrnehmung der Heime in den Fallstudien das Sterben möglichst nahtlos ins Leben im Heim integriert, wobei das Leben nach wie vor als Orientierungsleitlinie dominiert. Dabei sind aber (aus Sicht der Pflegekräfte) zwei Klientel-Typen zu unterscheiden: Ein typisches Wahrnehmungsmuster der Pflegekräfte ist die mehr oder weniger bruchlose Einbindung des Lebensendes in die Versorgung derjenigen Bewohner, die im Heim zuhause sind, hier also bereits seit längerer Zeit wohnen. Das zweite Wahrnehmungsmuster bzgl. ›Sterben im Heim‹ bezieht sich auf die wachsende neue Klientel der Kurzzeitpflegefälle. Hier ist die Bewältigung des Sterbens schwieriger, wenn und weil der Bewohnerwille nicht oder nur unzureichend erfasst werden kann und das Heim für den Bewohner aufgrund der Kürze der Zeit kaum noch zu seinem Zuhause werden kann. Hinzu kommen die knappen Ressourcen, die aufgrund der ansteigenden und komplexer werdenden Aufgaben und Ansprüche an das Pflegepersonal für eine adäquate Versorgung sterbender Menschen nicht mehr ausreichen. – Ein möglicher Effekt dieser Veränderungen in den Bewohnermerkmalen und ihrer Wahrnehmung seitens der Pflegekräfte sowie der gestiegenen Anforderungen an die Versorgung am Lebensende ist die Entwicklung von Heimen hin zu ›Quasi-Hospizen‹.«

Es wird folgendes Resümee gezogen (ebd., S. 14): »Wichtig dabei ist: Mit Blick auf eine perspektivisch mögliche Ausdifferenzierung der Heimlandschaft in ›Alterswohnheime‹ und ›Quasi-Hospize‹ spielen stationäre Hospize gleichsam als idealisierte Referenzfolie eine Rolle. Dabei gilt aus Sicht der Heime: Auch wenn Heime nicht identisch ausgestattet werden können wie stationäre Hospize, muss der Anspruch eines ›guten Sterbens‹ im Heim dann scheitern, wenn die für Heime erforderlichen Ressourcenrahmen zur Bewältigung der genannten An- und Herausforderungen nicht gegeben sind.«

Ohne hier in Polemik verfallen zu wollen, sei doch betont, wie sehr die Covid-19-Pandemie die *Grenzen selbstverantwortlichen Lebens* in Pflegeheimen vor Augen geführt hat bzw. führt. Heime wurden geschlossen, der Eintritt von Verwandten und anderen Bezugspersonen in das Heim wurde verwehrt. Bewohnerinnen und Bewohner konnten das Heim (bzw. das Grundstück des Heimes) nicht mehr verlassen. Mitarbeiterinnen und Mitarbeiter mussten über Wochen mit der Unsicherheit leben, möglicherweise selbst von SARS-CoV-2 infiziert worden zu sein, da die Möglichkeiten effektiver Testung wochenlang nicht gegeben waren. Die Sorge um die Gesundheit der Bewohnerinnen und Bewohner wurde noch einmal gesteigert, als Berichte über Pflegeheime an die Öffentlichkeit gelangten, in denen sich zahlreiche Bewohnerinnen und Bewohner infiziert hatten und starben. In den Augen vieler Menschen – auch von Fachvertreterinnen und -vertretern – bildete gerade die Lebenssituation im Pflegeheim eine fachlich wie ethisch *nicht mehr tolerierbare* Situation. Denn durch die Schließung der Pflegeheime – so sehr diese auf den ersten Blick rational anmutete – wurden erhebliche Risiken mit Blick auf die Lebensqualität, die psychische Gesundheit und die funktionale Kompetenz der Bewohnerinnen und Bewohner eingegangen. Vor allem die vielfach berichteten Phänomene der Isolation und subjektiv erlebten Einsamkeit bildeten ein erhebliches Risiko, verschärft durch die Erfahrung, von der Außenwelt abgeschnitten zu sein. Fachkolleginnen und -kollegen, aber auch ich selbst haben eigentlich vom ersten Tag des »Lockdown« an die Forderung erhoben (und zwar deutlich vernehmbar), Heime nicht einfach zu schließen, sondern zugleich ein fachlich anspruchsvolles, persönliches ansprechendes Angebot der kognitiven, der emotionalen, der ästhetischen, der spirituellen, der sozialkommunikativen, der alltagspraktischen und der körperlichen Aktivierung vorzuhalten. Auch die Ausstattung mit einer digitalen Technologie, durch die die Bewohnerinnen und Bewohner kontinuierlichen Kontakt mit der Außenwelt pflegen könnten, gehörte zu dieser Forderung. Dabei habe ich selbst hervorgehoben, dass ein derartiges Angebot von Personen ausgeführt werden könnte, die zwar nicht mehr auf dem Gebiet der Pflege und psychosozialen Begleitung tätig sind (vor allem wegen des bereits vollzogenen Eintritts in den Ruhestand), die aber auf diesem Gebiet sehr gut ausgewiesen sind; für diese Tätigkeiten hätte dann eine entsprechende Besoldung erfolgen müssen, diese Personen hätten zudem sofort die Möglichkeit der Testung erhalten sollen. Natürlich, und auch dies wurde betont, hätten Einrichtungen die Kosten für ein derartiges Angebot nicht selbst tragen können; hier wäre in meinen Augen die Pflegeversicherung als Kostenträger in Frage gekommen. Derartige Forderungen sollten auch deutlich machen, dass unsere Gesellschaft Pflegeheime und Pflegefachpersonen sowie Bewohnerinnen und Bewohner *eben nicht* vergisst und alleine lässt. Für mich völlig unverständlich war und ist die *Gegenläufigkeit* von Argumentationen in Bezug auf die *Besoldung* von Pflegefachpersonen. Als von Pflegefachpersonen die größten Anstrengungen unternommen werden mussten, die Folgen der Pandemie für das Heim (wie auch für den ambulanten Dienst!) möglichst gering zu halten, wurde öffentlich Beifall gezollt. Nach der Abwendung der größten Risiken und einer gewissen Entspannung innerhalb unserer Gesellschaft wurden wieder Argumente gegen eine »zu starke Erhöhung« des Lohnniveaus in der Pflege vorgebracht, wobei das Lohnniveau in der Pflege – betrachtet man dieses vor dem Hintergrund der beruflichen Anforderungsprofile – an sich schon erschreckend gering ist.

Ohne hier zu sehr ins Detail gehen zu wollen: Zwei Wochen nach Beginn des »Lockdown« konnte ich gemeinsam mit dem Landesbischof der Evangelischen Kirche Baden, Prof. Dr. Jochen Cornelius-Bundschuh, ein Memorandum (Evangelischer Pressedienst – epd, 2. April 2020) veröffentlichen, in dem wir uns dagegen wehrten, dass ältere Menschen verallgemeinernd zur »Risikogruppe« erklärt wurden, die isoliert werden müsse. Dieses Memorandum trug folgenden Wortlaut: »Die öffentliche Diskussion über eine mögliche ›Exit-Strategie‹ aus den bisherigen Kontaktbeschränkungen nimmt immer mehr an Fahrt auf. Dabei werden Personengruppen definiert, für die die Einschränkungen fortbestehen sollen, und von Personengruppen abgegrenzt, für die diese Regelungen nicht mehr gelten sollen. Wir betrachten mit großer Sorge, wie in diesem Zusammenhang über ›die Gruppe der alten Menschen‹ gesprochen wird. Für diese ›Gruppe‹ und weitere besonders schutzbedürftige Menschen sollen weiterhin restriktive Schutzbestimmungen gelten, während sich jüngere und gesunde Menschen dann wieder wie gewohnt im öffentlichen Raum bewegen können.

Hier sei festgestellt: Es darf nicht sein, dass die ›Gruppe alter Menschen‹ verallgemeinernd zur Risikogruppe erklärt wird. Die Risiken einer Infektion sind im Alter zwar deutlich höher, sie sind aber bei allen Menschen erheblich. Es muss vielmehr in jedem einzelnen Falle ein *potenzielles Risikoprofil* bestimmt werden.

1. In jenen Fällen, in denen ein Risikoprofil vorliegt, muss die betreffende Person *ausführlich und sensibel* über die Notwendigkeit einer stärkeren Isolierung *aufgeklärt* werden.
2. Wenn eine stärkere Isolierung in Betracht gezogen wird, besteht eine erhebliche Gefahr, dass sich mittelfristig psychische Störungen einstellen, die ihrerseits Einfluss auf die Gesundheit und auf das emotionale und seelische Wohlbefinden des Menschen nehmen. Dies heißt: Wenn eine Quarantäne unausweichlich ist, dann muss diese so beschaffen sein, dass die *Lebensqualität* der betreffenden Person möglichst weit erhalten bleibt, auch wenn dies mit *Kosten* für die Allgemeinheit verbunden ist: Denn es bedarf einer ausreichenden Anzahl von Betreuerinnen und Betreuern, die entsprechend geschützt sind und die betreffenden Menschen in ihrer Alltagsgestaltung unterstützen. Zudem müssen die nächsten Angehörigen die Möglichkeit erhalten, regelmäßig zu Besuch zu kommen – und zwar nach erfolgter Testung. Wir werden auch aus dieser Sicht nicht an einer deutlichen Erhöhung der Testangebote vorbeikommen.
3. Keinesfalls darf so getan werden, als könnte man bei alten Menschen ›einfach‹ eine Isolierung fortsetzen, weil sich angeblich keine andere Lösung anbietet. Natürlich ist es richtig, dass der Gesundheitsschutz Priorität besitzt, der eigene wie auch jener der Mitmenschen. Aber es ist von großer Bedeutung, dass die Lebensqualität des einzelnen Menschen berücksichtigt und alles dafür getan wird, dass diese Lebensqualität möglichst weit erhalten bleibt. Dazu gehören im hohen Alter vor allem Maßnahmen der Aktivierung sowie der sozialen Teilhabe, aber auch der Sorge für die Seele. Diese Maßnahmen können nicht allein von den Pflegekräften erbracht werden. Vielmehr sind diese auf umfassende personelle Unterstützung angewiesen. Diese muss finanziert werden – zum Beispiel aus Mitteln der Pflegeversicherung, die einen Rettungsschirm

aufspannen sollte, um die ambulanten und stationären Pflegeeinrichtungen wirksam unterstützen zu können.

4. In dieser Krise erleben wir den Stellenwert des Gesundheits- und Pflegesystems neu. Allein der tägliche Applaus genügt für Pflegekräfte in Kliniken und Heimen nicht: spätestens jetzt wird klar, mit welchen körperlichen, vor allem psychischen und kommunikativen Leistungen Pflege verbunden ist. Es ist dringend notwendig, dass sich diese Leistungen auch in angemessener Bezahlung widerspiegeln.

5. Schließlich warnen wir davor, dass sich eine Diskriminierung ›der alten Menschen‹ und anderer besonders schutzbedürftiger Menschen in unser Denken und Entscheiden einschleicht. Dann stehen auf einmal auf der einen Seite ›die Alten‹ und auf der anderen Seite ›die Jungen‹. Mit den einen würde ›Produktivität‹, mit den anderen das Stichwort ›Kosten‹ verbunden.

Jedes Leben ist ein einzigartiges, unvergleichbares, von Gott geschenktes Leben, das unser gemeinsames Leben bereichert. Jeder Mensch, gleich welchen Alters, ist in seinen Stärken und Schwächen, in seinem Verständnis von Lebensqualität zu verstehen und anzusprechen. Wir wehren uns gegen Verallgemeinerungen, durch die dieses grundlegende Verständnis der Person verloren geht. Gerade in Krisenzeiten muss sich unser Bild vom Menschen und seiner Würde im Umgang mit denen bewähren, die in besonderer Weise auf Schutz und Unterstützung angewiesen sind; nur dadurch bleiben wir eine humane und solidarische Gesellschaft.«

5.8 Mitentscheidung im Hinblick auf den Zeitpunkt, zu dem Behandlungsmaßnahmen abgebrochen werden (»Sterben lassen«)

Im Kontext von Selbstverantwortung gewinnt die Mitentscheidung der Patientin bzw. des Patienten über den »Behandlungsabbruch« große Bedeutung. Diese Mitentscheidung kann auch als eine Rahmenbedingung für das »Sterben lassen« gewertet werden.

Im Hinblick auf diesen Aspekt der Selbstverantwortung sind die Aussagen des Freiburger Internisten Wolfgang Gerok (1995) über die *vier Entscheidungsebenen* bei der Betreuung eines sterbenden Patienten nach wie vor aktuell und handlungsführend.

Die *erste* Ebene: Entscheidung über Klinikaufnahme und die Weiterführung hausärztlicher Betreuung nach der Klinikentlassung. Die *zweite* Ebene: Entscheidung über ärztliche Maßnahmen in der Klinik und ihre mögliche Weiterführung durch den Hausarzt. Die *dritte* Ebene: Entscheidung über den Umfang der Aufklärung des Kranken in der Klinik in Absprache mit dem Hausarzt. Die *vierte* Ebene: Entscheidung über einen Handlungsabbruch.

Die Entscheidung hinsichtlich der zu wählenden ärztlichen Maßnahmen ist – wie Wolfgang Gerok hervorhebt – auf zwei Ebenen zu treffen: auf der Ebene der *instrumentellen Vernunft* und jener der *praktischen Vernunft* (Ethik). Die Ebene der instrumentellen Vernunft spiegelt sich in folgender Frage wider: Ist die diagnostische oder therapeutische Maßnahme indiziert und durchführbar? Die Ebene der praktischen Vernunft kommt in den beiden folgenden Fragen zum Ausdruck: Ist das Ziel des Handelns gut sowie moralisch vertretbar? Dient es dem Wohl (oder Heil) des Patienten, und zwar auch im umfassenden Sinne, nämlich jenem der personalen Integrität? Erst die positive Entscheidung *auf beiden Ebenen* rechtfertigt die Einleitung einer bestimmten diagnostischen oder therapeutischen Maßnahme. Wolfgang Gerok charakterisiert den Entscheidungsprozess wie folgt: »Zunächst muß entschieden werden, ob eine diagnostische oder therapeutische Aufgabe indiziert, durchführbar und für den Kranken nützlich ist. Diese Ebene der Entscheidung ist die Domäne des erfahrenen Arztes, die Ebene der instrumentellen Vernunft. Sobald die Anwendung des Machbaren zur Diskussion steht, muß die Entscheidung auf einer zweiten, höheren Ebene fallen. Hier wird entschieden, ob das Ziel des Handelns gut und vernünftig, aber auch moralisch vertretbar ist. Da ethische Prinzipien durch Naturwissenschaft und Medizin nicht begründbar sind, haben diese Wissenschaften auf dieser Ebene keine Entscheidungskompetenz. Es ist die Ebene der praktischen Vernunft, der Ethik.« (Gerok, 1995, S. 46)

Im Kontext dieses Entscheidungsprozesses sind *zwei Formen der Aufklärung* wichtig, die auf dem Respekt vor der Selbstverantwortung des Patienten gründen. Die *erste* Form beschreibt die Aufklärung über den Nutzen und die Risiken von Behandlung und Nicht-Behandlung. Der Patient wird damit in die Lage versetzt, eine Entscheidung zu treffen (»Selbstbestimmungsaufklärung«). Die *zweite* Form beschreibt die Aufklärung bei unheilbarer tödlicher Krankheit über die ungünstige Prognose (»Wahrheit am Krankenbett«).

Lässt man sich auf den Gedankengang von Wolfgang Gerok ein, so wird offenbar, wie intensiv die fachliche und ethische Reflexion der Ärztin bzw. des Arztes sein muss, um einer Patientin bzw. einem Patienten *ausreichend fundierten Beistand* bei der Mitentscheidung über den Behandlungsabbruch (oder den Zeitpunkt des antizipierten Behandlungsabbruchs) anbieten zu können. Wir fühlen uns gerade mit Blick auf die von Gerok angesprochene »höhere Ebene« (praktische Vernunft) noch einmal an die Aussagen von Mosche ben Maimon erinnert, in denen ja ausdrücklich die geistige Dimension der Medizin (und Pflege) aufscheint, die auch das Fundament des hier angesprochenen Beistands bildet. Die »Selbstbestimmungsaufklärung« richtet an die Ärztin bzw. den Arzt hohe fachliche und kommunikative Anforderungen: Die fachlichen Anforderungen liegen in der differenzierten Beurteilung von potenziellen Folgen der Behandlung vs. Nicht-Behandlung; die kommunikativen Anforderungen in einer Art der Vermittlung, die die Patientin bzw. den Patienten tatsächlich in die Lage versetzt, mitzuentscheiden. Dies erfordert eine Haltung dieser bzw. diesem gegenüber, die von jeglicher Form der Bevormundung oder des Paternalismus absieht. Die hohe kommunikative Kompetenz tritt einmal mehr als eine bedeutende Forderung auf, wenn es um die »Wahrheit am Krankenbett« geht. Die in dem bereits angeführten SPIKES-Modell genannten kommunikativen Schritte gelten auch hier.

Der Heidelberger Psychoonkologe Rolf Verres (1997) hat in seinen Studien zum Erleben und Verhalten von Menschen mit einer Tumorerkrankung gezeigt, wie wichtig das Sich-Einstellen des Arztes auf das Erleben und Verhalten der Patienten für deren seelisch-geistige Entwicklung im Prozess des Sterbens ist. Verres hebt hervor, dass im Prozess des Sterbens nicht selten eine Sammlung und geistige Konzentration auf das Sterben und den Tod erkennbar sei, die eine entsprechende *geistige Antwort* der Mitglieder des Versorgungsteams erforderten. Die »Vita contemplativa« im Prozess des Sterbens dürfe nicht dadurch behindert werden, dass das »Ankämpfen gegen den Tod« im Gespräch mit den Patienten grundsätzlich als die »beste«, die »effektivste« Form der Auseinandersetzung dargestellt werde.

Die Mitentscheidung im Hinblick auf den Zeitpunkt, zu dem Behandlungsmaßnahmen abgebrochen werden, erfordert eine ausreichende *innerseelische Vorbereitung* der Patientin bzw. des Patienten auf den herannahenden Tod. Das heißt, dass sie bzw. er sich auf den Tod vorbereitet und sich auf diesen einstellt, das Sterben vielleicht sogar bewusst *mitgestaltet*. Das heißt aber auch, dass die Mitglieder des Versorgungssystems den Tod der Patientin bzw. des Patienten mehr und mehr in den Blick nehmen, diesen nicht über Gebühr »aufzuhalten« versuchen, sondern ihn dann als den End- und Zielpunkt *annehmen*, wenn er sich auf eine »organische Weise« (hier im doppelten Sinn des Wortes) abzeichnet; hier gewinnt das bereits zitierte Wort von Viktor von Weizsäcker, dass sich Ärztin oder Arzt nicht allein als Verbündeter des Lebens, sondern auch als Verbündeter des Todes verstehen sollten, einmal mehr an Bedeutung. Wenn derartige Bedingungen geschaffen sind, dann lässt sich der hier thematisierte Aspekt der Selbstverantwortung umsetzen. Man spricht bisweilen ein wenig leichtfertig von der Mitentscheidung im Hinblick auf den Zeitpunkt, zu dem Behandlungsmaßnahmen abgebrochen werden, und übersieht dabei die innerseelischen wie auch die kommunikativen Bedingungen, die erfüllt sein müssen, damit eine derartige Mitentscheidung auf Seiten der Patientin bzw. des Patienten überhaupt ins Auge gefasst wird. Diese Leichtfertigkeit sollte vermieden werden; an deren Stelle muss »psychologischer und existenzieller Ernst« treten.

Patientenverfügung

Mit diesem Aspekt der Selbstverantwortung ist auch die Patientenverfügung angesprochen. Die gesetzliche Grundlage für diese hat der Deutsche Bundestag am 18. Juni 2009 mit dem Paragraphen 1901a BGB (Bürgerliches Gesetzbuch) geschaffen und damit die Rahmenbedingungen für den Umgang mit einer Patientenverfügung geregelt; am 1. September 2009 trat das *Dritte Gesetz zur Änderung des Betreuungsrechts* (»Patientenverfügungsgesetz«) in Kraft. Zwei Absätze aus diesem Gesetz seien nachfolgend angeführt:

(1) »Hat ein einwilligungsfähiger Volljähriger für den Fall seiner Einwilligungsunfähigkeit schriftlich festgelegt, ob er in bestimmte, zum Zeitpunkt der Festlegung noch nicht unmittelbar bevorstehende Untersuchungen seines Gesundheitszustands, Heilbehandlungen oder ärztliche Eingriffe einwilligt oder sie untersagt (Patientenverfügung), prüft der Betreuer, ob diese Festlegungen auf die aktuelle Lebens- und Behandlungssituation zutreffen. Ist dies der Fall, hat der Betreuer dem Willen des Betreuten Ausdruck und Geltung zu verschaffen. Eine Patientenverfügung kann jederzeit formlos widerrufen werden.«

(2) »Liegt keine Patientenverfügung vor oder treffen die Festlegungen einer Patientenverfügung nicht auf die aktuelle Lebens- und Behandlungssituation zu, hat der Betreuer die Behandlungswünsche oder den mutmaßlichen Willen des Betreuten festzustellen und auf dieser Grundlage zu entscheiden, ob er in eine ärztliche Maßnahme nach Absatz 1 einwilligt oder sie untersagt. Der mutmaßliche Wille ist aufgrund konkreter Anhaltspunkte zu ermitteln. Zu berücksichtigen sind insbesonde-

re frühere mündliche oder schriftliche Äußerungen, ethische oder religiöse Überzeugungen und sonstige persönliche Wertvorstellungen des Betreuten.«

Zwei Anmerkungen seien hier getroffen: Jede und jeder einwilligungsfähige Volljährige kann eine Patientenverfügung verfassen; diese kann sie oder er jederzeit formlos widerrufen. Dabei wird als sinnvoll erachtet, sich bei der Abfassung einer Patientenverfügung von einer Ärztin, einem Arzt oder einer anderen fachkundigen Person beraten zu lassen. Solange die in der Patientenverfügung schriftlich niedergelegten Bestimmungen auf die aktuell gegebene Lebens- und Behandlungssituation der Patientin oder des Patienten zutreffen, sind Ärztin bzw. Arzt sowie Vertreterin bzw. Vertreter (Betreuer/in; Bevollmächtigte/r) an diese gebunden.

Mit der *Vorsorgevollmacht* wird einer anderen Person das Recht eingeräumt, stellvertretend für die/den Verfasser/in zu handeln. Dabei kann sich die Vorsorgevollmacht auf die Wahrnehmung *einzelner* (genau umschriebener) oder aber *aller* Angelegenheiten beziehen. Es kann festgelegt werden, dass von der Vorsorgevollmacht erst in jenen Fällen Gebrauch gemacht wird, in denen die Verfasserin bzw. der Verfasser nicht mehr in der Lage ist, über die eigenen Angelegenheiten zu entscheiden.

Um in den »Geist« dieses Patientenverfügungsgesetzes einzuführen, möchte ich aus dem Gesetzentwurf der Abgeordneten Joachim Stünker (SPD), Michael Kauch (FDP), Dr. Lukrezia Jochimsen (DIE LINKE), Jerzy Montag (Bündnis 90/Die Grünen) und weiterer Abgeordneter vom 6. März 2008 zitieren: »Viele Menschen wollen die Gewissheit haben, dass sie über die Art und Weise ihrer medizinischen Behandlung selbst bestimmen können, wenn sie infolge einer Krankheit oder eines Unfalles ihre Entscheidungsfähigkeit verloren haben. In erster Linie ist es dazu wichtig, alle verfügbaren Kommunikationswege und Vorsorgemöglichkeiten zu nutzen. Dazu dient die Vorsorgevollmacht, mit der ein Bevollmächtigter beauftragt wird, im Sinne des Betroffenen zu handeln. Weiterhin ist ein vertrauensvolles Gespräch mit dem Arzt und nahestehenden Personen sinnvoll. Zudem ist vor allem mit der Patientenverfügung ein solcher Kommunikationsweg eröffnet. Dieser wird von den Bürgerinnen und Bürgern zunehmend genutzt. Die Patientenverfügung ist deshalb bereits jetzt in der Praxis von großer Bedeutung für die Verwirklichung des in den Artikeln 1 und 2 des Grundgesetzes verankerten Selbstbestimmungsrechts jedes Menschen. Fragen der rechtlichen Verbindlichkeit und des Umganges mit Patientenverfügungen werden seit einigen Jahrzehnten intensiv diskutiert. Dennoch besteht in der Praxis zum Teil noch Verunsicherung im Umgang mit Patientenverfügungen. Das betrifft insbesondere ihre Bindungswirkung und Geltung in allen Stadien einer Erkrankung. Bürgerinnen und Bürger fordern die Achtung ihrer Würde und ihres Selbstbestimmungsrechts bei ärztlichen Behandlungen in allen Lebensphasen. Zudem fehlt bislang eine gesetzliche Regelung, wann besonders schwerwiegende Entscheidungen eines Betreuers oder Bevollmächtigten vom Vormundschaftsgericht genehmigt werden müssen. Es besteht also dringender gesetzlicher Handlungsbedarf. Ziel des Gesetzentwurfs ist es, durch eine gesetzliche Regelung der Patientenverfügung für alle Beteiligten mehr Rechtssicherheit zu schaffen. Es soll sichergestellt werden, dass der das Betreuungsrecht prägende Grundsatz der Achtung des Selbstbestimmungsrechts entscheidungsunfähiger Menschen auch bei medizinischen Behandlungen beachtet wird.« (Deutscher Bundestag, 2008, Bundestagsdrucksache 16/8442: Entwurf eines Dritten Gesetzes zur Änderung des Betreuungsrechts, S. 2)

Der Bundesgerichtshof hat mit Beschluss vom 6. Juli 2016 ein Urteil zu den »Anforderungen an Vorsorgevollmacht und Patientenverfügung im Zusammenhang mit dem Abbruch lebenserhaltender Maßnahmen« gefällt, das zu einer tiefgreifenden Revision des rechtlichen Umgangs mit Patientenverfügungen geführt hat. Den Ausgangspunkt bildete ein Rechtsstreit zwischen Angehörigen einer Frau, die durch einen Hirnschlag und epileptische Anfälle die Fähigkeit zur eigenständigen Willensäußerung verloren hatte und deren Patientenverfügung die Vorgabe enthielt, in einem entsprechenden Zustand »keine lebensverlängernden Maßnahmen« mehr durchzuführen (Mitteilung Nr. 136/2016 der Pressestelle des BGH). In dem Beschluss des BGH heißt es: »Eine schriftliche Patientenverfügung im Sinne des § 1901a Abs. 1 BGB entfaltet unmittelbare Bindungswirkung nur dann, wenn ihr konkrete Entscheidungen des Betroffenen über die Einwilligung oder Nichteinwilligung in bestimmte, noch nicht unmittelbar bevorstehende ärztliche Maßnahmen entnommen werden können. Von vornherein nicht ausreichend sind allgemeine Anweisungen, wie die Aufforderung, ein würdevolles Sterben zu ermöglichen oder zuzulassen, wenn ein Therapieerfolg nicht mehr zu erwarten ist. Die Anforderungen an die Bestimmtheit einer Patientenverfügung dürfen aber auch nicht überspannt werden. Vorausgesetzt werden kann nur, dass der Betroffene umschreibend festlegt, was er in einer bestimmten Lebens- und Behandlungssituation will und was nicht. Die Äußerung, ›keine lebenserhaltenden Maßnahmen‹ zu wünschen, enthält jedenfalls für sich genommen keine hinreichend konkrete Behandlungsentscheidung. Die insoweit erforderliche Konkretisierung kann aber gegebenenfalls durch die Benennung bestimmter ärztlicher Maßnahmen oder die Bezugnahme auf ausreichend spezifizierte Krankheiten oder Behandlungssituationen erfolgen.«

Seit Inkrafttreten des Patientenverfügungsgesetzes haben sich die Eintragungen beim Zentralen Vorsorgeregister der Bundesnotarkammer (ZVR) fast vervierfacht. Derzeit haben dem ZVR zufolge in der Bundesrepublik Deutschland ca. 4,2 Millionen Menschen eine Patientenverfügung und / oder eine Vorsorgevollmacht verfasst (ZEIT Online vom 31. Dezember 2019).

Im Gesetzentwurf vom 6. März 2008 war allerdings die Einführung des § 1901b BGB noch nicht enthalten. Dieser ist erst im Laufe der parlamentarischen Debatte von den Initiatoren des Stünker-Entwurfs als weiteres Element ihres Gesetzentwurfes eingefügt worden; dies geschah auch in der Absicht, Kritikern des Ursprungsentwurfs entgegenzukommen. Mit der Einfügung von § 1901b BGB wird zum Ausdruck gebracht, dass jeglicher »Automatismus« vermieden werden soll, der im ungünstigsten Fall dazu führen kann, dass einmal getroffene Festlegungen in Patientenverfügungen ausgeführt werden, auch wenn sie möglicherweise dem *geänderten Patientenwillen in der aktuellen Situation nicht mehr entsprechen*. Mit § 1901b BGB soll zudem der dialogische Prozess zwischen dem behandelnden Arzt und dem Betreuer und ggf. weiteren Personen im Gesetz verankert werden. So heißt es in der Beschlussempfehlung und dem Bericht des Rechtausschusses des Deutschen Bundestages vom 8. Juni 2009: »Um den dialogischen Prozess zwischen dem behandelnden Arzt und dem Betreuer und ggf. weiteren Personen im Gesetz zu verankern, wird § 1901b eingefügt. Die Überschrift der Vorschrift macht deutlich, worin es bei der Regelung im Kern geht. Zwar ergeben sich die Pflichten des Arztes bereits aus dessen berufsrechtlichen Pflichten, im Hinblick auf die bestehenden Verunsicherungen in der Praxis erscheint eine klarstellende Regelung aber sinnvoll.« (Deutscher Bundestag, 2009, Drucksache 16/13314, S. 20)

Ich führe nachfolgend § 1901b BGB (»Gespräch zur Feststellung des Patientenwillens«) Absatz 1 und Absatz 2 an:

(1) »Der behandelnde Arzt prüft, welche ärztliche Maßnahme im Hinblick auf den Gesamtzustand und die Prognose des Patienten indiziert ist. Er und der Betreuer erörtern diese Maßnahme unter Berücksichtigung des

Patientenwillens als Grundlage für die nach § 1901a zu treffende Entscheidung.«

(2) »Bei der Feststellung des Patientenwillens nach § 1901a Absatz 1 oder der Behandlungswünsche oder des mutmaßlichen Willens nach § 1901a Absatz 2 soll nahen Angehörigen und sonstigen Vertrauenspersonen des Betreuten Gelegenheit zur Äußerung gegeben werden, sofern dies ohne erhebliche Verzögerung möglich ist.«

Das Patientenverfügungsgesetz bildet ein bedeutendes Instrument zur Verwirklichung von Selbstverantwortung im Prozess des Sterbens, allerdings einer Selbstverantwortung im Sinne der *gedanklich-emotionalen Antizipation einer potenziellen Sterbesituation*, verbunden mit dem Verlangen, dass diese Situation in einer Weise gestaltet wird, die der *aktuell gegebenen Wertestruktur* möglichst weit entspricht: und dies eben auch im Falle einer nicht mehr gegebenen Entscheidungs- bzw. Einwilligungsfähigkeit. Dieses Gesetz ist aus meiner Sicht auch deswegen bedeutsam, weil von ihm ein Impuls zur rechtzeitigen Auseinandersetzung mit dem Faktum eigener Endlichkeit ausgeht. Die Auseinandersetzung mit dem Faktum eigener Endlichkeit wird, so darf angenommen werden, im Individuum die Frage auslösen, wie es sich sein Sterben vorstellt. Wenn ich schreibe: »Wie es sich sein Sterben vorstellt«, dann meine ich hier die (wenn auch nur noch in Teilen gegebene oder erheblich eingeschränkte) Fähigkeit zur Selbst- und Weltgestaltung. Ein wichtiges Ziel im Kontext der Palliativversorgung und Hospizhilfe ist ja gerade darin zu sehen, die Selbst- und Weltgestaltung im Prozess des Sterbens möglichst weit zu erhalten bzw. zu fördern. Die gedanklich-emotionale Antizipation des Sterbens muss allerdings auch die Alternative gänzlich fehlender Selbst- und Weltgestaltungsfähigkeit mitdenken. Und gerade für diesen Fall ist eine besondere Planung notwendig, wie sie mit dem rechtlichen Instrument der Patientenverfügung ermöglicht wird.

Dies alles klingt vernünftig und überzeugend. Aber allein eine rechtlich einwandfreie Patientenverfügung aufzusetzen, kann noch nicht bedeuten, dass nun alle Probleme mit Blick auf die Gestaltung des Sterbens – wenn deren Verantwortung in Händen anderer Menschen liegt – gelöst wären. Denn: Kann ich gedanklich, vor allem aber emotional, einer Grenzsituation *vorweg* sein? Kann ich die letzte Grenzsituation meines Lebens wirklich gedanklich und emotional vorwegnehmen? Kann ich sicher sein, dass ich bei Eintritt dieser Situation so denke und fühle, wie ich dies vielleicht Jahre zuvor antizipiert habe? Hier lautet meine Antwort: Ich kann mir dessen nicht sicher sein. Ich stelle mir, wenn ich gedanklich noch viele Jahre meines Lebens vor mir habe, vor, dass meine Lebensbindung in den letzten Monaten oder Wochen dieses Lebens deutlich zurückgeht, vor allem dann, wenn ich mit einer symptomreichen Erkrankung konfrontiert bin. Wenn ich aber vor dem Ende meines Lebens stehe, so bedeutet mir möglicherweise jeder Tag »ein Geschenk«. Wenn ein derartiger Einstellungswandel zum Leben und damit eben auch zum Tod stattgefunden hat, darf dann die vielleicht vor Jahren aufgesetzte Patientenverfügung noch unbedingte Gültigkeit beanspruchen? Spätestens hier sind kritische Fragen angebracht. Das Instrument der Patientenverfügung ist – bei aller Anerkennung seiner rechtlichen Verankerung – im Prozess der Entscheidungsfindung über Behandlungsfortsetzung oder Behandlungsabbruch am Lebensende *nicht zu hoch* zu gewichten. Damit meine ich: Es darf nicht passieren, dass diese Verfügung über die *am Lebensende bestehende* Einstellung zum Leben, zum Tod, zur Behandlungsfortsetzung vs. zum Behandlungsabbruch hinwegsieht oder hinweggeht. Diese im Falle unreflektierten Handelns der Verantwortlichen durchaus bestehende Möglichkeit hatten wir am Institut für Gerontologie der Universität Heidelberg im Auge, als wir – nach unserer Bewertung der bestehenden Gesetzesentwürfe gefragt – den »Stünker-Entwurf« zwar positiv bewerteten, doch zugleich davor warnten, dass die in diesem beschriebenen rechtlichen Regelungen mit dem Risiko behaftet seien, in dem ein oder anderen Falle letztlich doch an dem Patientenwillen vorbeizugehen.

Hier kommt nun § 1901b BGB ins Spiel. Zunächst wird in diesem geregelt (siehe Absatz 1), dass für das ärztliche Handeln die *Indikation im Kontext des Gesamtzustandes und der Prognose* leitend ist. Anders ausgedrückt: jegliche Empfehlung, jegliche Entscheidung muss *empirisch fundiert* sein. Weiterhin wird in diesem geregelt, dass die Indikation auch im Kontext des Patientenwillens, wie dieser in der Patientenverfügung niedergelegt wurde, betrachtet werden muss; diese Regelung gewinnt besonders an Gewicht, wenn die Entscheidung für eine Handlungsalternative nicht mehr (allein) empirisch fundiert ist, sondern ausdrücklich auch sittlich-normativ. Absatz 2 enthält eine »Soll-Klausel«, die gegenüber Absatz 1 eine Graduierung darstellt: Es *soll*, so heißt es, »nahen Angehörigen und sonstigen Vertrauenspersonen des Betreuten Gelegenheit zur Äußerung gegeben« werden. Hier hätten wir uns am Institut für Gerontologie der Universität Heidelberg eine strengere Regelung gewünscht: Sofern Angehörige oder nahe Vertrauenspersonen existieren und zudem »ohne erhebliche Verzögerung« (wie es in Absatz 2 heißt) eine Äußerung zu treffen bereit sind, *müssen* diese gehört werden – so lautete unsere Vorstellung. Allerdings ist nachzuvollziehen, dass eine »Muss-Klausel« in einzelnen Fällen zu erheblichen psychologischen Problemen führen könnte: *Wer* ist zu den nahen Vertrauenspersonen zu rechnen? Müssen dies notwendigerweise Familienangehörige sein? Können nicht gerade Familienangehörige früher in erheblichen zwischenmenschlichen Konflikten mit dem sterbenden Menschen gestanden haben, die aktuell im Sinne von *inneren* Konflikten weiterbestehen, die einen möglichst unvoreingenommenen Blick auf dessen Situation erschweren? Und kann es nicht sein, dass Familienangehörige in ihren Urteilen *interessegeleitet* sind? Neben psychologischen Problemen sind auch administrative und logistische Probleme zu nennen. In summa: Die gute Absicht würde mit Blick auf die erzielten Effekte möglicherweise vielleicht in ihr Gegenteil verkehrt. Dies alles bedenkend, stellt § 1901b BGB nicht ein Epitheton dar, auf das man auch gut und gerne hätte verzichten können, sondern vielmehr eine *substanzielle* Ergänzung: Er fordert nämlich den *Dialog* – zwischen Ärztin bzw. Arzt und Betreuer/in sowie, so möglich, Angehörigen und anderen nahen Vertrauenspersonen.

Und gerade an diesem Dialog war und ist uns am Institut für Gerontologie gelegen: Eine Patientenverfügung darf eben nicht, wie schon dargelegt, zu einem Automatismus führen. Vielmehr soll sie eine *Orientierungshilfe*, einen »Kompass« in ethisch hochkomplexen Entscheidungssituationen darstellen, die sich empirisch nicht mehr lösen lassen. Mit »Orientierungshilfe« ist aber *nicht* gemeint, dass auf eine im wahrhaftig geführten Dialog vorgenommene Reflexion über die *Gründe* für eine Entscheidung »pro *vs.* contra« verzichtet würde. Das Gegenteil ist der Fall: Mit dem Begriff der Orientierungshilfe oder des Kompasses ist gerade angedeutet, dass eine Reflexion im wahrhaftig geführten Dialog stattfindet, der die »Stimme« des sterbenden Menschen unabhängig von persönlichen Werten und Präferenzen als für eine Entscheidung maßgebend und hinreichend respektiert und sich deshalb vorbehaltlos um deren Rekonstruktion bemüht. Das heißt: Es ist genau abzuwägen, wie sich der sterbende Mensch *jetzt* – unter Abwägung aller notwendigen empirischen Informationen zum weiteren Verlauf und zur Prognose – entscheiden würde. Dabei ist mit zu bedenken, dass eine solche Entscheidung vielleicht anders ausfallen könnte, als es zum Zeitpunkt der Niederschrift der Patientenverfügung der Fall war.

Gesundheitliche Vorausplanung

Aber warum soll der Dialog erst unmittelbar vor Lebensende stattfinden? Wäre es nicht angemessener, diesen Dialog schon deutlich früher aufzunehmen, zum Beispiel zu jenem Zeitpunkt, zu dem antizipiert werden kann, dass der Schwerkranke in absehbarer Zeit nicht mehr (vollumfänglich) in der Lage sein wird, Entscheidungen mit Blick auf die Einleitung bzw. Fortsetzung bestimmter medizinischer Interventionen zu treffen und zu diesen Interventionen seine Einwilligung zu geben? Hinter dieser Frage verbirgt sich zunächst die Skepsis, ob die gesetzlich fundierte Patientenverfügung tatsächlich ausreicht, um die Selbstbestimmung der Person am Ende ihres Lebens sicherzustellen. In der Fachliteratur wird – in meinen Augen folgerichtig – hervorgehoben, dass bei aller Anerkennung der Patientenverfügung als Instrument, welches den unbedingten Respekt vor der Selbstbestimmung der Person zum Ausdruck bringt (Schuchter, Brandenburg & Heller, 2018), noch zu wenig deren *Potenzial zur intensiven Beschäftigung mit der Lebenssituation und der Wertestruktur der Person und ihres Nahumfeldes* erkannt und genutzt wird. So merkt der Freiburger Mediziner und Philosoph Giovanni Maio an: »Das Grundproblem liegt ja gerade nicht im Fehlen von Formularen, sondern im Fehlen von Beziehungen, Gesprächen und Zeit für den kranken Menschen, aber auch im Fehlen einer bestimmten Grundhaltung des Lassenkönnens.« (Maio, 2014, S. 170)

Diese Aussage beschreibt eine Einstellung, die ich vollumfänglich teile: Es kann keinesfalls genügen, sich allein auf das Ausfüllen einer Patientenverfügung und deren im Ernstfall erfolgende Umsetzung zu beschränken. Vielmehr sollte das Instrument der Patientenverfügung dazu dienen, mit einer Person ausführlich darüber zu sprechen, wie sie sich ein »Sterben in Würde« vorstellt und welche Rahmenbedingungen mit Blick auf den Sterbeort, die Art der medizinisch-pflegerischen Intervention sowie die Art der psychosozialen und der spirituellen Begleitung gegeben sein sollten (Coors, 2015). Ein solches, durchaus kontinuierlich zu denkendes Gespräch ist in besonderer Weise geeignet, die Bedürfnis- und Wertestruktur einer Person freizulegen, die nicht nur den Mitgliedern des Versorgungssystems, sondern auch der Person selbst als Kompass dienen kann. Dieses Gespräch regt die Person zur Selbstreflexion, ja, zur Selbstvergewisserung mit Blick auf die persönliche Grenzsituation in schwerer Krankheit sowie im Sterbensprozess an. Vielleicht ist es das erste Mal, dass hier eine systematische, tiefgehende Reflexion angestoßen wird. Die Vorstellung, das Erstellen einer Patientenverfügung mache eine derartige Reflexion obsolet, muss korrigiert werden. Das heißt aber nun nicht, dass deswegen das Instrument der Patientenverfügung aufgegeben werden müsste. Dieses ist vielmehr zu *ergänzen*. Mit Blick auf diese Ergänzung weist gerade das Advance Care Planning (»Behandlung im Voraus Planen«) ein hohes Potenzial auf, denn dieses im Voraus Planen zielt auf die Selbstreflexion und Selbstvergewisserung im kontinuierlich geführten Dialog (Lob-Hüdepohl, 2019). Der Kölner Rechtswissenschaftler Wolfram Höfling sieht gerade in der »Stärkung von Selbstbestimmung durch institutionell eingebettete, kontinuierliche und professionell begleitete Kommunikationsprozesse« einen zentralen Fortschritt durch Advance Care Planning (Höfling, 2019, S. 17).

Der Düsseldorfer Allgemeinmediziner Jürgen in der Schmitten und der Münchner Arzt, Philosoph und Medizinethiker Georg Marckmann, die sich große Verdienste um die Übertragung von Advance Care Planning aus den Vereinigten Staaten in den deutschsprachigen Raum erworben haben, plädieren dafür, von einem *umfassenderen System der gesundheitlichen Vorausplanung* auszugehen: »Da die Vorausplanung für medizinische Entscheidungen bei Verlust der Einwilligungsfähigkeit ohne Alternative ist, kann die Lösung nicht in einer Abkehr von der Patientenverfügung bestehen, wie dies international verschiedentlich gefordert wurde. Vielmehr bedarf es einer neueren Herangehensweise, die die ›Patientenverfügung‹ nur als ein wichtiges strukturierendes Element in einem umfassenderen System der gesundheitlichen Vorausplanung versteht.« (in der Schmitten & Marckmann, 2012, S. 107)

Ein derart umfassendes System der gesundheitlichen Vorausplanung ist bereits im »Hospiz- und Palliativgesetz« (HPG) aus dem Jahre 2015 angelegt. Am 13. Dezember 2017 hat schließlich der GKV-Spitzenverband mit den Vereinigungen der Träger vollstationärer Pflegeeinrichtungen und Einrichtungen der Eingliederungshilfe für Menschen mit Behinderung auf Bundesebene eine Vereinbarung über »Inhalte und Anforderungen der gesundheitlichen Versorgungsplanung für die letzte Lebensphase« nach § 132g Abs. 3 Satz 1 SGB V abgeschlossen (GKV-Spitzenverband Bund der Krankenkassen, 2017). In dieser Vereinbarung heißt es: »Inhalt der gesundheitlichen Versorgungsplanung für die letzte Lebensphase ist ein individuelles, auf die Situation der/s Leistungsberechtigten zugeschnittenes Beratungsangebot zur medizinisch-pflegerischen, psychosozialen und/oder seelsorgerlichen Versorgung in der letzten Lebensphase. Sie soll der/m Leistungsberechtigten ermöglichen, selbstbestimmt über Behandlungs-, Versorgungs- und Pflegemaßnahmen entscheiden zu können und damit als Grundlage für eine Behandlung und Versorgung am Lebensende dienen, die den geäußerten Vorstellungen der Leistungsberechtigten/des Leistungsberechtigten entspricht. ... Die gesundheitliche Versorgungsplanung für die letzte Lebensphase nach § 132g SGB V in stationären Pflegeeinrichtungen und Einrichtungen der Eingliederungshilfe lehnt sich an das internationale Konzept des ›Advance Care Planning‹ (ACP) an.« (S. 1).

Der Bayreuther Rechtswissenschaftler Stephan Rixen (2019) legte eine kritische Analyse dieser Vereinbarung vor. Als deren Ergebnis formulierte er folgende wichtige Forderung: »Der Bezug auf ACP als Vorbild des § 132g SGB V sollte nicht zuletzt im Hinblick auf die Weiterbildung der Gesprächsbegleiter/innen (Berater/innen) viel profilierter in der Vereinbarung zum Ausdruck kommen.« (Rixen, 2019, S. 52)

Denn, so Rixen: »Das Spezifische auch dieses Modells lässt sich nicht in erster Linie durch abstrakte Umschreibungen erfassen, sondern muss ... erlernt, geübt und trainiert werden. Hierfür sind Trainerinnen bzw. Trainer vonnöten, die für ACP eine besonders gründliche und tiefgreifende Erfahrung nachweisen können und daher die einzelnen methodischen Schritte im Sinne des Gesamtkonzepts umzusetzen vermögen.« (Rixen, 2019. S. 47)

Eine umfassende Würdigung des Advance Care Planning aus rechtlicher, ethischer und theologischer Sicht wurde in der Schrift »Advance Care Planning/Behandlung im Voraus Planen: Konzept zur Förderung einer patientenzentrierten Gesundheitsversorgung« (Höfling, Otten & in der Schmitten, 2019) vorgenommen, auf die ich bereits in Kapitel 4 hingewiesen habe. Diese Schrift misst dem Advance Care Planning große Bedeutung auch im Hinblick auf die Auseinandersetzung des Menschen mit grundlegenden Fragen des eigenen Lebens und Sterbens bei (Coors, 2019; Hein, 2019). Es geht dieser Schrift dabei um die ethisch und rechtlich angemessene medizinische Behandlung des Menschen am Ende seines Lebens. Dabei ist, wie in fast allen Beiträgen hervorgehoben und expliziert wird, die *Gesprächskultur* zentral: Inwieweit kann durch diese die schwerkranke oder sterbende Person darin unterstützt werden, »in Gelassenheit vorauszuplanen?« (Lob-Hüdepohl, 2019, S. 109)

»... was Sterben auch und ganz wesentlich ist: eine mitunter dichte und sozial beziehungsreiche Phase, während der der Sterbende die geglückten oder missglückten Stationen seiner Biografie nochmals durcharbeitet – alleine oder auch mit anderen – oder einfach nur abschiedlich leben lernt – manchmal in einer Weise, die ›Gesunden‹ oder ›Außenstehenden‹ wenig zugänglich erscheint. In dieser Weise verändern sich Sterben und Tod nochmals vom Schicksal über das Machsal zu einem Gestaltsal.« (Lob-Hüdepohl, 2019, S. 124; siehe auch Lob-Hüdepohl, 2014)

Dieses »Gestaltsal« wird, wie Andreas Lob-Hüdepohl (2019) und Michael Coors (2015) hervorheben, durch eine »ethische Beratung« gefördert, deren Standards ein hohes Maß an Professionalität der Beratung spiegeln.

Aufgrund der großen Bedeutung der Gesprächskultur erwies sich die Entwicklung eines Konzepts der *Tiefeninterviews* (In-Depth-Interviews) als notwendig, durch das eine vertrauensvolle Kommunikation gefördert wird (Lob-Hüdepohl, 2003). Den Ausgangspunkt (erster Schritt) bildet dabei eine »allgemeine Vorausplanung«, die eher am Erkrankungsbeginn steht; der zweite Schritt erfolgt, wenn die Erkrankung in ihrer Tiefe und Symptombildung kontinuierlich fortschreitet; der dritte Schritt ist der Kommunikation mit jenen Patientinnen und Patienten vorbehalten, deren Tod im kommenden Jahr erwartet wird – hier geht es um die gemeinsam vorgenommene Definition von medizinisch-pflegerischen Versorgungszielen am Ende des Lebens (Coors, 2018).

Im »Leitlinienprogramm Onkologie« (Deutsche Krebsgesellschaft, Deutsche Krebshilfe & AWMF, 2020) werden im Hinblick auf die vorausschauende Versorgungsplanung folgende Empfehlungen gegeben:

Empfehlung 6.15.: Gegenstand der Gespräche zur vorausschauenden Versorgungsplanung soll sein: Umfang und Grenzen der Behandlung im Fall (erkrankungs-)typischer sowie häufiger und möglicher Szenarien und Komplikationen; individuelle Präferenzen hinsichtlich der Versorgung in der letzten Lebensphase, des Betreuungs- und Sterbeortes sowie ggf. der Bestattung; Benennung eines Vorsorgebevollmächtigten oder Vorschlag eines Betreuers. (Ebd., S. 58)

Empfehlung 6.16.: Patienten mit einer nicht heilbaren Krebserkrankung sollen das Angebot einer vorausschauenden Versorgungsplanung erhalten. (Ebd.)

Empfehlung 6.17.: Die Gesprächsbegleitung zur vorausschauenden Versorgungsplanung soll frühzeitig im Verlauf sowie wiederholt bei wesentlichen Veränderungen von Befinden und Prognose angeboten werden. (Ebd.)

Empfehlung 6.18.: Gespräche zur vorausschauenden Versorgungsplanung sollten durch schriftliche Informationsmaterialien unterstützt sowie die Inhalte und Ergebnisse dokumentiert werden (Ebd.)

Empfehlung 6.19.: In die Gespräche zur vorausschauenden Versorgungsplanung sollen im Einvernehmen mit dem Patienten dessen Angehörige sowie gegebenenfalls Vorsorgebevollmächtigter/Betreuer einbezogen werden. (Ebd.)

Empfehlung 7.14.: Im Behandlungsverlauf soll regelmäßig geprüft werden, ob die medizinische Indikation und die Einwilligung des Patienten mit einer nicht-heilbaren Krebserkrankung für die einzelnen medizinischen Maßnahmen noch bestehen, und ggf. eine Anpassung des Therapieplans oder eine Therapiezieländerung erfolgen. (Ebd., S. 64).

5.9 Artikulation des Wunsches, aus dem Leben zu scheiden

Todeswünsche

Im bereits mehrfach zitierten »Leitlinienprogramm Onkologie« (Deutsche Krebsgesellschaft, Deutsche Krebshilfe & AWMF, 2020) findet sich ein konzeptionell und empirisch sehr fundiertes Kapitel über »Todeswünsche« (Lindner & Voltz, 2020, S. 166–178), in dem die beiden Autoren (als Leiter der entsprechenden Arbeitsgruppe) auch zahlreiche Empfehlungen für den Umgang mit Patientinnen und Patienten, die an einer unheilbaren Krebserkrankung leiden, geben. Eine zentrale Aussage, die auch durch richtungsweisende empirische Studien aus der psychologischen Alternsforschung gedeckt ist (Lawton, Moss, Hoffman et al., 2001), lautet: »Das Besondere am Phänomen Todeswunsch ist allerdings, dass er auch ohne den Wunsch, das Leben schneller beenden oder das Lebensende herbeiführen zu wollen, auftreten kann.« (Lindner & Voltz, 2020, S. 168) Der Todeswunsch sei somit nicht mit Suizidalität (in ihren akuten, von zunehmendem Handlungsdruck geleiteten Formen) gleichzusetzen, auch wenn zu konzedieren sei, dass der Todeswunsch ohne Handlungsdruck, ihm nachzukommen, ein erstes Anzeichen der Suizidalität darstelle. Es sei, so die Autoren, noch nicht geklärt, »ob, wann, weshalb und bei welchen Patienten (es) mit einer nicht-heilbaren Krebserkrankung (...) zu einem Übergang von einem Todeswunsch zu suizidalen Handlungen kommt« (ebd.); in Bezug auf diese Frage sei weitere Forschung notwendig. Weiterhin wird die *Volatilität* der Todeswünsche hervorgehoben: diese können zunächst das Bewusstsein bestimmen, einige Tage später aber schon wieder deutlich abgeschwächt sein; dies haben wir vor vielen Jahren auch in einer eigenen Studie mit schwerkranken Menschen zeigen können (Burkhardt, Sperling, Gladisch et al., 2003). Zu den Ursachen oder Risikofaktoren der Entstehung von Todeswünschen werden gezählt (Sperling & Thüler, 2009; Roser, 2012; Ohnsorge, Gudat & Rehmann-Sutter, 2014; Rodríguez-Prat, Balaguer, Booth et al., 2017; siehe auch Deutsche Gesellschaft für Psychoanalyse, Psychotherapie, Psychosomatik & Tiefenpsychologie, 2020; Nationales Suizidpräventionsprogramm, 2020): Körperliche und psychische Symptome, Sorge vor einem zunehmenden Verlust von Autonomie und Kontrolle, Sorge vor Verlust der Identität, vermehrte Einsamkeit und Isolation, deutlicher Rückgang in der Qualität der Beziehungen zu nahestehenden Menschen, schließlich existenzielle und spirituelle Konflikte. Drei Formen der Todeswünsche, die in der Literatur differenziert werden (Lindner, 2006; Lindner & Voltz, 2020), erscheinen mir zunächst als besonders wichtig, weil sie nicht eine akute suizidale Krise andeuten: »Lebenssattheit« (Sterben und Tod werden nicht als etwas Bedrohliches angesehen), »Lebensmüdigkeit« (es besteht der Wunsch zu sterben, allerdings ohne eigene Aktivität) sowie »Distanzierte Suizidalität« (es werden Vorstellungen und Phantasien, bisweilen auch Pläne generiert, wie durch eigenes Tun oder Lassen das Leben beendet werden könnte; es ist aber kein lebensbeendender Handlungsdruck erkennbar oder zu erwarten). Mit Blick auf diese drei Formen der Todeswünsche kann zum Beispiel angenommen werden, dass sich diese wieder (ganz) zurückbilden, wenn die betreffende Person – auch im Falle einer Erkrankung mit infauster Prognose – positiv bewertete Ereignisse und Begegnungen erfährt oder antizipiert. Die beiden weiteren in der Literatur differenzierten Formen der Todeswünsche sind hingegen mit einer deutlich höheren Suizidgefährdung assoziiert und sollten dazu führen, dass psychotherapeutisch-psychiatrische Interventionen angeboten werden: »Latente Suizidalität« (sofern keine Behandlung vorgenommen wird, kann bei zunehmender oder erneuter Belastung ein erheblicher Handlungsdruck entstehen) sowie »Akute Suizidalität« (hier besteht bereits aktuell ein erheblicher Handlungsdruck).

Es sei hier eine erste Zäsur vorgenommen und die Frage gestellt, was es mit dem Begriff des »Wunsches« auf sich hat, wenn von einem Todeswunsch gesprochen wird. Handelt es sich hier wirklich um Wünsche bzw. um unterschiedliche Wunsch-Formen? Mit Blick auf Lebenssattheit und Lebensmüdigkeit könnte man diese Frage durchaus bejahen: in Studien zum hohen Lebensalter findet man zum Beispiel gar nicht selten den Wunsch, nach erlittenen Verlusten im gesundheitlichen und sozialen Bereich *aus der Welt gehen zu können*. Nur darf man nicht die Möglichkeit übersehen, dass sich dieser Wunsch wieder erheblich verändert und man einige Tage oder Wochen später mit einer in ihrer Lebenshaltung erheblich gewandelten Person spricht: »Ich kann mir gut vorstellen, *doch noch in der Welt zu bleiben*.« Mir erscheint diese potenzielle Wandlung in der Lebenshaltung als sehr bedeutsam, wenn es um die Frage geht, wie wir derartige Wünsche einordnen und auf diese antworten. Mit Blick auf die beiden genannten Formen der Todeswünsche ist *immer* die Frage nach deren potenzieller Volatilität zu stellen. Damit erhebt sich die Frage: Nehmen wir dann noch die Person in ihrem Verlangen nach Respekt vor ihrer Selbstverantwortung wahr, oder verkehren wir dieses Verlangen nicht in sein Gegenteil? Meine Antwort lautet: Und ob wir Respekt vor ihrer Selbstverantwortung zeigen! Denn wenn wir die Person fragen, inwieweit sie selbst die Möglichkeit wahrnimmt, dem Eindruck der Lebenssattheit oder Lebensmüdigkeit *etwas entgegenzusetzen* – nämlich das Leben selbst: Dann signalisieren wir, dass es uns um dieses Leben zu tun ist, dass wir um dieses Leben *kämpfen*. Mir ist die hinter dieser Aussage stehende Haltung wichtig: Wir beschreiben und deuten nicht nur (vielleicht sogar in distanzierter und distanzierender Haltung), sondern wir bemühen uns um das Leben, ja, wir kämpfen um dieses. – Wie aber verhält es sich mit »Latenter Suizidalität« und »Akuter Suizidalität«? Hier würde ich schon nicht mehr nur von einem Wunsch sprechen, sondern eher von einem »Druck«, dem sich die Person vielleicht irgendwann nicht mehr entziehen kann. Dieser Druck fundiert nicht die Selbstverantwortung, sondern beschneidet sie in gewisser Hinsicht. Auch aus diesem Grunde sollte die Frage an die Person gerichtet werden, ob sie nicht einer psychotherapeutischen oder psychiatrischen Intervention zustimmt, durch die ihr vielleicht der Druck genommen werden kann. Der Kampf um das Leben der Person endet nicht, sondern wird sogar noch an Intensität gewinnen.

In dem »Leitlinienprogramm Onkologie« (Deutsche Krebsgesellschaft, Deutsche Krebshilfe & AWMF, 2020) werden zwei *Empfehlungen* gegeben, die mir mit Blick auf den Umgang mit »Todeswünschen« besonders wichtig erscheinen und die aus diesem Grunde hier wiedergegeben werden sollen:

Empfehlung 18.2.: »Patienten mit nicht-heilbarer Krebserkrankung und einem Todeswunsch können zugleich einen Wunsch nach Leben in sich tragen. Im Zeitverlauf und hinsichtlich der Intensität können sich Todeswunsch und Lebenswille verändern.« (Ebd., S. 168).

Empfehlung 18.3.: »Bei Patienten mit einer nicht-heilbaren Krebserkrankung sollte im Verlauf das Vorhandensein von Todeswünschen aktiv erfragt werden.« (Ebd., S. 169).

Es ist in meinen Augen klug, die Variabilität der Intensität von Todeswunsch und Lebenswunsch sowie deren gleichzeitiges Auftreten zum Gegenstand einer Empfehlung zu machen, da mit dieser die Notwendigkeit vor Augen geführt wird, bei der Begleitung schwerkranker oder sterbender Menschen immer beide Ordnungen – die »Ordnung des Lebens« sowie die »Ordnung des Todes« (v. Weizsäcker, 2005; Kruse, 2010a) – im Blick zu haben. Die Ordnung des Todes mag auch noch so sehr das Bewusstsein (und nicht nur den Körper) bestimmen: Es ist wichtig, auch sensibel für alle Zeichen zu sein, die auf die Ordnung des Lebens hinweisen, und auf diese Zeichen zu antworten. Dies meint natürlich nicht, die Ordnung des Todes zu verdrängen; es meint nur, die *Komplexität* seelischer, spiritueller und existenzieller Prozesse angemessen einzuschätzen und auf diese angemessen zu antworten.

Es ist in meinen Augen ebenfalls klug, eine Empfehlung auszusprechen, die das aktive Erfragen von möglichen Todeswünschen zum Inhalt hat. Denn damit wird der Patientin bzw. dem Patienten gegenüber verdeutlicht, dass in dem Versorgungsteam Offenheit für alle seelischen, spirituellen und existenziellen Gedanken besteht, die sie bzw. ihn beschäftigen. In einem solchen Falle kann es auch eher gelingen, die Person von innerem Druck zu entlasten oder ganz zu befreien, der sich dann aufbauen kann, wenn Todeswünsche nicht artikuliert werden dürfen. Und unter einem derartigen Druck wird die Person möglicherweise die Zeichen der »Ordnung des Lebens« nicht mehr (differenziert) wahrnehmen.

In diesem Zusammenhang ist eine Studie wichtig, die sich mit Todeswünschen in vier unterschiedlichen Patientengruppen beschäftigte (Ohnsorge, Rehmann-Sutter, Streeck et al., 2019). Die Autoren haben stationär behandelte Palliativpatientinnen und -patienten für die Studienteilnahme gewonnen, bei denen eine der folgenden Krankheitsformen diagnostiziert worden war: (a) Neurologische Erkrankungen, (b) Organversagen, (c) Frailty und (d) Tumorerkrankungen. N= 62 Patientinnen und Patienten mit Tumorerkrankungen sowie N= 32 Patientinnen und Patienten mit einer der anderen Erkrankungen (N= 10 neurologische Erkrankungen; N= 11 Organversagen; N= 11 Frailty), deren engste Familienangehörigen sowie Mitarbeiterinnen und Mitarbeiter aus Gesundheitsberufen wurden ausführlich interviewt (insgesamt N= 248 halbstrukturierte Interviews; zur Anwendung gelangte eine phänomenologische Analyse). Es wurden folgende Ergebnisse ermittelt: Zusätzlich zu individuellen Motivlagen konnten krankheitstypische Ängste in ihrem Einfluss auf Todeswünsche nachgewiesen werden. Patientinnen und Patienten, die an ähnlichen Erkrankungen litten, äußerten ähnliche Ängste. Für die vier differenzierten Krankheitsformen ließen sich somit »typische Muster« des Verlaufs von Todeswünschen ermitteln. Bei *neurologischen Patienten* waren es Atemnot, die Notwendigkeit der Sondenernährung sowie eine deutlich zunehmende Pflegeabhängigkeit, die – über die individuellen Motivlagen hinaus – Todeswünsche anstießen oder verstärkten. Bei Personen mit *Organversagen* war es eine hochakute physiologische Krise, bei Tumorpatienten nach Erstdiagnose das erste Rezidiv (bzw. die Notwendigkeit einer intensiven Palliativversorgung), bei älteren Personen mit ausgeprägter Frailty war es der Verlust bedeutender Kompetenzen und der damit verbundene Umzug in eine Pflegeeinrichtung. Das Gefühl, eine »Last« oder »Belastung« für andere zu sein, wurde in *allen* Patientengruppen als bedeutendes Motiv für stärker werdende Todeswünsche identifiziert. Was bedeuten diese Ergebnisse für unsere Diskussion?

Zunächst: Todeswünsche können in den Krankheitsverläufen durch *spezifische »Wendepunkte«* ausgelöst oder verstärkt werden, die sowohl die persönliche Identität als auch die Entscheidungsfreiheit der Patientin bzw. des Patienten tiefgreifend beeinflussen. Derartige Wendepunkte zu kennen, ist für die Mitglieder des Versorgungssystems wie auch für die Angehörigen wichtig: Sie können durch eine individualisierte Aufklärung über die Potenziale der medizinisch-pflegerischen Intervention dazu beitragen, gegenwarts- und zukunftsorientierte Ängste und Belastungen zu lindern. Zudem können sie, wenn der Krankheitsverlauf einigermaßen zuverlässig antizipierbar ist, den Versuch unternehmen, die Lebensbedingungen der Patientin bzw. des Patienten in einer Weise zu modifizieren, dass sich diese bzw. dieser besser geschützt und getragen fühlt. Diese antizipatorische (man könnte auch sagen: präventive oder prophylaktische) Intervention darf in ihren Einflüssen auf die Kontrolle bzw. Linderung von Todeswünschen nicht unterschätzt werden. Dies bedeutet: Eine fachlich wie ethisch fundierte Begleitung einer Patientin bzw. eines Patienten konzentriert sich nicht alleine auf den Organismus, auch nicht alleine auf die Person, sondern auch auf deren soziale und räumliche Lebensbedingungen. Zugleich zielt sie darauf, gemeinsam mit der Patientin bzw. dem Patienten die Zukunft zu antizipieren: Welche Herausforderungen kommen auf diese bzw. diesen zu? Welche Erwartungen mit Blick auf die Unterstützung erwartet sie bzw. er? Was kann getan werden, um diese Erwartungen zu erfüllen? Die Unterstützung bei dieser Antizipation potenzieller Entwicklungen wie auch die gemeinsam mit dem Individuum vorgenommene Erarbeitung umfassender Interventionskonzepte dürfen in ihrem Einfluss auf Todeswünsche keinesfalls unterschätzt werden.

Ärztlich assistierter Suizid

In der elektronischen Zeitschrift *zm-online* vom 8. Dezember 2014 finden sich wichtige Ausführungen von Raymond Voltz, Direktor der Klinik und Poliklinik für Palliativmedizin am Universitätsklinikum Köln, zum ärztlich assistierten Suizid. Er hebt hervor, dass das zentrale Motiv des ärztlich assistierten Suizids das *nicht erfüllte Bedürfnis nach substanzieller Leidenslinderung* sei; und hier könne die Palliativmedizin mit einem hochdifferenzierten medikamentösen und nicht-medikamentösen Spektrum an leidenslindernden Maßnahmen große Hilfe leisten. Damit zeige sich aber auch die Notwendigkeit, die stationäre und ambulante palliativmedizinische wie auch die hospizliche Versorgung konsequent auszubauen und in diesem Ausbau eine bedeutsame gesellschaftliche und versorgungspolitische Aufgabe zu erkennen. Raymond Voltz wird in dem genannten Artikel wie folgt zitiert: »Wir haben in den letzten acht Jahren circa 12.000 schwerkranke und sterbende Patienten betreut. Unsere Erfahrungen zeigen, dass eine gesetzliche Regelung zum ärztlich assistierten Suizid nicht die Maßnahme ist, die zu einer besseren Versorgung der Patienten führen wird. Ich sehe im assistierten Suizid keine ärztliche Aufgabe. Wir brauchen mehr Palliativmedizin statt Sterbehilfe.« Es sei Aufgabe der Ärzte, so heißt es in dem Artikel weiter, sich kranken Menschen mit aller Kompetenz und Fürsorge zuzuwenden. Grundlagen hierfür seien, so wird Raymond Voltz zitiert, der weitere Ausbau der palliativmedizinischen und hospizlichen Versorgungsstrukturen, umfassende Maßnahmen zur öffentlichen Aufklärung und Auseinandersetzung mit den Themen Krankheit, Sterben, Tod und Trauer, die Verbesserung der Aus-, Fort- und Weiterbildung der Gesundheitsberufe zur Begleitung Schwerkranker und Sterbender, sowie eine intensivere Forschung zu essenziellen palliativmedizinischen Fragestellungen. Es hätten in Deutschland noch bei Weitem nicht alle betroffenen Patienten einen bedarfsgerechten Zugang zu palliativmedizinischen und hospizlichen Angeboten. Raymond Voltz: »Dies sollte eine fürsorgliche Gesellschaft zur Norm machen.« In dem genannten Artikel wird der Mediziner auch mit Aussagen zum assistierten Suizid zitiert: »In der Ausnahmesituation einer mit großem Leiden verbundenen Erkrankung mag für einige Menschen ein assistierter Suizid als einziger Ausweg erscheinen.« Dabei stehe jedoch in der Regel nicht der Todeswunsch im Vordergrund, sondern vielmehr der Wunsch nach Leidenslinderung. »Hier kann Palliativmedizin und hospizliche Begleitung in den allermeisten Fällen helfen.«

Das umfassende »Leitlinienprogramm Onkologie«, an dessen Erarbeitung Raymond Voltz – neben zahlreichen anderen Palliativmedizinerinnen und Palliativmedizinern - mitgewirkt hat, wird mit folgender *paradigmatischen* Aussage eingeleitet (Deutsche Krebsgesellschaft, Deutsche Krebshilfe & AWMF, 2020, S. 10): »Das Sterben eines Menschen ist ein natürlicher Teil des Lebens. Diese Leitlinie basiert auf der Haltung der Deutschen Gesellschaft für Palliativmedizin (DGP), als federführender Fachgesellschaft dieser Leitlinie: ›Palliativmedizin bietet aus ihrem lebensbejahenden Ansatz heraus Hilfe beim Sterben an, jedoch nicht Hilfe zum Sterben‹. Daher gehört es nicht zum Grundverständnis der Palliativmedizin, Leben vorzeitig zu beenden. Das umfasst ärztlich assistierten Suizid genauso wie Tötung auf Verlangen (sog. aktive Sterbehilfe).«

Und an anderer Stelle (ebd., S. 175) des Leitlinienprogramms heißt es: »Für Ärzte gelten darüber hinaus die Vorgaben des Berufsrechts: Das Gespräch mit dem Patienten über Todeswunsch und Suizidabsicht gehört zu den Aufgaben des Arztes, nicht aber die Hilfe beim Suizid.«

In einer »Nach Abschaffung des Paragraphen 217. Wo stehen wir?« betitelten Arbeit stellt Raymond Voltz (2020) fest: »Für die Handlungskonsequenzen halten die Palliativmedizin und die Hospizbewegung natürlich auch Handlungsoptionen außerhalb der Assistenz zum Suizid bereit, welche proaktiv angeboten werden sollten. Dies betrifft nicht nur die kritische Hinterfragung medizinischer Indikationen, bestimmter Maßnahmen, das Ermuntern der Patientinnen und Patienten, auch keine Zustimmung zu vorgeschlagenen Maßnahmen zu geben, sondern auch die gesamte Breite palliativmedizinischer Hilfen bis hin zur terminalen Sedierung oder der Begleitung nach Beginn von freiwilligem Verzicht auf Essen und Trinken. ... Die Assistenz zum Suizid ist keine Aufgabe der Palliativmedizin«. (Voltz, 2020, S. 3)

Diese pointierten Aussagen mögen zunächst abschrecken oder auf Unverständnis stoßen. Doch vergegenwärtige man sich, dass derartig prägnante Aussagen getroffen werden, weil sie den *Kern* und damit die *Identität* der Palliativmedizin, der Palliative Care und der Hospizarbeit berühren; diesen Kern, diese Identität möchte ich wie folgt umschreiben: Das Sterben ist Teil des Lebens. Menschen sollen die Möglichkeit erhalten, ihr Leben im Sterben zu »runden«, mithin sinnerfüllt abzuschließen. Die Gesellschaft wie auch das Nahumfeld des schwerkranken oder sterbenden Menschen dürfen die Augen vor diesem, vor seiner körperlichen, seelischen, spirituellen, existenziellen und sozialen Situation keinesfalls verschließen, im Gegenteil: Sie sollen sich vom *Antlitz des verwundbaren Menschen* (Immanuel Lévinas, 1991/1995) berühren lassen. Palliativmedizin, Palliative Care und Hospizarbeit verstehen sich als ein Wissens- und Handlungskorpus, das sich vom Antlitz des verwundbaren Menschen berühren lässt und welches über empirisch fundierte (ausreichend »evidenzbasierte«) Methoden verfügt, körperliches, seelisches und existenzielles Leiden substanziell zu lindern. Wenn man aber nun weiß, dass es gerade dieses Leiden ist, welches Gedanken an einen assistierten Suizid hervorruft, dann erscheint es mehr als angemessen, das Können dieser helfenden Disziplinen als einen *Kontrapunkt* zum ärztlich assistierten Suizid zu verstehen und in öffentlichen Erklärungen deutlich zu betonen. In diesem Verständnis, in dieser Betonung wird dann noch einmal – für jeden vernehmbar – zum Ausdruck gebracht, dass am Ende des Lebens, wenn die »Ordnung des Todes« immer mehr dominiert, *auch* eine »Ordnung des Lebens« steht: Beide Ordnungen verdienen Respekt, nicht nur die Ordnung des Todes. In diesem Verständnis, in dieser Betonung wird auch zum Ausdruck gebracht, wie wichtig es für die Ansprache eines Individuums in seiner Gänze ist, dass es einen *natürlichen* Ausgang aus diesem Leben findet. Der assistierte Suizid ist *kein* natürlicher Ausgang; er kann nur die absolute Ausnahme darstellen. Für Medizinerinnen und Mediziner, die gerade Menschen am Ende ihres Lebens umfassend unterstützen wollen und in der Förderung der *gelebten* Würde des sterbenden Menschen ein zentrales Element ihres fachlichen und ethischen Tuns erkennen, ist die Vorstellung des ärztlich assistierten Suizids nur schwer auszuhalten. Sie kann keinesfalls ein Merkmal der beruflichen Identität bilden; sie muss auf äußerste Situationen beschränkt bleiben, die nur in einem *emotional intimen, von großem Vertrauen bestimmten Kontakt zwischen Arzt und Patient* ausgehalten und schließlich bewältigt werden können.

Der angeführten Aussage zu möglichen Patienten-Motiven für den ärztlich assistierten Suizid möchte ich noch eine weitere hinzufügen: Es dürfen nicht die (antizipierte) Einsamkeit sowie die Überzeugung, einem nahestehenden Menschen zur »immerwährenden Belastung« zu werden, in ihrer Bedeutung für den geäußerten Wunsch nach ärztlich assistiertem Suizid unterschätzt werden. Auch wenn Patientinnen und Patienten über diese Motive nicht oder nur indirekt (verdeckt) sprechen: Sie sind nicht selten existent, sie geben nicht selten den entscheidenden Anstoß für die Suche nach Möglichkeiten ärztlich assistierten Suizids; dabei sind aber zumeist auch andere Formen der Vulnerabilität erkennbar, wie zum Beispiel starke gesundheitliche und funktionale Einbußen bzw. schwere, chronische Schmerzzustände. Wenn Einsamkeit, wenn die Sorge, anderen Menschen eine immerwährende Belastung zu werden, bedeutende Anstöße für die Suche nach ärztlich assistiertem Suizid geben, dann sind damit unsere Gesellschaft, unsere Kultur, unsere Institutionen herausgefordert: Dass in einer ideell und materiell so »vermögenden« Gesellschaft wie der unsrigen Menschen aufgrund von Einsamkeit und »sozialer Last« aus dem Leben scheiden wollen, ist im Grunde ein Skandalon. Dies zeigt, dass unsere Gesellschaft, dass Institutionen diese Menschen weitgehend vergessen oder vernachlässigt haben; dies zeigt, dass Gedanken an die Verwundbarkeit des Menschen in unserer Kultur immer weiter in den Hintergrund getreten sind. Ich denke, dass man hier den Kontrapunkt der *Hospizhilfe* nicht deutlich genug zum

Klingen bringen kann. Sie versteht sich ja auch und in Besonderheit als eine Antwort auf den verwundbaren Menschen. Sie möchte diesem die Möglichkeit eröffnen, in der Erfahrung *emotionalen Gestütztseins* das Ende des Lebens zu gestalten. Aus diesem Grunde gilt auch für die stationäre und ambulante Hospizhilfe, dass diese in allen Regionen unseres Landes systematisch aufgebaut und erweitert werden muss.

Nun möchte ich, von diesen Überlegungen ausgehend, die *rechtliche*, die *wissenschaftliche* und die *ethische* Perspektive zusammenführen. Wie ich bereits an anderer Stelle ausgeführt habe, ist das Gesetz zur Verbesserung der Hospiz- und Palliativversorgung in Deutschland (»Hospiz- und Palliativgesetz – HPG«) vom 1. Dezember 2015 nicht nur vom Zeitpunkt seiner Verkündung, sondern auch *thematisch* eng mit § 217 StGB (»Gesetz zur Strafbarkeit der geschäftsmäßigen Förderung der Selbsttötung«) vom 3. Dezember 2015 verknüpft. Beide Gesetze weisen insofern *ideelle* Schnittmengen auf, als ersteres auch dazu beitragen soll, dass schwerkranke und sterbende Menschen nicht die Möglichkeit des assistierten Suizids in Anspruch nehmen (der seinerseits nicht strafbewehrt ist) und letzteres die geschäftsmäßige Förderung der Selbsttötung unter Strafe stellt, womit auch angestrebt wird, die Fehlinterpretation der Selbsttötung als »normaler« Form der Lebensbeendigung und damit möglichen Autonomie gefährdenden sozialen Druck zu vermeiden. §217 StGB regelt: »(1) Wer in der Absicht, die Selbsttötung eines anderen zu fördern, diesem hierzu geschäftsmäßig die Gelegenheit gewährt, verschafft oder vermittelt, wird mit Freiheitsstrafe bis zu drei Jahren oder mit Geldstrafe bestraft. (2) Als Teilnehmer bleibt straffrei, wer selbst nicht geschäftsmäßig handelt und entweder Angehöriger des in Absatz 1 genannten anderen ist oder diesem nahesteht.«

Dem Urteil des Bundesverfassungsgerichts (BVerfG) vom 26. Februar 2020 zufolge verstößt das normierte Verbot der geschäftsmäßigen Förderung der Selbsttötung gegen das Grundgesetz: »Das allgemeine Persönlichkeitsrecht (Art. 2 Abs. 1 in Verbindung mit Art. 1 Abs. 1 GG) umfasst ein Recht auf selbstbestimmtes Sterben. Dieses Recht schließt die Freiheit ein, sich das Leben zu nehmen und hierbei auf die freiwillige Hilfe Dritter zurückzugreifen. Die in Wahrnehmung dieses Rechts getroffene Entscheidung des Einzelnen, seinem Leben entsprechend seinem Verständnis von Lebensqualität und Sinnhaftigkeit der eigenen Existenz ein Ende zu setzen, ist im Ausgangspunkt als Akt autonomer Selbstbestimmung von Staat und Gesellschaft zu respektieren.« Mit dieser Begründung hat der Zweite Senat des BVerfG mit Urteil vom 26. Februar 2020 entschieden, dass das in § 217 des Strafgesetzbuchs (StGB) normierte Verbot der geschäftsmäßigen Förderung der Selbsttötung gegen das Grundgesetz verstößt und nichtig ist, »weil es die Möglichkeiten einer assistierten Selbsttötung faktisch weitgehend entleert.«

Mit dem Urteil des BVerfG haben der »assistierte Suizid« und mit diesem die Entscheidung eines Menschen für das »Ob« und das »Wann« eine zusätzliche Anspruchsgrundlage erfahren und damit auch die wachsende Deutung als eine »normale« Form der Lebensbeendigung – um die eben angeführte Charakterisierung noch einmal aufzugreifen. Freilich: Das Recht auf einen assistierten Suizid – das auf dem staatlichen und gesellschaftlichen *Respekt vor der Selbstbestimmung* der Person gründet – bedeutet nicht, dass eine Ärztin oder ein Arzt *gezwungen* wären, dem Verlangen einer Patientin bzw. eines Patienten nach »assistiertem Suizid« zu entsprechen. »Dass grundsätzlich die autonome Entscheidung über das eigene ›Lebensende‹ als grundrechtsbasiert anerkannt wird, verpflichtet indes keineswegs dazu, rechtliche Maßnahmen zur Umsetzung dieser Entscheidung bereitzustellen. Einen Anspruch auf Hilfe zum eigenen Suizid kennen weder das Grundgesetz noch die Europäische Konvention für Menschenrechte.« (Augsberg & Szczerbak, 2017, S. 727) In den Worten der Bundesärztekammer: »Die Mitwirkung des Arztes bei der Selbsttötung ist keine ärztliche Aufgabe.« (Bundesärztekammer, 2011, A 347) In den Worten der Schweizerischen Akademie der Medizinischen Wissenschaften, die diese in ihren medizinisch-ethischen Richtlinien zum »Umgang mit Sterben und Tod« wählt: »Die Rolle des Arztes im Umgang mit Sterben und Tod besteht darin, Symptome zu lindern und den Patienten zu begleiten. Es gehört weder zu seinen Aufgaben, von sich aus Suizidhilfe anzubieten, noch ist er verpflichtet, diese zu leisten.« (Schweizerische Akademie der Medizinischen Wissenschaften, 2018, S. 24)

Und doch ist vor dem Hintergrund dieses Urteils des BVerfG das Verlangen nach einem »assistierten Suizid« einmal mehr als *ein* Aspekt der Selbstverantwortung im Kontext schwerer oder zum Tode führender Erkrankung einzuordnen.

Werden damit die Bemühungen der Palliativmedizin, der Palliativpflege und der Hospizhilfe um die Begleitung einer Person *bis zum natürlichen Ende ihres Lebens* konterkariert oder gar obsolet? Dies ist ausdrücklich nicht der Fall. Blickt man auf die vom BVerfG gegebene Begründung für dieses Urteil, dann wird deutlich, dass auch der Zweite Senat den assistierten Suizid nicht als eine normale Form der Lebensbeendigung deutet, sondern eher als eine außergewöhnliche, die sich der *Unerträglichkeit gegebenen Leidens* verdankt.

Dabei ist, wie die Freiburger Philosophin und Medizinethikerin Claudia Bozzaro (2015a) überzeugend darlegt, der Begriff der »Unerträglichkeit von Leiden« ähnlich wie jener der »unerträglichen Schmerzen« nicht zu objektivieren, sondern immer in seiner subjektiven Deutungsdimension zu verstehen. Es hängt in hohem Maße von der Person selbst ab, wann die Unerträglichkeit des Leidens bzw. der Schmerzen gegeben ist, wobei zu bedenken ist: »Auch in unserer individualistischen Gesellschaft leben die meisten Menschen in Beziehungen – und sind damit Teil der Gesellschaft. Wie die Gesellschaft über Leiden denkt und wie sie mit Leidenden umgeht, beeinflusst daher das Erleben und die Interpretation des individuellen Leidens. Es ist daher eine gesamtgesellschaftliche Aufgabe zu diskutieren und zu definieren, wo die Grenzen des Leidenslinderungsauftrags der Medizin gesetzt werden sollten.« (Ebd., S. 134; grundlegend dazu siehe Bozzaro [2015 b,c]; Maio [2015])

Im Vorfeld eines Urteils des BVerfG äußerte Claudia Bozzaro die Erwartung, dass im Falle einer gesetzlichen Legitimierung der ärztlichen Suizidbeihilfe gerade wegen der unscharfen Bestimmung des Begriffs »unerträgliches Leiden« eine normativ problematische Situation eintrete: Es werde immer »Einzelfälle geben, die aus dem Raster herausfallen und trotzdem ihren Anspruch auf Leidenslinderung geltend machen. Alle anderen Sorgfaltskriterien werden dadurch immer wieder infrage gestellt.« (Ebd.) Zugleich bezweifelt sie, dass eine gesetzliche Regelung »Klarheit und Transparenz für die medizinische Praxis bringt«; wahrscheinlicher ist ihrer Meinung nach »das Risiko einer Instrumentalisierung der Medizin und der Ärzte – und dies für Zwecke, die mit der ärztlichen Kunst der Fürsorge und Hilfeleistung nur noch wenig zu tun haben.« (Ebd.)

Der Zürcher Philosoph Peter Schaber (2017) plädiert für die »Idee der Achtungswürdigkeit«, für die »die selbstbestimmte Ausübung von Rechten über sich selbst leitend« sei; hebt aber zugleich hervor, dass achtungswürdige Entscheidungen nur festlegen, »was getan werden darf, nicht aber, was getan werden soll«. Damit werden auch Grenzen des Rechts auf einen assistierten Suizid beschrieben: einen Anspruch auf diese ärztliche Handlung hat das Individuum ausdrücklich *nicht*. Dies wird auch in der bereits angeführten Arbeit von Brigitta-Sophie von Wolff-Metternich (2012) deutlich hervorgehoben: die Selbstbestimmung einer Patientin bzw. eines Patienten kann für Medizinerinnen und Mediziner dann zu einem erheblichen normativen Problem (und damit auch einer zu großen psychischen Belastung) werden, wenn sie bzw. er den Anspruch auf einen ärztlich assistierten Suizid erhebt. Die eigene Autonomie und der damit verbundene Anspruch auf assistierten Suizid dürfen nicht, so die Autorin, das Selbstbestimmungsrecht der Ärztin bzw. des Arztes beschneiden. Ganz ähnlich argumentieren die Psychiater Thomas Fuchs und Hans Lauter (1997) in einer Arbeit mit dem Titel »Dürfen Ärzte töten?«.

Der Mediziner und Philosoph Stephan Sahm (2020) hat in einer kommentierenden Arbeit zum Urteil des BVerfG die Forderung aufgestellt, eine der »professionellen Ethik angemessene Haltung zur Beihilfe zur Selbsttötung durch Ärzte zu begründen«. Er hebt die Grenzen der Behandlungspflicht bei Patientinnen und Patienten mit fortgeschrittener, nicht heilbarer Erkrankung hervor. Gleichzeitig betont er, dass man sich einer moralischen Bewertung einer Suizidhandlung enthält. Und doch verbiete das »die Menschenrechte und eine solidarische Gesellschaft begründende Axiom«, den Suizid zu befördern. Sahm zufolge kann die Berufung auf »die Selbstbestimmung und das Vorliegen eines schweren Leidenszustands« den ärztlich assistierten Suizid nicht rechtfertigen. Ähnlich wie Claudia Bozzaro hebt er hervor, dass medizinische Kriterien zur Feststellung eines unerträglichen Leidenszustands nicht existieren. Auch aus diesem Grunde sei der ärztlich assistierte Suizid aus normativer wie auch aus medizinisch-praktischer Perspektive abzulehnen. Diese »ärztliche Rückweisung« des ärztlich assistierten Suizids deutet er dabei als einen »Akt der Gefahrenabwehr«. Die palliative Versorgung werde durch diese Gefahrenabwehr nicht eingeschränkt.

Gerade mit Blick auf die angenommene Unerträglichkeit können Palliativmedizin, Palliativpflege und Hospizarbeit *große fachliche und sittlich-normative Dienste* leisten. Inwiefern? Wenn es gelingt, einer Person Schmerzen zu nehmen bzw. diese signifikant zu lindern, wenn überzeugend dargelegt werden kann, dass die Schmerzlinderung auch im Falle einer fortschreitenden Erkrankung und zunehmender Symptomtiefe erfolgreich sein wird, wenn sich die betreffende Person als »geschützt« und »getragen« erlebt, wozu ja die psychologischen, spirituellen und sozialen Komponenten der Palliativ- und Hospizversorgung beitragen: Dann ist die Wahrscheinlichkeit, dass diese Person durch eine assistierte Suizidhandlung aus dem Leben scheiden möchte, erkennbar reduziert. Vielleicht, um hier das Äußerste zu denken, kann die *Möglichkeit* eines assistierten Suizids von der betreffenden Person als eine zusätzliche Hilfe bei der Krankheits- und Leidensverarbeitung erlebt werden, ohne dass von dieser Möglichkeit Gebrauch gemacht wird (jede, jeder, die bzw. der sich intensiv mit sterbenden Menschen befasst hat, und zwar nicht nur mit einem, sondern mit zahlreichen Sterbenden, weiß, wie häufig von dieser »Möglichkeit« gesprochen wird – ohne dass diese schließlich in Anspruch genommen wird). Was hier aber noch einmal deutlich wird: Für eine weitere Stärkung der

Palliativversorgung muss gestritten werden. Deren Potenziale bei der Begleitung eines schwerkranken oder sterbenden Menschen sind so hoch, dass sie wirklich das *begründete Versprechen* geben kann, die Person *bis zum Ende* ihres Lebens zu begleiten. »Wir tun alles, damit Du leben kannst, bist Du stirbst«: Diese von Cicely Saunders getroffene Aussage ist ja nicht nur in ihrer fachlichen, sondern auch in ihrer *sittlich-normativen* Dimension zu deuten. Denn mit ihr ist die Hoffnung verbunden, das eigene Leben *im Sterben* zu einer Rundung (nicht: zu einer Abrundung), zu einem stimmigen Abschluss zu bringen – was im Erleben der meisten Menschen doch sehr viel mehr ist, als das Leben durch einen assistierten Suizid zu beenden – der, wenn er vollzogen wird, niemals »von außen« verurteilt werden darf.

Er darf nicht »von außen« verurteilt werden, weil eine Situation eintreten kann, die für die Patientin bzw. den Patienten »unerträglich« ist und die auch bei näherer medizinisch-psychologischer Betrachtung als »unerträglich« anmutet. (Wenn ich hier von »anmuten« spreche, dann trage ich damit der Tatsache Rechnung, dass eine objektive Einschätzung von »erträglich« *vs.* »unerträglich« im Kern nicht möglich ist; dieses Problem wurde ja eben erörtert.)

Ich möchte argumentativ kurz bei dieser Situation stehen bleiben, weil sie einen *Konflikt* andeutet. Auch wenn, wie ich eben hervorgehoben habe, die Potenziale der Palliativversorgung mit Blick auf die Begleitung eines schwerkranken oder sterbenden Menschen als hoch einzuschätzen sind, so darf eben ein Aspekt nicht übersehen werden: Eine Person kann am Lebensende mit einem Maß an körperlichem und psychischem Leiden konfrontiert sein, dass ihr ein Weiterleben auch bei umfassender Begleitung als *unmöglich* erscheint. Wer Erfahrungen bei der Begleitung sterbender Menschen gewonnen hat, weiß, welche Qualen und Belastungen Menschen am Lebensende auferlegt sein können; diese dürfen in Diskussionen über die Potenziale der Palliativversorgung nicht ausgeblendet werden. Der Osnabrücker Pflegewissenschaftler und Soziologe Hartmut Remmers zum Beispiel hat in einem sehr lesenswerten Band zur Zukunft der Hospizarbeit (Müller, 2018) herausgestellt: Die Hospizarbeit dürfe nicht in der Weise »fehlgedeutet« werden, dass sie dem schwerkranken und sterbenden Menschen alle Qualen und Belastungen »nehmen« könne; Hospizarbeit dürfe nicht zu einer Metapher für ein »belastungs-« oder »sorgenfreies« Sterben werden (Remmers, 2018). Dies würde der in einem Hospiz geleisteten Arbeit nicht gerecht; zudem würde damit die bisweilen zutiefst bedrückende, wenn nicht sogar körperlich, seelisch und existenziell dramatische Situation eines sterbenden Menschen in vereinfachter Weise

237

dargestellt. Hartmut Remmers wählt den Text aus Kapitel 3, Vers 18-22, des Predigers Salomo (Kohelet), in dem es unter anderem heißt: »Es fährt alles an einen Ort; es ist alles von Staub gemacht und wird wieder zu Staub«, um die Situation des Sterbenden in seiner potenziellen Qual und Belastung darzustellen. Der von ihm gewählte Titel »Darf man in der schön-wohlwollenden Hospiz-Umgebung unschön sterben?« soll zum Ausdruck bringen, dass auch die Betreuung in einem Hospiz nicht das körperlich, seelisch und existenziell »schwere« Sterben ausschließt.

Der in einer solchen Situation auch bei der Ärztin bzw. bei dem Arzt ausgelöste *Konflikt* wird von der Schweizerischen Akademie der Medizinischen Wissenschaften in ihren bereits angeführten medizinisch-ethischen Richtlinien zum »Umgang mit Sterben und Tod« (2018) ausdrücklich angesprochen, wenn es heißt: »Vielfach treten Sterbewünsche nach ausführlichen Gesprächen wieder in den Hintergrund. Es gibt aber Situationen, in denen der Wunsch, den Eintritt des Todes zu beschleunigen, bestehen bleibt. In diesem Fall stehen unterschiedliche Wege offen. Auf Verlangen des Patienten können lebenserhaltende Behandlungen abgebrochen werden. Einzelne Patienten entscheiden sich für den Verzicht auf Nahrung und Flüssigkeit (sog. »Sterbefasten«). Es gibt auch Situationen, in denen keiner dieser Wege für den Patienten akzeptabel erscheint und er ausdrücklich nach Suizidhilfe verlangt. Der angesprochene Arzt muss dann für sich entscheiden, ob er auf diesen Wunsch eingeht oder nicht; er hat den Patienten über seinen Entscheid und mögliche Alternativen zu informieren.« (Schweizerische Akademie der Wissenschaften, 2018, S. 16)

Die Akademie geht nun in einem eigenen Abschnitt zur »Suizidhilfe« noch einen Schritt weiter, wenn sie schreibt: »Bleibt nach sorgfältiger Information und Abklärung ein selbstbestimmter Wunsch nach Suizidhilfe bestehen, kann ein Arzt aufgrund eines persönlich verantworteten Entscheides Suizidhilfe leisten, wenn die folgenden fünf Voraussetzungen gegeben sind und er deren Erfüllung überprüft hat. Das Vorliegen der ersten beiden Voraussetzungen muss zusätzlich von einer unabhängigen Drittperson bestätigt werden; diese muss nicht zwingend ein Arzt sein:

- »Der Patient ist in Bezug auf den assistierten Suizid urteilsfähig. Der Arzt muss dokumentieren, dass er eine Urteilsunfähigkeit sorgfältig ausgeschlossen hat. Falls eine psychische Krankheit, eine Demenz oder ein anderer Zustand vorliegt, der häufig mit fehlender Urteilsfähigkeit verbunden ist, wurde die Urteilsfähigkeit durch einen entsprechenden Facharzt evaluiert.

- Der Wunsch ist wohlerwogen und ohne äußeren Druck entstanden sowie dauerhaft. Falls Hinweise auf ein problematisches Abhängigkeitsverhältnis bestehen, wurde dessen möglicher Einfluss auf den Suizidwunsch sorgfältig erwogen.
- Die Krankheitssymptome und/oder Funktionseinschränkungen des Patienten sind für diesen Ursache unerträglichen Leidens.
- Medizinisch indizierte therapeutische Optionen sowie andere Hilfs- und Unterstützungsangebote wurden gesucht und sind erfolglos geblieben oder werden vom diesbezüglich urteilsfähigen Patienten als unzumutbar abgelehnt.
- Der Wunsch des Patienten, in dieser unerträglichen Leidenssituation nicht mehr leben zu wollen, ist für den Arzt aufgrund der Vorgeschichte und wiederholter Gespräche nachvollziehbar und es ist für ihn vertretbar, in diesem konkreten Fall Suizidhilfe zu leisten.« (Schweizerische Akademie der Wissenschaften, 2018, S. 26 f)

Es sei angemerkt, dass die Akademie mit ihren Aussagen zur Suizidhilfe trotz tiefgreifender Auseinandersetzung mit den ethischen, rechtlichen, menschlichen und gesellschaftlichen Fragen, die sich bei der Gestaltung des Lebensendes stellen können, eine heftige Kontroverse innerhalb der schweizerischen Ärzteschaft ausgelöst hat (Mettner, 2020). Die Ärztekammer der FMH (Verbindung der Schweizer Ärztinnen und Ärzte; Fédération des médecins suisses) hat sich entschieden, die Richtlinien zur »Suizidhilfe« nicht zu übernehmen. Sie begründete ihre Entscheidung damit, dass die Richtlinien zum Umgang mit Sterben und Tod »unerträgliches Leiden« als Voraussetzung für die Suizidhilfe definieren. Dies sei ein unbestimmter Rechtsbegriff, aus dem für die Ärzteschaft eine entsprechende Rechtsunsicherheit resultiere. Hier wird noch einmal deutlich, welche ethischen Konflikte im Angesicht des Leidens einer Person am Lebensende nicht nur in ihr selbst, sondern auch bei den Angehörigen des palliativen Versorgungssystems hervorgerufen werden können.

Ich nehme nun erneut einen Perspektivwechsel vor: nämlich in der Richtung, dass ich die Frage stelle, inwieweit im Falle der Äußerung des Wunsches nach Suizidbeihilfe psychiatrische bzw. psychotherapeutische Hilfe oder eine palliative Sedierung zur Symptomkontrolle angezeigt sein können. Wichtige Empfehlungen gibt hier das »Leitlinienprogramm Onkologie« (Deutsche Krebsgesellschaft, Deutsche Krebshilfe & AWMF, 2020):

Empfehlung 18.15: »Bei perakuter Suizidalität, d. h. wenn die suizidale Handlung unmittelbar bevorsteht und nicht durch andere Maßnahmen vermieden werden kann, *soll* unter kritischer Abwägung von Nutzen und Schaden die Indikation für eine Einweisung in eine Klinik für Psychiatrie und Psychotherapie geprüft werden.« (Ebd., S. 174)

Empfehlung 18.16: »Bei Patienten mit einer nicht-heilbaren Krebserkrankung und unzureichend beherrschbaren Symptomen mit daraus resultierendem Todeswunsch kann eine palliative Sedierung zur Symptomkontrolle angeboten werden.« (Ebd.)

Nun könnte man die Vermutung äußern, es werde mit diesen Empfehlungen eine eher undifferenzierte, unzulässig verallgemeinernde Antwort auf verschiedenartige Problemlagen eines Menschen gegeben, die ihrerseits heterogenen Ursachen bzw. Motiven entspringen können. Zu diesen Ursachen bzw. Motiven sind auch *tiefe Sinnkrisen* im Angesicht der eigenen Verletzlichkeit und Endlichkeit zu rechnen. Lassen sich diese tatsächlich durch psychiatrische oder psychotherapeutische Interventionen lindern bzw. lösen, wenn das Individuum schwerkrank oder sterbenskrank ist? Auch wenn es Situationen gibt, in denen die psychiatrische bzw. psychotherapeutische Behandlung oder Begleitung nicht die angemessene Antwort auf den Wunsch nach ärztlich assistiertem Suizid darstellt, so ist es trotzdem klug, prinzipiell die Frage aufzuwerfen, inwieweit ein derartiger Wunsch, oder besser: ein derartiger innerer Druck auf eine psychische Problemlage hinweist, die durch eine psychiatrische bzw. psychotherapeutische Behandlung oder Begleitung erkennbar gelindert werden kann, was auch heißt: dem Individuum kann durch diese Behandlung oder Begleitung ein Teil seiner Selbstverantwortung *wiedergegeben* werden.

Es sei hier allerdings auch der Siegener Philosoph Carl Friedrich Gethmann zitiert, der vor einer vorschnellen Pathologisierung der Suizidwünsche wie auch vor der Infragestellung selbstbestimmten Handelns in depressiven Stimmungslagen warnt: »Grundsätzlich sind die Probleme der Pathologie des Selbsttötungswunsches durch erhebliche Grauzonen bestimmt, die wiederum zu schwierigen moralischen Beurteilungskontexten führen können. Diese Probleme sind ohne ein erhebliches Maß an kasuistisch gebildetem Urteilsvermögen moralisch nicht zu bewältigen. Insgesamt ist jedoch einer prinzipiellen Pathologisierung des Selbsttötungswunsches entgegenzutreten.« (Gethmann, 2020, S. 1055)

Und auch im Falle »depressiver Stimmungslagen« dürfe dem Menschen nicht grundsätzlich die Fähigkeit zum selbstbestimmten Handeln abgesprochen werden: »Allerdings sind depressive Stimmungslagen als solche noch kein hinreichendes Indiz dafür, dass der Akteur nicht in der Lage ist, selbstbestimmt zu handeln. Vielmehr ist davon auszugehen, dass jedes Handeln von Affektionen bzw. Emotionen begleitet ist. Würde man in solchen Fällen bereits die Handlungsurheberschaft in Frage stellen, müsste man folglich die Möglichkeit der Selbstbestimmung im Sinne eines affektiven Determinismus negieren. Gerade weil bezüglich affektiver Befindlichkeiten schwer zu entscheiden ist, ob sie die Handlungsurheberschaft konterkarieren, sollte man im Zweifelsfall zunächst von der Handlungssouveränität ausgehen.« (Ebd.)

Die *fachliche und ethische Komplexität* der angemessenen Bewertung von Sterbewünschen sowie des Verlangens nach assistiertem Suizid trat besonders deutlich auf einer medizinrechtlichen Tagung an der Universität Augsburg (15. November 2019) zutage, auf der sich Vertreter unterschiedlicher Fachrichtungen *sehr kontrovers* zur Frage geäußert haben, ob in Deutschland eine Neuordnung der Sterbehilfe angezeigt sei oder nicht. Die Augsburger Rechtswissenschaftlerin Gloria Berghäuser hat die Referenten (Theo A. Boer, Gian Domenico Borasio, Gerrit Hohendorf, Stephan Rixen und Johann F. Spittler) gebeten, ihre Thesen für einen Beitrag zusammenzufassen, der in der Zeitschrift *Medizinrecht* erschienen ist. Ich möchte nachfolgend aus diesem wichtigen Artikel unterschiedliche Positionen zitieren, die in ihrer Gesamtheit die angesprochene Komplexität verdeutlichen:

»Das Recht auf Selbstbestimmung ist zweifellos ein hohes Gut. Das gilt auch und gerade in der existenziellen Frage, wie Menschen sterben möchten. Der Mensch lebt nicht in einer isolierten Form der Autonomie, er ist in seinen Entscheidungen, Wertungen und Haltungen immer auch abhängig von den sozialen Bezügen, in denen er lebt, von dem gesellschaftlichen Klima, in dem er sich entwickelt.« (Berghäuser, Boer, Borasio et al., 2020, S. 207)

»Für Menschen mit schweren, unheilbaren Erkrankungen bietet eine ganzheitliche, Geborgenheit gebende Palliativmedizin und ehrenamtliche Hospizarbeit die beste Suizidprävention.« (Ebd.)

»Demente Menschen benötigen ein Lebensumfeld, das ihrer Lebenswelt gerecht wird, und psychisch kranke Menschen ebenso wie Menschen mit Behinderungen wirkliche gesellschaftliche Teilhabe. Staatlich legitimierte Suizidbeihilfe ist gesellschaftlich gesehen das falsche Signal.« (Ebd.)

»Bis zum 1. 12. 2015 wurden 494 Menschen mit Suizidbeihilfe-Begehren eingehend psychiatrisch untersucht und dieses Begehren aufgrund der festgestellten Einsichts-/Urteilsfähigkeit, Selbstbestimmtheit und Wohlerwogenheit weit überwiegend befürwortet: Menschen, die sich eigeninitiativ an eine Suizidhilfe-Organisation wenden, sind in ihrem Entscheidungsprozess weit überwiegend bis zu einer Entschiedenheit fortgeschritten. Die Palliativmedizin wird oft als Alternative zu einer organisierten Suizid-Beihilfe favorisiert. Der im Rahmen eines Beihilfegesuchs vorgetragene Sterbewunsch ist jedoch eher Ausdruck eines Unwillens, weiteres Leiden und die damit verbundene Einschränkung der Selbstbestimmung dulden zu sollen. Allgemeine Suizide werden zu einem großen Teil in einer psychischen Störung, meist einer Depression, unternommen; daraus ist eine vorrangige Therapie begründet. Menschen mit Beihilfe-Begehren und psychischen Störungen leiden weit überwiegend langjährig und sind mehrjährig therapiert: Sie haben ein kompetent kritisches Urteil zu ihrer psychischen Störung und den Aussichten weiterer Therapie.« (Ebd., S. 208)

5.10   Entscheidung über die Art der spirituellen Begleitung

Viele schwerkranke und sterbende Menschen nehmen spirituelle oder religiöse Bedürfnisse bei sich selbst wahr, sie äußern diese jedoch nicht immer; dies ist vor allem dann der Fall, wenn sie Sorge haben, mit Blick auf diese Bedürfnisse nicht ernst- oder angenommen zu werden bzw. im Falle ihrer Artikulation bei dem Gegenüber Desinteresse oder sogar Befremden auszulösen.

Der Umgang mit den spirituellen und religiösen Bedürfnissen schwerkranker oder sterbender Menschen wird in der Palliativmedizin, der Palliative Care und der Hospizhilfe als ein zentrales Thema und damit Aufgabenfeld des *multiprofessionellen Teams* angesehen. Mit Blick auf die eben angesprochene, mögliche Sorge einer Patientin bzw. eines Patienten, in den eigenen spirituellen oder religiösen Bedürfnissen nicht ernst- bzw. nicht angenommen zu werden, lässt sich antworten: In einem palliativmedizinischen, palliativpflegerischen und hospizlichen Kontext, in dem sich die Mitarbeiterinnen und Mitarbeiter an fachlichen und ethischen Leitlinien orientieren, sollte diese Sorge unbegründet sein. Mitarbeiterinnen und Mitarbeiter werden in vielen Fällen ausdrücklich dazu motiviert, in einer diskreten, die Privatsphäre der Patientin bzw. des Patienten unbedingt achtenden Art und Weise zu fragen, ob für diese bzw. diesen Spiritualität, Religiosität, Transzendenz und Glaube ein bedeutendes Thema bildeten und im Prozess der medizinisch-pflegerischen Versorgung und psychosozialen Begleitung angesprochen werden sollten; ggf. können schon bei diesen ersten vorsichtigen Fragen eine mögliche seelsorgerische Begleitung oder andere Formen spiritueller bzw. religiöser Praxis thematisiert werden.

Die Münchner Palliativmedizinerin Susanne Roller und die Bonner Philosophin und Trauertherapeutin Monika Müller haben sich zu den »spirituellen Bedürfnissen« von Patientinnen und Patienten in der Palliativmedizin bzw. Hospizbetreuung sowie zu deren »Fragen nach Sein und Sinn« wie folgt geäußert: »Fragen nach den spirituellen Überzeugungen eines Patienten erfordern eine vorsichtige Herangehensweise und geeignete Sprache. In heutiger Zeit verlieren religiös gebundene Begriffe, Gedanken und Handlungen im Alltagsgeschehen, in Familie und Beruf immer mehr an Bedeutung. Durch die kulturelle Vielfalt verwischen sich die Unterschiede der verschiedenen Religionen; viele stellen sich ihren ganz eigenen Glauben zusammen. Der Verlust weltanschaulicher oder religiöser Bezüge im Leben eines Patienten kann im Sterben seine Einsamkeit, Hilflosigkeit und Angst vergrößern. Manchmal findet der Sterbende zu früheren religiösen Formen zum Beispiel aus seiner Kindheit zurück und findet darin Stütze und Trost. Immer wieder taucht dann das Bedürfnis nach rituellen Handlungen bei dem Patienten und Angehörigen auf.« (Roller & Müller, 2015, S. 14)

In dieser Aussage finden sich mehrere Botschaften, die (auch) mit Blick auf den Respekt vor der Selbstverantwortung der schwerkranken oder sterbenden Person bedeutsam sind: (a) Der früher wie selbstverständlich verwendete Kanon religiös definierter Vorstellungen, Begriffe und Handlungen (Rituale) ist heute vergleichsweise selten erkennbar; auf ihn kann immer seltener rekurriert werden; (b) die kulturelle Vielfalt spiegelt sich auch in der Vielfalt der Religionen wider, auf die wir an ein und demselben Ort (zum Beispiel auf einer Krankenstation oder in einem Hospiz) treffen; (c) im Sinne eines *Cultural flow* mischen sich Religionen und religiöse Vorstellungen aus ganz unterschiedlichen Kulturen; auch diese »Mischung« trägt zu der Heterogenität religiöser Vorstellungen bei; (d) diese Heterogenität (oder Diversität) darf nicht zu der Annahme verleiten, Spiritualität oder Religiosität bildeten nur noch bei wenigen Patientinnen und Patienten ein subjektiv bedeutsames Thema – gerade in der Konfrontation mit eigener Endlichkeit kann dieses Thema mehr und mehr an Aktualität gewinnen; (e) ganz ähnlich wie der *Lebensrückblick* in der Auseinandersetzung mit eigener Endlichkeit an persönlicher Bedeutung gewinnt, können auch die *in Kindheit und Jugend erworbenen und praktizierten Formen von Religiosität* (einschließlich der Gebete, der Lieder und der religiösen Rituale) thematisch bedeutsam werden.

Es wurde schon auf das multiprofessionelle Team hingewiesen, das sich mit Fragen der Spiritualität und Religiosität im palliativen Kontext auseinandersetzen sollte, das heißt dass »Spiritual Care« nicht allein als Aufgabe einer Vertreterin bzw. eines Vertreters einer bestimmten Glaubensgemeinschaft anzusehen ist, auch wenn diese bzw. dieser einen besonderen (An-) Teil dieser Aufgabe zu tragen hat. In einer Überblicksarbeit zum Thema »Spiritual Care« im Kontext von »Palliative Care« und »End of Life Care« (Edwards, Pang, Chiu et al., 2010), in der auch empirische Arbeiten zu den Erwartungen Schwerkranker und Sterbender an die Versorgung insgesamt berücksichtigt wurden, konnte ein für das Selbstverständnis der Palliativmedizin, Palliativpflege und Hospizhilfe wichtiger Befund ermittelt werden, der darauf deutet, dass in der Vorstellung der Patientinnen und Patienten auch ganz andere Personen als Repräsentantinnen und Repräsentanten von Glaubensgemeinschaften die Aufgabe der »Spiritual Care« übernehmen können oder sogar sollten. So ist in der genannten Arbeit zu lesen: »Wer sollte ›Spiritual Care‹ leisten? Krankenschwestern und -pfleger wurden von den Patientinnen und Patienten oft als diejenigen Mitglieder des Versorgungssystems angesehen, die spirituelle Bedürfnisse einzuschätzen vermögen, die spirituelle Begleitung leisten und die auch in dieser Hinsicht als Vorbild mit Blick auf die Pflege sterbender Menschen dienen. Aber auch sensible Ärzte, denen es gelang, spirituelle Themen anzusprechen, konnten Trost und Beistand vermitteln. Die Patienten bewerteten insbesondere die Behandlung durch Ärztinnen und Ärzte, die gezielt nach spirituellen Bedürfnissen fragten oder für entsprechende Themen offen waren, positiv. Die Tatsache, dass spirituelle Bedürfnisse genannt werden, deutet auf die Potenziale der Seelsorge und pastoralen Begleitung hin. Diese gewinnen dann an Gewicht, wenn Ärztinnen und Ärzte das Gespräch über spirituelle Bedürfnisse scheuen oder zu vermeiden versuchen. Allerdings wurden Seelsorger nur selten erwähnt; deren Verfügbarkeit bildete auch keine Voraussetzung für die Verarbeitung des Sterbensprozesses.« (Edwards, Pang, Chiu et al., 2010, S. 761; Übersetzung durch Verfasser)

Und weiter heißt es, nun das *gesamte* Versorgungsteam ansprechend: »Das gesamte Palliativteam hat Einfluss darauf, inwieweit Patientinnen und Patienten spirituelle Bedürfnisse ausdrücken. Diese Bedürfnisse konnten zum Beispiel von Sozialarbeiterinnen und Sozialarbeitern bzw. Krankenschwestern und Krankenpflegern befriedigt werden, die zwar vergleichsweise selten angesprochen wurden, deren Reaktionen aber in jenen Fällen, in denen sie von Patientinnen und Patienten angesprochen wurden, auf sehr positive Resonanz bei diesen stießen. Auch die Beziehungen zu Freunden, zur Familie und zu einer spirituellen Gemeinschaft konnten wertvolle spirituelle Impulse geben; sie halfen zudem Patientinnen und Patienten, eine gewisse Normalität im Alltag aufrechtzuerhalten und Gespräche über tägliche Ereignisse sowie über gemeinsame Interessengebiete zu führen.« (Ebd.).

Spiritualität und Religiosität können sich in einer Vielzahl von emotional engen Beziehungen verwirklichen. In diesen Beziehungen bilden die hauptamtlich tätigen Mitglieder des Versorgungsteams ein zentrales Element: Spiritualität und Religiosität verwirklichen sich ja nicht allein in einem thematisch entsprechend adressierten Gespräch, sondern auch in den unterschiedlichsten Formen des verbalen und sogar des nonverbalen Austauschs. Dabei darf nicht die Bedeutung der spirituellen oder religiösen Thematik, so *idiosynkratisch* deren Inhalte und Ausdrucksformen sein mögen, für die Verarbeitung und Bewältigung des herannahenden Todes unterschätzt werden, wie Studien zur Regulation von Emotionen in existenziellen Grenzsituationen zeigen (Vishkin & Tamir, 2020). Wenn es Menschen in ihrer Biografie gelingt, zu einer *natürlichen, unverkrampften spirituellen oder religiösen Haltung zu gelangen*, und wenn sie zudem die Möglichkeit haben, ihre spirituelle oder religiöse Haltung auch im Prozess schwerer Krankheit und des Sterbens *möglichst natürlich auszudrücken, mithin zu »leben«*: dann ist damit eine bedeutende Grundlage für die Fähigkeit geschaffen, die eigene Endlichkeit nach und nach anzunehmen. Das palliative Versorgungssystem kann die Annahme eigener Endlichkeit auch durch den sensiblen, immer offenen Umgang mit der Spiritualität oder Religiosität der Patientin bzw. des Patienten fördern.

Die Münchner Palliativmedizinerin Claudia Bausewein hat bedeutende Empfehlungen gegeben, wie sich Spiritualität und Religiosität in eine palliativmedizinische Kultur, das heißt in die *umfassend gedachte* Begleitung sterbender Menschen integrieren lassen (Bausewein, 2015, 2019). Sie nimmt dabei ausdrücklich Bezug auf Arbeiten, in denen der Aspekt der *Heilung* – und zwar in den verschiedenen Dimensionen der Person wie auch in deren Beziehungen zur Nahumwelt, zur Welt und zum Umgreifenden – im Zentrum steht (Mount, Boston & Cohen, 2007). So ist bei ihr zu lesen: »Psychologische und spirituelle Belastung sind dabei unabhängig von physischer und sozialer Belastung und hinken diesen sogar hinterher. Existenzielle Belastungssituationen treten besonders um die Diagnose einer lebensbedrohlichen Erkrankung, am Ende einer krankheitsorientierten Therapie, beim Fortschreiten einer Erkrankung und in der Sterbephase auf. Um diesen vielfältigen Bedürfnissen von Schwerkranken und Sterbenden und ihren Angehörigen adäquat zu begegnen, braucht es die Zusammenarbeit in einem multiprofessionellen Team, das nicht nur dafür sorgt, dass die körperlichen Beschwerden der Betroffenen durch gute Symptomkontrolle so gering wie möglich sind, sondern das den Menschen in seiner Ganzheit mit seiner psychischen Verfassung genauso wie den sozialen Problemen und spirituell-existenziellen Fragen im Blick hat und bereit ist, mit ihm ein Stück dieses Weges zu gehen.« (Bausewein, 2019, S. 157)

Ich möchte vor dem Hintergrund dieser Aussage die Annahme aufstellen, dass Heilung – im Sinne der *restitutio ad integritatem* (also der Wiederherstellung personaler Integrität) – eine bedeutende Voraussetzung für die Erhaltung, vielleicht auch für die Wiederherstellung von Selbstverantwortung im Prozess der schweren Erkrankung und des Sterbens bildet (Nager, 1999; Sulmasy, 2002).

Die Komplexität der spirituellen und religiösen Begleitung im palliativmedizinischen Kontext ist nicht nur durch Heterogenität bzw. Diversität spiritueller und religiöser Inhalte und Ausdrucksformen auf Seiten der Patientinnen und Patienten bestimmt. Es tritt die Tatsache hinzu, dass auch unter den Mitarbeiterinnen und Mitarbeitern eine ausgeprägte Verschiedenartigkeit in Inhalten und Ausdrucksformen zu beobachten ist, wie die beiden Münchner Theologen Thomas Kammerer und Traugott Roser sowie der Münchner Mediziner und Theologe Eckhard Frick darlegen: »In der modernen Gesellschaft ist die Verbindung zu einer Religion nicht mehr selbstverständlich. So stehen sich am Intensivbett Menschen mit unterschiedlichen spirituellen Erfahrungen und Bedürfnissen, Überzeugungen und Ausdrucksweisen gegenüber. Daraus ergibt sich eine Problemsituation, die zu akzeptieren und manchmal auszuhalten ist: Es kann nicht automatisch von einem gemeinsamen Weltbild und einer gemeinsamen Einstellung gegenüber Leben und Tod ausgegangen werden. Gezielte Fragen zur Spiritualität und/oder Religion der Betroffenen helfen, die Haltung der anderen besser zu verstehen. Menschen, die in unterschiedlicher Weise vorgegebene Moralvorstellungen ihrer Religion durchsetzen möchten, treffen auf Menschen, die in ebenso unterschiedlicher Weise aus einer subjektiven persönlichen spirituellen Erfahrung und Überzeugung argumentieren und ihre Werte daraus beziehen. Konflikte sind manchmal unvermeidlich, da verschiedene Einstellungen über das, was man in der konkreten Situation soll und darf, aufeinanderstoßen. Geduldig miteinander sprechen, hilft oft.« (Kammerer, Roser & Frick, 2013, S.142)

Dabei haben sich den drei Autoren zufolge bei Fragen nach der Spiritualität folgende Formulierungen bewährt: (a) Würden Sie sich im weitesten

Sinne als gläubigen (religiösen/spirituellen) Menschen betrachten? (b) Ist dies wichtig für Ihr Leben und für die gegenwärtige Situation? (c) Gehören Sie zu einer spirituellen oder religiösen Gemeinschaft? (d) Täte es Ihnen gut, wenn ein Seelsorger kommen würde, oder wie können wir Sie (und Ihre Angehörigen) jetzt in der Zeit des Abschieds unterstützen?

Der hier hervorgehobene *Pluralismus* in Glaubensvorstellungen und -überzeugungen wirkt sich auch auf die Vorstellungen mit Blick auf den Umgang mit dem Leichnam bzw. auf die Art der Beisetzung aus; auch diese Aspekte des Todes sind ausdrücklich zu berücksichtigen und ggf. in die Begleitung eines sterbenden Menschen einzubeziehen (Duttge & Viebahn, 2017; Hempelmann, Schließer, Schubert et al., 2019): Denn viele, wenn nicht sogar die meisten Patientinnen und Patienten sehen in ihrer Entscheidung über den Umgang mit dem Leichnam bzw. die Art der Beisetzung gleichfalls einen Akt der Selbstverantwortung.

6

Leben und Sterben eines demenzkranken Menschen

Dieses Kapitel widmet sich dem Thema der Demenz. Es geht der Frage nach, welche körperlichen und seelischen Besonderheiten am Lebensende demenzkranker Menschen zu beobachten sind. Wie sollte auf diese Besonderheiten geantwortet werden?

Bevor ich mich dieser Frage zuwende, möchte ich Sie als Leserin und Leser dieses Buches zu einem musikalischen Hörerlebnis und einer Deutung dieses Erlebnisses einladen. Gemeint ist hier die *Fuge in h-Moll*, BWV 869, aus dem *Wohltemperierten Klavier, Band I* von Johann Sebastian Bach (1685–1750). Warum erfolgt diese Einladung? Ich versuche darzulegen, dass die genauere Betrachtung dieser Fuge eine Hilfe sein kann, jene existenziellen Fragen zu reflektieren, die das Angesicht (Emmanuel Lévinas) eines demenzkranken Menschen auslöst. Zunächst: Berührt uns dieses Leben in Verletzlichkeit? Oder wenden wir uns von diesem ab? Und weiter: Nehmen wir die Mitverantwortung für dessen Lebensqualität wahr? Erkennen wir in diesem Menschen die individuelle Biografie, wenn auch nur inselförmig? Ist die innere Welt, vor allem die Gefühlswelt, völlig erloschen oder weiterhin lebendig? Ist es angemessen, bei einem Menschen mit weit fortgeschrittener Demenz noch von Person, vor allem: noch von einer Geistigkeit zu sprechen? Wirken die Strukturen und Prozesse in sowie die Kontakte mit der Außenwelt in einem Menschen mit Demenz nach? Finden sie in ihm einen Resonanzboden? Natürlich kann eine Fuge von Johann Sebastian Bach keine unmittelbare Antwort auf diese Fragen geben; dies versteht sich von selbst. Aber sie kann uns dabei helfen, das Verständnis vom Menschen in einer derartigen Grenzsituation weiter zu vertiefen. Sie kann uns für das Menschliche im demenzkranken Menschen sensibilisieren, sie kann in uns die emotionalen und geistigen Grundlagen für die erhöhte Offenheit gegenüber den humanen Prozessen in einem Menschen mit Demenz, auch mit weit fortgeschrittener Demenz, erweitern. Bisweilen stehen wir ja vor diesem Menschen, vor allem in den späten Krankheitsphasen oder in der letzten Lebensphase, weitgehend ratlos. Wir sind betroffen von dem, was diesem Menschen (und seinen Angehörigen) »zugemutet« wird. In solchen Situationen des Betroffenseins kann auch schon einmal die Frage entstehen und offen gestellt werden: »Ist dies eigentlich noch Leben, Leben in Würde?« Gerade (aber nicht nur) in solchen Situationen bedeutet es eine Hilfe, in sich selbst die emotionalen und geistigen Grundlagen wahrzunehmen und gegebenenfalls zu erweitern, die empfänglich machen für die humanen Prozesse in dem Gegenüber. Spätestens dann, wenn wir – auf dieser Grundlage – zu einer deutlich differenzierteren und umfassenderen Wahrnehmung der Person des demenzkranken Menschen gelangen, wird uns klar werden, dass für diesen das gilt, was für jeden Menschen gilt: Er ist in letzter Konsequenz Geheimnis, wie jede Existenz nicht vollumfänglich analysierbar, was übersetzt heißt: auflösbar.

Nun also möchte ich auf die *Fuge in h-Moll* eingehen, mit der das *Wohltemperiete Klavier, Band I,* abgeschlossen wird. Diese Fuge ist, worauf Musikwissenschaftler und Tonkünstler übereinstimmend hinweisen, von hoher symbolischer Bedeutung.

(a) Da ist zunächst das *Thema* der Fuge: Es umfasst alle zwölf Stufen der chromatischen Tonleiter. Es wird gebildet aus zwei fallenden Moll-Dreiklängen (als Rahmung) und sechs fallenden Halbtonschritten: Diese fallenden Motive vermitteln den Eindruck des Schweren, schwer Tragenden, Leidenden, Klagenden. Zudem mutet das Thema in seinem Umfang außergewöhnlich an: Es erstreckt sich über drei Takte. Die Wahl der Tempobezeichnung *Largo*, das heißt, die Fuge muss in verhaltenem (nicht: schleppendem) Tempo gespielt werden, vermittelt das Hörerlebnis eines lange andauernden, ja: fast nicht enden wollenden Themas.

(b) Da ist weiterhin die *Tonart*, in der diese Fuge gesetzt ist: h-Moll. Diese Tonart vermittelt Strenge und Ernst. Sie wird in der Musikwissenschaft vielfach als »die ernste« charakterisiert; Johann Sebastian Bachs Zeitgenosse Johann Mattheson umschrieb sie in seiner Lehre von den Tonarten als »unlustig«, »melancholisch«. Ludwig van Beethoven sprach von der »schwarzen Tonart«; ähnlich wie Franz Schubert verband er mit dieser Tonart die Endlichkeit der Existenz, den ergriffenen Blick auf dieses zentrale Merkmal der Conditio humana.

Unter den Kompositionen von Johann Sebastian lassen sich einige finden, die diese Assoziation – Endlichkeit, Sterben und Tod – ausdrücklich unterstreichen. Man denke zunächst an die *Johannespassion*, BWV 245, und hier an die Alt-Arie »Es ist vollbracht«, die den Ausspruch Jesu Christi am Kreuz aufgreift und liturgisch wie musikalisch deutet. Man denke an die *Matthäuspassion*, BWV 244, und hier an die Alt-Arie »Erbarme dich, mein Gott«, die unmittelbar auf den Bericht des Evangelisten über den Verrat Jesu Christi durch Petrus und über die Verzweiflung des Petrus angesichts dieser Missetat folgt. Diese Arie, die diese Verzweiflung liturgisch und musikalisch, aber auch psychologisch deutet, gehört zu den bekanntesten Werken des Komponisten. Weiterhin sei die *Suite für Flöte, Streicher und Basso continuo, h-Moll*, BWV 1067, angeführt, die die Hörerin bzw. den Hörer nach einer ausführlichen, streng und ernst anmutenden, zugleich virtuosen Ouvertüre durch eine Folge von Tanzsätzen führt, die mit der Badinerie endet. So sehr in dieser Suite die Virtuosität der italienischen Concerti hervorsticht, so sehr ist sie doch von dem Ernst, der Strenge der Tonart h-Moll bestimmt. Und schließlich verweist das größte Werk des Komponisten, die *Missa h-Moll*, BWV 232, auf die Tonart h-Moll. Man denke hier an die »musikalische Überschrift« im Kyrie eleison sowie an die unmittelbar sich anschließende Fuge: Die Haltung der Ergriffenheit vor dem Unaussprechlichen, die Haltung des Ernstes und der Strenge auch hier.

(c) Und da sind schließlich die *Gesamtform* sowie die *Abfolge von Themen und Motiven*. Mit 76 Takten und der (oben bereits angesprochenen) Tempobezeichnung Largo ist diese 4-stimmige Fuge die längste im Wohltemperierten Klavier. Mit Takt 16 endet die Exposition des Fugenthemas, das heißt das Fugenthema wurde vorgestellt (durch die »Altstimme«) und durch die drei anderen Stimmen (»Sopran-«, »Tenor-« und »Bass-Stimme«) geführt. Dieses sehr prägnante, ernste, melancholisch wirkende Thema hat sich in der Hörerin bzw. in dem Hörer nach 15 Takten »verinnerlicht«. Es folgen von Takt 16 bis Takt 76 zehn Themeneinsätze, allerdings nur in den drei Unterstimmen (»Alt-«, »Tenor-« und »Bass-Stimme«), nicht in der Oberstimme (»Sopran-Stimme«), wodurch dieser ernste, melancholische

Höreindruck einmal mehr verstärkt wird. Es finden sich in der Fuge mehrere Zwischenspiele (zum ersten Mal von Takt 17 bis 20), die die ernste, melancholische Stimmung nur ein wenig aufhellen; es fällt auf, dass in mehreren Zwischenspielen die ersten drei Noten des Fugenthemas (und zwar in dem für das Thema charakteristischen fallenden Dreiklang) erklingen, die das vollständige Thema andeuten, welches dann einige Takte später wieder erklingt. Damit wird die Präsenz dieses Thema weiter erhöht. Die für die Fugenkompositionen Johann Sebastian Bachs charakteristische Engführung am Schluss der Fuge (nochmalige Einführung aller Stimmen in hoher Verdichtung) und die damit verbundene Steigerung des Höreindrucks fehlen in dieser Fuge; dadurch wird der Eindruck einer gleichmäßigen Entwicklung über die Gesamtkomposition verstärkt. – Einer der bedeutendsten Bachforscher der Musikgeschichte, Philipp Spitta (1841-1894), hob in seiner Monografie über Johann Sebastian Bach hervor, dass in dieser Fuge der »Ausdruck des Schmerzes fast bis zum Unerträglichen gesteigert« werde (Spitta, 2014).

Kommen wir nun zur Deutung dieser Fuge im thematischen Kontext der Begleitung von Menschen mit Demenz am Lebensende.

Zunächst: Das ernste, melancholische Thema erscheint als symbolischer Ausdruck angemessen, wenn wir uns die Verletzlichkeit eines demenzkranken Menschen vor Augen führen, die Verluste, mit denen dieser konfrontiert ist, die Ängste, die dieser durchsteht, wenn er realisiert, dass er an einer Demenz erkrankt ist. Mit zunehmender Krankheitsschwere und Symptomtiefe, mit zunehmender Verletzlichkeit, wird uns die Fragilität und Endlichkeit dieser Existenz immer deutlicher erfahrbar, aber nur mit großen Schwierigkeiten fassbar. Uns überkommen möglicherweise Gefühle der Trauer und Niedergeschlagenheit, Gefühle, die davon zeugen, dass uns das Antlitz des demenzkranken Menschen zutiefst berührt. Dies heißt nun nicht, dass wir nicht in der Lage wären, die vielfach reiche Emotionalität und die Affektwelt des demenzkranken Menschen wahrzunehmen, zu denen auch Gefühle der Freude, des Glücks, des Wohlbefindens gehören. Doch immer wieder sind wir uns der Tatsache bewusst, dass dieses Leben zu Ende geht, dabei mehr und mehr »abgespalten« von dem früheren, dem vertrauten Leben, »darin er Liebe hatte, Sinn und Not« (Rainer Maria Rilke). Eine bedeutende Aufgabe bei der Begleitung dieses Menschen besteht nun darin, ihn zu unterstützen, wenigstens phasenweise, wenigstens in Teilen eine Verbindung zu diesem früheren Leben herzustellen. In diesem Kapitel wird der Begriff »Inseln des Selbst« eingeführt, um die psychischen Grundlagen dieser Verbindung zu umschreiben. Im Hören der Fuge h-Moll werden diese Inseln des Selbst durch die fallenden Dreiklänge (als Teil des Themas) angedeutet, die auf das einige Takte später wiedereinsetzende Thema vorbereiten. Das Thema in seiner Gänze symbolisiert für mich die individuelle Biografie. Die Tatsache, dass dieses Thema alle zwölf Stufen der chromatischen Tonleiter umfasst, drückt eine Ganzheit aus, wie diese für eine nach und nach abgeschlossene, individuelle Biografie konstitutiv ist. Wenn wir einem Menschen mit Demenz am Lebensende begegnen, dann ist es gut, wenn wir uns noch einmal seiner Biografie in ihren wichtigsten Abschnitten, Ereignissen, Erlebnissen und Begegnungen vergewissern. Dann ist es gut, wenn wir diesen Menschen auch im Wissen darum ansprechen und ihm Respekt zollen, dass er auf eine lange Biografie zurückblickt – auch wenn ihm diese nur noch in wenigen Teilen und zudem sehr selten erfahrbar, erinnerbar ist. Und ein Letztes: Wenn wir auf die unterschiedlichen Ausdrucksformen eines Menschen mit Demenz blicken, die verbalen wie die nonverbalen: Dann wird uns vielleicht auch deutlich, dass wir etwas von dem Wesen (dem *nous*) dieses Menschen erfahren, dass sich in dem Gesamt dieser Ausdrucksformen das Wesen dieses Menschen erhellt: ein Aspekt, der in diesem Kapitel ebenfalls ausführlich thematisiert werden wird. Die hier besprochene Fuge bringt viel von dem Wesen, viel von der Geistigkeit des menschlichen Lebens zum Ausdruck. Auch deswegen wurde sie an den Anfang des Kapitels gesetzt.

Das Thema dieses Kapitels berührt drei grundlegende Fragen medizinisch-pflegerischen Handelns. Erstens die Frage, wie sich die innere Situation einer demenzkranken Person am Ende ihres Lebens darstellt, zweitens die Frage, von welchem Person-Begriff man sich leiten lassen sollte, wenn man einen demenzkranken Menschen in einem weit fortgeschrittenen Krankheitsstadium begleitet, und drittens die Frage, wie auf die Lebenssituation dieser Person am Ende ihres Lebens fachlich und ethisch fundiert geantwortet werden kann.

6.1 Drei komplementäre Zugänge zum Erleben der demenzkranken Person

Die erstgenannte Frage ist vermutlich die anspruchsvollste – dies angesichts der Tatsache, dass eine verbale Kommunikation mit dem Demenzkranken bei weit fortgeschrittener Erkrankung kaum noch oder nicht mehr möglich ist, wodurch auch der Zugang zum inneren Erleben *deutlich* erschwert ist. Wie lässt sich dieser Zugang herstellen? Drei komplementäre Zugänge seien nachfolgend genannt.

Der *erste* Zugang: Die Analyse des mimischen (und gestischen) Ausdrucks des Individuums. Die begleitenden Personen müssen sich in das *mimische Skript* der demenzkranken Person »einlesen« und »einfühlen«, um besser deren emotionale Befindlichkeit in einer konkreten Situation nachvollziehen und verstehen zu können. Umfangreiche psychologische Forschung zur mimischen Ausdrucksanalyse, die auf die medizinisch-pflegerische Begleitung demenzkranker Menschen übertragen wurde, zeigt, wie genau und umfassend die differenzierte, mikro-längsschnittliche (das heißt, über den Zeitraum von Tagen oder mehreren Wochen kontinuierlich vorgenommene) Beobachtung des mimischen Ausdrucks Auskunft über das innere Erleben eines demenzkranken Menschen geben kann (Kruse, 2010a; Lautenbacher, Walz & Kunz, 2018; Cameron, Fetherstonhaugh, Bauer et al., 2020). Dieses Sich-Einlesen und Sich-Einfühlen ist ein hochgradig individualisierter – die Person des Demenzkranken ganz in den Blick nehmender – Beobachtungs- und Kommunikationsakt, bei dem auch Einflüsse möglicher weiterer (vor allem: neurodegenerativer) Erkrankungen auf den mimischen Ausdruck mitbedacht werden müssen, so zum Beispiel im Falle einer Parkinsonerkrankung, die sich mehr oder minder stark auf das mimische Ausdrucksskript auswirkt. Aber derartige Auswirkungen können im Falle einer differenzierten, kontinuierlich vorgenommenen Analyse sehr gut eingegrenzt und in Art und Umfang eingeschätzt werden.

Der *zweite* Zugang: Die hochkonzentrierte, empathische und von innerer wie äußerer Ruhe bestimmte Begleitung der demenzkranken Person. Eine Voraussetzung für diese Art der Begleitung ist die schon in der altgriechischen und lateinischen Literatur – so zum Beispiel vom römischen Philosophen Lucius Annaeus Seneca (1 v. Chr. – 65 n. Chr.) – beschriebene »tranquillitas animi«, also die innere wie äußere Ruhe, zu der das Individuum gefunden hat und die dieses ausstrahlt (Seneca, 58/1980). Ruhe meint hier alles andere als Apathie oder Gleichgültigkeit. Sie meint vielmehr die Fähigkeit, sich auf sich selbst wie auf die Welt zu konzentrieren und die Art und Weise eigener Bezogenheit auf die Welt differenziert zu erleben. Damit kann die begleitende Person zu einem *Resonanzboden* für die demenzkranke Person werden – und umgekehrt (Brown, Agronin & Stein, 2019).

Der *dritte* Zugang: Die Herstellung von Situationen, die ein *biografisches Erinnerungszeichen* tragen, das heißt die die demenzkranke Person an persönlich bedeutsame Ereignisse, Begegnungen und Prozesse in der Biografie erinnern (Illar, Serrat & Bravo-Segal, 2019). Wie später noch ausführlich darzulegen sein wird, gründet der Versuch, gezielt Situationen mit Erinnerungszeichen herzustellen, auf der Annahme, dass in einem fortgeschrittenen Stadium der Demenz das Selbst nicht mehr als eine kohärente psychische Struktur existiert, sondern nur noch *inselförmig*: dem Individuum sind nur noch Erinnerungen an einzelne biografische Stationen zugänglich – diese aber können positive *vs.* negative Emotionen auslösen oder das Wohlbefinden erhöhen *vs.* verringern (Kruse, 2012). Wenn es gelingt, Situationen mit positiv bewerteten Erinnerungszeichen zu identifizieren (entdecken) und diese zu konstituieren, so wird man vielfach Zeuge emotionaler Prozesse, die Aufschluss über das Erleben der demenzkranken Person zu geben vermögen.

6.2   Person-Begriff

Die verschiedenen Demenzformen konfrontieren uns grundsätzlich mit der Aufgabe des Nachdenkens über den Person-Begriff. Das allgemeine Verständnis von Person, das die Vernunftbegabung als zentrales Merkmal der Person erachtet, erweist sich bei der Betrachtung und Begleitung eines demenzkranken Menschen als viel zu eng und auch der Vielschichtigkeit der Ausdrucksformen von Personalität als unangemessen (Bosco, Schneider, Coleston-Shields et al., 2019; Hennelly & O'Shea, 2019). Gerade im Falle intensiver Beschäftigung mit der inneren Welt (um einmal diese Metapher zu gebrauchen) eines demenzkranken Menschen werden Notwendigkeit und Sinnhaftigkeit eines *mehrdimensionalen* Ansatzes von Person deutlich, in dem die kognitive, die emotionale, die spirituelle, die empfindungsbezogene, die sozialkommunikative, die alltagspraktische und die physische Dimension unterschieden werden (Kruse, 2010a). In unterschiedlichen Situationen – und dies heißt auch: in unterschiedlichen Phasen der Demenz – können einzelne Dimensionen stärker in den Hintergrund, andere stärker in den Vordergrund individuellen Agierens und Reagierens treten. Es erscheint gerade mit Blick auf die Begleitung eines demenzkranken Menschen wichtig, offen für die verschiedensten Erscheinungs- oder Ausdrucksformen der Person zu sein (Kitwood, 2002; Kruse, 2019). Und es darf nicht übersehen werden, dass alle Erscheinungs- und Ausdrucksformen *biografische Vorläufer* haben, das heißt in ihrer spezifischen Konturierung durch biografische Erlebnisse und Erfahrungen mitbestimmt sind.

Die Begleitung eines demenzkranken Menschen in einem weit fortgeschrittenen Stadium der Krankheit wie auch eines schwerkranken, körperlich erheblich geschwächten Menschen am Ende seines Lebens führt zu zwei psychischen Phänomenen, denen wir am Institut für Gerontologie der Universität Heidelberg derzeit genauer nachspüren – wobei wir uns hier empirisch noch am Anfang befinden.

Zum einen beobachten wir immer wieder aufs Neue, dass demenzkranke Menschen auch in späten Krankheitsphasen, selbst noch unmittelbar vor ihrem Tod *sehr kurze Phasen deutlich erhöhter Luzidität* zeigen können, also einer inneren Klarheit und Aufmerksamkeit, die vor dem Hintergrund der von Verlusten und Auffälligkeiten bestimmten psychischen Situation besonders eindrücklich sind. Gerade solche luziden Intervalle regen zum Nachdenken darüber an, ob wir nicht grundsätzlich von einem deutlich umfassenderen Geist-Begriff ausgehen müssen, der (im Sinne des altgriechischen nous) das gesamte Wesen eines Individuums umfasst und sich quasi um den gesamten Bios des Individuums legt. Dies nun würde heißen, dass man sich nicht allein auf kognitive Leistungen im engeren Sinne beschränkte, wenn man von Geist spricht, sondern vielmehr die verschiedenartigen Ausdrucksformen des Wesens eines Menschen zu erfassen und verstehen versuchte (Hughes, 2016). Ein derartiges Verständnis von Geist weist Bezüge zu Konzeptionen der Seele auf, die dieser nicht nur rationale, sondern auch vegetative und wahrnehmungsbezogene Qualitäten zuordnen – woraus sich auch folgern lässt: Die Seele ist im gesamten Körper-Leib präsent, sie konstituiert dessen Form (Fuchs, 2000). Diese Konzeption lässt uns besser verstehen, warum sich bei demenzkranken Menschen in weit fortgeschrittenen Stadien ihrer Erkrankung oder bei Menschen noch unmittelbar vor ihrem Tod Phasen deutlich erhöhter Luzidität zeigen können: ein Phänomen, das eine noch sehr viel umfassendere und tiefere Analyse erfordert, als bislang geschehen.

Zum anderen, und hier ist das zweite psychische Phänomen angesprochen, beobachten wir auch bei Menschen mit einer weit fortgeschrittenen Demenz – wie übrigens auch bei sterbenden Menschen – vielfach die Haltung der *Sorge*, und sei diese auch noch so klein, vielleicht auch nur noch symbolisch gemeint. Mit Sorge ist hier das Motiv des Sorgens für bzw. des sich-Sorgens um angesprochen. Die große Bedeutung, die dieses Verständnis von Sorge (auch) im Erleben alter Menschen annimmt (Kruse, 2016, 2017), scheint nach unseren ersten Beobachtungen auch das Erleben vieler demenzkranker oder sterbender Menschen mitzubestimmen.

Auch wenn Fragen der Begleitung und Intervention in den nachfolgenden Abschnitten ausführlich erörtert werden, so seien diese doch schon summarisch aus dem Blickwinkel der besonderen Herausforderungen betrachtet, die die Sterbebegleitung demenzkranker Menschen mit sich bringt. Neben einer ganz den Bedürfnissen der Sterbenden angepassten Ernährungssituation, einer hochgradig individualisierten Schmerzdiagnostik und -behandlung sowie einer kontinuierlichen, mit großer Behutsamkeit vorgenommenen Stimulation und Aktivierung, neben einer kurativ orientierten Behandlung akuter Erkrankungen ist hier die Aufrechterhaltung eines emotional tragfähigen, nachhaltigen Kontakts bedeutsam (Bär, 2010). Durch diese Art des Kontakts, eingebettet in eine subjektorientierte Medizin und Pflege, kann dem demenzkranken Menschen wenigstens ein Teil seiner Angst vor Verlassenheit und Einsamkeit genommen werden, zudem kann sich ein *Kompass* entwickeln, der es den begleitenden Personen erlaubt, Lautäußerungen und mimische Reaktionen besser einzuordnen und zu verstehen (Gilleard & Higgs, 2016). Dies heißt aber auch: Demenzkranke Menschen am Ende ihres Lebens benötigen nicht weniger Zeit und Zuwendung (für diagnostische, therapeutische, rehabilitativ-pflegerische, sozialkommunikative Prozesse) als zu Beginn oder in der Mitte ihrer Erkrankung, sondern *ungleich mehr*. Denn der emotional tragfähige, nachhaltige Kontakt lässt sich nur herstellen, wenn es einige wenige Personen sind, die mit dem Demenzkranken kommunizieren, und wenn diese Personen die innere und äußere Ruhe (mithin: die Zeit) mitbringen, um sich konzentriert, einfühlend und wahrhaftig kommunizierend dem demenzkranken Menschen zuzuwenden (Kojer, 2016; Lamp 2010).

6.3 Aussagen zur Krankheit und zur Epidemiologie

Weltweit litten im September 2020 ca. 47 Millionen Menschen an einer demenziellen Erkrankung; bis zum Jahre 2050, so lauten Schätzungen, wird sich die Anzahl der von Demenz betroffenen Menschen auf über 130 Millionen erhöhen (Alzheimer's Disease International, 2019). In Deutschland beläuft sich die Anzahl demenzkranker Menschen derzeit auf ca. 1,6 Millionen; im Jahre 2050 werden dies Schätzungen zufolge 2,4 bis 2,8 Millionen Menschen sein (Deutsche Alzheimer Gesellschaft, 2020). Demenzen sind vor allem Erkrankungen des hohen Lebensalters: In der Altersgruppe der 65- bis 69-Jährigen liegt die Prävalenz bei über einem Prozent, in der Altersgruppe der 90-Jährigen und Älteren hingegen bei über 30 Prozent. Ein hinreichend hohes Alter vorausgesetzt, stellt die Entwicklung einer Demenz ein realistisches Szenario dar: Im statistischen Mittel wird dies bei nahezu jedem dritten Mann und jeder zweiten Frau über 65 Jahre im weiteren Altersverlauf der Fall sein; unter den 90-Jährigen und Älteren ist im Mittel bei jedem Zehnten davon auszugehen, dass innerhalb des nächsten Jahres eine demenzielle Erkrankung neu diagnostiziert werden wird. Etwa 70 Prozent der Erkrankungen entfallen auf Frauen und nur 30 Prozent auf Männer. Dieser Unterschied erklärt sich vor allem aus der für Frauen höheren Lebenserwartung. Darüber hinaus finden sich Hinweise, dass Frauen mit einer Demenz länger überleben und im sehr hohen Alter ein leicht höheres Neuerkrankungsrisiko haben als Männer. In Deutschland sterben pro Jahr etwa 250.000 demenzkranke Menschen; im Durchschnitt leben die Menschen nach Diagnosestellung noch sieben Jahre. Es gibt allerdings Fälle, in denen die Betroffenen noch 20 Jahre mit der Erkrankung leben. Die Weltgesundheitsorganisation schätzt die Kosten für die Pflege von Demenzkranken bereits heute auf jährlich 460 Milliarden Euro (Alzheimer's Disease International, 2019). In der Bundesrepublik benötigt ein Demenzkranker im Monat durchschnittlich 500 Euro höhere Leistungen von den Pflegekassen und 300 Euro höhere Leistungen von den Krankenkassen als ein Versicherter ohne Demenzerkrankung.

Demenz ist der *Oberbegriff* für ein breites Spektrum von Erkrankungen mit unterschiedlichen Entstehungsbedingungen und Symptomen. Die gröbste Differenzierung zwischen den Erkrankungen bezieht sich auf die Schädigung der Nervenzellen (neurodegenerative Demenz) gegenüber der Schädigung der Gefäße (vaskuläre Demenz) als primärer Krankheitsursache. Dabei machen die neurogenerativen Demenzen ca. 65 Prozent aller Demenzen aus, die vaskulären Demenzen ca. 20 Prozent, bei ca. 15 Prozent liegen Mischformen der neurodegenerativen und vaskulären Demenz vor. Während bei den vaskulären Demenzen von einem hohen Präventionspotenzial auszugehen ist – durch die lebensstilbedingte Reduktion des Arteriosklerose-Risikos wird ein zentraler Beitrag zur Reduktion der Auftretenswahrscheinlichkeit der vaskulären Demenz geleistet –, ist dieses bei der neurodegenerativen Demenz (deren häufigste Form die Alzheimer-Demenz darstellt) bislang erst *in Ansätzen* nachgewiesen; hier ergibt sich weiterer, dringender Forschungsbedarf (de Bruijn, Bos, Portegies et al., 2015). Aus diesem Grunde sollte man mit Aussagen, die die Möglichkeit einer Prävention der neurodegenerativen Demenz behaupten, noch zurückhaltend sein, auch wenn aktuelle Befunde internationaler epidemiologischer Forschung Anlass zur Hoffnung geben, dass die Anzahl der Neuerkrankungen an Alzheimer-Demenz durch eine Verminderung von Risikofaktoren – insbesondere Bluthochdruck und Adipositas im mittleren Lebensalter, Diabetes mellitus, Depression, körperliche Inaktivität, Rauchen und niedrige Bildung – erheblich reduziert werden könnte (Olanrewaju, Clare, Barnes et al., 2015; Luck & Riedel-Heller, 2016).

Bei der Demenz handelt es sich nach gegenwärtigem Kenntnisstand um eine *nicht heilbare* fortschreitende Erkrankung, die (a) unter den auf das Alter bezogenen Ängsten des Menschen in allen Altersgruppen einen vorderen, ab dem sechsten Lebensjahrzehnt den ersten Rangplatz einnimmt, (b) vor dem Hintergrund eines Menschenbildes, das Würde und Wert primär an der kognitiven Leistungsfähigkeit festmacht, wie auch vor dem Hintergrund einflussreicher theoretischer Konzeptionen »erfolgreichen« Alterns geradezu als *Gegenteil* eines guten Lebens im Alter erscheint, (c) mit fortschreitendem demografischem Wandel einen zunehmenden Anteil der Bevölkerung betreffen wird, (d) in den letzten Jahren mit zunehmender Brisanz thematisiert wird, wobei mehr und mehr Fragen nach den Möglichkeiten der Aufrechterhaltung und Förderung von Lebensqualität – nicht zuletzt durch eine Anpassung der Pflegeversicherung und durch neue Versorgungsstrukturen – in den Blick rücken.

Die Demenz, vor allem im fortgeschrittenen Stadium, kann als »Prototyp« objektiv gegebener und subjektiv wahrgenommener Verletzlichkeit bezeichnet werden, ist mit dieser doch eine Vielzahl an kognitiven und körperlichen Einschränkungen verbunden, die in dem Individuum das Gefühl hervorrufen, seine körperlichen und kognitiven Funktionen nicht mehr (in dem Maße wie früher) kontrollieren zu können, nicht mehr (in dem Maße wie früher) »Herr im eigenen Hause« zu sein, das eigene Leben nicht mehr (in dem Maße wie früher) gestalten zu können und auch in der Weltgestaltung (erheblich) behindert zu sein. Die Person-Umwelt-Bezüge (»Transaktionen«) sind auch im Erleben des Demenzkranken (erheblich) gestört und beeinträchtigt. Die subjektiv erlebte Verletzlichkeit ist schon in relativ frühen Phasen der Demenz – vielfach noch vor einer eindeutigen Diagnosestellung – erkennbar; sie gilt übrigens auch als ein frühes diagnostisches Zeichen für eine mögliche Demenz.

Der Verlauf demenzieller Erkrankungen lässt sich idealtypisch in verschiedene Phasen unterteilen, die sich sowohl nach Art und Schweregrad der Symptomatik als auch nach den jeweils bestehenden Interventionsmöglichkeiten deutlich unterscheiden (Livingston, Sommerlad, Orgeta et al., 2017; Livingston, Huntley, Sommerlad et al., 2020). Der kontinuierlich fortschreitende Krankheitsprozess hat in einer ersten Phase zunächst über einen relativ langen Zeitraum keine erkennbaren Auswirkungen auf kognitive Funktionen und Alltagsfunktionen, die über die normalen Alternsverluste hinausgingen. Molekularbiologische Studien legen nahe, dass die für die Entstehung der Erkrankung entscheidenden neurodegenerativen Prozesse bereits zehn bis 20 Jahre vor dem Auftreten eindeutiger klinischer Symptome beginnen. Eine zweite Phase ist dadurch gekennzeichnet, dass die betroffenen Menschen über kognitive Leistungseinbußen klagen, die sich auf der Grundlage psychologischer Testungen allerdings nicht (eindeutig) objektivieren lassen. Subjektive Gedächtniseinbußen sieht man erst seit jüngerer Zeit als eine mögliche Vorstufe von Demenz an (Mendonca, Alves & Bugalho, 2016): Mit bildgebenden Verfahren konnten Rückgänge in Hirnregionen nachgewiesen werden, die typischerweise bei der Alzheimer-Demenz beeinträchtigt sind. Des Weiteren sprechen prospektive Studien dafür, dass subjektive Gedächtniseinbußen als ein möglicher Risikofaktor der Alzheimer-Demenz anzusehen sind (Jessen, Wiese, Bachmann et al., 2010; Jessen, Wolfsgruber, Wiese et al., 2014). Derartige Einbußen können auch durch affektive Störungen (Depression, Angst) verursacht bzw. mitverursacht sein. Bei einem nach heutigem Forschungsstand noch nicht eindeutig zu quantifizierenden Anteil der Personen mit subjektiven Gedächtniseinbußen findet sich im weiteren Verlauf eine statistisch bedeutsame Unterschreitung des Normbereichs, womit die diagnostischen Kriterien einer leichten kognitiven Beeinträchtigung (Mild Cognitive Impairment, MCI) erfüllt sind (Brailean, Steptoe, Batty et al., 2019; Petersen, Lundt, Therneau et al., 2019). In epidemiologischen Untersuchungen wird deren Häufigkeit unter den 70-Jährigen mit 15 bis 25 Prozent angegeben. Längsschnittstudien zeigen, dass der (deutlich) größere Teil der Personen mit einer leichten kognitiven Beeinträchtigung schließlich eine Demenz entwickelt (Gauthier, Reisberg, Zaudig et al., 2006; Teng, Li, Zhao et al., 2020). Aus den zunächst eng umschriebenen kognitiven Defiziten geht allmählich eine erhebliche Beeinträchtigung der Alltagsfunktionen hervor.

Schon in ihren Anfangsstadien sind neurodegenerative Demenzen durch Störungen des deklarativen Gedächtnisses charakterisiert: Die Erinnerung an vorgegebene konkrete Inhalte, so zum Beispiel an Wörter auf einer Liste, ist nach einer längeren Zeitspanne nicht mehr möglich. Die unmittelbare Merkfähigkeit, also die Erinnerung unmittelbar nach Vorgabe der Inhalte, ist dagegen weniger stark beeinträchtigt. Weitere Defizite des Denkens betreffen Wortfindung und Wortflüssigkeit sowie die Fähigkeit, Figuren zu erkennen, diese zusammenzufügen oder zu zeichnen (konstruktive Apraxie). Das Altgedächtnis bleibt zunächst weitgehend intakt. Dagegen sind bei einer ausführlichen Testung Störungen der Denkabläufe, insbesondere bei der Bewältigung komplexer Aufgaben, nachweisbar. Im weiteren Verlauf der Erkrankung sind neu erworbene Inhalte *vor* den Altgedächtnisinhalten betroffen. Diese Reihenfolge gilt auch für Störungen des Denkens, indem sich in den zu späteren Zeitpunkten des Lebenslaufs erworbenen Denkleistungen eher Defizite zeigen als in den zu früheren Zeitpunkten des Lebenslaufs ausgebildeten Fähigkeiten.

Charakteristisch für mittelschwere Demenzen ist eine hochgradige Vergesslichkeit, die nicht nur auf neue Gedächtnisinhalte beschränkt ist, sondern die auch mehr und mehr auf das Altgedächtnis übergreift. Das analytische Denken – hier vor allem das Erkennen von Zusammenhängen und das Planen von Handlungsabläufen – ist erheblich eingeschränkt, die sprachlichen Äußerungen verarmen auf ein floskelhaftes Niveau und werden vor allem durch falsche Wortbildungen sowie durch ständiges Wiederholen von Wörtern oder Satzteilen beeinträchtigt. Andererseits versuchen demenzkranke Menschen häufig, Gedächtnislücken auszufüllen, und geraten dabei ins Fabulieren. Bewegungsabläufe und Handlungsfolgen werden auch bei alltäglichen Verrichtungen, etwa dem Ankleiden oder dem Gebrauch von Geräten, nicht mehr vollständig beherrscht oder können gar nicht mehr ausgeführt werden. Störungen der Lese- und Rechenfähigkeit bilden weitere, häufige Störungen. Bei etwa einem Drittel der Betroffenen treten Wahnbildung und Wahrnehmungsstörungen auf.

Im Spätstadium der Erkrankung sind schließlich alle höheren emotionalen Funktionen und Denkfunktionen erkennbar – zum Teil bis zu ihrem Erlöschen – beeinträchtigt. Selbst die Orientierung zur eigenen Person oder Erinnerungen an biografische Schlüsselerlebnisse sind oft nicht mehr oder nur noch in Ansätzen vorhanden, sprachliche Äußerungen beschränken sich auf einzelne Worte oder einfache Sätze mit fehlerhaftem Satzbau. Das Sprachverständnis ist erheblich eingeschränkt oder vollständig aufgehoben. Häufig erscheinen die in der kindlichen Entwicklung auftretenden Reaktionsmuster erneut: Beispiele hierfür sind das Spiegelzeichen, bei dem das eigene Spiegelbild nicht als solches erkannt und dessen Handlungen nicht als selbst initiiert verstanden werden, oder das TV-Phänomen, bei dem Personen im Fernsehen nicht als fiktiv erlebt, sondern als real anwesend verkannt werden. In der Endphase der Erkrankung sind die Betroffenen meist bettlägerig und durch die hiermit verbundenen typischen Komplikationen gefährdet.

Unabhängig davon, dass sich der Verlauf neurodegenerativer Demenzen idealtypisch als kontinuierliches Veränderungsgeschehen darstellen lässt, finden sich in der kognitiven und nicht-kognitiven Symptomatik – z. B. Apathie, Agitiertheit, Aggressivität, Wahn, Halluzinationen und Depression – in den verschiedenen Stadien der Erkrankung wie auch in deren Voranschreiten erhebliche Unterschiede zwischen den Betroffenen (Kuring, Mathias & Ward, 2018; Ma, 2020). Daneben bestehen deutliche Unterschiede zwischen verschiedenen Demenzformen (Wei, Irish, Hodges et al., 2019). An dieser Stelle sei nur erwähnt, dass etwa bei der Frontotemporalen Demenz zu Beginn vor allem Persönlichkeitsveränderungen und Verhaltensauffälligkeiten im Vordergrund stehen, während die Lewy-Körperchen-Demenz insbesondere durch starke Schwankungen in der kognitiven Leistungsfähigkeit, optische Halluzinationen sowie eine begleitete Parkinson-Symptomatik gekennzeichnet ist (Biesalski, Becktepe, Bartsch et al., 2019). Studien, in denen bildgebende Verfahren für die Demenzdiagnostik eingesetzt wurden, verdeutlichen, dass die im individuellen Fall beobachtbaren Defizite im Bereich der kognitiven Leistungsfähigkeit nicht allein durch das Fortschreiten neurodegenerativer Prozesse erklärt werden können. Kognitive Reserven verlängern die Zeitspanne, in der krankheitsbedingte Veränderungen des Gehirns soweit *kompensiert* werden können, dass keine eindeutigen Defizite der geistigen Leistungsfähigkeit erkennbar werden. Neuere Studien zu protektiven Faktoren bei Demenz legen die Annahme nahe, dass rege geistige Tätigkeit, Bildung, berufliche Fertigkeiten, Sprachvermögen sowie ein reiches Sozialleben zum Aufbau kognitiver Reserven beitragen, die ihrerseits verbesserte Kompensationsmöglichkeiten bedingen (Polidori & Pientka, 2012; Cosentino & Stern, 2019; Dekhtyar, Marseglia, Xu et al., 2019; Xu, Yang, Qi, Dintica et al., 2019). Körperliches und kognitives Training können das Auftreten klinischer Symptome *verzögern*, sie können aber das Auftreten einer neurodegenerativen Demenz nicht verhindern (Hauer, Schwenk, Zieschang et al., 2012; Prince, Aosta, Ferri et al., 2012).

Auch wenn gegenwärtig weder Präventionsmaßnahmen, die ein Auftreten neurodegenerativer Demenzen verhindern könnten, noch therapeutische Maßnahmen, die das Fortschreiten der Erkrankung stoppen oder diese heilen könnten, zur Verfügung stehen, ist die kognitive und nicht-kognitive Symptomatik durch pharmakologische und psychosoziale Interventionen beeinflussbar (Förstl, 2015; Livingston, Sommerlad, Orgeta et al., 2017). Entscheidend ist hier, dass das Vorliegen einer Demenz möglichst frühzeitig erkannt wird. Dies zum einen, um den Betroffenen und ihren Angehörigen zu ermöglichen, sich auf die im Laufe der Erkrankung zunehmenden Verluste und die damit verbundenen Anforderungen und Belastungen einzustellen sowie rechtliche, finanzielle und sonstige Entscheidungen frühzeitig zu treffen. Zum anderen belegen zahlreiche Studien, dass sowohl pharmakologische als auch psychosoziale Interventionen vor allem in früheren Stadien der Erkrankung positive Auswirkungen haben (Klein, Pendergrass, Becker et al., 2015). Dies gilt insbesondere für Interventionen mit dem Ziel, die kognitive Leistungsfähigkeit zu beeinflussen (Ngandu, Lehtisalo, Solomon et al., 2015).

Interventionsstudien machen deutlich, dass auch Menschen mit MCI *erheblich* von kognitiven Trainings profitieren können (Hampstead, Stringer, Stilla et al., 2012).

6.4 Die Begleitung von Sterbenden mit dementieller Erkrankung

Demenzkranke Menschen sind auch in den letzten Lebenswochen und Lebenstagen erlebnisfähig und aufnahmefähig. Bei kontinuierlicher, konzentrierter und sensibler Zuwendung lässt sich beobachten, dass die meisten demenzkranken Menschen im zeitlichen Vorfeld des Sterbens auf die Stimme wie auch auf die vorsichtige Berührung reagieren, sodass eine – wenn auch nur sehr eingeschränkte – Kommunikation möglich ist, die ihrerseits auf die besondere Verantwortung der Mitmenschen für ein würdiges Leben im Sterben verweist. Es zeigt sich in *allen* Phasen der Demenz, also auch in der präfinalen und terminalen Phase, wie wichtig die kontinuierliche, konzentrierte und sensible Zuwendung für das Wohlbefinden und die Lebensqualität eines demenzkranken Menschen ist – ein Gesichtspunkt, der bei der Konzeption palliativpflegerischer Maßnahmen ausdrücklich berücksichtigt werden muss (Kojer, 2016).

Allgemeine Anforderungen an die Begleitung von Sterbenden mit Demenz

In diesem Kontext sei zunächst auf Verlautbarungen der Deutschen Alzheimer Gesellschaft (2009/2017) Bezug genommen, in denen Aufgaben genannt werden, die bei der Begleitung demenzkranker Menschen ausdrücklich zu berücksichtigen sind. In diesen Verlautbarungen stehen sechs Aufgaben im Zentrum. (1) Die sensible Ansprache des demenzkranken Menschen – diese Aufgabe gründet auf der bis zum Tode erhaltenen Erlebnis- und Aufnahmefähigkeit; (2) die differenzierte Stimulation des demenzkranken Menschen – diese Aufgabe gründet auf den bis zum Tode leistungsfähigen Sinnesorganen; (3) die Berücksichtigung der Biografie – diese Aufgabe gründet auf der Tatsache, dass biografische Einflüsse auf Erleben und Verhalten des demenzkranken Menschen selbst in der Phase des Sterbens erkennbar sind, so zum Beispiel Präferenzen für bestimmte Formen der Ansprache und Stimulation wie auch Präferenzen für bestimmte Bezugspersonen; (4) die Berücksichtigung möglicher spiritueller Bedürfnisse – dabei ist zu bedenken, dass frühere spirituelle Bedürfnisse in der Grenzsituation des Sterbens wieder an Bedeutung gewinnen können, dies gilt für demenzkranke Menschen ebenso wie für körperlich erkrankte Menschen; (5) eine fachlich wie ethisch reflektierte Auseinandersetzung darüber, ob dem demenzkranken Menschen im Falle einer akuten körperlichen Krise wirklich ein Ortswechsel (Verlegung in eine Klinik) zugemutet werden darf; (6) die Fähigkeit und Bereitschaft, loszulassen, das heißt, bei erkennbarer Zunahme der Pflegebedürftigkeit des demenzkranken Menschen die Pflege mehr und mehr in professionelle Hände zu geben und bei dem bevorstehenden Tod in das Sterben des demenzkranken Menschen bewusst einzuwilligen.

Es wird in der Versorgungspraxis vielfach die Forderung nach Integration kontinuierlich geführter, qualitativ orientierter Interviews erhoben, und dies mit dem Ziel, gerade bei kognitiv eingeschränkten Menschen mögliche Veränderungen im Lebenswillen wie auch in den Bedürfnissen differenziert abzubilden (Oster, Schneider & Pfisterer, 2010). Dabei wird betont, dass sich in der Grenzsituation des Sterbens die früher gezeigte Einstellung gegenüber den verschiedenen Formen der Sterbehilfe (einschließlich Suizid) erkennbar wandeln kann, sodass es notwendig ist, die in der Gegenwart dominierende Einstellung des Patienten zu seinem Sterben und zu den verschiedenen Formen der Sterbehilfe zu erfassen. Dies ist bei kognitiv eingeschränkten Menschen aber nur möglich, wenn man sich diesen in Interviews sehr konzentriert, sensibel, offen für alle verbalen und nonverbalen Zeichen zuwendet. Wenn die Kommunikation mit einem Patienten – so zum Beispiel mit einem demenzkranken Patienten – gar nicht mehr möglich ist, so gewinnt das *ethische Fallgespräch* eine noch größere Bedeutung als in jenen Fällen, in denen sich Möglichkeiten dieser Kommunikation bieten (Frühwald, 2012). An diesem Fallgespräch sind sowohl der Betreuer bzw. der Bevollmächtigte des Patienten als auch Mitglieder des Behandlungsteams (Stationsarzt, Oberarzt, Pflegefachperson, behandelnde Therapeuten, Seelsorger) beteiligt. In einem solchen Fallgespräch, so die Autoren, wird in aller Regel eine Lösung bezüglich der weiteren medizinisch-pflegerischen Vorgehensweise erreicht. Diese Lösung wird (im Sinne einer Zweitmeinung) von einem nicht an der Behandlung beteiligten Facharzt überprüft. Die Forderung, in solche Entscheidungsprozesse auch die Angehörigen einzubeziehen, sei an dieser Stelle hervorgehoben; vielfach beklagen Angehörige – auch demenzkranker Menschen – nach dem Tod des Familienmitglieds deutliche Defizite in der Kommunikation mit Ärzten und Pflegefachpersonen während der Sterbebegleitung. Untersuchungen in Pflegeheimen, in denen mögliche Effekte einer sensiblen, offenen Kommunikation mit den Angehörigen über den möglichen weiteren Verlauf der Demenz wie auch über die Lebenssituation des demenzkranken Pflegeheimbewohners im Prozess des Sterbens erfasst wurden, machten deutlich, dass eine derartige Kommunikation mit einem deutlichen Rückgang an Interventionen einhergeht, die für den schwerkranken oder sterbenden Bewohner mit hohen Belastungen verbunden sind und deren Gewinn für ihn umstritten ist. Zu nennen ist hier die Nahrungsaufnahme mit einer PEG-Sonde.

Spezifische Anforderungen, die sich im Kontext der Sterbebegleitung stellen, zentrieren sich vor allem um die Frage der Schmerzerfassung, der Ernährung, der Kommunikation und der Selbstbestimmung.

Schmerzerleben und Schmerzerfassung

Die Annahme, dass bei einer weit fortgeschrittenen Demenz die Schmerzsensibilität verringert sei, somit eine schmerztherapeutische Behandlung im Kontext der palliativen Versorgung demenzkranker Menschen nicht jenes Gewicht besitze wie im Kontext der Versorgung jener Menschen, die ausschließlich an (zum Tode führenden) körperlichen Erkrankungen leiden, ist falsch (Lukas, Schuler, Fischer et al., 2012; Coronado, Albers, Allen et al., 2020). Der Anteil demenzkranker Menschen, bei denen Schmerzen nachweisbar sind, deckt sich mit dem Anteil körperlich erkrankter alter Menschen, die an Schmerzen leiden – dieser Anteil wird mit über 60 Prozent angegeben, zum Teil auch mit 85 bis 90 Prozent (Reynolds, Henderson, Schulman et al., 2002). Zudem wurde der Nachweis erbracht, dass ca. 50 Prozent der Demenzkranken keine oder nur eine fachlich unzureichende Schmerztherapie erhalten (Shega, Hougham, Stocking et al., 2006). In methodisch anspruchsvollen Interventionsstudien konnte der Nachweis erbracht werden, dass eine systematisch ausgeführte schmerztherapeutische Behandlung bei Pflegeheimbewohnern mit einer Demenz zu einer Abnahme der inneren Erregung (Agitation) führt, was ebenfalls darauf deutet, dass Schmerzen auch bei demenzkranken Menschen ein sehr bedeutsames Symptom darstellen (Husebø, Ballard, Sandvik et al., 2011). Mit Blick auf die Schmerzerfassung ist hervorzuheben, dass in den späten Phasen der Demenz die Fähigkeit, Schmerzen verbal auszudrücken und nach Ort und Intensität zu charakterisieren, nicht mehr gegeben ist. Aus diesem Grunde sind die Selbstbewertungsinstrumente durch Fremdbewertungsinstrumente zu ersetzen, wobei Fremdbewertungsinstrumente für die *tägliche* Schmerzerfassung wie auch für die Schmerzerfassung in *Intervallen* entwickelt wurden (Bullock, Bedson, Jordan et al., 2019; Lukas, Hagg-Grün, Mayer et al., 2019).

In diesem Kontext kommt der erhöhten Aufmerksamkeit für körpersprachliche Signale (Mimik, Gestik, nonverbaler Ausdruck inneren Erlebens) wie auch deren korrekter Deutung besondere Bedeutung zu (Cohen-Mansfield & Libin, 2005; Testad, Aasland & Aarsland, 2007), wobei Hartmut Remmers unter Aufgreifen des von Hermann Schmitz eingeführten Begriffs der (lebensgeschichtlich entwickelten) Schmerzersparung betont, dass dem Schmerzerleben und Schmerzverhalten des demenzkranken Menschen eine je individuelle Aspektivität zuzuordnen sei (Remmers, 2010). Dies sei, so Remmers, bei einem demenzkranken Menschen auch dadurch zu leisten, dass auf Basis der Gespräche mit dessen Bezugspersonen eine biografisch-rekonstruktive Einordnung des aktuell gegebenen Schmerzausdrucks versucht werde. Die Agitation, die bei demenzkranken Menschen nicht selten zu beobachten ist, wird als eine mögliche Manifestation von Schmerz beschrieben (Husebø, Ballard, Sandvik et al., 2011; Pergolizzi, Raffa, Paladini et al., 2019). Dabei wird deutlich, dass schon eine mittlere physische Aktivität dazu beiträgt, die Agitation erkennbar zu verringern, was auch als Bestätigung der Annahme gedeutet wird, in der Agitation drückten sich Schmerzen aus. Vor allem aber konnte nachgewiesen werden, dass eine systematische Schmerztherapie bei Pflegeheimbewohnern mit Demenz zu einer signifikanten Abnahme von Agitation führt, was die Bedeutung der Agitation als Ausdruck von Schmerzen noch einmal unterstreicht.

Ernährung

Häufig wird die Annahme vertreten, dass sich die Ernährung durch PEG bei Menschen mit weit fortgeschrittener Demenz positiv auf deren Ernährungsstatus wie auch auf deren allgemeinen körperlichen Zustand auswirke. Diese Annahme führt dazu, dass ungefähr ein Drittel aller Pflegeheimbewohner, bei denen eine weit fortgeschrittene Demenz vorliegt, über eine PEG-Sonde ernährt werden, obwohl in den meisten Fällen davon auszugehen ist, dass mit dieser Intervention *keine* wirkliche Verbesserung des Ernährungsstatus wie auch des funktionellen Status erreicht werden kann (Zieschang, Oster, Pfisterer et al., 2012); zudem wird eine hohe Komplikationsrate beim Einsatz einer PEG-Sonde berichtet; der berichtete Anteil va-

riiert zwischen 30 und 70 Prozent (Finucane, Christmas & Travis, 1999).
Wie Michael de Ridder (2008) hervorhebt, besteht in Fachkreisen Konsens,
dass PEG und parenterale Ernährung (= Nährstoffe werden in flüssiger
Form in eine Vene zugeführt) nur dann eingesetzt werden dürfen (und
dies auch nur für begrenzte Zeit), wenn die herkömmlichen Ernährungs-
maßnahmen nicht genügen, um eine Mangelsituation in den frühen und
mittleren Demenzstadien zu vermeiden oder zu überwinden. In ihren Leitlinien zur Ernährung bei Demenz betonen Dorothee Volkert, Michael
Chourdakis, Gerd Faxen-Irving und Kollegen (2015), dass bei einer weit
fortgeschrittenen Demenz im Hinblick auf künstliche Ernährung Zurück-
haltung geboten sei. de Ridder (2008) weist darauf hin, dass auch bei einem
demenzkranken Menschen die Minderung der Aufnahme von Nahrung und
Flüssigkeit als Teil des natürlichen Sterbeprozesses zu verstehen ist, der
Wochen oder sogar Monate vor dem Tod mit nachlassendem Appetit, kontinuierlicher Gewichtsabnahme, kleineren Mahlzeiten und Flüssigkeitsmen-
gen einsetzt.

Mit Blick auf die Ernährung wird übereinstimmend argumentiert, dass
die persönliche Darreichung des Essens eine ganz andere Qualität für die
Kommunikation besitzt, als der Einsatz von Ernährungssonden. Ernährungssonden zeigen vielfach unerwünschte Nebenwirkungen, wie zum Beispiel lokale oder systemische Infektionen, zudem ist bei deren Einsatz die
Aspirationsgefahr erhöht. Gerade im Falle einer schweren Demenz ist der
Einsatz einer Sonde mit einem hohen Mortalitätsrisiko verbunden, das mit
54 Prozent im ersten Monat und mit 90 Prozent im Laufe eines Jahres angegeben wird (Sanders, Carter, Silva et al., 2000). Im Falle eines belastenden Durstgefühls ist die fachgerechte Mundpflege dringend geboten; der
Verzicht auf eine künstliche Flüssigkeitszufuhr in der terminalen Phase ist
nicht selten mit einer generellen Erleichterung des Sterbeprozesses wie
auch mit verringertem Schmerzerleben assoziiert.

Zusammenfassend lässt sich die Expertenmeinung zur Aufnahme von
Nahrung und Flüssigkeit wie folgt charakterisieren: Die verringerte Aufnahme von Nahrung und Flüssigkeit sollte als Teil des natürlichen Sterbeprozesses gedeutet werden; die künstliche Ernährung und Flüssigkeitszufuhr
trägt nur in den seltensten Fällen zu einer Verbesserung des Wohlbefindens
des Sterbenden bei. Auch wird dadurch nicht dessen Lebenserwartung erhöht. Aus diesem Grunde sollte man sich vor allem an den Bedürfnissen
orientieren, die der Patient aktuell ausdrückt. Dies bedeutet vor allem beim
demenzkranken Patienten, sich in dessen *non-verbale Textur* einzulesen, um
zu einer differenzierten Einschätzung aktuell bestehender Bedürfnisse auf
dem Wege der mimischen, gestischen und Verhaltensbeobachtung zu gelan-

gen. Die Unsicherheiten im Hinblick auf die Frage, wie die Nahrungs- und Flüssigkeitszufuhr im Prozess des Sterbens erfolgen sollte, ebenso wie die falschen Annahmen mit Blick auf mögliche Effekte der Nahrungs- und Flüssigkeitszufuhr sind auch dadurch bedingt, dass vielfach die non-verbale Textur eines zur verbalen Kommunikation nicht mehr fähigen Patienten nicht wirklich verstanden wird, nicht wirklich gelesen werden kann.

Die Autoren der Leitlinien zur Ernährung bei Demenz betonen, dass die Optimierung der Ernährung als notwendiger und bedeutender Bestandteil der medizinischen Versorgung von Demenzkranken verstanden werden muss – und zwar in allen Phasen der Demenz. Es bedürfe kontinuierlicher Überprüfungen auf Mangelernährung wie auch einer frühen Intervention, wenn sich Ernährungsprobleme einstellten. Zudem sollten einzelne Nährstoffe immer nur zum Ausgleich eines erwiesenen Mangels supplementiert werden (Volkert, Chourdakis, Faxen-Irving et al., 2015).

Kommunikation

Mit Blick auf die Kommunikation ist zunächst hervorzuheben, dass Lebensqualität und Wohlbefinden des demenzkranken Menschen in allen Phasen der Erkrankung in hohem Maße von dem Schutz wie auch von der Sicherheit und der unbedingten Annahme beeinflusst sind, die dieser in der Kommunikation mit wichtigen Bezugspersonen (seien dies Angehörige, seien dies Freunde und Bekannte oder seien dies professionell und ehrenamtlich tätige Personen) erfährt. Die konzentrierte, kontinuierlich gegebene, offene und sensible Zuwendung zum demenzkranken Menschen bildet dabei den entscheidenden Weg, um das Erleben von Schutz, Sicherheit und unbedingter Annahme zu fördern. Im Prozess des Sterbens gewinnt dabei die »zwischenleibliche Kommunikation«, das heißt, die Kommunikation auf der Basis von körperlichen Berührungen mehr und mehr an Bedeutung. Gerade diese zwischenleibliche Kommunikation versetzt Bezugspersonen in die Lage, den Ausdruck des Demenzkranken noch differenzierter erfassen, ihn noch tiefer erleben zu können. Zudem birgt diese Form der Kommunikation bemerkenswerte Potenziale mit Blick auf die Anregung und Beruhigung des demenzkranken Menschen wie auch mit Blick auf die immer wieder anzustrebende, zumeist nur temporär zu verwirklichende, basale Verständigung mit diesem (Steinmetz, 2016). Gerade vor dem Hintergrund dieser »pathischen« Anteile menschlicher Wahrnehmung wird auch deutlich, wie sehr die Fähigkeit zur Begleitung demenzkranker Menschen in der letzten Phase ihres Lebens an emotionale und kommunikative Qualitäten der Begleiter gebunden sind. Ja, die hohe Verletzlichkeit eines demenzkranken Menschen – die schon in einem mittleren Krankheitsstadium deutlich erkennbar ist –, rechtfertigt die Aussage, dass die Begleitung Demenzkranker nur von Personen geleistet werden sollte, die über ein hohes Maß an Mitschwingungsfähigkeit und Sensibilität verfügen, das sie in die Lage versetzt, die pathischen Elemente der Wahrnehmung tatsächlich zu verwirklichen. Zudem sollte bedacht werden, dass die Kommunikation mit demenzkranken Menschen – speziell am Ende ihres Lebens – ein hohes Maß an Kontinuität und Zeit erfordert. Aus diesem Grunde läuft die in manchen Pflegeeinrichtungen erkennbare Tendenz, Mitarbeiterinnen und Mitarbeiter nur in *Teilzeit* anzustellen, den Bedürfnissen demenzkranker Menschen nach Sicherheit, Schutz und unbedingter Annahme geradezu zuwider. Denn mit derartigen Beschäftigungsverhältnissen wird gegen das Diktum der Kontinuität und der ausreichend vorhandenen zeitlichen Ressourcen verstoßen. Und ganz generell lässt sich kritisch feststellen, dass die hohe Zeitbeschränkung in der Pflege gerade den Bedürfnissen demenzkranker Menschen – vor allem in der Endphase ihres Lebens – zutiefst widerspricht. Aus diesem Grunde ist immer wieder kritisch zu fragen, inwieweit die – vor allem ethisch fundierte – Forderung, dass der Mensch auch in der letzten Phase seines Lebens die Möglichkeit haben muss, *seine Würde zu leben*, mit den konkreten Arbeitsbedingungen in Pflegeeinrichtungen in Übereinstimmung zu bringen ist. Vielfach gelingt dies, wie in Pflegeforschung und Pflegepraxis seit Jahren hervorgehoben wird, nicht. Damit ist zwar nicht unbedingt die Gefahr eines Verstoßes gegen die Menschenwürde verbunden, jedoch die Gefahr, dass sich die Würde des demenzkranken Menschen« nicht verwirklichen, nicht »leben« kann. Denn die Verwirklichung der Menschenwürde bedeutet gerade in Phasen hoher Verletzlichkeit *ein Leben in Beziehungen*.

Selbstbestimmung

Wenn im Kontext der Begleitung demenzkranker Menschen am Lebensende von Selbstbestimmung gesprochen wird, so ergibt sich in besonderer Weise die Notwendigkeit eines möglichst umfassenden Verständnisses dieses Konstrukts (Rehbock, 2005). Es geht hier nicht mehr um die Frage, inwieweit diese Menschen in der Lage zu selbstbestimmten Entscheidungen und Handlungen sind – etwa in dem Sinne, wie in der Öffentlichkeit über Selbstbestimmung am Lebensende gesprochen wird. Vielmehr steht die Frage im Zentrum, inwieweit in späten Phasen der Demenz einzelne Qualitäten des

Selbst, wenn auch nur noch in Ansätzen oder in Resten, erkennbar sind und dazu beitragen, dass sich die Selbstbestimmung in ihrer basalen Form ausdrücken kann. Dabei ist zu berücksichtigen: Die Selbstbestimmung zeigt sich bei weit fortgeschrittener Demenz bei weitem nicht mehr in jener Prägnanz, in der sie vor der Erkrankung oder auch noch in ihren frühen Krankheitsstadien erkennbar gewesen ist. Doch kann auf der Grundlage differenzierter Beobachtungen des Verhaltens wie auch des affektiven und emotionalen Ausdrucks die Annahme getroffen werden: Der demenzkranke Mensch spürt (oder hat eine entsprechende Anmutung), dass *er* es ist, der auf einen Reiz in seiner Umwelt reagiert oder der sich spontan verhält, dass *er* es ist, von dem gerade eine bestimmte Aktivitätsform ausgeht, und eben nicht ein anderer Mensch, zum Beispiel sein Gegenüber. In dieser *basalen Form der Selbstbestimmung* kommt ein zentrales menschliches Motiv zum Ausdruck, nämlich: Verantwortlicher für das eigene Handeln zu sein. Und auch bei einer weit fortgeschrittenen Demenz bildet die Selbstbestimmung des Demenzkranken die Referenzgröße medizinisch-pflegerischen Handelns wie auch der Begleitung durch Angehörige und ehrenamtlich tätige Menschen. Auch wenn sich die Selbstbestimmung nun nicht mehr in ihrer früheren Differenziertheit, sondern nur noch in einer sehr grundlegenden Form zeigt – etwa darin, dass sich der demenzkranke Mensch einer Person zuwendet, deren Gegenwart er positiv erlebt, oder sich von einer Person abwendet, deren Gegenwart er als störend wahrnimmt –, so bedeutet dies nicht, dass sie damit ihre Bedeutung als Referenzgröße aller Handlungen der sozialen Umwelt verloren hätte. Wenn die These vertreten wird – was an dieser Stelle ausdrücklich geschieht –, dass die Empfindungs- und Erlebnisfähigkeit des Demenzkranken am Ende seines Lebens gegeben ist (wenn auch nur in ihrer grundlegendsten Form), dann ist anzunehmen, dass am Ende des Lebens auch die Selbstbestimmung im Sinne einer *Anmutungsqualität* besteht. Alle Versuche, auf dem Wege der mimischen, gestischen und Verhaltensbeobachtung zu erkennen, welche Situationen ein demenzkranker Mensch präferiert, welche er vermeiden will, stehen ausdrücklich im Dienste der möglichst weitgehenden Erhaltung der Selbstbestimmung (Steinmetz, 2016). Und auch ethische Fallkonferenzen mit dem Ziel maximaler Annäherung an die aktuellen Bedürfnisse des demenzkranken Menschen lassen sich von diesem Prinzip leiten.

Integratives, fachlich-ethisch fundiertes Versorgungs- und Begleitungskonzept

Der fachlich und ethisch fundierte Umgang mit diesen Anforderungen ist in besonderem Maße an die Fähigkeit von Mitarbeiterinnen und Mitarbeitern gebunden, ein *integratives, individualisiertes, fachlich wie ethisch hoch differenziertes* Versorgungs- und Begleitungskonzept zu entwickeln und zu verwirklichen, in dem die einzelnen Berufsgruppen eng miteinander kooperieren und die einzelnen Handlungen eng aufeinander abstimmen – was eine enge und offene Kommunikation erfordert. Hier sei der von Erich H. Loewy und Roberta Springer Loewy verwendete Begriff der Orchestrierung aller am Ende des Lebens eingesetzten Maßnahmen genannt, der zum einen die Kooperation zwischen den Berufsgruppen sehr gut veranschaulicht, der zum anderen deutlich macht, wie vielfältig die Bedürfnisse des Menschen am Lebensende sind und in welchem Maße diese ineinandergreifen (Loewy, 1995; Loewy & Springer-Loewy, 2000).

In unseren Augen ist es durchaus angemessen, auch in diesem thematischen Kontext zwischen zwei Formen der Unversehrtheit zu differenzieren: der körperlichen Unversehrtheit einerseits, der personalen Unversehrtheit andererseits. Erstere lässt sich mit dem Begriff der *restitutio ad integrum* beschreiben, letztere mit dem Begriff der *restitutio ad integritatem*. Natürlich wird in der letzten Phase des Lebens eine restitutio ad integrum, das heißt, die Wiederherstellung der körperlichen Unversehrtheit, nicht mehr zu erzielen sein, und doch muss sie bei allen Planungen möglicher medizinischer, rehabilitativer und pflegerischer Interventionen wie auch bei der Evaluation vorgenommener Interventionen als Kompass dienen: Sollen bestimmte Interventionen vorgenommen oder unterlassen werden; war es korrekt, bestimmte Interventionen eingesetzt oder aber auf diese verzichtet zu haben? (siehe grundlegend dazu Bardenheuer, 2012; Bobbert, 2012; v. Wolff-Metternich, 2012) Im umfassenderen Sinne zielen alle Bemühungen, im Prozess des Sterbens die Personalität des demenzkranken Menschen wahrzunehmen (auch wenn sich diese nur noch in Ansätzen, in Resten äußert), diese zu schützen und zu stützen, auf eine *restitutio ad integritatem*, und auch diese Bemühungen sind fachlich wie ethisch von großer Bedeutung.

Allerdings erfordert die Verwirklichung dieser fachlichen und ethischen Prinzipien infrastrukturelle Rahmenbedingungen, die es den Mitarbeiterinnen und Mitarbeitern einer Einrichtung ermöglichen, ihre moralischen Prinzipien zur Grundlage ihres Handelns zu machen und sich in Konsensgesprächen immer wieder auf diese moralischen Prinzipien als einen zentralen Bereich der Leitbilder der Einrichtung zu verständigen (Riedel, 2015; Riedel, Lehmeyer & Elsbernd, 2013). In einer Arbeit von Lorraine B. Hardingham (2004) wird dargelegt, dass Pflegefachpersonen nicht selten in Situationen geraten, in denen sie einzelne moralische Prinzipien nicht mehr zur Grundlage ihres Handelns machen können. Wird die eigene Integrität durch solches Handeln verletzt, dann entsteht moralischer Stress, der schließlich mit tiefen Selbstzweifeln und der Tendenz, den Beruf aufzugeben, verbunden ist. Diese Aussagen deuten darauf hin, dass eine fachlich und ethisch anspruchsvolle Begleitung demenzkranker Menschen schon mit der Schaffung von Arbeitsbedingungen beginnt, unter denen eine *moralisch handelnde Gemeinschaft* entstehen kann. In sehr überzeugender Weise wird in dem Buch »Das demenzsensible Krankenhaus« (Horneber, Püllen & Hübner, 2019) diese Thematik auf die Frage einer fachlich und ethisch anspruchsvollen Versorgung und Begleitung demenzkranker Menschen im klinisch-stationären Kontext übertragen. Dabei werden neben medizinischen, pflegerischen, rechtlichen und ethischen Aspekten konzeptionell fundierte und überzeugend veranschaulichte Überlegungen zur Gestaltung der räumlichen, der infrastrukturellen und organisationalen Umwelt »Krankenhaus« entwickelt.

Angesichts der Tatsache, dass ein erheblicher Teil der *nicht* unter bösartigen, inkurablen Erkrankungen leidenden, älteren Patienten Belastungen durch Schmerz- und Stresszustände aufweist, die jenen von Krebspatienten im Endstadium vergleichbar sind, wird eine Ausweitung von Palliative Care auf geriatrische Patienten diskutiert (Voumard, Truchard, Benaroyo et al., 2018; Murphy, Froggatt, Connolly et al., 2016; Miranda, Bunn, Lynch et al., 2019). Diese Forderung liegt nicht zuletzt auch wegen gemeinsamer Wurzeln von Geriatrie und Palliativmedizin nahe. Diese liegen in einem umfassenden, auf die Abbildung von individuellen Problemen, Ressourcen, Zielen, Werten und Unterstützungsmöglichkeiten zielenden Assessment. Sie finden sich zudem in dem Bemühen um die Förderung von Selbstständigkeit, Selbstverantwortung und Lebensqualität durch Integration von kurativen, rehabilitativen und palliativen Behandlungsanteilen. Und schließlich spiegeln sie sich im Leitbild einer interdisziplinären Zusammenarbeit wider. Vor allem aber bildet die umfassende, mithin die verschiedenen Dimensionen der Person ansprechende Sterbebegleitung einen wichtigen Bestandteil sowohl von Geriatrie als auch von Palliativmedizin.

6.5 Inseln des Selbst und Prozesse der Selbstaktualisierung bei einer weit fortgeschrittenen Demenz

Die Anforderungen, die an die Versorgung und Begleitung demenzkranker Menschen im Sterbeprozess zu richten sind, erfordern eine grundlegende Reflexion über das Selbst und den Prozess der Selbstaktualisierung. Gerade wenn es um ein tieferes Verständnis möglicher Wirkungen von Zuwendung und leiblicher Kommunikation oder von Aktivierung und Stimulation geht – zentralen Aspekten der Begleitung sterbender, demenzkranker Menschen –, sind grundlegende Annahmen über das Selbst und den Prozess der Selbstaktualisierung zu treffen. Denn diese geben der Begleitung sterbender, demenzkranker Menschen erst eine theoretisch-konzeptuelle Rahmung.

Inseln des Selbst und ihre Bezüge zur Biografie

Das Selbst, das als kohärentes kognitiv-emotional-motivationales Gebilde den Kern der Personalität eines Menschen konstituiert, verliert in den fortgeschrittenen Stadien der Erkrankung mehr und mehr seine *Kohärenz*. Dieses Selbst kann sich zu sich selbst wie auch zu seiner Umwelt immer weniger *reflexiv* in Beziehung setzen, was auch durch die grundlegenden Veränderungen im körperlich-leiblichen Erleben bedingt ist: Der Körper wird immer weniger als Teil des Selbst erlebt, er verliert im Erleben des Demenzkranken mehr und mehr seine körperliche Eigenständigkeit gegenüber der Umwelt, in der er sich leiblich vorfindet bzw. an der er leiblich teilhat. Dadurch verändert sich die Ich-Du-Relation grundlegend, dadurch nimmt die Angst des Demenzkranken zu, vor dem Anderen auch körperlich nicht mehr geschützt zu sein. Diese tief greifenden Affektionen der Personalität sind es, die in der fachlichen Diskussion dazu führen, von einer Demenz nicht nur als einer Krankheit, sondern auch als einer bestimmten Weise des *In-der-Welt-Seins* (im Sinne der Lebens-, Alltags- und Beziehungsgestaltung) zu sprechen (Bär, 2010; Fuchs, 2018). Denn die Demenz berührt nicht nur Teile der Person, sondern mehr und mehr die Person als Ganzes, sie beeinflusst nicht nur die Person-Umwelt-Beziehung, sondern sie verändert sie tiefgreifend.

Und doch darf nicht übersehen werden, dass auch bei einer deutlich verringerten Kohärenz des Selbst noch in späten Phasen immer *Inseln des*

Selbst erkennbar sind; das heißt: Aspekte der Personalität, die in früheren Lebensaltern zentral für das Individuum waren, Daseinsthemen, die dessen Erleben früher bestimmt haben, sind in einzelnen Situationen immer wieder erkennbar. Hier wird wieder die Ressourcenperspektive sehr deutlich, die im Kontakt mit demenzkranken Menschen einzunehmen ist. Und auch mit Blick auf das Leibgedächtnis lässt sich konstatieren, dass dieses bei demenzkranken Menschen noch in späten Stadien der Erkrankung eine bemerkenswerte Ausprägung aufweist: Die leibliche Erinnerung an bestimmte Orte (mit hoher biografischer Prägung) lässt sich bis in späte Krankheitsstadien nachweisen, unter der Voraussetzung allerdings, dass sich die Betreuung und Begleitung demenzkranker Menschen von dem Grundsatz kontinuierlicher Stimulation und Aktivierung mit intensiven Bezügen zur Biografie leiten lässt (Fuchs, 2010; 2018). Auch mit Blick auf die Selbstbestimmung des demenzkranken Menschen kann die These aufgestellt werden, dass diese zwar nicht mehr in ihrer früheren prägnanten Gestalt erkennbar ist, dass aber bis in die späten Stadien der Erkrankung demenzkranke Menschen durchaus spüren, ob sie es sind, die eine Handlung ausführen, oder das Gegenüber. Allerdings kann diese basale Form der Selbstbestimmung vom demenzkranken Menschen nur dann erlebt werden, wenn dieser in einer Umwelt lebt, die die Erhaltung der Ich-Du-Relation auch unter der – oben angesprochenen – Bedingung eines grundlegend veränderten Körpererlebens zu einer zentralen Komponente der Stimulation und Aktivierung macht.

Es erscheint uns im begrifflichen wie auch im fachlichen Kontext als zentral, bei einer weit fortgeschrittenen Demenz ausdrücklich von Inseln des Selbst zu sprechen (Kruse, 2010a; 2017). Das Selbst ist, wie bereits dargelegt, als ein kohärentes, dynamisches Gebilde zu verstehen, das sich aus zahlreichen Aspekten (multiplen Selbsten) bildet, die miteinander verbunden sind (Kohärenz) und die sich unter dem Eindruck neuer Eindrücke, Erlebnisse und Erfahrungen kontinuierlich verändern (Dynamik). Bei einer weit fortgeschrittenen Demenz büßt das Selbst mehr und mehr seine Kohärenz sowie seine Dynamik ein: Teile des Selbst gehen verloren, die bestehenden Selbste sind in deutlich geringerem Maße miteinander verbunden, die produktive Anpassung des Selbst im Falle neuer Eindrücke, Erlebnisse und Erfahrungen ist nicht mehr gegeben, wobei sich auch die Möglichkeit, neue Eindrücke, Erlebnisse und Erfahrungen zu gewinnen, mit zunehmendem Schweregrad der Demenz immer weiter verringert. Doch heißt dies nicht, dass das Selbst nicht mehr existent wäre. In fachlichen (wissenschaftlichen wie praktischen) Kontexten, in denen eine möglichst differenzierte Annäherung an das Erleben und Verhalten eines demenzkranken

Menschen versucht wird, wird ausdrücklich hervorgehoben, dass Inseln des Selbst auch bei weit fortgeschrittener Demenz deutlich erkennbar sind. Für jeden demenzkranken Menschen – auch wenn die Demenzerkrankung weit fortgeschritten ist – lassen sich Situationen identifizieren, in denen er (relativ) konstant mit positivem Affekt reagiert, sei dies der Kontakt mit Menschen, die eine ganz spezifische Ausstrahlung und Haltung zeigen, sei dies das Hören von bestimmten Musikstücken, sei dies das Aufnehmen von bestimmten Düften, Farben und Tönen, oder sei dies die Ausführung bestimmter Aktivitäten. Die Tatsache, dass in spezifischen Situationen (relativ) konstant mit positiven Affekten reagiert wird, weist darauf hin, dass diese Situationen wiedererkannt werden, dass sie damit also auf einen fruchtbaren *biografischen Boden* fallen – und dies lässt sich auch in der Weise ausdrücken, dass mit diesen Situationen Inseln des Selbst berührt, angesprochen werden.

Die Identifikation solcher Situationen, die an positiv bewerteten biografischen Erlebnissen und Erfahrungen anknüpfen und aus diesem Grunde positive Affekte und Emotionen hervorrufen können, erweist sich als eine bedeutende Komponente innerhalb des Konzepts der Biografie- und Lebenswelt-orientierten Intervention (Steinmetz, 2016). Gerade im Kontext der Annahme, dass bis weit in die Demenz hinein Inseln des Selbst bestehen, erscheint dieser individualisierende, Biografie- und Lebensweltorientierte Rehabilitations- und Aktivierungsansatz als besonders sinnvoll, dessen Kern treffend mit dem Begriff der *Mäeutik* (im Sinne des in der altgriechischen Philosophie verwendeten Begriffs der Hebammenkunst) umschrieben wird (Remmers, 2000; 2010). Es wird ja in der Tat in einem theoretisch derart verankerten Rehabilitations- und Aktivierungsansatz etwas gehoben, nämlich biografisch gewachsene Präferenzen, Neigungen, Vorlieben – die sich in »einzelnen Selbsten« ausdrücken. Diese weisen zwar bei weitem nicht mehr jene Kohärenz, Prägnanz und Dynamik auf, wie dies vor der Erkrankung der Fall gewesen war, doch sind sie wenigstens in Ansätzen erkennbar. Aus diesem Grunde ist hier ausdrücklich von Inseln des Selbst zu sprechen. Der von Thomas Fuchs konzipierte Ansatz des Leibgedächtnisses (Fuchs, 2010; 2018) weist in der von diesem Autor vorgenommenen Übertragung auf die innere Situation demenzkranker Menschen Ähnlichkeiten mit der Annahme von Inseln des Selbst bei weit fortgeschrittener Demenz auf.

Selbstaktualisierung

Die Selbstaktualisierung beschreibt die grundlegende Tendenz des Menschen, sich auszudrücken und mitzuteilen; Ausdruck und Mitteilung vollziehen sich über sehr verschiedenartige psychische Qualitäten, die in kognitive, emotionale, empfindungsbezogene, sozialkommunikative, alltagspraktische und körperliche Qualitäten differenziert werden können (Goldstein, 1939, 1947; Kruse, 2010a). Vor dem Hintergrund der Annahme, dass die Selbstaktualisierungstendenz eine grundlegende Tendenz des Psychischen darstellt, ergibt sich die weitere Annahme, dass auch im Falle einer weit fortgeschrittenen Demenz eine Selbstaktualisierungstendenz deutlich erkennbar ist (Kruse, 2017). In Arbeiten zur Lebensqualität demenzkranker Menschen konnte gezeigt werden, dass auch bei weit fortgeschrittener Demenz Selbstaktualisierungstendenzen erkennbar sind, wenn die situativen Bedingungen den demenzkranken Menschen zu stimulieren, aktivieren und motivieren vermögen, wenn sich also in bestimmten Situationen das Erleben der *Stimmigkeit* einstellen kann – was vor allem in jenen Situationen der Fall ist, die biografische Bezüge aufweisen und (damit) Inseln des Selbst berühren (Becker, Kruse, Schröder et al., 2005; Becker, Kaspar & Kruse, 2010).

Die Selbstaktualisierungstendenz bildet unserer Annahme zufolge sogar die zentrale motivationale Grundlage für die Verwirklichung jener Ressourcen, über die der demenzkranke Mensch auch bei einer weit fortgeschrittenen Demenz verfügt (Kruse, 2010a; 2017). Es lässt sich beobachten, dass bei demenzkranken Menschen emotionale, empfindungsbezogene, sozial-kommunikative, alltagspraktische und körperliche Ressourcen deutlich länger fortbestehen als kognitive Ressourcen. Eine theoretisch-konzeptionelle oder anwendungsbezogen-praktische Annäherung, die den Menschen – und damit auch den demenzkranken Menschen – primär oder sogar ausschließlich von dessen kognitiven Ressourcen her begreift, unterliegt der Gefahr, die zahlreichen weiteren Ressourcen der Person zu übersehen. Und damit begrenzt sie von vornherein die thematische Breite des Stimulations-, Aktivierungs- und Motivationsansatzes und schmälert deren möglichen Erfolg.

Dabei zeigen Arbeiten aus der Interventionsforschung, dass emotionale, empfindungsbezogene, sozialkommunikative, alltagspraktische und körperliche Ressourcen unter angemessenen Stimulations-, Aktivations- und Motivationsbedingungen zum Teil bis weit in die Krankheit hinein verwirklicht werden können und auf diesem Wege zum Wohlbefinden des Menschen beitragen (Haberstroh, Neumeyer & Pantel, 2016). Bei der Verwirklichung dieser Ressourcen werden zudem immer wieder Bezüge zur Biografie – zu den in der Biografie ausgebildeten Werten, Neigungen, Vorlieben, Interessen, Kompetenzen – offenbar, die den Schluss erlauben, dass auch in den späten Phasen der Erkrankung Inseln des Selbst erkennbar sind. Diese Inseln des Selbst verweisen ausdrücklich auf die Person, sie geben Zeugnis von dieser. Wenn hier von Inseln des Selbst gesprochen wird, so ist damit nicht gemeint, dass »ein Teil« der Person verloren gegangen wäre: Personalität ist diesem Verständnis zufolge nicht an bestimmte Fähigkeiten gebunden. Vielmehr vertreten wir die Auffassung, dass sich die Personalität des Menschen nun *in einer anderen Weise ausdrückt*.

In diesem Kontext sind zwei Aspekte der Stimulation, Aktivierung und Motivation demenzkranker Menschen hervorzuheben: Das Präsentisch-Werden der individuellen Vergangenheit sowie die Erfahrung der Bezogenheit.

(a) *Präsentisch-Werden der individuellen Vergangenheit:* Für die Begleitung und Betreuung demenzkranker Menschen ist die Erkenntnis zentral, dass das Lebendig-Werden der Biografie in der Gegenwart eine zentrale Grundlage für das Wohlbefinden dieser Menschen bildet. Aktuelle Situationen, die mit den in der Biografie ausgebildeten Präferenzen und Neigungen korrespondieren und an den biografisch gewachsenen Daseinsthemen – zu verstehen als fundamentale Anliegen des Menschen – anknüpfen, bergen ein hohes Potenzial zur Selbstaktualisierung und damit zur Evokation positiver Affekte und Emotionen. Das Präsentisch-Werden der individuellen Vergangenheit wird anschaulich in der Schrift »Haben oder Sein« des Sozialpsychologen und Psychoanalytikers Erich Fromm ausgedrückt: »Man kann eine Situation der Vergangenheit mit der gleichen Frische erleben, als geschehe sie im Hier und Jetzt; das heißt, man kann die Vergangenheit wiedererschaffen, ins Leben zurückrufen (die Toten auferstehen lassen, symbolisch gesprochen). Soweit einem dies gelingt, hört die Vergangenheit auf, vergangen zu sein, sie ist das Hier und Jetzt.« (Fromm, 1976, S. 125)

(b) *Menschsein in Beziehungen:* Für die Stimulation, Aktivierung und Motivation des demenzkranken Menschen ist die offene, konzentrierte, wahrhaftige Zuwendung und Kommunikation zentral. Wie Kitwood hervorhebt, zeichnet sich diese Kommunikation auf Seiten des Kommunikationspartners dadurch aus, dass dieser den demenzkranken Menschen nicht auf dessen Pathologie reduziert, ihn auch nicht *primär* von dessen Pathologie aus zu verstehen sucht, sondern dass er in allen Phasen der Kommunikation, auch unter den verschiedensten Ausdrucksformen, nach dessen eigentlichem Wesen, nach dessen Personalität sucht (Kitwood, 2002; Higgs & Gilleard, 2016). Nur unter diesen Bedingungen wird sich beim demenzkranken

Menschen das Erleben einstellen, weiterhin in Beziehungen zu stehen, Teil einer Gemeinschaft zu sein, nicht von der Kommunikation mit anderen Menschen ausgeschlossen zu sein. In den Arbeiten zur Interventionsforschung, die den demenzkranken Menschen aus einer biografischen und daseinsthematischen Perspektive zu betrachten versuchten, wurde eindrucksvoll belegt, dass gerade unter dem Eindruck einer *wahrhaftigen Kommunikation* Prozesse der Selbstaktualisierung erkennbar sind, die dazu führen, dass subjektiv bedeutsame Stationen, Ereignisse und Erlebnisse der Biografie wieder präsentisch und dabei von positiven Affekten und Emotionen begleitet werden (Bär, 2010; Haberstroh & Pantel, 2011; Haberstroh, Neumeyer & Krause et al., 2011). Die wahrhaftige Kommunikation vermittelt dabei auch das Erleben von Zugehörigkeit.

Dieses Erleben von Zugehörigkeit zur Menschheit lässt sich mit einer Aussage des britischen Theologen und Schriftstellers John Donne (1572–1631) aus seinen im Jahre 1624 erschienenen »Devotions on emergent occasions« umschreiben, wobei hier anzumerken ist, dass die *Devotions* unmittelbar nach der Genesung von einer schweren, lebensbedrohlichen Erkrankung entstanden sind: »Die ganze Menschheit stammt von einem Autor und stellt ein großes Buch dar. Wenn ein Mensch stirbt, wird das Kapitel nicht aus dem Buch herausgerissen, sondern in eine bessere Sprache übersetzt: Und jedes Kapitel muss in dieser Art übersetzt werden. ... Kein Mensch ist eine Insel, nur für sich allein; jeder Mensch ist ein Teil des Kontinents, ein Teil des Ganzen. Wird ein Klumpen vom Meer weggespült, so ist Europa kleiner geworden ... Der Tod eines Menschen schwächt, verringert mich, weil ich in die Menschheit eingebunden bin; aus diesem Grunde frage nie danach, wem die Glocke schlägt: sie schlägt immer Dir.« (Donne, 2008, S. 97, dt. Übersetzung durch den Autor).

Geschehensfluss der Psyche und Selbstaktualisierung

Der von dem französischen Philosophen und Schriftsteller Henri Bergson (1859–1941) im Jahre 1889 verfasste Essay »Zeit und Freiheit. Eine Abhandlung über die unmittelbaren Bewusstseinstatsachen« (französisch: Essai sur les données immédiates de la conscience) ist für die Analyse des Selbst bei Menschen mit Demenz von großem Wert (Bergson, 2016). In diesem Essay wird das subjektive Erleben der Welt der Dinge (exteriorisierte Welt) gegenübergestellt. Bergson stellt sich die Aufgabe, den Wahrnehmungsakt unmittelbar zu erfassen, mithin die Art und Weise, wie sich uns die Außenwelt darbietet. Er gelangt dabei zur Erkenntnis, dass sich die objektiv gegebene, messbare Welt von der subjektiv erlebten Welt tiefgreifend unterscheidet. Im Wahrnehmungsakt übersetzen wir die messbare Welt in eine innerlich erfahrbare Welt, der Wahrnehmungsakt ist von den Qualitäten der Psyche bestimmt; und es sind die durch psychische Qualitäten beeinflussten Wahrnehmungsakte, hingegen nicht die objektiv gegebenen, messbaren Gegenstände, die in unseren Erlebensfluss eingehen. Somit muss der äußerlichen Welt eine innerliche Welt gegenübergestellt werden, die sich von ersterer durch die Unmittelbarkeit des Erlebens auszeichnet. Bergson geht noch einen Schritt weiter. Er setzt sich auch mit dem Phänomen der Selbstbeobachtung auseinander, das heißt der in der Psychologie vielfach untersuchten und beschriebenen Introspektion. Hier nun stellt er eine geradezu aufregende Annahme auf: jegliche Introspektion ist nicht mehr als die Projektion der Erlebnisse in einen psychologischen Raum. Sobald wir Erlebnisse zu benennen versuchen, trennen wir diese quasi aus dem Erlebensfluss heraus, wir kristallisieren diese Erlebnisse, die eigentlich fluid, also in den Erlebensfluss eingebettet sind. Denn benennen wir, was wir empfinden und fühlen, dann gehen wir mit diesen Empfindungen und Gefühlen, denen wir ja Namen gegeben haben, um wie mit physikalischen Gegenständen. Dadurch, dass wir benennen, »fixieren« wir, was vorher »im Fluss« war; und wenn wir aufeinanderfolgende Empfindungen und Gefühle benennen, dann ordnen wir sie wie Gegenstände im psychologischen Raum an. Bergson spricht hier von espace-temps, also Raum-Zeit. Das wahre Ich aber ist permanent im Fluss, es lebt also in der Zeit weiter. Und diese Zeit, die eigentliche Zeit, nennt Bergson durée pure, also reine Dauer. Ein Beispiel für die Differenzierung zwischen projiziertem Empfinden und tatsächlichem Empfinden ist die Folge von Glockenschlägen: Wir können das Erleben dieser Glockenschläge in den psychologischen Raum projizieren und stellen uns dann eine bestimmte Zahl von Glockenschlägen vor, wobei uns der psychologische Raum als ein homogener erscheint, sodass wir die Glockenschläge als identische Stimuli nebeneinander anordnen. Das eigentliche, dass innerliche Ich hingegen hört diese Glockenschläge eher als eine Melodie, das heißt die einzelnen Schläge »variieren« im subjektiven Erleben. Und nun kommen wir zu der entscheidenden Aussage: Das innerliche Ich ist, solange wir sind, immer im Fluss. Alle Benennungen und Beschreibungen dieses innerlichen Ichs sind nicht mehr als Abstraktionen. Im Prozess der Benennung und Beschreibung ist dieses eigentliche, dieses wahre Ich schon weiter – wir springen nie in denselben Fluss. Bergson nimmt an, dass dieses innerliche Ich in Teilen von körperlichen und damit auch von Hirnfunktionen »unabhängig« gedacht werden muss, was bedeutet: dieses Ich, diese Seele (oder Psyche) ist unendlich. In dieser reinen Dauer, in dem

Prozesscharakter des innerlichen (wahren) Ichs sieht Bergson das Moment der Freiheit: denn dieses innerliche Ich ist frei von jeder Form des Determinismus, seine Prozesse lassen sich nicht auf kausale Mechanismen zurückführen – im Gegensatz zur Relation von Gegenständen und Ereignissen in der äußerlichen Welt.

Und auch das Gedächtnis, so Bergson in seinem 1886 erschienenen Essay »Materie und Gedächtnis. Eine Abhandlung über die Beziehung zwischen Körper und Geist« (französisch: »Matière et mémoire. Essai sur la relation du corps à l'esprit«), ist von dem Gehirn abzugrenzen; ersteres besitzt eine rein seelische (psychische) Qualität, letzteres hingegen eine körperliche (materielle) (Bergson, 2015). Das Gehirn selektiert und ordnet, um auf diese Weise eine optimale Anpassung an die objektive Welt (oder: Anordnungen im psychologischen Raum bzw. in der Raum-Zeit) zu erzielen. Das Gedächtnis hingegen umfasst der Möglichkeit nach alle Erlebnisse und Erfahrungen, die wir gemacht haben; aus diesen wählt das Gehirn aus, aber diese Selektion stellt nicht unser Gedächtnis in toto dar. Wenn wir uns dem Geschehensfluss des innerlichen Ichs hingeben, so werden uns immer wieder Erlebnisse, Menschen, Dinge »einfallen«, ohne dass wir diese gezielt ausgewählt hätten. Auch dies zeigt uns, dass die Psyche (Seele) in letzter Konsequenz eine unbegrenzte Freiheit besitzt. Diese Freiheit: sie besteht, folgen wir Bergson, auch über unser irdisches Leben hinaus. Die Psyche ist ihrem Wesen nach unendlich.

Auch wenn die hier postulierten Beziehungen zwischen Körper und Geist, zwischen Materie und Gedächtnis nach heutigen Erkenntnissen der Hirnforschung anders gedeutet werden müssen, so ist doch eines festzuhalten, was dann wichtig ist, wenn wir uns mit Selbst und Selbstaktualisierung bei Demenz befassen: Die auf den ersten Blick ungeordneten, inkohärenten Gedanken und Ideenflüsse von Menschen mit Demenz drücken vielleicht (!) auf den zweiten Blick das kontinuierlich Fließende der Psyche, also den Geschehensfluss aus. Menschen mit Demenz können diesen vielleicht immer weniger anhalten, sie sind immer weniger fähig zur Introspektion. Aber bedeutet dies, dass die Psyche, wir können auch sagen: das Selbst bei ihnen nicht mehr gegeben wäre, eine Selbstaktualisierung nicht mehr stattfände? Mit Bergson müsste man sagen: nein.

6.6 Was bedeutet das Antlitz eines Menschen mit Demenz für eine Ethik der Ehrfurcht vor dem Leben?

In dieser Überschrift wird vom »Antlitz« des Menschen gesprochen, weiterhin von der »Ethik der Ehrfurcht vor dem Leben«. Damit wird auf zwei philosophische Arbeiten Bezug genommen, die in meinen Augen die Beschäftigung mit der Frage, *wie* wir uns einem Menschen mit weit fortgeschrittener Demenz aus einer sittlich-moralischen Perspektive nähern sollen, sehr befruchten können; diese sittlich-moralische Perspektive gewinnt gerade bei einem sehr verletzlichen Menschen, mit dem wir es beim Demenzkranken zu tun haben, besonderes Gewicht. Die erste Arbeit, mit der ich mich beschäftigen möchte, verdankt sich dem französischen-litauischen Philosophen Emmanuel Lévinas (1906–1995). In dieser Arbeit mit dem Titel: »Entre nous. Essais sur le penser-à-l'autre« (1991)[14] steht der Appell des Antlitzes an den Nächsten im Zentrum. Die zweite Arbeit, der ich mich zuwenden möchte, ist die von dem deutsch-französischen Theologen, Philosophen und Arzt L. P. Albert Schweitzer (1875–1965) verfasste »Kulturphilosophie« (1923/2007), in deren zweitem Band die »Ethik der Ehrfurcht vor dem Leben« entfaltet wird[15].

Den Ausgangspunkt des Denkens von Emmanuel Lévinas bildet der Andere. Die zentrale Stellung des Subjekts ist, wie Lévinas hervorhebt, zugunsten des unbedingten Anspruchs des Anderen aufzugeben. Bevor ich zu mir selbst komme, steht mir der Andere gegenüber; diesem kommt die Qualität der unbedingten »vorausgehenden Verpflichtung« zu. Dieser unbedingten Inanspruchnahme durch den Anderen ist das Subjekt »unterworfen«, weswegen Emmanuel Lévinas den lateinischen Begriff subiectum im Sinne von subiactum – nämlich »unterworfen« – übersetzt. Wie »der Andere« einen unbedingten Anspruch an mich richtet, so richte ich einen unbedingten Anspruch an ihn. Und: Durch »den Anderen« komme ich mehr und mehr zu mir selbst. Die Beziehung zum Anderen wird in den Kontext einer Verantwortungsethik gestellt, wenn es heißt: »Die Nähe des Nächsten ist die Verantwortung des Ich für einen Anderen. Die Verantwortung für den an-

---

14 deutsch: »Zwischen uns. Versuche über das Denken an den Anderen« (1995).
15 Band II, Kapitel XXI: »Die Ethik der Ehrfurcht vor dem Leben«; Kapitel XXII: »Die Kulturenergien der Ethik der Ehrfurcht vor dem Leben«.

deren Menschen, die Unmöglichkeit, ihn im Geheimnis des Todes allein zu lassen, ist konkret, durch alle Modalitäten des Gebens hindurch der Empfang der höchsten Weihe und Gabe, derjenigen, für den Anderen zu sterben. Verantwortung ist keine kalt juristische Forderung. Sie ist die ganze Schwere der Nächstenliebe ...« (1995, S. 227)

Und an anderer Stelle: »Von aller Ewigkeit her steht ein Mensch für den anderen ein. Von Einzigem zu Einzigem. ... Appell des Antlitzes an den Nächsten, der mit seiner ethischen Dringlichkeit die Verpflichtungen des angerufenen Ich sich selbst gegenüber verschiebt oder beiseite wischt, so dass die Sorge um den Tod des Anderen für das Ich noch vor seine Sorge um sich treten kann. Die Eigentlichkeit des Ich wäre somit also dieses Hören des als erster Gerufenen, die Aufmerksamkeit für den Anderen, ohne dafür eingesetzt worden zu sein, und damit Treue zu den Werten, ungeachtet der eigenen Sterblichkeit.« (1995, S. 270)

Die Verantwortung des Ich für den Anderen steht im Zentrum; sie wird im »Appell des Antlitzes an den Nächsten« thematisch. Die Selbstverantwortung (»Sorge um sich selbst«) tritt hinter die Mitverantwortung (»Sorge um den Anderen«). Aber es gilt auch: In der Verantwortung für den Anderen gelangt das Individuum zu sich selbst, erfährt es sich selbst.

Der »Appell des Antlitzes an den Nächsten« offenbart die große Bedeutung, die Emanuel Lévinas gerade dem *verletzlichen* Menschen zuordnet. Sein Interesse gilt der Frage, wie wir dem Anderen in seiner *Bedürftigkeit* begegnen. Schenken wir ihm unsere unbedingte Anerkennung? Den Anderen anerkennen, heißt »geben«, den Anderen anerkennen, heißt »einen Hunger anerkennen«, wie es Lévinas in seiner Arbeit »Totalität und Unendlichkeit« (1961/1987) ausdrückt. Wir finden bei ihm eine gewisse Nähe zu dem von Karl Jaspers (1883–1969) eingeführten Begriff der »existenziellen Schuld«, wenn er schreibt, dass wir Verantwortung für den Mangel Anderer trügen, auch wenn wir nicht direkt schuld an diesem seien; es sei dies eine Schuldigkeit ohne Schuld. Menschen seien dafür verantwortlich, dass Verantwortung übernommen werde; ich möchte hier den Begriff der »Mitverantwortung« verwenden, und zwar verstanden im Sinne der Sorge für oder der Sorge um einen anderen Menschen (Kruse, 2017). Die französische Philosophin Corinne Pelluchon (2019) hebt in ihrem Buch »Pour comprendre Levinas. Un philosophe pour notre temps«[16] hervor, dass im Verständnis von Lévinas die Erfahrung der eigenen Verwundbarkeit für die Wertschätzung des Anderen bestimmend sei; denn diese Erfahrung bilde die einzige Gelegenheit, das Leiden des Ande-

---

16 Übersetzt: Lévinas verstehen. Ein Philosoph für unsere Zeit.

ren und uns als verantwortlich für dieses zu erleben. Und noch weiter: Erst der Sinn für eigene Sterblichkeit öffne uns für die gemeinsame Welt, sie verbinde uns mit allen Lebenswesen.

Was bedeuten diese Aussagen für unser Verständnis des »Antlitzes« eines Menschen mit einer weit fortgeschrittenen Demenz? Zunächst möchte ich dafür werben, dass wir die Gegenwart dieses Menschen nicht meiden, sondern – wenn sie sich bietet – dankbar annehmen. Dankbar? Ich sage hier ausdrücklich »Ja«, zum einen, weil wir einem demenzkranken Menschen dann, wenn wir einen wahrhaftigen, einfühlsamen, ruhig und konzentriert geführten Kommunikationsstil pflegen, bedeuten, dass wir uns von seinem Antlitz berühren lassen, seinen »Appell« an uns verstehen: Dieser findet in uns seinen *Resonanzboden*. Zum anderen werden wir uns in dieser Begegnung mehr und mehr der eigenen Verletzlichkeit oder Verwundbarkeit bewusst. Ich hatte schon auf den Text von John Donne hingewiesen, in dem zu lesen ist: »...aus diesem Grunde frage nie danach, wem die Glocke schlägt: sie schlägt immer Dir.« Gerade damit soll ja ausgedrückt werden, dass ich in dem Schicksal des Anderen mein eigenes Schicksal erkenne, auf den Demenzkranken bezogen: Dass er mir etwas von meiner eigenen (möglichen) Zukunft zeigt. Diese Erfahrung der Kreatürlichkeit und mit ihr: der Verwundbarkeit und Endlichkeit kann für uns selbst eine Chance bedeuten, nämlich in der Hinsicht, dass sie uns, wie es bei Pelluchon heißt, *mit allen Lebewesen verbindet*. Vielleicht meiden wir die Begegnung mit einem Menschen, bei dem eine weit fortgeschrittene Demenz vorliegt, weil uns dieser viel zu sehr an unsere Kreatürlichkeit, an unsere Verwundbarkeit und Endlichkeit erinnert. Vielleicht neigen wir dazu, diesem Menschen Würde abzusprechen, weil wir aufgrund mangelnder Sensibilität, mangelnden Einfühlungsvermögens und mangelnder Kommunikationsfähigkeit die Würde in dem demenzkranken Menschen (»in dem Anderen«) nicht erkennen. Wenn uns dies hingegen gelingt: Bei dem Anderen zu sein, uns von diesem berühren zu lassen, dann bedeutet dies nicht nur ein »Werden zu uns selbst«, sondern auch die Schaffung einer humanen Atmosphäre, die der demenzkranke Mensch spürt und in der er in einer ganz anderen Art und Weise die Krankheit, das Schicksal tragen bzw. ertragen kann, womit auch eine Grundlage dafür geschaffen ist, dass sich zeitweise immer wieder eine positive emotionale Befindlichkeit einstellen kann. Man muss zahlreiche Begegnungen mit demenzkranken Menschen gesucht haben, um noch mehr über die Verletzlichkeit und Endlichkeit des menschlichen Lebens und eben auch des eigenen Lebens erfahren zu haben. Und diese Begegnungen zeigen uns auch, wie sehr wir durch unsere eigene Haltung, durch unser eigenes Verhalten zu einer wirklichen Hilfe, zu einem

Therapeutikum, also Heilmittel werden können. Vielleicht ist es sinnvoll, hier an die Herkunft des Wortes Therapie zu erinnern; dieses Wort stammt aus dem Altgriechischen: θεραπεία (therapeia) und heißt übersetzt: »Dienst, Pflege, Heilung«. Sich in den Dienst des Anderen zu stellen, das ist genau das, was Emmanuel Lévinas meint.

Nun setze ich mit der zweiten Arbeit fort: Der »Kulturphilosophie« von Albert Schweitzer, in der dieser die »Ethik der Ehrfurcht vor dem Leben« (veneratio vitae) entfaltet. Die zentralen, vielfach zitierten Aussagen dieser Ethik lauten: »Ehrfurcht vor dem Leben bedeutet: Ich bin Leben, das leben will, inmitten von Leben, das leben will.« (2007, S. 112) »Wahrhaft ethisch ist der Mensch nur, wenn er der Nötigung gehorcht, allem Leben, dem er beistehen kann, zu helfen und sich scheut, irgendetwas Lebendigem Schaden zuzufügen.« (2007, S. 115) »Ethik besteht also darin, dass ich die Nötigung erlebe, allem Willen zum Leben die gleiche Ehrfurcht vor dem Leben entgegenzubringen wie dem eigenen. Damit ist das denknotwendige Grundprinzip des Sittlichen gegeben. Gut ist, Leben erhalten und Leben fördern, böse ist, Leben vernichten und Leben hemmen.« (2007, S. 123)

Diese Aussage erinnert uns daran, dass wir allem Leben »beizustehen«, dass wir allem Leben »die gleiche Ehrfurcht entgegenzubringen« haben, was auch bedeutet: Es darf keinesfalls geschehen, einem Menschen mit einer weit fortgeschrittenen Demenz den umfassenden, fachlich und ethisch fundierten Beistand zu verweigern. Eine »Abschichtung« unserer Verantwortung jenen Menschen gegenüber, die auf Hilfe angewiesen sind, darf es nicht geben, auch Menschen mit weit fortgeschrittener Demenz gegenüber nicht. So heißt es in der Präambel der Bundesverfassung der Schweizerischen Eidgenossenschaft: »... und dass die Stärke des Volkes sich misst am Wohl der Schwachen«, eine Formulierung, die dem Geist der Ethik der Ehrfurcht vor dem Leben sehr nahe kommt und die auch unsere Haltung gegenüber schwerkranken und sterbenden Menschen bestimmten sollte.

Wie aber können wir mit einer Ethik der Ehrfurcht vor dem Leben vereinbaren, dass Menschen größte Not leiden, die ihnen durch eine schwere Erkrankung bereitet wird, als die wir die Demenz einstufen müssen?

Mit Blick auf dieses Dilemma soll wieder Albert Schweitzer zu Wort kommen, diesmal mit den Worten aus einer Predigt, die er im Jahre 1919 im Straßburger Münster gehalten hat (Schweitzer, 1974): »Und mein eigenes Dasein muss ich tragen, auch wenn es nur noch Schmerz und Qual ist. In diesen Fällen kann man noch sagen, dass das Dasein noch den Sinn habe, dass wir den andern das Leiden vorleben und uns selber im Leiden läutern, wenn auch in vielen Fällen die Qual so ist, daß von einer Besinnung und geistigen Verarbeitung des Wehs keine Rede sein kann. ... Aber in seiner ganzen Furchtbarkeit steht das Rätsel vor uns, wenn es sich um eine Menschenexistenz handelt, der die Menschenvernunft fehlt und die wir aus Ehrfurcht vor dem Menschenleben an sich im Dasein erhalten. Die Rätsel, die sich hier auftun, vermögen wir nicht zu lösen. Du hast dir die schönste Weltanschauung aufgebaut und gehst an vergitterten Fenstern einer Nervenklinik vorüber. Stellst du dir das Elend vor, das dahinter wohnt, und musst du den Gedanken des rettungslos sinnlosen Lebens denken, so geht alles, was du dir erdachtest, zugrunde, denn in der Weltanschauung ist nur für das vernünftige, entwickelbare Menschendasein Platz, nicht für das rettungslos sinnlose. So treten wir durch das Tor der Ehrfurcht vor dem eigenen Dasein in das Gebiet der Sittlichkeit ein und schauen, wie auf einer Brücke gehend, in einen Abgrund unlöslicher Probleme hinein, den wir weiterschreitend zurücklassen, von dem wir die Blicke abwenden, um sie nach vorn zu richten, und der uns doch immer wieder zum Rückschauen zwingt. Ehrfurcht vor dem Leben, auf das Menschendasein angewandt, heißt nun nicht nur Ehrfurcht vor dem Sein als solchem und seinem Leiden, sondern Ehrfurcht vor allen Werten und Zwecken, die in diesem höchsten Sein gegeben sind. Ich kann mein Leben als lebenswert im tieferen Sinn nur begreifen, wenn ich es auf seinen höchsten Wert bringe, das heißt, wenn ich die geistige und sittliche Vollendung erstrebe. Und in der Ehrfurcht vor dem Leben der anderen ist ebenfalls diese Ehrfurcht vor der Bestimmung des Menschenlebens gegeben. Was ich als das in uns drängende Ziel des Seins verstehe, ist, dass mein Leben zugleich mit dem aller Menschen auf seinen höchsten Wert gebracht werde. ... Sittlichkeit ist also, dass mir das eigene Dasein und das Dasein jedes Menschen heilig ist, und: dass ich von der höheren Bestimmung meines eigenen Wesens, wie der jedes Menschenwesens, überzeugt bin und danach verfahre. Negativ heißt also Sittlichkeit: daß ich in nichts schädigend in das Dasein eines Menschen eingreife, sondern seinen Besitz, seine Stellung, sein Glück, seinen Namen, seinen Ruf, alles, was zu seinem Dasein gehört, unangetastet lasse.« (Schweitzer, 1974, S. 57 f.)

In dieser Predigt spricht Albert Schweitzer die besonderen Herausforderungen an, vor die sich die Ethik der Ehrfurcht vor dem Leben gestellt sieht, wenn wir den Blick auf jene Menschen richten, die sich in einer gesundheitlichen Grenzsituation befinden oder bei denen schwerste kognitive Beeinträchtigungen vorliegen. »Aber in seiner ganzen Furchtbarkeit steht das Rätsel vor uns, wenn es sich um eine Menschenexistenz handelt, der die Menschenvernunft fehlt und die wir aus Ehrfurcht vor dem Menschenleben an sich im Dasein erhalten.« – so heißt in der Predigt. Und Albert

Schweitzer schließt mit einer Aussage an, die zeigt, dass wir hier möglicherweise vor einem *unlösbaren Rätsel* stehen. In der unmittelbar folgenden Aussage spricht er ausdrücklich das Schicksal jener Menschen an, die ihrer kognitiven Leistungsfähigkeit (weitgehend) beraubt sind oder die mit schwersten psychischen Problemen zu kämpfen haben: ausdrücklich wird auf die »Nervenklinik« Bezug genommen. Und es folgt die Aussage, in der Albert Schweitzer auf das große gesellschaftliche Problem hinweist, dass nämlich für eben dieses Leben – welches seiner kognitiven Ressourcen beraubt und/oder in stärkstem Maße mit psychischen Problemen konfrontiert ist (man denke nur an die Wahnbilder und Halluzinationen, aber auch an die ausgeprägten Agitationen bei Schizophrenie oder bei Demenz) – in unserer Weltanschauung eigentlich »kein Platz« ist. Die Lösung dieses Dilemmas lautet: »Sittlichkeit ist also, dass mir das eigene Dasein und das Dasein jedes Menschen heilig ist, und: dass ich von der höheren Bestimmung meines eigenen Wesens, wie der jedes Menschenwesens, überzeugt bin und danach verfahre.« Wir stehen hier zunächst vor jener Lösung des Dilemmas, die wir bereits bei Emmanuel Lévinas kennengelernt haben, wenn auch in anderer Diktion: Es geht darum, sich von dem Antlitz des anderen Menschen berühren zu lassen, den Appell dieses Antlitzes zu vernehmen. Dies heißt ja auch: Das Leben des Anderen – vor allem in seiner Verwundbarkeit – ist mir »heilig«: ich trete mit meinen Ansprüchen hinter die des Anderen zurück. Aber Albert Schweitzer beschreibt auch das Leben der Person, die sich mit den von ihm angedeuteten kognitiven Verlusten und psychischen Problemen konfrontiert sieht, als »heilig«.

Die Frage, die sich hier stellt, lautet: Sind die von Albert Schweitzer erhobenen Forderungen nicht zu hart? Ist hier nicht ein moralischer Rigorismus erkennbar, der die Ethik der Ehrfurcht vor dem Leben im Kern kompromittiert? Denn wo findet eine solche Ethik ihr Fundament, wenn sie über das Leiden des Einzelnen, vielleicht auch sogar über dessen Todeswunsch hinwegsieht und -geht?

Zunächst sei konstatiert: Die Ethik der Ehrfurcht vor dem Leben gilt in einem ersten Schritt meinen Mitgeschöpfen. Das Leben des Anderen ist mir »heilig«; aus diesem Grunde werde ich alles dafür tun, um dieses Leben auf seinen höchsten immanenten Wert zu bringen. Das heißt nicht, dass ich einen äußeren Maßstab anlege; aus diesem Grunde spreche ich vom »immanenten« Wert. Die Anforderungen an eine fachlich und ethisch begründete Versorgung, die sich aus dieser Aussage ergeben, habe ich bereits angedeutet. Aber wie ist es, wenn *mein Leben* angesprochen ist?

Ich denke, dass in der Begleitung von Menschen mit Demenz (vom Stadium früher Symptombildung an) immer wieder hervorgehoben werden soll, dass jegliches Leben einen grundlegenden Wert besitzt und die Aufgabe des Menschen darin besteht, diesen Wert immer wieder aufs Neue hervorzubringen – was alles andere als die Erwartung einer »messbaren« Leistung ist; eine solche ist hier nicht gemeint (grundlegend dazu Schweda, 2018; Schweda & Jongsma, 2018). Es ist dies eine bedeutende Interaktionsleistung. In dieser geht es vor allem darum, dass wir der demenzkranken Person die Möglichkeit geben, alle Personen, alle Aktivitäten, alle sensorischen Eindrücke, alle Kontexte zu nennen, in denen ihr das Leben als »stimmig« erscheint – und die ihr vermutlich auch in den Stadien schwerer Symptombildungen guttun. Wenn wir in diesen Stadien, dabei auch am Lebensende, der Person unsere Solidarität nicht entziehen, sondern sie in der Haltung der Solidarität begleiten: dann ist es durchaus möglich, dass diese Person bis an das Lebensende nonverbal ausdrückt: »Ich bin Leben, das leben will, inmitten von Leben, das leben will.«

Der fachliche und ethische Anspruch, der hier erhoben wird, ist zweifelsohne hoch. Mit diesem dürfen der demenzkranke Mensch wie auch seine Familie nicht allein gelassen werden. Der hier formulierte Anspruch ist auch und vor allem als ein Appell an unsere Gesellschaft und Kultur zu verstehen, den Menschen in seiner größten Verletzlichkeit sowie seine engsten An- und Zugehörigen nicht alleine zu lassen, sondern die besondere Verantwortung ihnen gegenüber zu erkennen und wahrzunehmen.

7

Abschluss (Coda)

Gestaltung des Lebensendes: Differenzierung zwischen Lebensende und Sterben

»Vom Leben und Sterben im Alter. Wie wir das Lebensende gestalten können«: Mit diesem Titel sollte mehreres angedeutet werden. Zunächst ist
die Tatsache zu nennen, dass ich das Sterben als Teil des Lebens begreife,
weswegen ich von der *Gestaltung des Lebensendes* spreche. Einer strengen
Unterscheidung zwischen »Leben« und »Sterben« – in dem Sinne, dass
nun das Leben endet und das Sterben beginnt – stehe ich eher zurückhaltend gegenüber. Denn sie kann mit der Gefahr verbunden sein, dass wir
uns schon recht früh aus erlebten und praktizierten Mitverantwortungs-
bezügen für eine schwerkranke Person zurückziehen: Sie »stirbt ja« und
trägt damit »eine andere« humane Qualität als jene Person, die »noch
lebt«. Also sind nun, so könnte man weiter argumentieren, »nur noch«
Medizin und Pflege gefordert, um die sterbende Person aus dem Leben zu
begleiten. Auch wenn dieses Argument manchen Leserinnen und Lesern
übertrieben zugespitzt erscheinen mag: die hier angedeutete Gefahr des
Rückzugs ist auf jeden Fall gegeben; Norbert Elias hat in seiner auch heute
noch lesenswerten Schrift »Von der Einsamkeit der Sterbenden in unseren

Tagen« (Elias, 1983) sehr anschaulich auf diese hingewiesen. Ich vertrete in diesem Buch hingegen die Annahme, dass unsere Aufgabe darin besteht, eine Lebensbegleitung bis zum Lebensende zu verwirklichen. Bedeutet dies, dass ich vorschlage, auf den Begriff »Sterben« ganz zu verzichten? Nein. Es lassen sich, wie in Kapitel 4 dargelegt, aus medizinischer Sicht eindeutige körperliche Anzeichen für den Beginn des Sterbensprozesses benennen; und speziell auf den Gebieten der Palliativmedizin und Palliativpflege wurden sehr überzeugende Monografien und Einzelarbeiten veröffentlicht, in denen ausführlich auf die Leitbilder und Ergebnisse einer umfassenden Versorgung sterbender Patientinnen und Patienten eingegangen wird; diese Publikationen zeigen deutlich auf, wie gut es gelingt, Schmerzsymptome und andere Symptome so weit zu lindern, dass sterbende Patientinnen und Patienten körperlich nicht (zu sehr) leiden müssen. Dabei wird auch deutlich, dass mit Blick auf die medizinisch-pflegerische Versorgung zwischen Lebensende und Sterben zu differenzieren ist, da sich im Vorfeld des Sterbens vielfach quantitativ und qualitativ andere Symptomkonstellationen ergeben als im Sterben selbst. Wenn wir über diese Situation hinaus von »Sterben« sprechen, dann verwenden wir diesen Begriff eher im Sinne einer Metapher, um auszudrücken, dass die Person »am Ende ihres Lebens angekommen« ist, dass sie sich allmählich dem Tode nähert, dass der Tod in absehbarer Zeit eintreten wird. Dies alles hat mit dem Sterben im streng medizinischen Sinne nur bedingt zu tun. Um die empirisch begrenzte Aussagekraft des Begriffs »Sterbens« in jenen Fällen zu veranschaulichen, sei nur darauf hingewiesen, dass man bei manchen Personen schon erwartet hatte, dass der Tod unmittelbar bevorstehe, sich diese Personen aber auf einmal wieder etwas erholt und dann noch Wochen oder Monate gelebt haben.

Es wird von der »Gestaltung des Lebensendes« gesprochen, und auf den fachlichen wie ethischen Überlegungen zur *Art* dieser Gestaltung liegt der Schwerpunkt dieses Buches. Den Ausgangspukt aller Überlegungen bildet die Überzeugung, dass das Lebensende ein natürlicher, ein bedeutender Teil unseres Lebens ist, in dem unser Leben – das immer Fragment bleiben muss – zu einer gewissen »Rundung« gelangt bzw. gelangen kann. Diese Rundung wird sich nur dann einstellen, das Lebensende wird nur dann vom schwerkranken Menschen als ein natürlicher Teil des Lebens wahrgenommen, ertragen oder – im günstigsten Falle – gestaltet, wenn äußere und innere Bedingungen gegeben sind, die die Person in der inneren Verarbeitung und äußeren Bewältigung des Lebensendes umfassend unterstützen.

Abbau sozialer und regionaler Ungleichheiten

Die empirisch fundierte Skizzierung dieser Bedingungen bildete ein zentrales Anliegen dieses Buches. Zu den *äußeren* Bedingungen ist vor allem der Zugang zu einer fachlich anspruchsvollen und überzeugenden medizinisch-pflegerischen, psychosozialen und spirituellen Versorgung zu zählen, die *allen* Menschen, unabhängig von ihrem »Stande«, offen stehen muss. Die soziale Ungleichheit in der medizinisch-pflegerischen Versorgung dürfte eigentlich dann, wenn es um die grundlegende Versorgungsqualität geht, kein Thema mehr sein; obwohl soziale Schichtunterschiede immer noch eindeutig erkennbar sind und vielfach beschrieben wurden. Diese Ungleichheit wird aber vollends zu einem Skandalon, wenn von ihr Menschen in größter Verletzlichkeit, und dies heißt auch: am Ende ihres Lebens betroffen sind. »O Herr, gib jedem Menschen seinen eigenen Tod. Das Sterben, das aus jenem Leben geht, darin er hatte Liebe, Sinn und Not«: Dieser von Rainer Maria Rilke im »Dritten Stundenbuch: Von der Armut und vom Tode« getane Anruf sollte, wenn wir auf die äußeren, mithin die Versorgungsbedingungen in unserem Lande blicken, zu verwirklichen sein. Allerdings muss kritisch konstatiert werden, dass der Abbau der sozialen – und regionalen – Ungleichheit im Zugang zu einer fachlich anspruchsvollen medizinisch-pflegerischen Versorgung am Lebensende noch immer nicht vollumfänglich verwirklicht ist. Doch weisen Befunde auch darauf hin, dass sich die Versorgungsstruktur kontinuierlich entwickelt und verbessert. Die entsprechenden Gesetze, die hier einen bedeutenden Innovationsschub gegeben haben, wurden im Buch genannt und gewürdigt.

Kollektive Deutung des Lebensendes

Wenn von äußeren Bedingungen gesprochen wird, sind auch die *kollektiven Repräsentationen der Bedeutung des Lebensendes für den gesamten Lebenslauf* angesprochen. Es soll hier nicht – und wurde auch in den einzelnen Buchkapiteln nicht – die These vertreten werden, dass unsere Gesellschaft und Kultur zu einer »Todesverdrängung« neige, dass Menschen am Lebensende in Institutionen »abgeschoben« würden, in denen sie unwürdig behandelt (und dies im doppelten Sinne des Wortes) würden. In dieser Verallgemeinerung lässt sich der heutige gesellschaftliche und kulturelle Umgang mit dem Lebensende nicht angemessen charakterisieren, auch wenn Missstände in einzelnen Einrichtungen und Familien (!) nicht verschwiegen werden dürfen. Mir geht es hier um etwas Anderes. Die in Kapitel 3 ausführlich dargelegte Position von Ernest Becker, die dieser in seinem Buch »The Denial of Death« (Becker, 1973) entfaltet hat, soll mir hier als Vorlage für die Charakterisierung unseres Todesverständnisses und unseres Umgangs mit Endlichkeit dienen. Die von Ernest Becker vertretene Position, wonach wir den Tod im Allgemeinen als eine Zerstörung unseres Lebens begreifen und als eine »Zumutung« für unser Selbst, scheint mir kongruent mit Ergebnissen zu sein, die in nicht wenigen empirischen Arbeiten ermittelt wurden und die wir auch in empirischen Beiträgen des Instituts für Gerontologie der Universität Heidelberg wiederholt ermittelt haben: Der Tod lässt keinen Menschen unberührt. Vor allem dann, wenn die Person spürt, dass das Lebensende näher rückt, beobachten wir im günstigen Falle Unsicherheit, vielfach aber Sorge, Furcht, wenn nicht sogar Angst; auch wenn Sorge, Furcht oder Angst nicht offen ausgedrückt werden, sondern sich nur am Verhalten ablesen lassen. Das ist nun nicht überraschend und auch in keiner Weise zu beklagen. Nur soll man nicht so tun, als würde man mit der eigenen Endlichkeit »mühelos« fertig, als sei dieses Thema eigentlich »schon immer geklärt«. Dem ist nicht so. Auch jene schwerkranken Menschen, die in der von mir geleiteten Studie zur hausärztlichen Begleitung von Patientinnen und Patienten am Lebensende (über diese Studie habe ich in Kap. 3 ausführlich berichtet) eine »akzeptierende Haltung« zeigten, mussten sich diese erst einmal im Krankheitsprozess innerlich »erarbeiten«; und im Kontext dieser kognitiv-emotionalen Erarbeitung machen überhaupt erst die Begriffe der Verarbeitung und Bewältigung Sinn. Und auch im Falle einer akzeptierenden Haltung waren immer wieder Phasen erkennbar, in denen die Patientinnen und Patienten Unsicherheit, manchmal auch Sorge oder Furcht zeigten (wirkliche Angstzustände waren in dieser Gruppe nicht zu beobachten). Ganz Ähnliches galt für jene Gruppe von Patientinnen und Patienten, bei der sich in der inneren Auseinandersetzung mit der eigenen Endlichkeit ein tiefes »Sinnerleben« bzw. ein Gefühl der »Stimmigkeit« einstellte: Auch dieses musste innerlich erarbeitet werden, auch dieses schloss keinesfalls Phasen der Unsicherheit, Sorge oder Furcht aus (hier waren Angstzustände ebenfalls nicht zu beobachten).

Barrieren der rechtzeitigen Auseinandersetzung mit der eigenen Endlichkeit

Warum weise ich explizit auf das grundlegende Werk von Ernest Becker sowie auf die Studienergebnisse hin? Ich will damit andeuten, dass eine tiefgreifende Auseinandersetzung mit dem Faktum der Endlichkeit – eine Auseinandersetzung, die auch die einzelne Person berührt – in unserer Gesellschaft und Kultur nicht zu erkennen ist, was Folgen für die *individuelle Auseinandersetzung* hat: Diese wird im Allgemeinen auf den Zeitraum vor dem Lebensende »verschoben«; in Ansätzen findet diese nach dem Verlust nahestehender Menschen statt, doch im Kern sind es immer »die Anderen«, die sterben müssen und mussten, weniger aber man selbst. Einzig mit dem Verlust eines wirklich geliebten Menschen, mit dem man sich zutiefst verbunden wusste, wird eine länger- oder langfristige Auseinandersetzung mit der eigenen Endlichkeit angestoßen, weil dieser Verlust das Faktum der Endlichkeit vollumfänglich erlebbar macht: Hier sind die von Paul Landsberg (1973/2010) in seinem Buch »Die Erfahrung des Todes« getroffenen Aussagen wichtig, die die Besonderheit des Todes eines geliebten Menschen für die unmittelbare Erfahrung des Todes unterstreichen. Wenn wir aber (im Allgemeinen) dazu neigen, diese Auseinandersetzung in ihrer existenziellen Tiefe zu meiden, sodass sie erst am Lebensende stattfindet: Dann wird uns gerade am Lebensende nicht nur körperlich, sondern auch seelisch eine Menge zugemutet. Denn am Lebensende, so wir dieses auf uns zukommende Ende tatsächlich spüren, können wir der Auseinandersetzung mit der eigenen Endlichkeit nicht mehr entgehen. Wenn aber nun in der Gesellschaft und Kultur die Tendenz vorherrscht, eine derartige Auseinandersetzung zu meiden, dann lässt sich durchaus folgern, dass die kollektiven Repräsentationen der Bedeutung des Lebensendes für den gesamten Lebenslauf, denen hier mein besonderes Interesse gilt, eher »negativ« ausfallen, und zwar in der Hinsicht, dass dem Lebensende eigentlich *keine* besondere Bedeutung für den gesamten Lebenslauf beigemessen wird und somit eine besondere *existenzielle* (psychologische oder seelsorgerische) *Begleitung* des Menschen am Lebensende kollektiv vielleicht gar nicht als notwendig erachtet wird; wenn überhaupt von der Notwendigkeit der Begleitung gesprochen wird, so nur in der Hinsicht, dass durch diese seelisches Leiden gelindert, die Akzeptanz des Unvermeidlichen gefördert wird. Dabei zeigen uns die in diesem Buch genannten Arbeiten zum *Lebensrückblick* wie auch zum *Story-Konzept*, dass das Lebensende durchaus eine besondere Bedeutung für den gesamten Lebenslauf besitzen kann: Indem nämlich unter dem Eindruck des herannahenden Todes eine tiefgreifende Auseinandersetzung mit persönlich bedeutsamen Stationen und Begegnungen im Lebenslauf stattfindet, in der sich die individuelle Gestalt des Lebens mit den gelebten wie auch den ungelebten Seiten des Lebens vollumfänglich auszubilden vermag; auf eine derartige psychologische und existenzielle Bedeutung des Lebensendes wird auch in der jüngsten psychologischen, philosophischen und theologischen Literatur ausdrücklich hingewiesen. Wenn aber die Gestaltung des Lebensendes kollektiv nicht als eine besondere individuelle Aufgabe angesehen wird, die gesellschaftlich und kulturell, dies heißt auch *institutionell gerahmt* werden sollte: Besteht dann nicht die Gefahr, dass auch die Schaffung einer Versorgungsinfrastruktur, in der neben

der medizinisch-pflegerischen Begleitung eine anspruchsvolle und ansprechende existenzielle (psychologisch oder seelsorgerisch fundierte) Begleitung möglich ist, als ein im Kern »überflüssiges« Ziel, als ein nicht wirklich
notwendiges Angebot erachtet wird? Diese Frage habe ich im Sinn, wenn
ich unter den »äußeren« Faktoren, die Einfluss auf die Art der personalen
Gestaltung des Lebensendes ausüben, ausdrücklich die kollektiven Repräsentationen der Bedeutung des Lebensendes für den gesamten Lebenslauf
nenne. Natürlich ist hier in der Argumentation auch eine gewisse Zurück-
haltung geboten: Es ist ja nicht so, dass wir *eine* für unsere Gesellschaft
und Kultur bestimmende Deutung des Lebensendes finden. In unterschiedlichen gesellschaftlichen und kulturellen Segmenten können wir durchaus
Unterschiede in den kollektiven Repräsentationen antreffen und damit
auch unterschiedlich stark ausgeprägte Überzeugungen, dass neben der anspruchsvollen und ansprechenden medizinisch-pflegerischen Versorgung
am Lebensende eine entsprechende existenzielle (psychologisch und/oder
seelsorgerisch fundierte) Begleitung notwendig ist.

Versorgungsqualität und Versorgungsstrukturen

Mit Blick auf die Fähigkeit der schwerkranken Person, das Lebensende als
einen notwendigen Teil unseres Lebens wahrzunehmen, dieses zu ertragen
und bewusst zu gestalten, gewinnt die Qualität der palliativmedizinischen
und -pflegerischen Versorgung eine überragende Bedeutung. Dies gilt für
die stationäre Versorgung genauso wie für die ambulante; dies gilt zudem
in gleichem Maße für die stationäre und ambulante Hospizbetreuung. Es ist
nicht übertrieben, wenn ich hier die Aussage treffe, dass Palliativmedizin,
Palliativpflege und Hospizhilfe in den vergangenen Jahrzehnten eine Entwicklung durchlaufen haben, die *qualitativ* höchste Versorgungsstandards
sicherstellt. Schwerkranke Menschen, die eine palliativmedizinisch-pallia-
tivpflegerische bzw. hospizliche Versorgung lege artis, das heißt höchsten
Versorgungsansprüchen folgend erhalten, finden damit eine entscheidende
institutionelle Rahmung für jene *seelisch-geistige Entwicklung am Lebensende*,
die für die nach und nach gelingende Akzeptanz der eigenen Endlichkeit
notwendig ist. Die Akzeptanz der eigenen Endlichkeit bildet ihrerseits eine
Grundlage für einen Lebensrückblick, der dem eigenen Leben eine endgültige Gestalt und dem Leben insgesamt eine gewisse Rundung geben kann.
Es lässt sich durchaus die Aussage treffen, dass für die am Lebensende stehende Ich-Integrität auch die Qualität der medizinisch-pflegerischen Versorgung sowie der psychosozial-seelsorgerischen Begleitung mitentschei-
dend ist, oder anders ausgedrückt: die Qualität dieser Versorgung und

Begleitung übt großen Einfluss auf psychische Entwicklungsprozesse am Lebensende aus. An dieser Stelle sei noch einmal auf Befunde hingewiesen, die die große Bedeutung von Spiritual Care auch aus Patientensicht unterstreichen, wobei mit dem Begriff Spiritual Care ein inhaltlich umfassendes Konzept psychologisch-seelsorgerischer Begleitung umschrieben wird; dieses umfassende Konzept folgt dabei den verschiedenartigen Deutungen von Spiritualität auf Patientenebene.

Die in der Palliativmedizin, Palliativpflege und Hospizhilfe erhobene Forderung, die Versorgungsstrukturen flächendeckend auszubauen, ist auch vor dem Hintergrund der großen Bedeutung dieser Versorgung für das Ausbilden einer endgültigen Lebensgestalt zu unterstreichen. Auch wenn man heute schon von leistungsfähigen Versorgungsstrukturen ausgehen kann, so ist doch zu konstatieren, dass diese regional unterschiedlich weit ausgebildet sind und somit weiterer quantitativer Entwicklungsbedarf besteht. Diesen zu erkennen und zu fördern, ist – wie bereits dargelegt – stark davon beeinflusst, inwieweit politische und administrative Entscheidungsträger das Lebensende als einen natürlichen Teil des Lebenslaufes begreifen, für den auch die passenden Gelegenheitsstrukturen, sprich: die institutionellen Rahmenbedingungen geschaffen werden müssen. Um es ganz deutlich zu sagen: So wie wir für die seelisch-geistige Entwicklung im Kindes- und Jugend- oder im Erwachsenenalter entsprechende institutionelle Rahmenbedingungen erwarten, so müssen wir diese auch für die seelisch-geistige Entwicklung am Lebensende erwarten können. Eine argumentativ und existenziell tiefgreifende Auseinandersetzung mit dem Thema der *fachlich und ethisch gerahmten Gestaltung des Lebensendes* muss in den politischen Institutionen, in den Verbänden und Kammern, in den Kranken- und Pflegekassen und schließlich im gesamten öffentlichen Raum geführt werden.

Seelisch-geistige Entwicklungsprozesse

Bislang galt mein Augenmerk den äußeren Rahmenbedingungen. Neben diesen sind die *inneren*, das heißt die psychischen Rahmenbedingungen zu nennen, die Einfluss darauf ausüben, inwieweit das Lebensende bewusst angenommen und gestaltet werden kann. Unter der Überschrift »Die Vorbereitung des Menschen auf den Tod« wurden diese Rahmenbedingungen angeführt und diskutiert. Als zentral erweisen sich seelisch-geistige Entwicklungsprozesse im gesamten Lebenslauf, die ihrerseits dazu beitragen, dass sich die individuelle Gestalt des Lebens immer weiter ausbilden kann, die aber auch mit dafür verantwortlich sind, dass sich die Person eine grundlegende Offenheit für Neues bewahrt. Und schließlich dürfen nicht die Grundlagen der Resilienz, also der psychischen Widerstandsfähigkeit vernachlässigt werden. Resilienz beschreibt das Vermögen, Belastungen standzuhalten bzw. in und nach belastenden Situationen zu einem neuen psychischen Gleichgewicht zu finden, das durchaus mit einer Neuorientierung in der gegebenen Situation verbunden sein kann. Die Grundlagen der Resilienz erwerben wir im Lebenslauf, nämlich zum einen in der Ausbildung eines emotionalen Fonds (innere Repräsentation von positiv bewerteten Erlebnissen und Begegnungen), der uns auch in belastenden Situationen zu tragen vermag, zum anderen in der Ausbildung von Verarbeitungs- und Bewältigungsstrategien, die uns helfen, kompetent mit neuen Herausforderungen, Aufgaben und Belastungen umzugehen. Dabei ist Resilienz in allen Situationen als ein *Prozess* zu verstehen, in dessen Verlauf wir uns bestimmter seelischer Kräfte (Ressourcen) bewusst werden oder in dem wir – gestützt durch ein tragfähiges soziales Umfeld – neue seelische Kräfte ausbilden. Dies kann uns durchaus auch am Lebensende gelingen. Viele der in den vorausgehenden Kapiteln berichteten Studien machen deutlich, dass Menschen auch in der unmittelbaren Auseinandersetzung mit dem herannahenden Tod erhebliche Ressourcen mobilisieren oder sogar neue seelisch-geistige Kräfte entwickeln können. Auch unter diesem Gesichtspunkt ist der psychologisch-seelsorgerischen Begleitung im Kontext der Palliativversorgung großes Gewicht zuzuordnen. Und ich habe in diesem Buch Studien referiert, die auf das große Bedürfnis vieler schwerkranker Patientinnen und Patienten nach fundierter Spiritual Care deuten.

Introversion mit Introspektion

Eine in meinem Verständnis bedeutende innere Rahmenbedingung für die Fähigkeit, das Lebensende bewusst wahrzunehmen, zu ertragen und zu gestalten, bildet ein Prozess, den ich mit Blick auf die seelisch-geistigen Entwicklungspotenziale im hohen Alter mit dem Begriff der *Introversion mit Introspektion* umschrieben habe (Kruse, 2017). Damit sind die Bereitschaft und die Fähigkeit des alten Menschen angesprochen, das eigene Selbst möglichst differenziert zu betrachten und zu bewerten – in seinen Stärken ebenso wie in seinen Schwächen –, einen ebensolchen Rückblick auf das eigene Leben vorzunehmen (wobei auch hier Bewertungen aus einer sittlich-normativen Perspektive erfolgen) und schließlich die Veränderungs- oder Wandlungsprozesse im eigenen Selbst (man kann auch sagen: in der eigenen Psyche) differenziert wahrzunehmen und diese als Impuls für weitere seelisch-geistige Entwicklung zu begreifen. Aus dieser inneren Auseinandersetzung kann ein erhebliches Lebenswissen resultieren (Ergebnisse der »Introspektion«), das für die Verarbeitung und Bewältigung antizipierter oder aber aktueller Aufgaben und Anforderungen fruchtbar gemacht werden kann, das aber zugleich auch anderen Menschen im Sinne eines anregenden, motivierenden Entwicklungskontextes zur Verfügung gestellt werden kann (Vermittlung von Lebenswissen als ein Potenzial des hohen Alters). Die Introversion mit Introspektion bildet in meinen Augen auch eine sehr bedeutsame innere Rahmenbedingung für das Annehmen-Können eigener Endlichkeit und für die bewusste, verantwortungsvolle Gestaltung des Lebensendes. Die Tatsache, dass nicht wenige schwerkranke Menschen Spiritual Care-Angebote erbitten bzw. nutzen, hat in meinen Augen auch damit zu tun, dass sie sich von diesen Angeboten Anstöße zu vermehrter Introversion mit Introspektion versprechen bzw. Unterstützung in diesem Prozess der Introversion mit Introspektion erwarten: Denn man sollte nicht übersehen, dass ein derartiger Prozess durchaus mit den Schattenseiten des eigenen Lebens konfrontieren kann, wie dies das Psychologenehepaar Joan und Erik H. Erikson (Erikson,1998) eindrucksvoll beschrieben und analysiert hat.

Nicht selten wird an mich die Frage gerichtet, ob die Introversion mit Introspektion nur bei alten Menschen erkennbar und somit auch nur bei diesen eine innere Rahmenbedingung für das Ertragen-Können und bewusste Gestalten des Lebensendes sei. Auf diese Frage möchte ich wie folgt antworten: Die Introversion mit Introspektion habe ich als ein besonderes Potenzial des hohen Alters postuliert (und charakterisiert), weil ich von der Annahme ausgegangen bin, dass die im hohen Alter (neuntes Lebensjahrzehnt und später) mehr und mehr hervortretende (körperliche, kognitive und emotionale) Verletzlichkeit durchaus seelisch-geistige Entwicklungsprozesse anzustoßen vermag. Mit anderen Worten: Angesichts der erhöhten Verletzlichkeit ist unser Selbst, ist unsere Psyche einmalmehr gefordert. Dabei gehe ich von einem *hohen adaptiven und kreativen Potenzial des Selbst* bis in das höchste Lebensalter, ja idealiter bis zum Lebensende aus, nehme also an, dass das Selbst auch in den Grenzsituationen des Lebens hohe Anpassungs- und Gestaltungskräfte zeigt. Dieser Annahme, die sich auf zahlreiche empirische Befunde stützen kann (siehe zum Beispiel Beiträge in Kruse & Schmitt, 2021), liegt auch die Erkenntnis zugrunde, dass alte Menschen im Lebenslauf – zumindest potenziell – zahlreiche Erfahrungen gewonnen haben, über die sie ausführlich reflektieren konnten und aus denen sich damit *Lebenswissen* kristallisierte, das eine bedeutende Hilfe für die Verarbeitung und Bewältigung von Verletzlichkeit wie auch von Grenzsituationen des Lebens bildet. Die hier zum Ausdruck kommende *biografische* Perspektive des Alterns, die sich in ihren Ursprüngen vor allem den Entwicklungspsychologinnen Charlotte Bühler (1959) und Ursula Lehr (Lehr & Thomae, 1965) sowie dem Persönlichkeitspsychologen Hans Thomae (1951, 1968) verdankt, macht deutlich, dass die Biografie durchaus ein »Wissensschatz« bedeuten kann, wie dies der Arzt Robert Butler (1963, 1980) und der Psychologe James Birren (Birren & Deutchmann, 1991) in grundlegenden Arbeiten über den Lebensrückblick überzeugend dargelegt haben. Dieser Wissensschatz dient alten Menschen, sofern sie über einen solchen verfügen (was nicht immer der Fall sein muss!), auch als Grundlage für die Introversion mit Introspektion.

Nun ist es aber so, dass auch Kinder und Jugendliche, dass auch Menschen im jungen Erwachsenenalter, wenn sie mit Verletzlichkeit oder Grenzsituationen konfrontiert sind, eine Vielzahl an Erfahrungen gewinnen, aus denen sich, wenn sie umfassend und tiefgreifend reflektiert werden können, schon in relativ kurzer Zeit Lebenswissen kristallisiert, das bei der Verarbeitung und Bewältigung der aktuell bestehenden Grenzsituation – zum Beispiel des herannahenden Todes – eine bedeutende Hilfe bietet (Bergsträsser, 2014). Und wir können eben auch schon bei Kindern und Jugendlichen in der Auseinandersetzung mit dieser Grenzsituation psychische Prozesse beobachten, die sich im Sinne der Introversion mit Introspektion deuten lassen. Beiträge aus der Entwicklungspsychologie des Kindes- und des Jugendalters, ebenso wie Beiträge aus der Kinder- und Jugendpsychiatrie sowie aus der Kinder- und Jugendpsychotherapie geben eindrucksvoll Aufschluss über dieses seelisch-geistige Entwicklungspotenzial in frühen Jahren des Lebenslaufs. Jede bzw. jeder, die bzw. der die Möglichkeit hatte, über mehrere Jahre Einblick in die Psychoonkologie des Kindes- und Jugendalters zu gewinnen[17], kann von diesen Entwicklungspotenzialen berichten und über diese nur staunen.

Verständnis von Spiritualität

Es sei aber an dieser Stelle auch hervorgehoben: Für das Kindes- und Jugendalter gilt mit Blick auf die Palliativversorgung ganz Ähnliches wie für das Alter: damit diese seelisch-geistigen Entwicklungspotenziale verwirklicht werden können, damit sich der Prozess der Introversion mit Introspektion ausbilden und fortentwickeln kann – und dies eben in der unmittelbaren Konfrontation mit der Grenzsituation der Verletzlichkeit sowie

---

17 Mir war dies in den 1990er Jahren an der Kinderklinik des Universitätsklinikums der RWTH Aachen vergönnt, wofür ich bis heute dankbar bin.

des herannahenden Todes –, ist es notwendig, eine Art der psychologisch-seelsorgerischen, mithin der existenziellen Begleitung zu erfahren, die darin unterstützt, sich in den eigenen Geist, in die eigene Psyche vertiefen und damit »Spiritualität« im umfassenden Sinne verwirklichen zu können. Es sei hier noch einmal hervorgehoben, absichtlich diese Wiederholung in Kauf nehmend, um Fehlinterpretationen zu vermeiden: Spiritualität verstehe ich als einen seelisch-geistigen Prozess, in dem kognitive, emotionale und motivationale Ressourcen gebündelt werden; dies mit dem Ziel, Zugang zum Innersten der Person und der sie umgreifenden Welt zu finden und zugleich über sich selbst hinaus zu sein. Diese psychologisch-seelsorgerische Begleitung muss dabei nicht allein und primär in Händen von Psychologen und Theologen liegen; das spirituelle Begleiten kann auch von Ärztinnen und Ärzten sowie von Pflegefachpersonen, kann auch von Sozialarbeiterinnen und Sozialarbeitern, kann schließlich auch von ehrenamtlich Tätigen (die eine entsprechende Qualifikation besitzen und eine entsprechende Anleitung erfahren haben) wahrgenommen werden. Am besten ist es, wenn das gesamte Team immer auch von dem Gedanken der Spiritual Care mitbestimmt ist, ohne diesen Gedanken einer Patientin bzw. einem Patienten aufdrängen zu wollen, sondern vielmehr immer offen zu sein für deren bzw. dessen existenziell-spirituelles Fragen. Ich bin immer wieder beeindruckt, wie sehr auch die medizinisch-pflegerischen Mitarbeiterinnen und Mitarbeiter in den verschiedenen palliativen und hospizlichen Kontexten diese existenzielle und spirituelle Dimension der Person als einen bedeutenden Orientierungspunkt der ärztlich-pflegerischen Tätigkeit hervorheben und leben; dadurch gewinnen Palliativmedizin, Palliativpflege und Hospizarbeit noch weiter an Überzeugungskraft – dies auch und vor allem im Erleben der Patientinnen und Patienten. Hier wird der Begriff der »ärztlichen Seelsorge« (Frankl, 1946/2005) in besonderer Weise fassbar.

Rechtzeitig stattfindende Kontemplation und Meditation

Ich kehre noch einmal zu Ernest Becker zurück. Wenn er schreibt, dass der Tod für uns eine Zumutung sei, wenn er davon spricht, dass gerade das Faktum der Endlichkeit den Menschen dazu anstoße, Kultur zu schaffen, Großes zu schaffen, das physische Selbst in Richtung auf ein heroisches Selbst zu »transzendieren«, um sich auf diese Weise von der eigenen Endlichkeit abzulenken und an deren Stelle Illusionen treten zu lassen: Erweist sich dann die Introversion mit Introspektion, erweisen sich dann die eben angesprochenen Prozesse des Über-sich-Hinaus-Seins (bzw. der Transzendenz) nicht auch als eine Illusion? Und wenn wir schließlich die nicht selten »ergriffenen« Berichte über die »großen psychologischen Fähigkeiten«, die Menschen am Lebensende zeigen (wie zum Beispiel: den Blick ganz auf den Begleiter bzw. die Begleiterin und eben nicht auf sich selbst zu richten): Haben wir es nicht auch hier mit einer Illusion zu tun?

Ich denke ja, dass wir die Aussage von Ernest Becker – ebenso wie jene von Otto Rank (1884–1939) und von Erich Fromm (1900–1980) – zur inneren Verschränkung von Endlichkeitsfurcht und Kulturschaffen ernstnehmen und für unser Verständnis des Umgangs mit Endlichkeit fruchtbar machen sollten. Aber wir sollten zugleich im Auge haben (und dies wird auch von Ernest Becker nicht bestritten), dass uns vielleicht doch das Potenzial geschenkt ist, die eigene Endlichkeit nach und nach anzunehmen, sie zu ertragen, sie schließlich zu akzeptieren. Unter welcher Bedingung, so ist nun zu fragen, ist das zu leisten – wenn wir einmal über die eben genannten äußeren und inneren Rahmenbedingungen hinausgehen?

Ich stelle hier die These auf (die bei genauerer Betrachtung alles andere als neu und originell ist), dass es uns gelingen muss, schon in früheren Phasen des Lebenslaufs – nämlich unter dem Eindruck tiefgreifend reflektierter Erfahrungen – zur Introversion mit Introspektion zu finden, das heißt zu (sich im Lebenslauf möglicherweise wandelnden) Formen der Kontemplation und Meditation, in denen wir uns des Innersten unserer Existenz, unserer tiefen Verbundenheit mit anderen Menschen und der uns umgreifenden Schöpfung, schließlich der Endlichkeit unserer physischen Existenz bewusst werden – und in denen uns das *Geistige* immer wieder aufs Neue erfahrbar wird. Die in diesem Buch zitierten »zehn Thesen über die Person«, die sich Viktor Frankl verdanken, deuten ja ausdrücklich in diese Richtung. Und ich könnte hier auch andere Autoren nennen, die sich von ganz ähnlichen Gedanken leiten ließen. Einer dieser Autoren ist Erich Fromm, der in seinem Buch »Haben oder Sein« (1976) – übrigens stark beeinflusst von dem Mystiker Eckhart von Hochheim (1260–1328)[18] – dargelegt hat, wie wichtig gerade die Kontemplation und Meditation ist,

---

18 In der Schrift »Haben oder Sein« (1976) findet sich ein Unterkapitel zu Meister Eckhart, das Erich Fromm wie folgt einleitet: »Eckhart hat den Unterschied zwischen den Existenzweisen des Habens und des Seins mit einer Eindringlichkeit und Klarheit beschrieben und analysiert, wie sie von niemandem je wieder erreicht worden ist. (...) Der größte Einfluss ging von seinen deutschen Predigten aus, nicht nur auf seine Zeitgenossen und Schüler, sondern auch auf deutsche Mystiker nach ihm und heute wieder auf viele Menschen, die einen Wegweiser zu einer nichttheistischen, vernünftigen und dennoch religiösen Lebensphilosophie suchen.« (Fromm, 1976, S. 64)

um eine innere Verbindung zum Sein herzustellen, die den Menschen nicht nur zu einer tiefen Zuneigung und Liebe befähigt, sondern auch zur Akzeptanz eigener Endlichkeit. Wer diese innere Verbindung hingegen nicht herzustellen vermag, der neigt Erich Fromm zufolge mehr und mehr zum Modus des »Habens«, der sammelt und sammelt und vergisst darüber sich selbst. Wie gesagt: die Introversion mit Introspektion als grundlegende Haltung, in der wir unsere Verletzlichkeit und Endlichkeit ertragen und schließlich annehmen können, ist keine sonderlich neue und originelle Idee. Aber mir erscheint eine derartige Reflexion über unser Selbst, über dessen hohe Adaptivität und Kreativität, schließlich über die Entwicklungsaufgabe der Person, immer wieder aufs Neue Zugang zum Selbst zu finden, als ein Weg, die Spiritual Care-Dimension in der Medizin, in der Pflege, in der Psychologie (um nur einige Disziplinen zu nennen) weiter zu stärken.

Dies bedeutet auch: Wir dürfen uns mit Blick auf die Gestaltung des hohen Alters sowie des Lebensendes nicht allein darauf beschränken, die körperliche, die kognitive und die soziale Aktivität in ihrer heilenden und präventiven Funktion hervorzuheben (was ja völlig korrekt ist), sondern wir müssen den Menschen – gerade in seiner Verletzlichkeit und Endlichkeit – auch als ein *spirituelles Wesen* ansprechen, welches auch von einem *Geist* bestimmt ist, der mehr ist als Kognition.

Eine Erkenntnis, die ich in Studien unseres Instituts zu den personalen Qualitäten in den unterschiedlichen Grenzsituationen des Alters und am Lebensende immer wieder gewinnen konnte, lautet: Es ist wichtig, immer die Person in ihrer *Ganzheit* wahrzunehmen und anzusprechen. »Ganzheit« ist dabei nicht ein beliebig einzusetzender Begriff. Sie bildet vielmehr eine große Herausforderung: Nämlich die körperliche, die emotionale, die kognitive, die sozialkommunikative, die alltagspraktische und die *geistige* (oder existenzielle) Dimension der Person zu erkennen und diese Dimensionen systematisch miteinander in Beziehung zu setzen. Dabei habe ich auch den Eindruck gewonnen, dass diese Aufgabe mit zunehmendem Alter der Person mehr und mehr an Gewicht gewinnt und dann *noch* bedeutsamer wird, *wenn die Person an ihrem Lebensende angekommen ist*. Palliativmedizin, Palliativpflege und Hospizhilfe machen immer wieder deutlich, wie wichtig es ist, die geistige Dimension zu erspüren und anzusprechen. Als Außenstehende neigen wir allerdings gerne dazu, im Gespräch mit Schwerkranken vor allem die körperliche Dimension, vielleicht noch die kognitive und soziale Dimension, anzusprechen, vor der Thematisierung emotionaler und existenzieller Prozesse hingegen zurückzuschrecken und stattdessen ganz auf die Frage auszuweichen, ob die medikamentöse und pflegerische Versorgung denn gut sei, ob Symptome ausreichend gelindert würden. So wichtig diese Frage ist, so wichtig ist auch zu erkennen, dass es Fragen gibt, die noch einmal über diese hinausweisen. Die »vorletzten« Dinge, so möchte ich paraphrasieren, dürfen nicht die »letzten« Dinge verdecken.

Achtung und Förderung der Selbstverantwortung

Mit diesem Buch habe ich auch das Anliegen verfolgt, die Achtung und Förderung der *Selbstverantwortung* des schwerkranken Menschen am Lebensende als ein primäres Ziel, als einen Imperativ zu unterstreichen, und dies mit Blick auf *alle* Dimensionen der Person. Mit dem Untertitel des fünften Kapitels: »Zehn Variationen über ein Thema« sollte deutlich gemacht werden, dass sich alle Maßnahmen, die bei der Begleitung am Lebensende gewählt werden, von dem Respekt vor der Selbstverantwortung des schwerkranken Menschen leiten lassen müssen. Dieser Respekt scheint sozusagen durch alle Maßnahmen, die zum Einsatz gelangen, hindurch. Er ist mir deswegen so wichtig, weil er die Grundlage für die *Gestaltung des Lebens am Lebensende* bildet. Wenn ich als eine bedeutsame »psychologische Leistung« die Fähigkeit des Individuums anführe, das eigene Lebensende zu akzeptieren und (wenn auch nur in Teilen) zu gestalten, dann ist mit dieser Fähigkeit auch eine besondere Anforderung an die institutionelle und soziale Umwelt verknüpft: Nämlich im Kontext von Behandlung und Begleitung den schwerkranken Menschen gezielt nach seinen Leitbildern und Präferenzen zu befragen und ihn umfassend über das Krankheitsgeschehen und die Symptombildung einerseits, über die Möglichkeiten und Grenzen der medizinisch-pflegerischen Intervention andererseits aufzuklären und zudem das Angebot der psychosozialen und existenziellen Begleitung vorzustellen, das der schwerkranke Mensch in dem Umfang in Anspruch nehmen soll, wie es seinen Bedürfnissen in den verschiedenen Stadien der Erkrankung entspricht. Der *ganzheitliche Anspruch* von Versorgung und Begleitung, der in Palliativmedizin, Palliativpflege und Hospizarbeit immer wieder und völlig zu Recht erhoben wird, kommt darin zum Ausdruck, dass in Diagnostik, Assessment, Intervention und Begleitung grundsätzlich *alle* Dimensionen der Person erfasst und angesprochen werden und dass das gesamte Team in umfassender und transparenter Art und Weise über die Prozesse auf allen Dimensionen kommuniziert. Dieser umfassende, ganzheitliche Ansatz erfordert, wie mehrfach dargelegt, die Bereitschaft, in die Versorgung und Begleitung des schwerkranken Menschen ausreichend zu investieren und eine Infrastruktur aufzubauen, die in hohem Maße reagibel oder responsiv mit Blick auf die unterschiedlichen Bedürfnisse dieses Menschen ist. Derartige Bedingungen müssen vorgehalten werden, wenn das Ziel der Versorgung und Begleitung darin besteht, den Schwerkranken darin zu unterstützen, auch am Lebensende sein Leben (soweit möglich) zu *gestalten*. Die Lebensgestaltung am Lebensende bildet das Ergebnis der erfolgreichen Wechselwirkung zwischen der Person und ihrer (institutionellen, sozialen) Umwelt. Sofort wird deutlich, dass in die Versorgung und Begleitung auch die *Angehörigen und Zugehörigen* einbezogen werden müssen, damit auch diese in die Lage versetzt werden, die Gesamtsituation der Patientin bzw. des Patienten zu verstehen und angemessen auf diese zu antworten. Mit Blick auf das Akzeptieren des herannahenden Todes sowie die Gestaltung des Lebensendes kann durchaus von einer *Koevolution* gesprochen werden: Patient bzw. Patientin und An- bzw. Zugehörige *entwickeln sich*, so lautet das Leitbild, *in dieser Grenzsituation gemeinsam*. Und ich möchte hinzufügen: Auch die Mitarbeiterinnen und Mitarbeiter können sich in derartigen Grenzsituationen seelisch-geistig weiterentwickeln. Dass diese Aussage nicht »weithergeholt«, nicht »irreal« ist, zeigt sich daran, dass Mitarbeiterinnen und Mitarbeiter in Einrichtungen der Palliativversorgung, dass ehrenamtlich Tätige und schließlich An- und Zugehörige nicht selten hervorheben, dass sie in der Versorgung und Begleitung von schwerkranken und sterbenden Menschen auch zu Lernenden und Beschenkten werden können. Dieser Eindruck kann sich aber nur dann einstellen, wenn es die institutionellen Bedingungen erlauben, sich konzentriert, umfassend, innerlich ruhig und gefasst, offen, reagibel und responsiv dem Schwerkranken und Sterbenden zuzuwenden. »Wer so stirbt, der stirbt wohl«: so heißt es in der letzten Zeile des großen, zehn Verse umfassenden Kirchenliedes »O Haupt voll Blut und Wunden« von Paul Gerhardt (1607–1676). Behalten wir dies immer im Auge: Ein solches Sterben ist nicht allein eine schöpferische Leistung des Individuums, sondern des *Gesamtgefüges*. Mitverantwortung dafür zu übernehmen, dass sich ein derartiges Gesamtgefüge ausbilden kann: Dies ist *auch* eine bedeutende Aufgabe von Politik und Zivilgesellschaft.

Leben und Sterben mit Demenz

Gelten diese Aussagen denn auch für Menschen mit weit(er) fortgeschrittener Demenz? Kann bei diesen Menschen überhaupt noch von einer Gestaltung des Lebens am Lebensende gesprochen werden? Diese Frage ist berechtigt, wenn man bedenkt, dass bei einer weit(er) fortgeschrittenen Demenz zahlreiche Orientierungsfunktionen erheblich geschädigt und möglicherweise nur noch in Ansätzen vorhanden sind, die Reagibilität deutlich verringert erscheint, häufig erhebliche Verhaltensauffälligkeiten sowie psychotische Symptome bestehen und nicht selten eine Persönlichkeitsveränderung eingetreten ist, die den Demenzkranken einem »fremd« erscheinen lassen. Das Lebensende in einer weit fortgeschrittenen Demenzerkrankung verbringen zu müssen, antizipieren die meisten alten Menschen als die stärkste Belastung. Nicht wenige reagieren auf diese Vorstellung mit der Aussage, dann eher aus dem Leben gehen zu wollen, gegebenenfalls durch assistierten Suizid. Aufgrund der besonderen Anforderungen, die die Begleitung von Menschen mit einer Demenzerkrankung am Lebensende an die Palliativmedizin, Palliativpflege und Hospizhilfe stellt, habe ich der Demenz in diesem Buch ein eigenes Kapitel gewidmet. Vier Aspekte erscheinen mir bei der Betrachtung von Sterben mit Demenz als besonders wichtig. Der erste Aspekt: Wir dürfen in allen Phasen der Demenz, auch bei einer weit(er) fortgeschrittenen Demenz, die *emotionale Reagibilität* der Person nicht unterschätzen und in der Konzeption von Versorgung und Begleitung keinesfalls vernachlässigen. Die emotionale Dimension der Person scheint nach allem, was wir über die verschiedenen Formen der Demenz, deren Verläufe und Symptombildungen wissen, zentrale Ressourcen zu bergen, die den demenzkranken Menschen in die Lage versetzt, auf Umweltreize zu antworten. Der zweite Aspekt: Unsere Psyche zeigt eine grundlegende Tendenz, sich auszudrücken und mitzuteilen; diese *expressive* Funktion können wir auch bei Demenzkranken sehr deutlich beobachten. Wir sprechen am Institut für Gerontologie von *Selbstaktualisierung* und greifen dabei ausdrücklich einen psychologischen Terminus auf, den der Neurologe und Psychiater Kurt Goldstein schon in den 1930er Jahren eingeführt hat (Goldstein, 1939/1995 sowie 1947/2013). Die Selbstaktualisierung kann vor allem in Situationen gefördert werden, die ein persönlich bedeutsames Erinnerungszeichen tragen; wir sprechen am Institut für Gerontologie von Inseln des Selbst. Mit dem Begriff des persönlich bedeutsamen Erinnerungszeichens stehen wir wieder im Zentrum des biografischen Zugangs zum alten Menschen, von dem bereits die Rede war. Mit anderen Worten: Es ist notwendig, möglichst viele Informationen über die persönlich bedeutsamen Erlebnisse, Erfahrungen, Begegnungen, Stationen und Vorlieben in der Biografie zu gewinnen, um das Verhalten des demenzkranken Menschen besser verstehen, auf dieses differenziert antworten und Situationen konstituieren zu können, die ein positives Erinnerungszeichen tragen und damit Prozesse der Selbstaktualisierung anstoßen. Diese Zielsetzung korrespondiert mit der grundlegenden Haltung der Palliativmedizin und Palliativpflege sowie der Hospizhilfe, die immer auch als eine biografisch orientierte zu interpretieren ist. Der dritte Aspekt: In einer beschützenden, hochgradig reagiblen und responsiven Umwelt, die auf die besondere Vulnerabilität demenzkranker Menschen Rücksicht nimmt, können auch diese – selbst im Falle einer weit fortgeschrittenen Erkrankung – Momente des Wohlbefindens, wenn nicht sogar des Glücks erleben (Kojer & Schmidl, 2016; Fachzeitschrift für Palliative Geriatrie, 2017). Der vierte Aspekt: Angehörige berichten, dass sie auch bei weit fortgeschrittener Demenz des Patienten bisweilen Situationen erleben, in denen sie den Eindruck gewinnen, das *Wesen* der demenzkranken Person wiederzuerkennen, ja, dass es am Lebensende des Patienten Situationen gibt, in denen dieser eine *geistige Qualität* im tieferen Sinne zeigt: auf einmal erscheint der Blick sehr klar, auf einmal wird eine Aussage getroffen, die dem Gehalt der Situation nicht nur affin ist, sondern sogar völlig entspricht. Derartige Erlebnisse und Erfahrungen dürfen für den Versuch, zu einem umfassenderen Verständnis der inneren Situation eines demenzkranken Menschen zu gelangen, nicht unterschätzt werden. Sie zeigen uns nicht nur innere Qualitäten, die bei einer oberflächlichen Betrachtung und Ansprache unentdeckt bleiben, sondern sie können auch der Versorgung und Begleitung des Demenzkranken als ein weiterer wichtiger Kompass dienen. Was diese Aspekte, die ich in dem Kapitel über Demenz ausführlicher entfaltet habe, zeigen: die Personalität dürfen wir auch dem demenzkranken Menschen am Lebensende keinesfalls absprechen. Die Person ist bei weitem nicht mehr so klar und prägnant erkennbar wie dies in frühen Phasen der Demenz oder vor Eintritt der Erkrankung der Fall war. Aber bei konzentrierter, ruhiger, ganz auf den Demenzkranken gerichteter Interaktion werden wir auch etwas von der Person erkennen und spüren. Und wenn dies gelingt, dann kann auch die Versorgung und Begleitung des Demenzkranken zu einer *persönlich bedeutsamen Erfahrung* werden. Keinesfalls schließt die Demenzerkrankung die fachlich und ethisch fundierte Palliativversorgung aus, sondern im Gegenteil: Sie gibt dieser einmalmehr die Chance, sich in ihren Potenzialen besonders zu bewähren.

Leitbilder der Palliativversorgung als Vorbild für Medizin und Pflege

Damit komme ich zum Abschluss meiner Überlegungen; diesen Abschluss bilden die Gedanken zur »Ethik der Ehrfurcht vor dem Leben«, wie diese von Albert Schweitzer (1966/2020) entfaltet und schriftlich niedergelegt wurden. Im Kapitel über Demenz bin ich ausführlich auf diese Gedanken eingegangen, sodass sie nicht mehr wiederholt werden müssen. Und doch sei die Ethik der Ehrfurcht vor dem Leben hier in den umfassenderen Kontext *der* Palliativmedizin, Palliativpflege und Hospizhilfe gestellt. Wenn ich auf deren fachliche und ethische Leitbilder blicke, wie diese zum Beispiel in der »Charta zur Betreuung schwerstkranker und sterbender Menschen in Deutschland« (Deutsche Gesellschaft für Palliativmedizin, Deutscher Hospiz-

und Palliativverband & Bundesärztekammer, 2010) ausgeführt wurden, dann wird mir eines sofort deutlich: Diese Charta ist zutiefst von dem Respekt vor dem menschlichen Leben bestimmt und zentrale Positionen der Charta könnten mit jenen der Ethik der Ehrfurcht vor dem Leben zusammengeschaut werden. Dieser Respekt vor dem menschlichen Leben in seinen unterschiedlichsten Erscheinungsformen sollte uns dabei nicht nur im Hinblick auf die Versorgung und Begleitung von schwerkranken und sterbenden Menschen als Kompass dienen, sondern überhaupt im Hinblick auf Menschen mit deutlich erhöhter Verletzlichkeit. Die Reflexion über die in der Charta genannten und ausgeführten Leitbilder birgt das Potenzial, eine humane, ganz an der Komplexität der Person sowie an den Bedarfen und Bedürfnissen des Individuums orientierte Medizin und Pflege weiterzuentwickeln, die zugleich für die seelisch-geistigen, existenziellen und sozialen Anliegen des Individuums offen ist. Das heißt: Palliativmedizin, Palliativpflege und Hospizhilfe bilden nicht nur eine spezifische Disziplin der Medizin und Pflege, sondern können mit ihrer Orientierung der gesamten Medizin und Pflege zum Vorbild werden. Angesichts der Tatsache, dass sich die Medizin und Pflege immer mehr zu einer Medizin und Pflege des chronisch kranken Menschen entwickeln werden, könnte die vermehrte Orientierung an den Leitbildern der Palliativmedizin, Palliativpflege und Hospizhilfe eine wichtige Strategie bilden, um die Medizin und Pflege noch stärker für die fachlichen und ethischen Besonderheiten der Versorgung und Begleitung von chronisch erkrankten Menschen zu sensibilisieren.

Orientiert man sich an den fachlichen und ethischen Leitbildern der modernen Palliativversorgung, wird man dem ärztlich assistierten Suizid sehr reserviert gegenüberstehen. Verlautbarungen aus der Palliativmedizin, Palliativpflege und Hospizhilfe lassen diese Reserviertheit immer wieder erkennen; die ärztliche Assistenz bei einer Suizidhandlung erscheint als *inkommensurabel* mit den fachlichen und ethischen Errungenschaften der genannten Versorgungssegmente. Und wenn man sich genau anschaut, in welchem Maße die medizinisch-pflegerischen Maßnahmen wissenschaftlich fundiert, evidenzbasiert und anwendungsorientiert sind: dann kann man die große Skepsis gegenüber dem ärztlich assistierten Suizid nachvollziehen. Denn die fachlichen und ethischen Errungenschaften verstehen sich ausdrücklich als eine *unbedingte Alternative* zum assistierten Suizid, mit ihnen soll ja gerade dazu beigetragen werden, dass der Mensch auf natürliche Art und Weise aus dem Leben geht, dass sich das Leben im Sterben endgültig rundet. Freilich dürfen wir nicht so weit gehen, den assistierten Suizid eines Menschen auch nur in Ansätzen zu verurteilen. Wissen wir, in welcher Not sich dieser Suizid vollzog? Wissen wir, was die Patientin, dieser Patient im Vorfeld versucht hat, um »Ja« zum Leben in seiner größ-ten Verletzlichkeit zu sagen? Und doch sei festgestellt: Die fachlichen und ethischen Errungenschaften der Palliativmedizin, Palliativpflege und Hospizhilfe müssen noch sehr vielmehr in die Öffentlichkeit getragen werden, das Versorgungssystem muss vor allem quantitativ noch weiterentwickelt werden, damit das überzeugende Angebot, auch in der größten Verletzlichkeit das Leben ertragen, gestalten und bejahen zu können, möglichst alle Menschen erreicht, die am Ende des Lebens stehen.

Rundung des Lebens am Lebensende

Die Rundung des Lebens, von der an mehreren Stellen des Buches die Rede war, wird in einer bewegenden Art und Weise von der Schriftstellerin Ingeborg Bachmann (1926–1973) lyrisch zum Ausdruck gebracht. Diese große Schriftstellerin, der es nicht vergönnt war, ein hohes Alter zu erreichen und »wohl« zu sterben – obwohl sie vielfach großes Wissen über das hohe Alter und das Sterben unter Beweis stellte –, hat in ihrem Gedicht »Die große Fracht«[19] einen Aspekt der »Rundung« in das Zentrum gerückt, der für das Verständnis vieler Aussagen, die im vorliegenden Buch getroffen wurden, geradezu konstitutiv ist: nämlich die Betrachtung des Lebensendes vor dem Hintergrund der gesamten Biografie:

Die große Fracht
(Ingeborg Bachmann)

Die große Fracht des Sommers ist verladen,
das Sonnenschiff im Hafen liegt bereit,
wenn hinter dir die Möwe stürzt und schreit.
Die große Fracht des Sommers ist verladen.

Das Sonnenschiff im Hafen liegt bereit,
und auf die Lippen der Galionsfiguren
tritt unverhüllt das Lächeln der Lemuren.
Das Sonnenschiff im Hafen liegt bereit.

Wenn hinter dir die Möwe stürzt und schreit,
kommt aus dem Westen der Befehl zu sinken;
doch offnen Augs wirst du im Licht ertrinken,
wenn hinter dir die Möwe stürzt und schreit.

---

19 Ingeborg Bachmann: »Die große Fracht«. Aus: Werke, Bd.1. Gedichte © 1978 Piper Verlag GmbH, München.

Die Rundung des Lebens, die hier durch die Verbindung von Lebensende und Biografie zum Ausdruck gebracht wird, sei abschließend mit einem Vers von Matthias Claudius (1740–1815) umschrieben, der gleichfalls ein großes Wissen über Alter und Sterben zeigte. Sein Vers »Der Mensch lebt und bestehet« drückt eine Haltung aus, die sich der Summe reflektierter Lebenserfahrungen verdankt und in der sich das individuelle Leben rundet:

Der Mensch lebt und bestehet
Nur eine kleine Zeit;
Und alle Welt vergehet
Mit ihrer Herrlichkeit.
Es ist nur Einer ewig und an allen Enden,
und wir in seinen Händen.

Der Komponist Max Reger (1873–1916) hat in seinen »Acht Geistlichen Gesängen« (Opus 138) auch diesen Vers vertont. Ein achtstimmiger Doppelchor deklamiert mit höchster kompositorischer Geschlossenheit und Konzentration die Zeilen dieses Verses; nach Abschluss der Motette erlebt man jedes Publikum ergriffen und berührt. Es sei hier ein wichtiges biografisches Detail genannt: Max Reger waren die Korrekturabzüge der »Acht Geistlichen Gesänge« zugeleitet worden, damit diese nach Durchsicht durch ihn zum Druck gegeben werden könnten. Am Abend des 10. Mai 1916 verlässt Max Reger früher ein Abendessen, da er sich nicht wohl fühlte. Am Morgen des 11. Mai 1916 wird er tot in seinem Bett aufgefunden. Auf dem Tisch lag geöffnet der Korrekturabzug des Geistlichen Gesangs »Der Mensch lebt und bestehet«. An diesem hat Max Reger bis zuletzt gearbeitet.

Ein ernster Nachtrag

Dieses Buch wurde in einer Zeit geschrieben, in der auch die deutschsprachigen Länder mit der Corona-Pandemie kämpften – und die Pandemie sowie deren Folgen sind lange noch nicht überstanden. Die Verletzlichkeit des Menschen, seine Hilflosigkeit im Angesicht der Pandemie, das Leid, das über viele Familien wie auch über Medizinerinnen und Mediziner sowie über Pflegefachpersonen hereingebrochen ist, vor allem der Lebenskampf und das Sterben der von Covid-19 betroffenen Frauen und Männer: Dies berührt jeden Menschen, der sich vom Antlitz des Anderen berühren lassen kann, zutiefst, ja, es erschüttert ihn. Die Corona-Pandemie hat zu tiefen Einschnitten im öffentlichen Leben geführt. Und auch Einrichtungen der stationären Altenhilfe sowie klinisch-stationäre Einrichtungen sahen bzw. sehen sich mit bis dahin für undenkbar gehaltenen Anforderungen und Grenzsituationen konfrontiert.

Eine besondere Grenzsituation sei hier als ein »ernster Nachtrag« genannt: Das Lebensende und das Sterben von Menschen ohne unmittelbare Begegnung mit einem Angehörigen oder einem anderen nahestehenden Menschen, vielfach umgeben von Mitarbeiterinnen und Mitarbeitern in Schutzanzügen. Die einzig mögliche Intimität bildet vielfach noch die Stimme eines Angehörigen am Telefon.

Zahlreiche Vertreterinnen und Vertreter der wissenschaftlichen und angewandten Gerontologie haben an vielen Stellen hervorgehoben, dass generalisierende Aussagen über »die« alten Menschen, über »die« Risikogruppen schädlich für die alten Menschen und die angesprochenen Risikogruppen seien und gerade durch das Diktat der »freiwilligen« Isolation dem öffentlichen Raum etwas von seiner Vielfalt genommen werde. Sie betonen, dass individuelle Ressourcen-Risiko-Profile auf empirischer Grundlage zu bestimmen sind und allein auf deren Grundlage die Empfehlung eines vorübergehenden Rückzugs auszusprechen ist; wobei diese Empfehlung begleitet werden muss von Überlegungen, wie Folgen dieses Rückzugs durch andere Formen des sozialen Engagements, der kognitiven und sozialen Aktivität sowie der Teilhabe ausgeglichen (kompensiert) werden können.

Und auch die Heime müssen unbedingt in den Blick genommen werden, für sie muss sich unsere Gesellschaft ebenfalls in besonderem Maße verantwortlich fühlen. Mehr als 50 Prozent der an Covid-19 Verstorbenen waren Heimbewohnerinnen und Heimbewohner. Die meisten Heime haben sich nach außen hin völlig abgeschottet; nicht aus mangelndem Mitgefühl mit den Bewohnerinnen und Bewohnern, sondern aufgrund der Tatsache, dass ihnen vielfach die Testmöglichkeiten nicht zur Verfügung stehen. Zudem verfügen sie in aller Regel nicht über jene personellen Ressourcen, die notwendig sind, um Bewohnerinnen und Bewohnern Angebote mit Blick auf die soziale Kommunikation sowie mit Blick auf unterschiedlichste Formen der Aktivierung – körperliche, empfindungsbezogene, kognitive, emotionale und ästhetische – zu unterbreiten. Hier sind Heime dringend auf zusätzliche personelle und finanzielle Ressourcen angewiesen. Diese Ressourcen gewinnen vor allem im Hinblick auf die Begleitung des Menschen am Ende seines Lebens an Bedeutung.

Mir geht es darum, jener Frauen und Männer zu gedenken, die *ohne Beistand durch ihre Nächsten gestorben sind*. In einem Buch, das sich mit »Leben und Sterben im Alter« befasst, darf und kann nicht an dieser individuellen und gesellschaftlichen Grenzsituation vorbeigegangen werden. Zum einen dürfen wir nicht die Einzelschicksale vergessen – die übrigens nicht nur die Verstorbenen, sondern auch deren engste An- und Zugehörigen betrafen –, zum anderen müssen wir uns sehr viel mehr Gedanken darüber machen, wie wir uns (soweit dies möglich ist) gesellschaftlich, fachlich und ethisch auf solche Grenzsituationen vorbereiten können, um Frauen und Männern, die unmittelbar von solchen Situationen betroffen sind, zusätzliches Leid zu ersparen. Und schließlich führt uns auch die Corona-Krise vor Augen, was in diesem Buch vielfach betont wurde: Wir sind nicht unverletzlich, wir können nicht alles kontrollieren, wir sind nicht vor allen Gefahren gefeit, das Leben ist nicht ein Immer-Weiter. Nein, im Gegenteil: *Wir sind verletzlich und endlich.* Wir können bestimmte Ereignisse in der Natur nicht kontrollieren (wohl aber könnten wir durch unser Verhalten in und gegenüber der Natur dazu beitragen, dass bestimmte Entwicklungen und Ereignisse vermieden werden). Solche Ereignisse wie die Corona-Pandemie sollten uns nachdenklicher und bescheidener werden lassen. Und sie sollten uns daran erinnern: wir können ohne die Anderen nicht sein. Dieser Gedanke einer tiefen Solidarität wird sich aber erst dann durchsetzen können, wenn sich alle Menschen der Tatsache ihrer Verletzlichkeit bewusstwerden und offen über diese sprechen.

Das Gedenken an die Verstorbenen in der Corona-Pandemie sei gerahmt durch das Gedicht »Weltende« der Schriftstellerin Else Lasker-Schüler (1869–1945)[20]:

Weltende
(Else Lasker-Schüler)

Es ist ein Weinen in der Welt,
als ob der liebe Gott gestorben wär,
und der bleierne Schatten, der niederfällt,
lastet grabesschwer.

Komm, wir wollen uns näher verbergen ...
das Leben liegt in aller Herzen
wie in Särgen.

Du! wir wollen uns tief küssen –
es pocht eine Sehnsucht an die Welt,
an der wir sterben müssen.

---

20 Aus: »Else Lasker-Schüler. *Sämtliche Gedichte«*, S. Fischer Verlag, Frankfurt am Main 2016, S. 75.

Literatur

Ach, J. S. & Schöne-Seifert, B. (2013). »Relationale Autonomie«. Eine kritische Analyse. In: C. Wiesemann & A. Simon (Hrsg.), *Patientenautonomie. Theoretische Grundlagen - Praktische Anwendungen* (S. 42–60). Münster: Mentis Verlag.

Alves, C. G. Treister, N.S., Ribeiro, A.C., Brandão, T.B., Tonaki, J.O., Lopes, M.A., Rivera, C. & Santos-Silva, A.R. (2020). Strategies for communicating oral and oropharyngeal cancer diagnosis: why talk about it? *Oral Surgery, Oral Medicine, Oral Pathology, and Oral Radiology, 129(4)*, 347–356.

Alzheimer's Disease International (2019). *World Alzheimer Report 2019. Attitudes to Dementia.* London: Alzheimer's Disease International (ADI).

Anandarajah, G. & Hight, E. (2001). Spirituality and medical practice: using the HOPE questions as a practical tool for spiritual assessment. *American Family Physician, 63,* 81–89.

Anderheiden, M. & Eckart, W. U. (Hrsg.) (2012). *Handbuch Sterben und Menschenwürde* (3 Bände). Berlin: De Gruyter.

Antonovsky (1997). *Salutogenese. Zur Entmystifizierung der Gesundheit.* Tübingen: Forum für Verhaltenstherapie und psychosoziale Praxis.

Aoun, S. M., & Skett, K. (2013). A longitudinal study of end-of-life preferences of terminally-ill people who live alone. *Health & Social Care in the Community, 21(5),* 530–535.

Arendt, H. (1949). Es gibt nur ein einziges Menschenrecht. *Die Wandlung, 4, Herbstheft 1949,* 754–770.

Arendt, H. (1960). *Vita activa oder Vom tätigen Leben.* Stuttgart: Kohlhammer.

Arndt, J. & Goldenberg, J. L. (2017). Where health and death intersect: Insights from a terror management health model. *Current Directions in Psychological Science, 26(2),* 126–131.

Assadi, G. (2015). Diagnose: Trauer. Zur Pathologisierung existenzieller Leiderfahrungen. In G. Maio, C. Bozzaro & T. Eichinger (Hrsg.), *Leid und Schmerz. Konzeptionelle Annäherungen und medizinethische Implikationen* (S. 250–266). Freiburg und München: Verlag Karl Alber.

Augsberg, S. & Szczerbak (2017). Die Verfassungsmäßigkeit des Verbots der geschäftsmäßigen Suizidassistenz (§ 217 StGB). In F.-J. Bormann (Hrsg.), *Lebensbeendende Handlungen. Ethik, Medizin und Recht zur Grenze von »Töten« und »Sterbenlassen«* (S. 725–739). Berlin: De Gruyter.

Aulbert, E., Nauck, F. & Radbruch, L. (Hrsg.) (2011). *Lehrbuch der Palliativmedizin* (3. Aufl.). Stuttgart: Schattauer.

Bär, M. (2010). Sinn im Angesicht der Alzheimerdemenz. Ein phänomenologisch-existenzieller Zugang zum Verständnis demenzieller Erkrankung. In A. Kruse (Hrsg.), *Lebensqualität bei Demenz? Zum gesellschaftlichen und individuellen Umgang mit einer Grenzsituation im Alter* (S. 249–259). Heidelberg: Akademische Verlagsgesellschaft.

Baile, W.F., Buckman, R., Lenzi, R., Glober, G., Beale, E.A. & Kudelka, A.P. (2000). SPIKES – A Six-Step Protocol for Delivering Bad News: Application to the Patient with Cancer. *The Oncologist, 5 (4),* 302–311.

Balboni, T.A. & Balboni, M.J. (2018). The Spiritual Event of Serious Illness. *Journal of Pain and Symptom Management, 56,* 816–822.

Balboni, M.J., Sullivan, A., Enzinger, A., Epstein-Peterson, Z.D., Tseng, Y.S., Mitchell, C., Niska, J., Zollfrank, A., VanderWeele, T.J. & Balboni, T.A. (2014). Nurse and Physician Barriers to Spiritual Care Provision at the End of Life. *Journal of Pain and Symptom Management, 48,* 400–410.

Bardenheuer, H.J. (2012). Abläufe und Phasen des Sterbens. In M. Anderheiden, W. Eckart (Hrsg.), Handbuch Sterben und Menschenwürde (Band 1, S. 421–426). Berlin: De Gruyter

Bausewein, C. (2009). *Sterbende begleiten. Ignatianische Impulse* (2. Aufl.). Würzburg: Echter Verlag.

Bausewein, C. (2015). *Sterben ohne Angst: Was Palliativmedizin leisten kann.* München: Kösel.

Bausewein, C. (2018). Körperliche Bedürfnisse. In C. Bausewein, S. Roller & R. Voltz (Hrsg.), *Leitfaden Palliative Care. Palliativmedizin und Hospizbegleitung* (6. Aufl., S. 6–7). München: Urban & Fischer.

Bausewein, C. (2019). Die Begleitung beim Sterben durch die Palliativmedizin. In O. Mitscherlich-Schönherr (Hrsg.), *Gelingendes Sterben. Zeitgenössische Theorien im interdisziplinären Dialog* (S. 153–158). Berlin: De Gruyter.

Bausewein, C., Roller, S. & Voltz, R. (Hrsg.) (2018). *Leitfaden Palliative Care. Palliativmedizin und Hospizbegleitung* (6. Aufl.). München: Urban & Fischer.

Beauchamp, T.L. & Childress, F.J. (1979/2009). *Principles of Biomedical Ethics* (6th ed.). New York: Oxford University Press.

Beauvoir, S., de (1968). *Ein sanfter Tod.* Hamburg: Rowohlt.

Beauvoir, S., de (1970). *La Vieillesse.* Paris: Éditions Gallimard; dt. (1972): *Das Alter.* Reinbek: Rowohlt.

Beck, M. (2016). *Christ sein. Was ist das?* Wien: Styria premium.

Becker, E. (1971). *The birth and death of meaning: An interdisciplinary perspective on the problem of man.* (2nd ed.) New York: Free Press.

Becker, E. (1973). *The denial of death.* New York: Free Press.

Becker, E. (1975). *Escape from evil.* New York: Free Press.

Becker, G. & Xander, C. (2012). In F.-J. Bormann & G. D. Borasio (Hrsg.), *Sterben. Dimensionen eines anthropologischen Grundphänomens* (S. 116–136). Berlin: De Gruyter.

Becker, S., Kaspar, R., Kruse, A. (2010). *H.I.L.DE. – Heidelberg Instrument zur Erfassung der Lebensqualität bei Demenz.* Bern: Huber.

Becker, S., Kruse, A., Schröder, J. & Seidl, U. (2005). Das Heidelberger Instrument zur Erfassung der Lebensqualität bei Demenz. *Zeitschrift für Gerontologie & Geriatrie, 38,* 108–121.

Berendonk, C. & Caine, V. (2019). Life story work with persons with dementia in nursing homes: A Grounded Theory study of the perspectives of care staff. *Dementia, 18* (1), 282–302.

Berghäuser, G., Boer, T.A., Borasio, G.D., Hohendorf, G., Rixen, S. & Spittler, J.F. (2020). Brauchen wir eine Neuordnung der Sterbehilfe in Deutschland? *Medizinrecht, 38,* 207–211.

Bergson, H. (2015). *Materie und Gedächtnis.* Hamburg: Felix Meiner.

Bergson, H. (2016). *Zeit und Freiheit.* Hamburg: Felix Meiner.

Bergsträsser, E. (2014). *Palliative Care bei Kindern. Schwerkranke Kinder begleiten, Abschied nehmen, weiterleben lernen.* Bern: Huber.

Biesalski, A.-S., Becktepe, J., Bartsch, T. & Franke, C. (2019). Neurodegenerative Erkrankungen. In D. Sturm, A.-S. Biesalski & O. Höffken (Hrsg.), *Neurologische Pathophysiologie* (S. 117–164). Heidelberg: Springer.

Birren, J.E. (1999). The inner-experience of ageing – implications for productive ageing and eldercare. *Age Concerns, 5,* 1–4.

Birren, J. E. & Deutchman, D. E. (1991). *Guiding autobiography groups for older adults: Exploring the fabric of life.* Baltimore: Johns Hopkins University Press.

Bloch, E. (1959/1985). *Das Prinzip Hoffnung.* Frankfurt: Suhrkamp.

Bobbert, M. (2012). Ethische Fragen medizinischer Behandlung am Lebensende. In M. Anderheiden & W. U. Eckart (Hrsg.), *Handbuch Sterben und Menschenwürde* (S. 1099–1114). Berlin: De Gruyter.

Böger, A. & Huxhold, O. (2014). Ursachen, Mechanismen und Konsequenzen von Einsamkeit im Alter: Eine Literaturübersicht. *Informationsdienst Altersfragen, 41,* 9–14.

Bonelli, R. M. & Koenig, H. G. (2013). Mental Disorders, Religion and Spirituality 1990 to 2010: A Systematic Evidence-Based Review. *Journal of Religion and Health, 52,* 657–673.

Bormann, F.-J. (2017). Zur kausalen Differenz zwischen Töten und Sterbenlassen. In F.-J. Bormann (Hrsg.), *Lebensbeendende Handlungen. Ethik, Medizin und Recht zur Grenze von »Töten« und »Sterbenlassen«* (S. 249–273). Berlin: De Gruyter.

Bormann, F.-J. (Hrsg.) (2017). *Lebensbeendende Handlungen. Ethik, Medizin und Recht zur Grenze von »Töten« und »Sterbenlassen«.* Berlin: De Gruyter.

Borneman, T., Ferrell, B. & Puchalski, C.M. (2010). Evaluation of the FICA Tool for Spiritual Assessment. *Journal of Pain and Symptom Management, 40,* 163–173.

Bosco, A., Schneider, J., Coleston-Shields, D. M. & Orrell, M. (2019). Dementia care model: Promoting personhood through co-production. *Archives of Gerontology and Geriatrics, 81,* 59–73.

Bozzaro, C. (2015a). Ärztlich assistierter Suizid: Kann »unerträgliches Leiden« ein Kriterium sein? *Deutsche Medizinische Wochenschrift, 140,* 131–134.

Bozzaro, C. (2015b). Schmerz und Leiden als anthropologische Grundkonstanten und als normative Konzepte in der Medizin. In G. Maio, C. Bozzaro & T. Eichinger (Hrsg.), *Leid und Schmerz. Konzeptionelle Annäherungen und medizinethische Implikationen* (S. 13–36). Freiburg und München: Verlag Karl Alber.

Bozzaro, C. (2015c). Eine Phänomenologie des Schmerzes. *Imago Hominis. Die Sprache des Schmerzes verstehen II. Band 22 (2),* S. 113–122.

Bozzaro, C., Boldt, J., Schweda, M. (2018). Are older people a vulnerable group? Philosophical and bioethical perspectives on ageing and vulnerability. *Bioethics 32 (4),* 233–239.

Brailean, A., Steptoe, A., Batty, G. D., Zaninotto, P. & Llewellyn, D. J. (2019). Are subjective memory complaints indicative of objective cognitive decline or depressive symptoms? Findings from the English Longitudinal Study of Ageing. *Journal of Psychiatric Research, 110,* 143–151.

Brandenburg, H., Baranzke, H. & Kautz, H. (2019). Stationäre Altenpflege und hospizlich-palliative Sterbebegleitung in Deutschland: Einander kennenlernen – voneinander lernen. In O. Mitscherlich-Schönherr (Hrsg.), *Gelingendes Sterben. Zeitgenössische Theorien im interdisziplinären Dialog* (S. 275–297). Berlin: De Gruyter.

Brandtstädter, J. (2007a). *Das flexible Selbst. Selbstentwicklung zwischen Zielbindung und Ablösung.* Heidelberg: Elsevier/Spektrum.

Brandtstädter, J. (2007b). Konzepte positiver Entwicklung. In J. Brandtstädter & U. Lindenberger (Hrsg.), *Entwicklungspsychologie der Lebensspanne* (S. 681–723). Stuttgart: Kohlhammer.

Brandtstädter, J. (2014). Lebenszeit, Weisheit und Selbsttranszendenz. *Aufgang - Jahrbuch für Denken, Dichten, Musik, 11,* 136–149.

Brandtstädter, J., Meiniger, C. & Gräser, H. (2003). Handlungs- und Sinnressourcen: Entwicklungsmuster und protektive Effekte. *Zeitschrift für Entwicklungspsychologie und Pädagogische Psychologie, 35,* 49–58

Breen, L. J. (2014). Death, dying and grieving. In J. Santrock (Ed.), *Life-span development: Australia New Zealand* (pp. 654–679). Sydney: McGraw-Hill Education.

Brown, E. L., Agronin, M. E. & Stein, J. R. (2019). Interventions to enhance empathy and person-centered care for individuals with dementia: A systematic review. *Research in Gerontological Nursing, 13,* 158–168.

Bruijn, R. F. de, Bos, M. J., Portegies, M. L., Hofman, A., Franco, O. H., Koudstaal, P. J. & Ikram, A.F. (2015). The potential for prevention of dementia across two decades: the prospective, population-based Rotterdam Study. *BMC Medicine, 13,* 132, https://doi.org/10.1186/s12916-015-0377-5.

Bühler, C. (1959). *Der menschliche Lebenslauf als psychologisches Problem* (2. Aufl.). Göttingen: Hogrefe.

Buess, D. & Kressig, R. W. (2013). Sarkopenie: Definition, Diagnostik und Therapie. *Praxis, 102,* 1167–1170.

Bullock, L., Bedson, J., Jordan, J. L., Bartlam, B., Chew-Graham, C. A. & Campbell, P. (2019). Pain assessment and pain treatment for community-dwelling people with dementia: A systematic review and narrative synthesis. *International Journal of Geriatric Psychiatry, 34(6),* 807–821.

Bundesärztekammer (2011). Grundsätze der Bundesärztekammer zur ärztlichen Sterbebegleitung. *Deutsches Ärzteblatt, 108,* 7, A346–348.

Buonarroti, M. (2002). *Zweiundvierzig Sonette.* Übertragen von R.M. Rilke. Frankfurt: Insel.

Burkhardt, H. (2019). *Umgang mit Multimorbidität und Multimedikation. Grundlagen und Konsequenzen für die Praxis.* Stuttgart: Kohlhammer.

Burkhardt, H., Sperling, U., Gladisch, R. & Kruse, A. (2003). Todesverlangen – Ergebnisse einer Pilotstudie mit geriatrischen Akutpatienten. *Zeitschrift für Gerontologie & Geriatrie, 36,* 392–400.

Butler, R. N. (1963). The Life Review: An Interpretation of Reminiscence in the Aged. *Psychiatry, 26,* 65–76.

Butler, R. N. (1980). The life review: An unrecognized bonanza. *International Journal of Aging and Human Development, 12,* 35–38.

Cacioppo, J. T. & Patrick, W. H. (2011). *Einsamkeit. Woher sie kommt, was sie bewirkt, wie man ihr entrinnt.* Heidelberg: Springer Spektrum.

Cameron, N., Fetherstonhaugh, D., Bauer, M. & Tarzia, L. (2020). How do care staff in residential aged care facilities conceptualise their non-verbal interactions with residents with dementia and what relevance has this for how residents' preferences and capacity for decision-making are understood? *Dementia, 19(5),* 1364–1380.

Camus, A. (1942). *Le mythe de Sisyphe*. Paris: Gallimard; dt. (2000): *Der Mythos des Sisyphos*. Reinbek: Rowohlt.

Carstensen, L. L. & Lang, F. R. (2007). Sozioemotionale Selektivität über die Lebensspanne: Grundlagen und empirische Befunde. In J. Brandtstädter & U. Lindenberger (Hrsg.), *Entwicklungspsychologie der Lebensspanne* (S. 389–412). Stuttgart: Kohlhammer.

Caspari, S., Lohne, V., Rehnsfeldt, A. & Sæteren, B. (2014). Dignity and existential concerns among nursing homes residents from the perspective of their relatives. *Clinical Nursing Studies, 2*, 22–33.

Clegg, A., Young, J., Iliffe, S., Rikkert, M. O. & Rockwood, K. (2013). Frailty in elderly people. *Lancet, 381*, 752–762.

Cohen-Mansfield, J. & Libin, A. (2005). Verbal and physical non-aggressive agitated behaviors in elderly persons with dementia: robustness of syndromes. *Journal of Psychiatric Research, 39;* 325–332.

Coleman, P. G., Schröder-Butterfill, E., & Spreadbury, J. H. (2016). Religion, spirituality, and aging. In V.L. Bengtson & R.A. Settersten, Jr. (Eds.), *Handbook of theories of aging* (3rd.ed., pp. 577–598). New York: Springer.

Coors, M. (2015). Gespräche über Leben und Tod: Ethische Beratung zur gesundheitlichen Vorausplanung. In M. Coors, R. J. Jox & J. in der Schmitten (Hrsg.), *Advance Care Planning. Von der Patientenverfügung zur gesundheitlichen Vorausplanung* (S. 141–151). Stuttgart: Kohlhammer.

Coors, M. (2018). Von ›Advance Care Planning‹ zur ›Gesundheitlichen Versorgungsplanung‹ – Anfänge, Entwicklungen und Adaptationen eines neuen Konzepts. *Zeitschrift für medizinische Ethik, 64 (3)*, 195–211.

Coors, M. (2019). Zur ethischen Betrachtung von »Advance Care Planning« (ACP) aus evangelisch-theologischer Perspektive. In W. Höfling, T. Otten & J. in der Schmitten (Hrsg.), *Advance Care Planning / Behandlung im Voraus Planen: Konzept zur Förderung einer patientenzentrierten Gesundheitsversorgung* (S. 153–169). Baden-Baden: Nomos.

Coors, M. (2020). *Altern und Lebenszeit. Phänomenologische und theologische Studien zu Anthropologie und Ethik des Alterns*. Tübingen: Mohr Siebeck.

Coors, M., Jox, R. & in der Schmitten, J. (Hrsg.) (2015). *Advance Care Planning. Von der Patientenverfügung zur gesundheitlichen Vorausplanung*. Stuttgart: Kohlhammer.

Coronado, R. A., Albers, H. E., Allen, J. L., Clarke, R. G., Estrada, V. A., Simon, C. B., ... & Fisher, S. R. (2020). Pain-reducing effects of physical therapist-delivered interventions: A systematic review of randomized trials among older adults with dementia. *Journal of Geriatric Physical Therapy, 43(3)*, 159–169.

Corr, C. A. (2019). Elisabeth Kübler-Ross and the »five stages« model in a sampling of recent textbooks Published in ten countries outside the United States. *OMEGA - Journal of Death and Dying*, doi: 10.1177/0030222819840476.

Cosentino, S. & Stern, Y. (2019). Consideration of cognitive reserve. L. D. Ravdin & H. L. Katzen (Eds.), *Handbook on the Neuropsychology of Aging and Dementia* (pp. 11–23). Cham (CH): Springer.

Coward, D.D. (2000). Making meaning within the experience of life-threatening illness. In G.T. Reker & K. Chamberlain (Eds.,) *Exploring existential meaning: Optimizing human development across the life-span* (pp. 157–170). Sage: Thousand Oaks.

Cowley, C. (2016). Coming to terms with old age – And death. In G. Scarre (Ed.), *The Palgrave Handbook of Philosophy of Aging* (S. 171–185). London: Palgrave Macmillan.

Cruz-Jentoft, A.J., Bahat, G., Bauer, J., Boirie, Y., Bruyère, O. ... & European Working Group on Sarcopenia in Older People 2 (2019). Sarcopenia: revised European consensus on definition and diagnosis. *Age and Ageing, 48,* doi: 10.1093/ageing/afz046.

Cumming E. & Henry W. (1961). *Growing old: The process of disengagement.* New York: Basic Books.

Daaleman, T.P., Usher, B.M., Williams, S.W., Rawlings, J. & Hanson, L.C. (2008). An exploratory study of spiritual care at the end of life. *Annals of Family Medicine, 6,* 406–411.

Dabrock, P. (2018). Konkrete Ethik in fundamentaltheologischer Perspektive. In M. Roth & M. Held (Hrsg.), *Was ist theologische Ethik?* (S. 19–40). Berlin: De Gruyter.

Davis, R.N., Massman, P.J. & Doody, R.S. (2001). Cognitive intervention in Alzheimer Disease: A randomized placebo-controlled study. *Alzheimer Disease and Associated Disorders, 15,* 1–9.

Dean, A. & Willis, S. (2016). The use of protocol in breaking bad news: evidence and ethos. *International Journal of Palliative Nursing, 22(6),* 265–267.

Deci, E. L. & Ryan, R. M. (2008). Self-Determination theory: A macrotheory of human motivation, development, and health. *Canadian Psychology 49,* 182–185.

Dekhtyar, S., Marseglia, A., Xu, W., Darin-Mattsson, A., Wang, H. X. & Fratiglioni, L. (2019). Genetic risk of dementia mitigated by cognitive reserve: A cohort study. *Annals of Neurology, 86(1),* 68–78.

Delgado-Guay, M.O., Hui, D., Parsons, H.A., Govan, K., De la Cruz, M., Thorney, S. & Bruera, E. (2011). Spirituality, religiosity, and spiritual pain in advanced cancer patients. *Journal of Pain Symptom Management, 41,* 986–994.

Deutsche Alzheimer Gesellschaft (2009/2017). *Empfehlungen zur Begleitung von Menschen mit Demenz in der Sterbephase.* Berlin: Deutsche Alzheimer Gesellschaft e. V. Selbsthilfe Demenz. www.deutsche-alzheimer.de.

Deutsche Alzheimer Gesellschaft (2020). *Die Häufigkeit von Demenzerkrankungen.* Berlin: Deutsche Alzheimer Gesellschaft e. V. Selbsthilfe Demenz. www.deutsche-alzheimer. de.

Deutsche Gesellschaft für Palliativmedizin, Deutscher Hospiz- und Palliativverband & Bundesärztekammer (2010/2020). *Charta zur Betreuung schwerstkranker und sterbender Menschen in Deutschland.* www.dgpalliativmedizin.de (abgerufen 14. März 2020).

Deutsche Gesellschaft für Psychoanalyse, Psychotherapie, Psychosomatik & Tiefenpsychologie (2020). *Vorstellungen und Vorschläge zu wesentlichen Eckpunkten einer möglichen Neuregelung der Suizidassistenz.* Stellungnahme, Juni 2020. Berlin: Geschäftsstelle der DGPT. https://dgpt.de.

Deutsche Krebsgesellschaft, Deutsche Krebshilfe & AWMF (2020). *Leitlinienprogramm Onkologie. Erweiterte S3-Leitlinie Palliativmedizin für Patienten mit einer nicht-heilbaren Krebserkrankung.* Langversion 2.2, September 2020. Berlin: Deutsche Krebsgesellschaft. www.leitlinienprogramm-onkologie.de.

Deutscher Hospiz- und Palliativverband e. V. (2016). *Advance Care Planning in stationären Pflegeeinrichtungen. Eine Einführung auf Grundlage des Hospiz- und Palliativgesetzes.* Berlin: Geschäftsstelle Deutscher Hospiz- und Palliativverband.

Diegelmann, M., Schilling, O. K. & Wahl, H. W. (2016). Feeling blue at the end of life: Trajectories of depressive symptoms from a distance-to-death perspective. *Psychology and Aging, 31(7),* 672–686.

Diehl, M., & Wahl, H. W. (2020). *The Psychology of Later Life: A Contextual Perspective*. Washington: APA Books.

Dietz, I., Rémi, C., Schildmann, E.K. & Schulz, C. (2014). Symptome in der Finalphase. In M. W. Schnell & C. Schulz (Hrsg.), *Basiswissen Palliativmedizin* (2. Aufl., S. 122–132). Heidelberg: Springer.

Dörner, K. (2007). *Leben und Sterben, wo ich hingehöre. Dritter Sozialraum und neues Hilfesystem*. Neumünster: Paranus.

Donne, J. (2008). *Devotions upon emergent occasions*. Middlesex: Echo Library.

Draguhn, A. (2012a). Hora incerta est. In M. Anderheiden & W. U. Eckart (Hrsg.), *Handbuch Sterben und Menschenwürde* (Band 1, S. 73–85). Berlin: De Gruyter.

Draguhn, A. (2012b). Der Beginn des Sterbens aus pathologischer Sicht. In M. Anderheiden & W. U. Eckart (Hrsg.), *Handbuch Sterben und Menschenwürde* (Band 1, S. 427–433). Berlin: De Gruyter.

Dunkel, C. S. & Harbke, C. (2017). A review of measures of Erikson's stages of psychosocial development: Evidence for a general factor. *Journal of Adult Development, 24(1)*, 58–76.

Duttge, G. & Viebahn, C. (2017). *Würde und Selbstbestimmung über den Tod hinaus*. Göttingen: Universitätsverlag Göttingen.

Edwards, A., Pang, N., Shiu, V. & Chan, C. (2010). The understanding of spirituality and the potential role of spiritual care in end-of life and palliative care: a meta-study of qualitative research. *Palliative Medicine, 24*, 753–770.

Elias, N. (1976). *Über den Prozess der Zivilisation*. Frankfurt: Suhrkamp.

Elias, N. (1983). *Über die Einsamkeit der Sterbenden in unseren Tagen*. Frankfurt: Suhrkamp.

Erikson, E. H. (1998). *The life cycle completed*. Extended version with new chapters on the ninth stage by Joan M. Erikson. New York: Norton.

Erikson, E. H., Erikson, J. M. & Kivnick, H. Q. (1986). *Vital involvement in old age*. New York: Norton.

Esser, A. M. (2019). »Übrigens sterben immer die Anderen...« Kann man die eigene Sterblichkeit verstehen? In O. Mitscherlich-Schönherr (Hrsg.), *Gelingendes Sterben: Zeitgenössische Theorien im interdisziplinären Dialog* (S. 33–50). Berlin: De Gruyter.

Eurich, J. (2020). Learning to care for the whole person. In M. Welker, J. Witten & S. Pickard (Eds.), *The Impact of Religion on Character Formation, Ethical Education, and the Communication of Values in Late Modern Pluralistic Societies* (pp. 237–260). Leipzig: Evangelische Verlagsgesellschaft.

Evangelischer Pressedient - epd, 2. April 2020. *Appell: Alte Menschen in Corona-Krise nicht diskriminieren*.

Eychmüller, S. (2015). Schmerzen. In H. Neuenschwander & C. Cina (Hrsg.), *Handbuch Palliativmedizin* (3., Aufl., S. 51–87). Bern: Huber & Hogrefe.

Fachzeitschrift für Palliative Geriatrie (2017). Ausgabe 3 (1). *Sterben mit Demenz*. (Hrsg. Fachgesellschaft für Palliative Geriatrie). Esslingen: Hospiz Verlag.

Feddersen, B. & Remi, J. (2014). Verwirrtheit/Delir. In M. W. Schnell & C. Schulz (Hrsg.), *Basiswissen Palliativmedizin* (2. Aufl., S. 104–106). Heidelberg: Springer.

Fegg, M. (2018). Psychische Bedürfnisse. In C. Bausewein, S. Roller & R. Voltz (Hrsg.), *Leitfaden Palliative Care. Palliativmedizin und Hospizbegleitung* (S. 8–12). München: Urban & Fischer.

Filipp, S.-H. (1992). Could it be worse? The diagnosis of cancer as a prototype of traumatic life events. In L. Montada, S.-H. Filipp & M.J. Lerner (Eds.), *Life crises and experiences of loss in adulthood* (pp. 23–56). Hillsdale: Lawrence Erlbaum.

Filipp, S.-H. (1999). A three-stage model of coping with loss and trauma: Lessons from patients suffering from severe and chronic disease. In A. Maercker, M. Schützwohl & Z. Solomon (Eds.), *Post-traumatic stress disorder. A lifespan developmental perspective* (pp. 43–80). Seattle: Hogrefe & Huber.

Filipp, S. H. & Aymanns, P. (2018). *Kritische Lebensereignisse und Lebenskrisen: Vom Umgang mit den Schattenseiten des Lebens* (2. Aufl.). Stuttgart: Kohlhammer Verlag.

Finucane, T.E., Christmas, C. & Travis, K. (1999). Tube feeding in patients with advanced dementia: a review of the evidence. *Journal of the American Medical Association, 282*, 1365–1370.

Förstl, H. (2015). Psychopharmakologie. In A. Maercker (Hrsg.), *Alterspsychotherapie und klinische Gerontopsychologie* (S. 107–116). Springer: Berlin, Heidelberg.

Formosa, P. & Mackenzie, C. (2014). Nussbaum, Kant, and the capabilities approach to dignity. *Ethical Theory and Moral Practice, 17(5)*, 875–892.

Frankl, V. (1972/2016). *Der Wille zum Sinn* (7. Aufl.). Bern: Hogrefe.

Frankl, V. (1946/2005). *Ärztliche Seelsorge.* Leipzig: Deuticke Verlag.

Frankl, V. (1996/2018). *Der leidende Mensch. Anthropologische Grundlagen der Psychotherapie.* Bern: Hogrefe.

Frankl, V. & Lapide, P. (2005). *Gottessuche und Sinnfrage.* Gütersloh: Gütersloher Verlagshaus.

Fried, L.P., Tangen, C.M., Walston, J., Newman, A.B., Hirsch, C., Gottdiener, J., Seeman, T., Tracy, R., Kop, W.J., Burke, G. & McBurnie, M.A. (2001). Frailty in older adults: Evidence for a phenotype. *Journal of Gerontology 56 A (3)*, 146–156.

Fries, J. F. (2005). The Compression of morbidity. *The Milbank Quarterly, 83*, 801–823.

Fromm, E. (1976). *To have or to be?* New York: Harper & Row; dt. (1976), *Haben oder Sein. Die seelischen Grundlagen einer neuen Gesellschaft.* Stuttgart: Deutsche Verlagsanstalt.

Fromm, E. (2004). *Den Menschen verstehen. Psychoanalyse und Ethik.* München: dtv.

Frühwald, T. (2012). Ethik in der Geriatrie. *Zeitschrift für Gerontologie & Geriatrie, 45*, 545–557.

Fuchs, T. (2000). *Leib, Raum, Person: Entwurf einer phänomenologischen Anthropologie.* Stuttgart: Klett-Cotta.

Fuchs, T. (2010). Das Leibgedächtnis in der Demenz. In A. Kruse (Hrsg.), *Lebensqualität bei Demenz? Zum gesellschaftlichen und individuellen Umgang mit einer Grenzsituation im Alter* (S. 231–242). Heidelberg: Akademische Verlagsgesellschaft.

Fuchs, T. (2018). Leiblichkeit und personale Identität in der Demenz. *Deutsche Zeitschrift für Philosophie, 66(1)*, 48–61.

Fuchs, T. (2019). Versöhnung mit dem Ungelebten – Zum Gelingen des Lebens im Sterben. In O. Mitscherlich-Schönherr (Hrsg.), *Gelingendes Sterben. Zeitgenössische Theorien im interdisziplinären Dialog* (S. 85–100). Berlin: De Gruyter.

Fuchs, T. & Lauter, H. (1997). Dürfen Ärzte töten? *Suizidprophylaxe, 3*, 104–108.

Gadamer, H. G. (1993/2010). *Über die Verborgenheit der Gesundheit.* Frankfurt: Suhrkamp.

Gadamer, H. G. (2000/2010). *Schmerz. Einschätzungen aus medizinischer, philosophischer und therapeutischer Sicht* (2. Aufl.). Heidelberg: Universitätsverlag Winter.

Garthaus, M., Marquard, S., Wendelstein, B., Kruse, A. & Remmers, H. (2019). Kommunikation am Lebensende aus Sicht schwerkranker und sterbender Menschen. Erfahrungen eines explorativen Forschungsprojekts. In S. Kreutzer, C. Oetting-Ross & M. Schwermann (Hrsg.), *Palliative Care aus sozial- und pflegewissenschaftlicher Perspektive* (S. 116–137). Weinheim: Juventa.

Gastmans, C. (2013). Dignity-enhancing care for persons with dementia and its application to advanced euthanasia directives. In Y. Denier, C. Gastmans & A. Vandervelden (Eds.), *Justice, luck and responsibility in health care. Philosophical background and ethical implications* (S. 145–165). Dodrecht: Springer.

Gauthier, S., Reisberg, B., Zaudig, M., Petersen, R. C., Ritchie, K., Broich, K. Belleville, S. ... Tierney, M C., Whitehouse, P., Winblad B. & International Psychogeriatric Association Expert Conference on mild cognitive impairment. (2006). Mild Cognitive Impairment. *Lancet, 367,* 1262–1270.

Gerok, W. (1995). Zusammenarbeit von Klinik und Praxis bei der ärztlichen Betreuung des Schwerkranken und Sterbenden. In A. Keseberg & H.-H. Schrömbgens (Hrsg.), *Hausärztliche Betreuung des Schwerkranken und Sterbenden* (S. 44–50). Stuttgart: Hippokrates.

Gethmann, C. F. (2020). Ethische Fragen der Selbsttötung angesichts der aktuellen deutschen Diskussion um ärztliche Sterbehilfe und um Sterbehilfevereine. In J. C. Bublitz, J. Bung, A. Grünewald, D. Magnus, H. Putzke & J. Scheinfeld (Hrsg.), *Recht - Philosophie - Literatur* (S. 1045–1061). Berlin: Duncker & Humblot.

Gilleard, C. & Higgs, P. (2016). Ethical issues in dementia care. In G. Scarre (Ed.), *The Palgrave handbook of philosophy of aging* (S. 445–468). London: Palgrave Macmillan.

Gitlin, L. N., Parisi, J., Huang, J., Winter, L. & Roth, D. L. (2016). Attachment to life: Psychometric analyses of the Valuation of Life scale and differences among older adults. *The Gerontologist, 56(3),* e21–e31.

GKV-Spitzenverband Bund der Krankenkassen (2017). *Vereinbarung nach §132g Abs.3 SGBV über Inhalte und Anforderungen der gesundheitlichen Versorgungsplanung für die letzte Lebensphase vom 13.12.2017 zwischen dem GKV-Spitzenverband & Vereinigungen der Träger vollstationärer Pflegeeinrichtungen und Einrichtungen der Eingliederungshilfe für Menschen mit Behinderung auf Bundesebene.* Berlin: GKV-Spitzenverband Bund der Krankenkassen.

Goldstein, K. (1939/1995). *The organism. A holistic approach to biology derived from pathological data in man.* New York: Zone Books.

Goldstein, K. (1947/2013). *Human nature in the light of psychopathology.* Cambridge: Harvard University Press.

Golla, H. & Voltz, R. (2015). Neurologische Symptome. In C. Bausewein, S. Roller & R. Voltz (Hrsg.), *Leitfaden Palliative Care* (5. Aufl., S. 222–237). München: Elsevier; Urban & Fischer.

Greenberg, J. & Arndt, J. (2012). Terror management theory. In P. A. van Lange, A. W. Kruglanski & E. T. Higgins (Eds.), *Handbook of theories of social psychology* (p. 398–415). Thousand Oaks, CA: Sage Publications Ltd.

Gronemeyer, R. & Heller, A. (2014.) *In Ruhe sterben - Was wir uns wünschen und was die moderne Medizin nicht leisten kann.* München: Pattloch.

Haberstroh, J., Neumeyer, K., Krause, K., Franzmann, J. & Pantel, J. (2011). TANDEM: Communication training for informal caregivers of people with dementia. *Aging and Mental Health, 15,* 405–413.

Haberstroh, J., Neumeyer, K. & Pantel, J. (2016). *Kommunikation bei Demenz* (2. Aufl.). Heidelberg: Springer.

Haberstroh, J. & Pantel, J. (2011). *Kommunikation bei Demenz – TANDEM-Trainingsmanual.* Heidelberg: Springer.

Härle, W. (2008). *Spurensuche nach Gott. Studien zur Fundamentaltheologie und Gotteslehre.* Berlin: De Gruyter.

Härle, W. (2013). *Warum Gott?* Leipzig: Evangelische Verlagsgesellschaft.

Haight, B., Pierce, T. W., Elliott, A. N., Woods, B., Coleman, P. G., Ivani-Chalian, C., ... & MacKinlay, E. (2018). *International Perspectives on Reminiscence, Life Review and Life Story Work.* London: Jessica Kingsley Publishers.

Hakulinen, C., Pulkki-Råback, L., Virtanen, M., Jokela, M., Kivimäki, M. & Elovainio, M. (2018). Social isolation and loneliness as risk factors for myocardial infarction, stroke and mortality: UK Biobank cohort study of 479.054 men and women. *Heart, 104,* 1536–1542.

Hampstead, B.M., Stringer, A.Y., Stilla, R.F., Giddens, M. & Sathian, K. (2012). Mnemonic strategy training partially restores hippocampal activity in patients with mild cognitive impairment. *Hippocampus, 22,* 1652–1658.

Hardingham, L.B. (2004). Integrity and moral residue: nurses as participants in a moral community. *Nursing Philosophy, 5,* 127–134.

Hauer, K., Schwenk, M., Zieschang, T., Essig, M., Becker, C. & Oster, P. (2012). Physical training improves motor performance in people with dementia: a randomized controlled trial. *Journal of the American Geriatrics Society, 60(1),* 8–15

Haumann, W. (2019). Zuhause sterben: Einstellungen und Beobachtungen der Bevölkerung. In T. Klie & C. Bruker (Hrsg.), *Sterben in Verbundenheit* (S. 5–30). Heidelberg: medhochzwei.

Hawkley, L. C. & Cacioppo, J. T. (2007). Aging and loneliness: Downhill quickly? *Current Directions in Psychological Science, 16,* 187–191.

Heggestad, A. K. T., Høy, B., Sæteren, B., Slettebø, Å., Lillestø, B., Rehnsfeldt, A., Lindwall L, Lohne, V, Råholm, M.B., Aasgaard, T., Caspari, S.& Nåden, D. (2015). Dignity, dependence, and relational autonomy for older people living in nursing homes. *International Journal for Human Caring, 19,* 42–46.

Heidegger, M. (1927). Sein und Zeit. (Erste Hälfte.) In *Jahrbuch für Philosophie und phänomenologische Forschung. Band 8,* S. 1–438. (12. Aufl., 1972). Tübingen: Niemeyer.

Hein, M. (2019) Advance Care Planning aus der Perspektive evangelischer Ethik. In W. Höfling, T. Otten & J. in der Schmitten (Hrsg.), *Advance Care Planning / Behandlung im Voraus Planen: Konzept zur Förderung einer patientenzentrierten Gesundheitsversorgung* (S. 131–152). Baden-Baden: Nomos.

Heller, A. & Wegleitner, K. (2017). Sterben und Tod im gesellschaftlichen Wandel. *Bundesgesundheitsblatt, 60,* 11–17.

Hempelmann, H., Schließer, B., Schubert, C. & Weimer, M. (2019). *Bestattung.* http://www.theologische-buchhandlung.de/pdf/978-3-525-65278-7.pdf

Hendricks, J. (1995/2019). *The meaning of reminiscence and life review.* New York: Routledge.

Hennelly, N. & O'Shea, E. (2019). Personhood, dementia policy and the Irish National Dementia Strategy. *Dementia, 18(5),* 1810–1825.

Heuft, G. (2018). *Psychodynamische Gerontopsychosomatik.* Göttingen: Vandenhoeck & Ruprecht.

Heuft, G., Kruse, A. & Radebold, H. (2006). *Gerontopsychosomatik und Alterspsychotherapie* (2. Aufl.). München: Reinhardt.

Hewer W., Thomas C., Drach L.M. (2016). *Delir beim alten Menschen. Grundlagen - Diagnostik - Therapie - Prävention.* Stuttgart: Kohlhammer.

Higgs, P. & Gilleard, C. (2016). Interrogating personhood and dementia. *Aging & Mental Health, 20(8),* 773–780.

Hirschberger, G. (2018). Collective trauma and the social construction of meaning. *Frontiers in Psychology, 9,* 1441. https://www.frontiersin.org/articles/10.3389/fpsyg.2018.01441/full.

Höfling, W. (2009). Antizipative Selbstbestimmung – eine kritische Analyse der Entwürfe zu einem Patientenverfügungsgesetz. *GesundheitsRecht, 8(4),* 181–188.

Höfling, W. (2019). Chancen, Risiken und Grenzen von BVP aus gesundheits(verfassungs)rechtlicher Sicht. In W. Höfling, T. Otten & J. in der Schmitten (Hrsg.), *Advance Care Planning / Behandlung im Voraus Planen: Konzept zur Förderung einer patientenzentrierten Gesundheitsversorgung* (S. 1–22). Baden-Baden: Nomos.

Höfling, W., Otten, T. & in der Schmitten, J. (Hrsg.) (2019). *Advance Care Planning / Behandlung im Voraus Planen: Konzept zur Förderung einer patientenzentrierten Gesundheitsversorgung.* Baden-Baden: Nomos.

Holt-Lunstad, J. & Smith, T. B. (2012). Social relationships and mortality. *Social and Personality Psychology Compass, 6,* doi:10.1111/j.1751-9004.2011.00406.x.

Holt-Lunstad. J., Smith, T.B., Baker, M., Harris, T. & Stephenson, D. (2015). Loneliness and social isolation as risk factors for mortality: a meta-analytic review. *Perspectives on Psychological Science, 10,* 227–237.

Holt-Lunstad, J., Smith, T. B. & Layton, J. B. (2010). Social relationships and mortality risk: A meta-analytic review. *PLoS Medicine, 7 (7),* doi:10.1371/journal.pmed.100031.

Horneber, M., Püllen, R. & Hübner, J. (Hrsg.) (2019). *Das demenzsensible Krankenhaus. Grundlagen und Praxis einer patientenorientierten Betreuung und Versorgung.* Stuttgart: Kohlhammer.

Horowitz, M. J. (1979). Psychological response to serious life events. In V. Hamilton and D. M. Warburton (Eds.), *Human stress and cognition* (pp. 235–263). New York: Wiley.

Horowitz, M. J. (1993). Stress-response syndromes: A review of posttraumatic stress and adjustment disorders. In J. P. Wilson & B. Raphael (Eds.), *The Plenum series on stress and coping. International handbook of traumatic stress syndromes* (pp. 49–60). Plenum Press. https://doi.org/10.1007/978-1-4615-2820-3_4

Horowitz, M. J. (2015). Effects of trauma on sense of self. *Journal of Loss and Trauma, 20 (2),* 189–193.

Horowitz, M. (2018). Redefining Identity after Trauma or Loss. *Psychodynamic Psychiatry, 46(1),* 135–144.

Houska, A. & Loučka, M. (2019). Patients‹ autonomy at the end of life: A critical review. *Journal of Pain and Symptom Management, 57(4),* 835–845.

Høy, B., Lillestø, B., Slettebø, Å., Sæteren, B., Heggestad, A. K. T., Caspari, S., Aasgaard, T., Lohne, V., Rehnsfeldt, A., Råholm, M-B., Lindwall, L., & Nåden, D. (2016). Maintaining dignity in vulnerability: A qualitative study of the residents' perspective on dignity in nursing homes. *International Journal of Nursing Studies, 60,* 91–98.

Hülür, G., Wolf, H., Riese, F. & Theill, N. (2019). Cognitive change at the end of life in nursing home residents: differential trajectories of terminal decline. *Gerontology, 65 (1),* 57–67.

Hughes, J. C. (2016). Dementia and the nature of mind. In G. Scarre (Ed.), *The Palgrave Handbook of Philosophy of Aging* (S. 283–303). London: Palgrave Macmillan.

Husebø, B.S., Ballard, C., Sandvik, R., Nilsen, O.B. & Aarsland, D. (2011). Efficacy of treating pain to reduce behavioural disturbances in residents of nursing homes with dementia: cluster randomised clinical trial. *British Medical Journal, 211*, 343. doi.org/10.1136/bmj.d4065.

Husebø, S. & Klaschik, E. (Hrsg.) (1997a). *Palliativmedizin* (1. Aufl.). Heidelberg: Springer.

Husebø, S. & Klaschik, E. (1997b). Vorwort. In S. Husebø, S. & E. Klaschik (Hrsg.), *Palliativmedizin* (1. Aufl., Seite XI-XIII). Heidelberg: Springer.

Husebø, S. & Mathis, G. (2017). *Palliativmedizin* (6. Aufl.). Heidelberg: Springer.

Illar, F., Serrat, R. & Bravo-Segal, S. (2019). Giving them a voice: Challenges to narrative agency in people with dementia. *Geriatrics, 4 (1)*, 20. https://www.mdpi.com/2308-3417/4/1/20

Im, J., Mak, S., Upshur, R., Steinberg, L. & Kuluski, K. (2019). »Whatever happens, happens« challenges of end-of-life communication from the perspective of older adults and family caregivers: a Qualitative study. *BMC Palliative Care 18*, Article number 113. https://doi.org/10.1186/s12904-019-0493-7

in der Schmitten, J. & Marckmann, G. (2012). Gesundheitliche Vorausplanung (Advance Care Planning). Was können wir aus internationelen Erfahrungen für die Umsetzung von Patientenverfügungen lernen? In G. D. Borasio, H.-J. Heßler, R. J. Jox & C. Meier (Hrsg.), *Patientenverfügung. Das neue Gesetz in der Praxis* (S. 96–114). Stuttgart: Kohlhammer.

in der Schmitten, J., Nauck, F. & Marckmann, G. (2016). Behandlung im Voraus planen (Advance Care Planning): Ein neues Konzept zur Realisierung wirksamer Patientenverfügungen. *Zeitschrift für Palliativmedizin, 17*, 177–195.

James, W. (1902/2012). *The Varieties of Religious Experience: A study in human nature (ed.: M. Bradley)*. Oxford: Oxford University Press.

Jaspers, K. (1932/1973). *Philosophie. Bd. I: Philosophische Weltorientierung. Bd. II: Existenzerhellung. Bd. III: Metaphysik.* (4. Auflage). Heidelberg & Berlin: Springer.

Jeffers, S. L., Hill, R., Krumholz, M. F. & Winston-Proctor, C. (2020). Themes of gerotranscendence in narrative identity within structured life review. *Journal of Gerontopsychology and Geriatric Psychiatry, 33(2)*, 77–84. https://doi.org/10.1024/1662-9647/a000235.

Jessen, F., Wiese, B. Bachmann, C., Eiffländer-Gorfer, S., Haller, F. ..., Weyerer, S., Kaduszkiewicz, H., Maier, W. & Bickel, H. (2010). Prediction of dementia by subjective memory im-pairment: effects of severity and temporal association with cognitive impairment. *Archives of General Psychiatry, 67*, 414–422.

Jessen, F., Wolfsgruber, S., Wiese, B., Bickel, H., Mösch, E. ... Scherer, M., Maier, W. & Wagner, M. (2014). AD dementia risk in late MCI, in early MCI, and in subjective memory impairment. *Alzheimer's & Dementia, 10*, 76–83.

Jonas, H. (1979/2003). *Das Prinzip Verantwortung - Versuch einer Ethik für die technologische Zivilisation*. Frankfurt: Suhrkamp.

Joas, H. (2017). *Die Macht des Heiligen. Eine Alternative zur Geschichte der Entzauberung*. Frankfurt: Suhrkamp.

Jung, C. G. (1972). *Über die Entwicklung der Persönlichkeit*. Olten: Walter.

Kaap-Deeder, J., v. d., Soenens, B., Petegem, S., v., Neyrinck, B., De Pauw, S., Raemdonck, E. & Vansteenkiste, M. (2020). Live well and die with inner peace: The importance of retrospective need-based experiences, ego integrity and despair for late adults' death attitudes. *Archives of Gerontology and Geriatrics, 91,* DOI: 10.1016/j.archger.2020.104184

Kammerer, T., Roser, T. & Frick, E. (2013). Spiritualität und Religion. In A. Michalsen & C. S. Hartog (Hrsg.), *End-of-Life-Care in der Intensivmedizin* (S. 139-146). Heidelberg: Springer.

Kaplan, M. (2010). SPIKES: a framework for breaking bad news to patients with cancer. *Clinical Journal of Oncology Nursing, 14(4),* 514–516.

Keil, A., Scherf, H. (2016). *Das letzte Tabu. Über das Sterben reden und den Abschied leben lernen.* Freiburg: Herder.

Kessler, E.-M., Kruse, A. & Wahl, H.-W. (2014). Clinical geropsychology: A lifespan perspective. In N. A. Pachana & K. Laidlaw (Eds.), *The Oxford Handbook of Clinical Geropsychology: International perspectives* (pp. 4–25). Oxford: Oxford University Press.

Killmister, S. (2010). Dignity: not such a useless concept. *Journal of Medical Ethics, 36(3),* 160–164.

Kitwood, T. (2002). *Demenz: Der Personen-zentrierte Umgang mit verwirrten Menschen.* Bern: Huber.

Klein, D., Pendergrass, A., Becker, C., Hautzinger, M. & Pfeiffer, K. (2015). Dementia caregiver interventions: a systematic review of care recipient outcome measures. *International Journal of Emergency Mental Health, 17,* 415–426.

Klie, T. (2010). Reflexionen zur zivilgesellschaftlichen Dimension des Alterns. In A. Kruse (Hrsg.), *Leben im Alter. Eigen- und Mitverantwortlichkeit in Gesellschaft, Kultur und Politik* (S. 245–260). Heidelberg: Akademische Verlagsgesellschaft.

Klie, T. (2015). On the way to a caring community? The German debate. In K. Wegleitner, K. Heimerl & A. Kellehear (Eds.), *Compassionate communities. Case studies from Britain and Europe* (pp. 198–209). London: Routledge.

Klie, T. & Bruker, C. (2019a). Sterben in Deutschland – zwischen Wunsch und Wirklichkeit. In T. Klie & C. Bruker (Hrsg.), *Sterben in Verbundenheit* (S. 127–137). Heidelberg: medhochzwei.

Klie, T. & Bruker, C. (Hrsg.) (2019b). *Sterben in Verbundenheit.* Heidelberg: medhochzwei.

Koenig, H.G. (1998). Religious attitudes and practices of hospitalized medically ill older adults. *International Journal of Geriatric Psychiatry,13,* 213–224.

Koenig, H.G., Cohen, H.J., Blazer, D.G., Pieper, C., Meador, K.G., Shelp, F., Goli, V. & Di-Pasquale, B. (1992). Religious coping and depression among elderly, hospitalized medically ill men. *American Journal of Psychiatry, 149,* 1693–1700.

Kojer, M. (2016). Kommunikation – Kernkompetenz der Palliativen Geriatrie. In M. Kojer & M. Schmidl (Hrsg.), *Demenz und Palliative Geriatrie in der Praxis* (S. 9–18). Wien: Springer.

Kojer, M. & Schmidl, M. (Hrsg.) (2016). *Demenz und Palliative Geriatrie in der Praxis* (2. Aufl.). Heidelberg: Springer.

Kreutzer, S., Oetting-Roß, C. & Schwermann, M. (Hrsg.) (2019). *Palliative Care aus sozial- und pflegewissenschaftlicher Perspektive.* Weinheim: Beltz Juventa.

Kruse, A. (1995a). Menschen im Terminal-Stadium und ihre betreuenden Angehörigen als ›Dyade‹: Wie erleben sie die Endlichkeit des Lebens, wie setzen sie sich mit dieser auseinander? *Zeitschrift für Gerontologie und Geriatrie, 28,* 264–272.

Kruse, A. (1995b). Die psychosoziale Situation Schwerstkranker und Sterbender sowie ihrer Angehörigen. In A. Keseberg & H.-H. Schrömbgens (Hrsg.), *Hausärztliche Betreuung des Schwerkranken und Sterbenden* (S. 20–43). Stuttgart: Hippokrates.

Kruse, A. (2010a). Menschenbild und Menschenwürde als grundlegende Kategorien der Lebensqualität demenzkranker Menschen. In A. Kruse (Hrsg.), *Lebensqualität bei Demenz? Zum gesellschaftlichen und individuellen Umgang mit einer Grenzsituation im Alter* (S. 160–196). Heidelberg: Akademische Verlagsgesellschaft.

Kruse, A. (Hrsg.) (2010b). *Lebensqualität bei Demenz? Zum gesellschaftlichen und individuellen Umgang mit einer Grenzsituation im Alter.* Heidelberg: Akademische Verlagsgesellschaft.

Kruse, A. (2012). Der Respekt vor der Würde des Menschen am Ende seines Lebens. In T. Fuchs, A. Kruse & G. Schwarzkopf (Hrsg.), *Menschenbild und Menschenwürde am Ende des Lebens* (2. Aufl., S. 27–57). Heidelberg: Winter.

Kruse, A. (2015). *Resilienz im Alter - Was wir von Johann Sebastian Bach lernen können.* Heidelberg: Springer.

Kruse, A. (2016). Benefactors or burden? The social role of the old. In G. Scarre (Ed.), *The Palgrave Handbook of Philosophy of Aging* (S. 401–424). London: Palgrave Macmillan.

Kruse, A. (2017). *Lebensphase hohes Alter: Verletzlichkeit und Reife.* Heidelberg: Spektrum.

Kruse, A. (2017a). Old age, potentials and vulnerability. In M. Schweda, L., Pfaller, K. Brauer, F. Adloff & S. Schicktanz (Eds.), *Planning Later Life. Bioethics and Public Health in Ageing Societies* (pp. 75–88). Abingdon: Taylor & Francis.

Kruse, A., (2019). Demenz als Herausforderung an gelingendes Sterben. In O. Mitscherlich- Schönherr (Hrsg.), *Gelingendes Sterben - Zeitgenössische Theorien im interdisziplinären Dialog,* (S. 177–203). Berlin: de Gruyter.

Kruse, A. (2020). Aging and personal growth. Developmental potentials in old age. In M. Schweda, M. Coors & C. Bozzaro (Eds.), *Aging and Human Nature Perspectives from Philosophical, Theological, and Historical Anthropology* (pp. 27–46). Cham (CH): Springer International Publ.

Kruse, A., Pantel, J. & Schmitt, E. (2014). Isolation. In J. Pantel, J. Schröder, C. Bollheimer, C. Sieber & A. Kruse (Hrsg.), *Praxishandbuch Altersmedizin* (S. 470–487). Stuttgart: Kohlhammer.

Kruse, A. & Schmitt, E. (1995a). Die psychische Situation hilfs- und pflegebedürftiger älterer Menschen. *Zeitschrift für Gerontopsychologie und Gerontopsychiatrie, 8,* 273–287.

Kruse, A. & Schmitt, E. (1995b). Formen der Selbständigkeit in verschiedenen Altersgruppen: Empirische Analyse und Deskription der Aktivitätsprofile. *Zeitschrift für Gerontopsychologie und Gerontopsychiatrie, 8,* 227–236.

Kruse, A. & Schmitt, E. (1998). Die psychische Situation hilfsbedürftiger älterer Menschen - eine ressourcen-orientierte Sicht. *Zeitschrift für Klinische Psychologie, 27,* 118–124.

Kruse, A. & Schmitt, E. (2015a). Shared responsibility and civic engagement in very old age. *Research in Human Development, 12,* 133–148.

Kruse, A., & Schmitt, E. (2015b). Selbst- und Weltgestaltung in der Erfahrung von Vergänglichkeit und Endlichkeit im hohen Alter. *Spiritual Care, 4,* 51–64.

Kruse, A. & Schmitt, E. (2016). Sorge um und für andere als zentrales Lebensthema im sehr hohen Alter. In J. Stauder, I. Rapp, & J. Eckhard (Hrsg.), *Soziale Bedingungen privater Lebensführung* (S. 325–352). Heidelberg: Springer.

Kruse, A. & Schmitt, E. (2018). Spirituality and transcendence. In R. Fernández-Balleste-ros, A. Benetos & J.-M. Robine (Eds.), *The Cambridge Handbook of Successful Aging* (pp. 426–454). Cambridge: Cambridge University Press.

Kruse, A. & Schmitt, E. (Hrsg.) (2021). *»... der Augenblick ist mein und nehm ich den in Acht.« Daseinsthemen und Lebenskontexte im Alter.* Heidelberg: Heidelberg University Publishing Press.

Kübler-Ross, E. (1969). On death and dying. New York: Macmillan; deutsch: (1971). *Interviews mit Sterbenden.* Stuttgart: Kreuz.

Kübler-Ross, E. (1978). *To live until we say good-bye.* Englewood Cliffs: Prentice Hall; dt. (1979): *Leben bis wir Abschied nehmen.* Stuttgart: Kreuz.

Kuratorium Deutsche Altershilfe (2005). Sterben und Tod in Einrichtungen der Altenhilfe. *Pro Alter, 2005, 2.*

Kuring, J. K., Mathias, J. L. & Ward, L. (2018). Prevalence of depression, anxiety and PTSD in people with dementia: a systematic review and meta-analysis. *Neuropsychology Review, 28(4),* 393–416.

Lamp, I. (2010). *Umsorgt sterben. Menschen mit Demenz in ihrer letzten Lebensphase begleiten.* Stuttgart: Kohlhammer.

Landsberg, P. L. (1973/2010). *Die Erfahrung des Todes.* Berlin: Matthes und Seitz.

Lang, F. R. & Rupprecht, F. S. (2019). Motivation for longevity across the life span: An emerging issue. *Innovation in Aging, 3(2),* doi: 10.1093/geroni/igz014.

Lautenbacher, S., Walz, A. L. & Kunz, M. (2018). Using observational facial descriptors to infer pain in persons with and without dementia. *BMC Geriatrics, 18 (1),* 88, doi: 10.1186/s12877-018-0773-8.

Lauter, H. (2010). Demenzkrankheiten und menschliche Würde. In A. Kruse (Hrsg.), *Lebensqualität bei Demenz? Zum gesellschaftlichen und individuellen Umgang mit einer Grenzsituation im Alter* (S. 27–42). Heidelberg: Akademische Verlagsgesellschaft.

Lawton, M. P., Moss, M., Hoffman, C., Grant, R., Have, T. T. & Kleban, M. H. (1999). Health, Valuation of Life, and the Wish to Live. *The Gerontologist, 39 (4),* 406–416.

Lawton, M. P., Moss, M., Hoffman, C., Kleban, M. H., Ruckdeschel, K. & Winter, L. (2001). Valuation of Life. A Concept and a Scale. *Journal of Aging and Health, 13 (1),* 3–31.

Lawton, M. P., Moss, M. S., Winter, L. & Hoffman, C. (2002). Motivation in later life. Personal projects and well-being. *Psychology and Aging, 17 (4),* 539–547.

Lazarus, R. S. (1966). *Psychological stress and the coping process.* New York: McGraw-Hill.

Lazarus, R. S. (1990). Stress und Stressbewältigung – ein Paradigma. In S.-H. Filipp (Hrsg.), *Kritische Lebensereignisse* (2. Aufl., S. 198–232). München: Psychologie-Verlags-Union.

Lazenby, M., McCorkle, R. & Sulmasy, D.M. (Eds.) (2014). *Safe Passage. A Global Spiritual Sourcebook for Care and the End of Life.* New York: Oxford University Press.

Lehr, U. & Thomae, H. (1965). *Konflikt, seelische Belastung und Lebensalter.* Köln und Opladen: Westdeutscher Verlag.

Lévinas, E. (1961). *Totalité et infini. Essai sur l'extériorité.* Den Haag: Nijhoff; dt. (1987): *Totalität und Unendlichkeit. Versuch über die Exteriorität.* Freiburg, München: Alber.

Lévinas, E. (1991). *Entre nous. Essais sur le penser-à-l'autre.* Paris: Grasset & Fasquelle; dt: (1995): *Zwischen uns. Versuche über das Denken an den Anderen.* München: Hanser.

Levinson, D. J. (1986). A conception of adult development. *American Psychologist, 41 (1),* 3–13.

Lindenberger, U. (2014). Human cognitive aging: Corriger la fortune? *Science, 346,* 572–578.

Lindner, R. (2006). *Suizidale Männer in der psychoanalytisch orientierten Psychotherapie. Eine systematische qualitative Untersuchung.* Gießen: Psychosozial-Verlag.

Lindner, R. & Voltz, R. (2020). Arbeitsgruppe: »Todeswünsche«. In: Leitlinienprogramm Onkologie (Hrsg.), *Erweiterte S3-Leitlinie Palliativmedizin für Patienten mit einer nicht heilbaren Krebserkrankung.* Kurzversion. September 2020 (S. 167–178). Berlin: Deutsche Gesellschaft für Palliativmedizin.

Lindwall, L. & Lohne, V. (2020). Human dignity research in clinical practice – a systematic literature review. *Scandinavian Journal for Nursing Sciences,* doi.org/10.1111/scs.12922

Lipp, V. (2017). Behandlungsziel und Indikation am Lebensende. In F.-J. Bormann (Hrsg.), *Lebensbeendende Handlungen. Ethik, Medizin und Recht zur Grenze von »Töten« und »Sterbenlassen«* (S. 437–450). Berlin: De Gruyter.

Livingston, G., Sommerlad, A., Orgeta, V., Costafreda, S.G., Huntley, J., Ames, D., Ballard, C., ... Selbæk, G., Teri, L. & Mukadam, N. (2017). Dementia prevention, intervention, and care. *Lancet, 392,* doi.org/10.1016/ S0140-6736(17)31363-6.

Livingston, G., Huntley, J., Sommerlad, A., Ames, D., Ballard, C., Banerjee, S., Brayne, C., ... Selbæk, G., Teri, L. & Mukadam, N. (2020). Dementia prevention, intervention, and care: 2020 report of the Lancet Commission. *Lancet, 396,* doi.org/10.1016/S0140-6736 (20)30367-6.

Lob-Hüdepohl, A. (2003). Nichtdirektivität oder Parteilichkeit? Ethische Aspekte sozialprofessioneller Beratung. *Soziale Arbeit, 52,* 448–455.

Lob-Hüdepohl, A. (2014). Bedeutungen und Bedrohungen menschenwürdigen Sterbens. *EthikJournal, 2(2),* 1–13.

Lob-Hüdepohl, A. (2019). Gelassen. Gestalten. Moraltheologische Erkundungen zum Advance Care Planning. In W. Höfling, T. Otten & J. in der Schmitten (Hrsg.), *Advance Care Planning / Behandlung im Voraus Planen: Konzept zur Förderung einer patientenzentrierten Gesundheitsversorgung* (S. 109–129). Baden-Baden: Nomos.

Loewy, E. (1995). *Ethische Fragen in der Medizin.* Heidelberg: Springer.

Loewy, E., Springer-Loewy, R. (2000). *The ethics of terminal care. Orchestrating the end of life.* New York: Kluwer Academics.

Luck, P. D. & Riedel-Heller, S. G. (2016). Prävention von Alzheimer-Demenz in Deutschland. *Nervenarzt, 87,* 111–118.

Luhmann, M. & Hawkley, L.C. (2016). Age differences in loneliness from late adolescence to oldest old age. *Developmental Psychology, 50,* 943–959.

Lukas, A., Hagg-Grün, U., Mayer, B., Fischer, T. & Schuler, M. (2019). Pain assessment in advanced dementia. Validity of the German PAINAD – a prospective double-blind randomised placebo-controlled trial. *Pain, 160(3),* 742–753.

Lukas, A., Schuler, M., Fischer, T.W., Gibson, S.J., Savvas, S.M., Nikolaus, T. & Denkinger, M. (2012). Pain and dementia. A diagnostic challenge. *Zeitschrift für Gerontologie & Geriatrie, 45,* S. 45–49.

Luther, H. (1991). Leben als Fragment? Der Mythos von der Ganzheit. *Wege zum Menschen, 43 (5),* 262–273.

Ma, L. (2020). Depression, anxiety, and apathy in Mild Cognitive Impairment: Current perspectives. *Frontiers in Aging Neuroscience, 12,* doi.org/10.3389/fnagi.2020.00009

Maercker, A. (Hrsg.) (2014). *Therapie der posttraumatischen Belastungsstörungen.* Berlin, Heidelberg: Springer.

Maio, G. (2014). *Medizin ohne Maß? Vom Diktat des Machbaren zu einer Ethik der Besonnenheit.* Stuttgart: Trias.

Maio, G. (2015). Schmerz als Widerfahrnis. Die Kontrollierbarkeitserwartung als Problem. In G. Maio, C. Bozzaro & T. Eichinger (Hrsg.), *Leid und Schmerz. Konzeptionelle Annäherungen und medizinethische Implikationen* (S. 169–179). Freiburg und München: Verlag Karl Alber.

Maio, G., Bozzaro, C. & Eichinger, T. (Hrsg.) (2015). *Leid und Schmerz. Konzeptionelle Annäherungen und medizinethische Implikationen.* Freiburg und München: Verlag Karl Alber.

Margalit, A. (2012). *Politik der Würde: Über Achtung und Verachtung.* Frankfurt: Suhrkamp.

Marquard, S., Garthaus, M., Wendelstein, B., Remmers, H. & Kruse, A. (2018). Konflikte am Lebensende. Erfahrungen in Pflegebeziehungen aus Sicht schwer kranker und sterbender Menschen. *Zeitschrift für Palliativmedizin, 19,* 110–115.

Maugans, T.A. (1996). The SPIRITual history. *Archives Of Family Medicine, 5,* 11–16.

Maxfield, M. & Bevan, A. L. (2019). Aging and coping with mortality: understanding attitudes about aging and age-related differences in coping with death. In C. Routledge & M. Vess (Eds.), *Handbook of Terror Management Theory* (pp. 391–415). Academic Press.

May, P., Roe, L., McGarrigle, C. A., Kenny, R. A. & Normand, C. (2020). End-of-life experience for older adults in Ireland: results from the Irish longitudinal study on ageing (TILDA). *BMC Health Services Research, 20*(1), 1–10.

McAdams, D. P. (2018). »I am what survives ee«: Generativity and the self. In J.A Frey & C. Vogler (Eds.), *Self-transcendence and virtue* (pp. 251–273). London: Routledge.

McAdams, D. P. & St. Aubin, E. de. (1992). A theory of generativity and its assessment through self-report, behavioral acts, and narrative themes in autobiography. *Journal of Personality and Social Psychology, 62,* 1003–1015.

Mehta, A. & Chan, L. S. (2008). Understanding of the Concept of ›Total Pain‹. A Prerequisite for Pain Control. *Journal of Hospice and Palliative Nursing, 10,* 26–32.

Meier, E.A., Gallegos, J.V., Montross-Thomas, L.P., Depp, C.A., Irwin, S.A., & Jeste, D.V. (2016). Defining a Good Death (Successful Dying): Literature Review and a Call for Research and Public Dialogue. *American Journal of Geriatric Psychiatry. 24,* 261–271.

Mendonça, M. D., Alves, L. & Bugalho, P. (2016). From subjective cognitive complaints to dementia: who is at risk? A systematic review. *American Journal of Alzheimer's Disease & Other Dementias, 31*(2), 105–114.

Menn, L., Corsten, S., Lauer, N. & Wallace, S. J. (2020). The Effectiveness of Biographical Approaches in Long-Term Care: A Systematic Review. *The Gerontologist, 60 (4),* e309–e328.

Mettner, M. (2020). *Lebens- und Sterbewünsche. Einleitung zur Tagung »Sterben, wie ich will?«* 11. September 2020, Zürich. Arbon CH: Forum Gesundheit und Medizin.

Miranda, R., Bunn, F., Lynch, J., Van den Block, L. & Goodman, C. (2019). Palliative care for people with dementia living at home: a systematic review of interventions. *Palliative Medicine, 33*(7), 726–742.

Mitscherlich-Schönherr, O. (2019a). Das Lieben im Sterben – Eine verstehende Liebesethik des Sterbens in Selbstliebe. In O. Mitscherlich-Schönherr (Hrsg.), *Gelingendes Sterben. Zeitgenössische Theorien im interdisziplinären Dialog* (S. 101–128). Berlin: De Gruyter.

Mitscherlich-Schönherr, O. (Hrsg.) (2019b). *Gelingendes Sterben. Zeitgenössische Theorien im interdisziplinären Dialog.* Berlin: De Gruyter.

Montada, L. (1996). Machen Gebrechlichkeit und chronische Krankheit produktives Altern unmöglich? In M.M. Baltes & L. Montada (Hrsg.), *Produktives Leben im Alter* (S. 382–392). Frankfurt: Campus-Verlag.

Morin, L., Vetrano, D. L., Rizzuto, D., Calderón-Larrañaga, A., Fastbom, J. & Johnell, K. (2017). Choosing wisely? Measuring the burden of medications in older adults near the end of life: nationwide, longitudinal cohort study. *American Journal of Medicine, 130(8)*, 927–936.

Mount, B.M., Boston, P.H. & Cohen, S.R. (2007). Healing connections: On Moving from Suffering to a Sense of Well-being. *Journal of Pain and Symptom Management, 33 (4)*, 372–388.

Mroz, E. L., Poulin, M. J., Grant, P. C., Depner, R. M., Breier, J., Byrwa, D. J. & Wright, S. T. (2018). Caregiver self-esteem as a predictor of patient relationship satisfaction: A Longitudinal Study. *Journal of Palliative Medicine, 21(3)*, 376–379.

Müller, C.M. (Hrsg.) (2018). *Gut gemeint – gut gemacht? Professionalisierung der Sterbebegleitung und Zukunft der Hospizarbeit.* Loccum: Evangelische Akademie.

Müller-Busch, C. (2012). Entwicklung und Desiderate der Palliativmedizin in Deutschland. In F.-J. Bormann & G. D. Borasio (Hrsg.), *Sterben. Dimensionen eines anthropologischen Grundphänomens* (S. 95–110). Berlin: De Gruyter.

Müller-Busch, C. (2015). Schmerz und Leid in der Palliativmedizin. In G. Maio, C. Bozzaro & T. Eichinger (Hrsg.), *Leid und Schmerz. Konzeptionelle Annäherungen und medizinethische Implikationen* (S. 288–311). Freiburg und München: Verlag Karl Alber.

Munnichs, J.M. (1966). *Old age and finitude. A contribution to psychogerontology.* Basel: Karger.

Munnichs, J.M. (1995). Tod, Sterben und Endlichkeit. In A. Kruse & R. Schmitz-Scherzer (Hrsg.), *Psychologie der Lebensalter* (S. 283– 287). Darmstadt: Steinkopff.

Murphy, E., Froggatt, K., Connolly, S., O'Shea, E., Sampson, E. L., Casey, D. & Devane, D. (2016). Palliative care interventions in advanced dementia. *Cochrane Database of Systematic Reviews, 12,* doi: 10.1002/14651858.CD011513.pub2.

Murray, S. A., Kendall, M., Boyd, K. & Sheikh, A. (2005). Illness trajectories and palliative care. *British Medical Journal, 330,* 1007–1011.

Nager, F. (1999). *Gesundheit, Krankheit, Heilung, Tod.* Luzern: Akademie 91.

Nassehi, A. (2004). »Worüber man nicht sprechen kann, darüber muß man schweigen.« Über die Geschwätzigkeit des Todes in unserer Zeit. In K. P. Liessmann (Hrsg.), *Ruhm, Tod und Unsterblichkeit. Über den Umgang mit der Endlichkeit* (S. 118–145). Wien: Zsolnay Verlag.

Nassehi, A. & Saake, I. (2005). Kontexturen des Todes. Eine Neubestimmung soziologischer Thanatologie. In H. Knoblauch & A. Zingerle (Hrsg.), *Thanatosoziologie. Tod, Hospiz und die Institutionalisierung des Sterbens* (S. 31–54). Berlin: Duncker & Humboldt.

Nationales Suizidpräventionsprogramm (2020). *Zur möglichen Neuregelung der Suizidassistenz. September 2020.* www.suizidprävention-deutschland.de.

Nationaler Ethikrat (2006). *Selbstbestimmung und Fürsorge am Lebensende. Stellungnahme.* Berlin: Nationaler Ethikrat.

Nauck, F. (2018). Schmerzen. In C. Bausewein, S. Roller & R. Voltz (Hrsg.) (2018). *Leitfaden Palliative Care. Palliativmedizin und Hospizbegleitung* (6. Aufl., S. 134–174). München: Urban & Fischer.

Neubauer, A. B., Schilling, O. K. & Wahl, H. W. (2017). What do we need at the end of life? Competence, but not autonomy, predicts intraindividual fluctuations in subjective well-being in very old age. *Journals of Gerontology Series B: Psychological Sciences and Social Sciences, 72(3)*, 425–435.

Neuenschwander, H. & Cina, C. (Hrsg.) (2015a). *Handbuch Palliativmedizin* (3. Aufl.). Bern: Huber & Hogrefe.

Neuenschwander, H. & Cina, C. (Hrsg.) (2015b). Gedanken zur Palliativmedizin. In H. Neuenschwander & C. Cina (Hrsg.), *Handbuch Palliativmedizin* (3. Aufl., S. 11–14). Bern: Huber & Hogrefe.

Ngandu, T., Lehtisalo, J., Solomon, A., Levälahti, E., Ahtiluoto, S. & Antikainen, R. (2015). A 2 year multidomain intervention of diet, exer-cise, cognitive training, and vascular risk monitoring versus control to prevent cognitive decline in at-risk elderly people (FINGER): a randomised controlled trial. *Lancet, 385*, 2255-2263.

Nordenfelt, L. (2004). The varieties of dignity. *Health Care Analysis, 12*, 69–81.

Nussbaum, M. C. (2011). *Creating Capabilities*. Harvard University Press.

Österreichische Bioethikkommission (2015). *Sterben in Würde. Empfehlungen zur Begleitung und Betreuung von Menschen am Lebensende und damit verbundenen Fragestellungen. Stellungnahme der Bioethikkommission*. Wien: Bundeskanzleramt. Geschäftsstelle der Bioethikkommission.

Ohnsorge, K., Gudat, H. & Rehmann-Sutter, C. (2014). What a wish to die can mean: reasons, meanings and functions of wishes to die, reported from 30 qualitative case studies of terminally ill cancer patients in palliative care. *BMC Palliat Care, 13*, 38: doi.org/10.1186/1472-684X-13-38

Ohnsorge, K., Rehmann-Sutter, C., Streeck, N. & Gudat, H. (2019). Wishes to die at the end of life and subjective experience of four different typical dying trajectories. A qualitative interview study. *PloS one, 14(1)*, e0210784

Olanrewaju, O., Clare, L., Barnes, L. & Brayne, C. (2015). A multimodal approach to dementia prevention: A report from the Cambridge Institute of Public Health. *Alzheimer's & Dementia: Translational Research & Clinical Interventions, 1*, 151–156.

Oster, P., Schneider, N. & Pfisterer, M. (2010). Palliative Perspektive in der Geriatrie. In A. Kruse (Hrsg.), *Leben im Alter - Eigen- und Mitverantwortlichkeit in Gesellschaft, Kultur und Politik* (S. 295–299). Heidelberg: Akademische Verlagsgesellschaft.

Pantel, J., Haberstroh J. & Schröder J. (2010). Psychopharmaka im Altenpflegeheim – zum Wohle der Bewohner? In A. Kruse (Hrsg.), *Lebensqualität bei Demenz. Zum gesellschaftlichen und individuellen Umgang mit einer Grenzsituation im Alter* (S. 317–336). Akademische Verlagsgesellschaft.

Papst Franziskus (2013). Ansprache in der Audienz für die Kardinäle am 15. März 2013. In: *Und jetzt beginnen wir diesen Weg. Die ersten Botschaften des Pontifikats*. Freiburg: Herder.

Peck, R. (1977). Psychologische Entwicklung in der zweiten Lebenshälfte. In H. Thomae & U. Lehr (Hrsg.), *Altern - Probleme und Tatsachen* (2. Aufl., S. 376–384). Wiesbaden: Wissenschaftliche Buchgesellschaft.

Pelluchon, C. (2019). *Pour comprendre Levinas. Un philosophe pour notre temps*. Paris: Éditions du Seuil.

Pergolizzi, J. V., Raffa, R. B., Paladini, A., Varrasi, G. & LeQuang, J. A. (2019). Treating pain in patients with dementia and the possible concomitant relief of symptoms of agitation. *Pain Management, 9(6)*, 569–582.

Peterson, C. C. (2014). *Looking forward through the lifespan: Developmental psychology* (6th ed.). Melbourne: Pearson Australia.

Petersen, R. C., Lundt, E. S., Therneau, T. M., Weigand, S. D., Knopman, D. S., Mielke, M. M., ... & Geda, Y. E. (2019). Predicting progression to mild cognitive impairment. *Annals of Neurology, 85(1)*, 155–160.

Pfordten, D., v. d. (2016). *Menschenwürde*. München: Beck.

Pico della Mirandola (1486/1990). *De hominis dignitate* (dt. *Über die Würde des Menschen*). Hamburg: Meiner.

Plügge, H. (1960). Über die Hoffnung. In E. Michel & A. Sborowitz (Hrsg.), *Der leidende Mensch. Personale Psychotherapie in anthropologischer Sicht* (S. 229–244). Düsseldorf: Eugen Diederichs.

Polidori, M.C. & Pientka, L. (2012). A brief update on dementia prevention. *Zeitschrift für Gerontologie & Geriatrie, 45*, 7–10.

Pooler, C. & Olson, K. (2016). Hospice palliative care at the end-of-life. In P. Pauline, R. A. Day & B. Williams (Eds.), *Brunner and Suddarth's Canadian textbook of medical-surgical nursing* (3rd ed., pp. 417–441). Philadelphia: Wolters Kluwe.

Potter, S., Drewelies, J., Wagner, J., Duezel, S., Brose, A., Demuth, I., ... & Gerstorf, D. (2020). Trajectories of multiple subjective well-being facets across old age: The role of health and personality. *Psychology and Aging, 35(6)*, 894–909.

Prince, M., Aosta, D., Ferri, C.P., Guerra, M., Huang, Y., ... Acosta, I., Jotheeswaaran, A. & Liu, Z. (2012). Dementia incidence and mortality in middle-income countries, and associations with indicators of cognitive reserve: a 10/66 Dementia Research Group population-based cohort study. *Lancet, 380*, 50–58.

Puchalski, C.M., Dorff, R.E. & Hendi, I.Y. (2004). Spirituality, religion, and healing in palliative care. *Clinics in Geriatrics Medicine, 2*, 689–714.

Pufendorf, v. S. (1673/1994). *Über die Pflicht des Menschen und des Bürgers nach dem Gesetz der Natur.* (De officio hominis et civis iuxta legem naturalem libri duo.) Herausgegeben und übersetzt von Klaus Luig. Frankfurt: Insel.

Radbruch, L., Nauck, F. & Aulbert, E. (2011). Grundlagen der Palliativmedizin: Definition, Entwicklung und Ziele. In E. Aulbert, F. Nauck & L. Radbruch (Hrsg.), *Lehrbuch der Palliativmedizin* (3. Aufl., S. 1–12). Stuttgart: Schattauer.

Radbruch, L., Ostgathe, C. (2017). Semantische Verschiebungen im Recht und ihre Beurteilung aus palliativmedizinischer Sicht. In F.-J. Bormann (Hrsg.), *Lebensbeendende Handlungen. Ethik, Medizin und Recht zur Grenze von »Töten« und »Sterbenlassen«* (S. 741–751). Berlin: De Gruyter.

Radbruch, L., Strasser, F., Elsner, F., Goncalves, J.F., Løge, J., Kaasa, S., Nauck, F., Stone, P. & EAPC (2008). Fatigue in palliative care patients – an EAPC approach. *Palliative Medicine, 22*, 13–32.

Radebold, H. (2015a). *Die dunklen Schatten unserer Vergangenheit* (6. Aufl.). Stuttgart: Klett-Cotta.

Radebold, H. (2015b). *Spurensuche eines Kriegskindes.* Stuttgart: Klett-Cotta

Rahner, K. (2009). *Beiträge zur Fundamentaltheologie und Dogmatik (Sämtliche Werke, Band 30: Anstöße systematischer Theologie).* Freiburg: Herder.

Rahner, K. (2010). *Warum läßt uns Gott leiden?* (2. Aufl.). Freiburg: Herder.

Ramia, I. & Voicu, M. (2020). Life Satisfaction and Happiness Among Older Europeans: The Role of Active Ageing. *Social Indicators Research,* doi: 10.1007/s11205-020-02424-6

Rank, O. (1932). *Art and Artist: Creative urge and personality development.* New York: Knopf.

Rank, O. (1941). *Beyond Psychology.* New York: Dover.

Redulla, R. (2020). Reminiscence Therapy for Dementia. *Issues in Mental Health Nursing, 41(3),* 265–266.

Rehbock, T. (2005). *Personsein in Grenzsituationen. Zur Kritik der Ethik medizinischen Handelns.* Paderborn: Mentis.

Remmers, H. (1998). Handeln oder Unterlassen. Ethische Probleme der Sterbehilfe. *Zeitschrift für Gerontologie und Geriatrie, 31,* 45–51.

Remmers, H. (2000). *Pflegerisches Handeln: Wissenschafts- und Ethikdiskurse zur Konturierung der Pflegewissenschaft.* Huber: Bern.

Remmers, H. (2010) Der Beitrag der Palliativpflege zur Lebensqualität demenzkranker Menschen. In A. Kruse (Hrsg.), *Lebensqualität bei Demenz? Zum gesellschaftlichen und individuellen Umgang mit einer Grenzsituation im Alter* (S. 117–133). Heidelberg: Akademische Verlagsgesellschaft.

Remmers, H. (2014). Palliative care und spiritual care. In J. Pantel, J. Schröder, C., Bollheimer, C. Sieber & A. Kruse (Hrsg.), *Praxishandbuch Altersmedizin* (S. 708–715). Stuttgart: Kohlhammer.

Remmers, H. (2018). Darf man in der schön-wohlwollenden Hospiz-Umgebung unschön sterben? Versuche einer vorläufigen Antwort. In C.M. Müller (Hrsg.), *Gut gemeint – gut gemacht? Professionalisierung der Sterbebegleitung und Zukunft der Hospizarbeit.* (S. 57–88). Loccum: Evangelische Akademie Loccum.

Remmers, H. (2019). Philosophische Dimensionen. Die Endlichkeit personalen Lebens. In S. Kreutzer, C. Oetting-Roß & M. Schwermann (Hrsg.), *Palliative Care aus sozial- und pflegewissenschaftlicher Perspektive* (S. 20–48). Weinheim: Beltz.

Remmers, H., Garthaus, M., Zimansky, M. & Hardinghaus, W. (2015). Hospiz- und Palliativversorgung in Niedersachsen – Quo vadis? In P. Zängl (Hrsg.), *Zukunft der Pflege. 20 Jahre Norddeutsches Zentrum zur Weiterentwicklung der Pflege* (S. 215–230). Springer: Wiesbaden.

Remmers, H., Hülsken-Giesler, M. & Zimansky, M. (2012). Wachkoma, Apallisches Syndrom: Wie tot sind Apalliker? In M. Anderheiden, & W. U. Eckart (Hrsg.), *Handbuch Sterben und Menschenwürde* (S. 671–695). Berlin: De Gruyter.

Remmers, H. & Kruse, A. (2014). Gestaltung des Lebensendes – End of Life Care. In H.-W. Wahl & A. Kruse (Hrsg.), *Lebensläufe im Wandel. Sichtweisen verschiedener Disziplinen* (S. 215–231). Stuttgart: Kohlhammer.

Rentsch, T. (2012). Ethik des Alterns: Perspektiven eines gelingenden Lebens. In A. Kruse, T. Rentsch & H.-P. Zimmermann (Hrsg.), *Gutes Leben im hohen Alter. Das Altern in seinen Entwicklungsmöglichkeiten und Entwicklungsgrenzen verstehen* (S. 63–72). Heidelberg: Akademische Verlagsgesellschaft.

Rentsch, T. (2020). Becoming oneself. On the individuality of aging. In M. Schweda, M. Coors, & C. Bozzaro (Eds.), *Aging and human nature. Perspectives from philosophical, theological, and historical anthropology* (pp. 13–26). Cham (CH): Springer Nature Switzerland.

Reynolds K., Henderson, M., Schulman, A. & Hanson, L.C. et al (2002). Needs of the dying in nursing homes. *Journal of Palliative Medicine, 5 (6),* 895–901.

Ridder, M., de (2008). Medizin am Lebensende: Sondenernährung steigert nur selten die Lebensqualität. *Deutsches Ärzteblatt, 105 (9),* A-449 / B-402 / C-396.

Riedel, A. (2015). Ethische Reflexionen in der Gerontologischen Pflege. In H. Brandenburg & H. Güther (Hrsg.), *Lehrbuch Gerontologische Pflege* (S. 149– 162). Bern: Hogrefe.

Riedel, A., Lehmeyer, S. & Elsbernd, A. (2013). *Einführung von ethischen Fallbesprechungen – Ein Konzept für die Pflegepraxis* (3. Aufl.). Lage: Jacobs.

Rilke, R. M & Andreas-Salomé, A. (1989). *Briefwechsel.* (Hrsg. Ernst Pfeiffer) Frankfurt: Insel.

Ritschl, D. (2004). *Zur Theorie und Ethik der Medizin. Philosophische und theologische Anmerkungen.* Neukirchen-Vluyn: Neukirchener.

Ritschl, D. & Jones, H.O. (1976). *»Story« als Rohmaterial der Theologie.* München: Kaiser.

Rixen, S. (2019). Umsetzung von Advance Care Planning im Rahmen der GKV: Kritische Analyse der Vereinbarung nach § 132 g Abs. 3 SGB V vom 13. 12. 2017. In W. Höfling, T. Otten & J. in der Schmitten (Hrsg.), *Advance Care Planning / Behandlung im Voraus Planen: Konzept zur Förderung einer patientenzentrierten Gesundheitsversorgung* (S. 41–53). Baden-Baden: Nomos.

Rodriguez-Prat, A., Balaguer, A., Booth, A. & Monforte-Royo, C. (2017). Understanding patients' experiences of the wish to hasten death: an updated and expanded systematic review and meta-ethnography. *BMJ Open, 7,* e016659. doi:10.1136/bmjopen-2017-016659.

Roller, S. (2018). Soziale Bedürfnisse. In C. Bausewein, S. Roller & R. Voltz (Hrsg.), *Leitfaden Palliative Care. Palliativmedizin und Hospizbetreuung* (6. Aufl., S. 12–14). München: Urban & Fischer.

Roller, S. & Müller, M. (2015). Spirituelle Bedürfnisse: Fragen nach Sinn und Sein. In C. Bausewein, S. Roller & R. Voltz (Hrsg.), *Leitfaden Palliative Care. Palliativmedizin und Hospizbetreuung* (5. Aufl., S. 14–16). München: Urban & Fischer.

Romberg, R. (2015). Die Heilkraft des Erzählens bei Hannah Arendt und Martin Buber. In G. Maio, C. Bozzaro & T. Eichinger (Hrsg.), *Leid und Schmerz. Konzeptionelle Annäherungen und medizinethische Implikationen* (S. 410–425). Freiburg und München: Verlag Karl Alber.

Roser, T. (2012). Lebenssättigung als Programm. Praktisch-theologische Überlegungen zu Seelsorge und Liturgie an der Grenze. *Zeitschrift für Theologie und Kirche,109,* 397–414.

Roser, T. (2019). Theologische Dimensionen der Hospizarbeit. In Kreutzer, S., Oetting-Roß, C. & Schwermann, M. (Hrsg.), *Palliative Care aus sozial- und pflegewissenschaftlicher Perspektive* (S. 49–64). Weinheim: Beltz.

Rüegger, H. (2020). Beyond control. Dependence and passivity in old age. In M. Schweda, M. Coors, & C. Bozzaro (Eds.), *Aging and human nature. Perspectives from philosophical, theological, and historical anthropology* (pp. 47–58). Cham (CH): Springer Nature Switzerland.

Rutter, M. (2008). Developing concepts in developmental psychopathology. In J. J. Hudziak (Ed.), *Developmental psychopathology and wellness: Genetic and environmental influences* (pp. 3–22). Washington: American Psychiatric Publ.

Rutter, M. (2012). Resilience as a dynamic concept. *Development and Psychopathology, 24,* 335–344

Ryan, R.M. & Deci, E.L. (2000). Self-determination theory and the facilitation of intrinsic motivation, social development, and well-being. *American Psychologist 55,* 68–78.

Sahm, S. (2020). Ärztlich assistierter Suizid. *Der Onkologe 26,* 443–448.

Sanes, S. (1979). *A Physician Faces Cancer in Himself.* Albany, NY: State University of New York Press.

Sanders, D.S., Carter, M.J., Silva, J.D., James, G., Bolton, R.P., Bardhan, K.D. (2000). Survival analysis in percutaneous endoscopic gastrostomy feeding: a worse outcome in patients with dementia. *American Journal of Gastroenterology, 95,* 1472–1475.

Sarafino, E. P., Smith, T. W., King, D. W. & DeLongis, A. (2015). *Health psychology: Biopsychosocial interactions.* Toronto: Wiley.

Saraga, M. & Stiefel, F. (2015). Psychiatrische Aspekte. In: H. Neuenschwander, C. Cina (Hrsg.). *Handbuch Palliativmedizin* (3., Aufl., S. 33–50). Bern: Huber & Hogrefe.

Saunders C. (1967). *The Management of Terminal Illness.* London: Hospital Medicine Publications.

Saunders, C. (1970). Nature and management of terminal pain. In E.F. Shotter (Ed.), *Matters of Life and Death* (pp. 15–26). London: Dartman, Longman & Todd.

Saunders, C (1988). Spiritual pain. *Journal of Palliative Care, 4(3),* 29–32.

Saunders C. (1993). Introduction: History and challenge. In: C. Saunders & N. Sykes (Eds.), *The Management of Terminal Malignant Disease* (3rd. ed., pp. 1–14). London: Edward Arnold.

Saunders, C. (1997). Vorwort. In S. Husebø & E. Klaschik (Hrsg.) (1997). *Palliativmedizin* (1. Aufl., Seite XV). Heidelberg: Springer.

Schaber, P. (2017). Selbstbestimmter Wille und das Recht auf assistierten Suizid. *Ethik in der Medizin, 29(2),* 97–107.

Schärer-Santschi, E., Steffen-Bürgi, S., Staudacher, D. & Monteverde, S. (Hrsg.) (2017). *Lehrbuch Palliative Care* (3. Aufl.). Bern: Hogrefe.

Scheliha, A., v. (2010). Ethische Fragen am Lebensende aus Sicht der Evangelischen Theologie. In H. Remmers & H. Kohlen (Hrsg.), *Bioethics, Care and Gender* (S. 181–191). Göttingen: V & R unipress.

Schenell, R., Strang, S., Henoch, I. & Ozanne, A. (2020). Struggling for a Dignified Life: The Meaning of Self-Determination in Palliative Phase in Residential Care. *International Journal for Human Caring, 24(2),* 147–157.

Schilling, O. K., Deeg, D. J. & Huisman, M. (2018). Affective well-being in the last years of life: The role of health decline. *Psychology and Aging, 33(5),* 739–753.

Schipperges, H. (1996). *Krankheit und Gesundheit bei Maimonides.* Berlin, Heidelberg: Springer.

Schmitt, E. (2012). Soziologie des Todes. In M. Anderheiden & W. U. Eckart (Hrsg.), *Handbuch Sterben und Menschenwürde* (Band 3, S. 1291–1311). Berlin: De Gruyter.

Schmitz, A. & Schulz, C. (2014). Schmerz. In M. W. Schnell & C. Schulz (Hrsg.) *Basiswissen Palliativmedizin* (2. Aufl., S. 64–74). Heidelberg: Springer.

Schneider, W., Dill, H., Gmür, W., Marek, S. & Stadelbacher, S. (2018). *Sterben zuhause im Heim (SiH) – Hospizkultur und Palliativkompetenz in der stationären Langzeitpflege. Forschungs- und Praxisprojekt.* Augsburg und München: Zentrum für Interdisziplinäre Gesundheitsforschung (ZIG) an der Universität Augsburg; Institut für Praxisforschung und Projektberatung (IPP) München.

Schnell, M.W. & Schulz-Quach, C. (Hrsg.) (2019). *Basiswissen Palliativmedizin* (3. Aufl.). Heidelberg: Springer.

Schroeder, D. (2012). Human rights and human dignity: An appeal to separate the conjoined twins. *Ethic Theory and Moral Practice, 15,* 323–332.

Schuchter, P., Brandenburg, H. & Heller, A. (2018). Advance Care Planning (ACP) – wider die ethischen Reduktionismen am Lebensende. *Zeitschrift für medizinische Ethik 64 (3)*, 218–233.

Schulz, C. & Zapke, S. (2014). Fatigue. In M. W. Schnell & C. Schulz (Hrsg.) *Basiswissen Palliativmedizin* (2. Aufl., S. 60–63). Heidelberg: Springer.

Schwartz, W. (2009). Dietrich Ritschls story-Konzept und die narrative Ethik. In M. Hofheinz, F. Mathwig & M. Zeindler (Hrsg.), *Ethik und Erzählung. Theologische und philosophische Beiträge zur narrativen Ethik* (S. 143–160). Theologischer Verlag Zürich.

Schweda, M. (2017). »A season to everything«? Considering life-course perspectives in bioethical and public-health discussions on ageing. In M. Schweda, L. Pfaller, K. Brauer, F. Adloff & S. Schicktanz (eds.), *Planning Later Life. Bioethics and Public Health in Ageing Societies* (pp. 11–30). Abingdon: Taylor & Francis.

Schweda, M. (2018). Das größte Unglück? Demenz zwischen persönlichem Erleben und gesellschaftlicher Repräsentation. *Psychiatrische Praxis, 45 (Suppl. 1)*, S31–S35.

Schweda, M. & Jongsma, K. (2018). ›Rückkehr in die Kindheit‹ oder ›Tod bei lebendigem Leib‹? Ethische Aspekte der Altersdemenz in der Perspektive des Lebensverlaufs. *Zeitschrift für Praktische Philosophie 5 (1)*, 181–206.

Schweda, M., Coors, M. & Bozzaro, C. (Eds.) (2020). Introduction: Aging and human nature – Perspectives from philosophical, theological, and historical anthropology. In M. Schweda, M. Coors, & C. Bozzaro (Eds.), *Aging and human nature. Perspectives from philosophical, theological, and historical anthropology* (pp. 1–11). Cham (CH): Springer Nature Switzerland.

Schweitzer, A. (1966). *Die Ehrfurcht vor dem Leben. Grundtexte aus 5 Jahrzehnten.* (Herausgegeben von H. W. Bähr). (11. Aufl. 2020). München: Beck.

Schweitzer, A. (1974). *Was sollen wir tun? Zwölf Predigten über ethische Probleme.* Heidelberg: Verlag Lambert Schneider.

Schweitzer, A. (2007). *Kulturphilosophie. Band I: Verfall und Wiederaufbau der Kultur. Band II: Kultur und Ethik* (2. Aufl.). München: Beck.

Schweizerische Akademie der Medizinischen Wissenschaften (2018). *Medizinisch-ethische Richtlinien: Umgang mit Sterben und Tod.* Bern: Schweizerische Akademie der Medizinischen Wissenschaften (SAMW).

Seaman, R., Höhn, A., Lindahl-Jacobsen, R., Martikainen, P., van Raalte, A. & Christensen, K. (2020). Rethinking morbidity compression. *European Journal of Epidemiology, 5*, doi.org/10.1007/s10654-020-00642-3.

Seifart, C., Hofmann, M., Bär, T., Knorrenschild, R., Seifart, U. & Rief, W. (2014). Breaking bad news-what patients want and what they get: evaluating the SPIKES protocol in Germany. *Annals of Oncology, 25(3)*, 707–711.

Seneca, A. (58/1980). *De tranquillitate animi – Von der Seelenruhe des Menschen* (Hrsg. H. Berthold). Frankfurt: Insel.

Sennett, R. (2002). *Respekt im Zeitalter der Ungleichheit.* Berlin: Berlin-Verlag.

Sharkey, A. (2014). Robots and human dignity: A consideration of the effects of robot care on the dignity of older people. *Ethics and Information Technology, 16*, 63–75.

Shega, J. W., Hougham, G. W., Stocking, C. B, Cox-Hayley, D. & Sachs, G. A. (2006). Management of noncancer pain in community-dwelling persons with dementia. *Journal of the American Geriatrics Society, 54 (12)*, 1892–1897.

Sieber, C. (2005). Zum Konzept der Gebrechlichkeit – von der Phänomenologie zu thera-peutischen Ansätzen. *Zeitschrift für Gerontologie und Geriatrie, 38(1)*, i1–i3.

Sieber, C. (2014). Frailty. In J. Pantel, J. Schröder, C. Bollheimer, C. Sieber & A. Kruse. (Hrsg.), *Praxishandbuch Altersmedizin. Geriatrie, Gerontopsychiatrie, Gerontologie* (S. 84–93). Stuttgart: Kohlhammer.

Sölle, D. (2002). Endlichkeit und Ewiges Leben. Zur Mystik des Todes. Fromm Forum (Hrsg.), *Publikation der Internationalen Fromm-Gesellschaft, No. 6*, S. 30–38. Tübingen: Internationale Fromm-Gesellschaft.

Solomon, S., Greenberg, J. & Pyszczynski, T. (1991). Terror management theory of self-esteem. In C.R. Snyder & D.R. Forsyth (Eds.), *Handbook of Social and Clinical Psychology: The Health Perspective* (pp. 21–40). Oxford: Pergamon Press.

Solomon, S., Greenberg, J. & Pyszczynski, T. (2015). *The worm at the core: On the role of death in life.* New York: Random House.

Specht-Tomann, M. (2017). *Biografiearbeit in der Gesundheits-, Kranken- und Altenpflege.* Heidelberg: Springer.

Sperling, U. & Thüler, C. (2009). Äußerungen eines Todesverlangens – Suizidalität in einer geriatrischen Population. *Suizidprophylaxe, 36*, 29–35.

Spitta, P. (1873/1880). *Johann Sebastian Bach.* Band 1 + 2, Leipzig: Breitkopf & Härtel; (2014): Hamburg: Severus Verlag.

Springhart, H. (2017). Exploring life's vulnerability: Vulnerability in vitality. In H. Springhart & G. Thomas (Eds.), *Exploring Vulnerability* (pp. 13–33). Göttingen: Vandenhoeck & Ruprecht.

Staudinger, U.M. (1996). Psychologische Produktivität und Selbstentfaltung im Alter. In M.M. Baltes & L. Montada (Hrsg.), *Produktivität und Altern* (S. 344–373). Hamburg: Campus.

Staudinger, U. M. (2020). The positive plasticity of adult development: Potential for the 21st century. *American Psychologist, 75(4)*, 540–553.

Steinmetz, A. (2016). *Nonverbale Interaktion mit demenzkranken und palliativen Patienten. – Kommunikation ohne Worte.* Wiesbaden: Springer VS.

Stevens, B. A. (2019). The dark story: Does it have a place in a life review? *Journal of Religion, Spirituality & Aging 31 (4)*, 369–376.

Stolberg, M. (2017). The perspective of patients. In M. Stolberg, L. Kennedy & L. Unglaub (Eds). *History of Palliative Care, 1500-1970* (pp. 117–121). Cham (CH): Springer.

Sulmasy, D.P. (2002). A biopsychosocial-spiritual model for the care of patients at the end of life. *The Gerontologist, 42*, Special Issue III, 24–33.

Teng, L., Li, Y., Zhao, Y., Hu, T., Zhang, Z., Yao, Z., ... & Alzheimer's Disease Neuroimaging Initiative (ADNI). (2020). Predicting MCI progression with FDG-PET and cognitive scores: a longitudinal study. *BMC Neurology, 20*, 1–10.

Testad, I., Aasland A.M., Aarsland, D. (2007). Prevalence and correlates of disruptive behavior in patients in Norwegian nursing homes. *International Journal of Geriatric Psychiatry, 22*, 916–921.

Thomae, H. (1951). *Persönlichkeit - eine dynamische Interpretation.* Bonn: Bouvier.

Thomae, H. (1968). *Das Individuum und seine Welt.* Göttingen: Hogrefe.

Tornstam, L. (2005). *Gerotranscendence: A developmental theory of positive aging.* New York: Springer.

Tornstam, L. (2011). Maturing into gerotranscendence. *Journal of Transpersonal Psychology, 43(2)*, 166–180.

Twycross, R. (2002). *Introducing Palliative Care* (3rd Ed.). Abingdon, Oxon: Radcliffe Publishing.

Verres, R. (1997). Vom Handlungsdruck zur inneren Ruhe. In R. Verres & D. Klusmann (Hrsg.), *Strahlentherapie im Erleben der Patienten* (S. 111–116). Heidelberg: Barth.

Verres, R. (2011). Aus der Welt gehen. Lebenskunst beim Älterwerden. In A. Kruse (Hrsg.), *Kreativität im Alter* (S. 121–132). Heidelberg: Universitätsverlag Winter.

Verres, R. (2016). Tod und Sterben, Trauer. In H. Faller & H. Lang (Hrsg.), *Medizinische Psychologie und Soziologie* (4. Aufl., S. 300–306). Heidelberg: Springer.

Vishkin, A. & Tamir, M. (2020). Fear not: religion and emotion regulation in coping with existential concerns. In K.E. Veill (Ed.), *The Science of Religion, Spirituality, and Existentialism* (pp. 325–338). Cambridge, MA: Academic Press.

Volkenandt, M. (2012). Kommunikation mit Patienten. In M. Fegg, J. Gramm & M. Pestinger (Hrsg.), *Psychologie und Palliative Care* (S. 79–83). Stuttgart: Kohlhammer.

Volkert, D., Chourdakis, M., Faxen-Irving, G., Vandewoude, M., Wirth, R. & Schneider, S. M. (2015). ESPEN guidelines on nutrition in dementia. ESPEN Guideline, Volume 34, (6), P1052–1073. *Clinical Nutrition,* https://dx.doi.org/10.1016/j.clnu.2015.09.004.

Voltz, R. (2014) Assistierter Suizid ist keine ärztliche Aufgabe. *zm-online* vom 8. Dezember 2014.

Voltz, R. (2018). Palliativmedizinische Krankheitsphase. In C. Bausewein, S. Roller & R. Voltz (Hrsg.), *Leitfaden Palliative Care. Palliativmedizin und Hospizbegleitung* (6. Aufl., S. 2–6). München: Urban & Fischer.

Voltz, R. (2020). Nach Abschaffung des Paragraphen § 217. Wo stehen wir? – Die »Zwei Hände Methode«. *Zeitschrift für Palliativmedizin; 21* (im Druck).

Voss, H. (2020). *Was bindet Menschen mit Demenz an das Leben? Eine erweiterte Perspektive auf Advance Care Planning.* Phil. Diss. Heidelberg: Ruprecht-Karls-Universität, Fakultät für Verhaltens- und Empirische Kulturwissenschaften.

Voumard, R., Truchard, E. R., Benaroyo, L., Borasio, G. D., Büla, C. & Jox, R. J. (2018). Geriatric palliative care: a view of its concept, challenges and strategies. *BMC Geriatrics, 18(1)*, 220, https://link.springer.com/article/10.1186/s12877-018-0914-0.

Ware, B. (2012) *The Top Five Regrets of the Dying. A Life Transformed by the Dearly Departing.* Brighton-Le-Sands, NSW: Hay House; dt. (2013): *Fünf Dinge, die Sterbende am meisten bereuen.* München: Arkana.

Ware, B. (2014). Your year for change. Brighton-Le-Sands, NSW: Hay House; dt. (2014): Leben ohne Reue. 52 Impulse, die uns daran erinnern, was wirklich wichtig ist. München: Arkana.

Watson, M., Campbell, R., Vallath, N., Ward, S. & Wells, J. (2019). *Oxford Handbook of Palliative Care* (3rd ed.). Oxford: Oxford University Press.

Wei, G., Irish, M., Hodges, J. R., Piguet, O. & Kumfor, F. (2019). Disease-specific profiles of apathy in Alzheimer's disease and behavioural-variant frontotemporal dementia differ across the disease course. *Journal of Neurology, 267*, 1086–1096.

Weizsäcker, V., v. (1936/2005). *Pathosophie.* (Gesammelte Schriften, Band X.) Frankfurt: Suhrkamp.

Welker, M. (2012). *Gottes Offenbarung. Christologie.* Neukirchen-Vluyn: Neukirchener Verlagsgesellschaft.

Welker, M. (2020). Comfort, freedom, justice, and truth. In M. Welker, J. Witten, J. & S. Pickard (Eds.) (2020), *The Impact of Religion on Character Formation, Ethical Education, and the Communication of Values in Late Modern Pluralistic Societies* (pp. 29–39). Leipzig: Evangelische Verlagsgesellschaft.

Werner, E. E. & Smith, R. S. (2001). *Journeys from childhood to midlife: Risk, resiliency, and recovery.* Ithaca: Cornell University Press.

Westerhof, G. J. & Slatman, S. (2019). In search of the best evidence for life review therapy to reduce depressive symptoms in older adults: A meta-analysis of randomized controlled trials. *Clinical Psychology, 26 (4),* doi.org/10.1111/cpsp.1230.

Wettstein, M., Wahl, H. W., Siebert, J. & Schröder, J. (2019). Still more to learn about late-life cognitive development: How personality and health predict 20-year cognitive trajectories. *Psychology and Aging, 34 (5),* 714–728.

Wilkening, K. (1997). *Wir leben endlich. Zum Umgang mit Sterben, Tod und Trauer.* Göttingen: Vandenhoeck & Ruprecht.

Wilkening, K. & Kunz, R. (2003). *Sterben im Pflegeheim – Perspektiven einer neuen Abschiedskultur.* Göttingen: Vandenhoeck & Ruprecht.

Wilson, R. S., Yu, L., Leurgans, S. E., Bennett, D. A. & Boyle, P. A. (2020). Proportion of cognitive loss attributable to terminal decline. *Neurology, 94* (1), e42–e50.

Wolff-Metternich, B.-S., v. (2012). Philosophische Konzepte der ›Menschenwürde‹ und ihre Bedeutung für die Debatte um menschenwürdiges Sterben. In M. Anderheiden & W. U. Eckart (Hrsg.), *Handbuch Sterben und Menschenwürde* (Band 1, S. 511–523). Berlin: De Gruyter.

Xu, H., Yang, R., Qi, X., Dintica, C., Song, R., Bennett, D. A. & Xu, W. (2019). Association of lifespan cognitive reserve indicator with dementia risk in the presence of brain pathologies. *JAMA Neurology, 76(10),* 1184–1191.

Zieschang, T., Oster, P., Pfisterer, M. & Schneider, N. (2012). Palliativversorgung von Menschen mit Demenz. *Zeitschrift für Gerontologie & Geriatrie, 45,* 50–54.

Zimmermann, S. & Forstmeier, S. (2020). From fragments to identity: reminiscence, life review and well-being of holocaust survivors. An integrative review. *Aging and Mental Health, 24(4),* 525–549.